图书在版编目(CIP)数据

范行准医学论文集/王咪咪编纂. —北京：学苑出版社，2011
(二十世纪初中医名家医学文集丛编)
ISBN 978-7-5077-3755-4

Ⅰ.①范… Ⅱ.①王… Ⅲ.①中医学-文集 Ⅳ.①R2-53

中国版本图书馆 CIP 数据核字(2011)第 033313 号

责任编辑：陈　辉　付国英
特约编审：高振英
出版发行：学苑出版社
社　　址：北京市丰台区南方庄 2 号院 1 号楼
邮政编码：100079
网　　址：www. book001. com
电子信箱：xueyuan@ public. bta. net. cn
销售电话：010-67675512、67678944、67601101(传真)
经　　销：新华书店
印 刷 厂：北京市广内印刷厂
开本尺寸：890×1240　1/32
印　　张：18. 5
字　　数：388 千字
印　　数：1—3000 册
版　　次：2011 年 8 月第 1 版
印　　次：2011 年 8 月第 1 次印刷
定　　价：40. 00 元

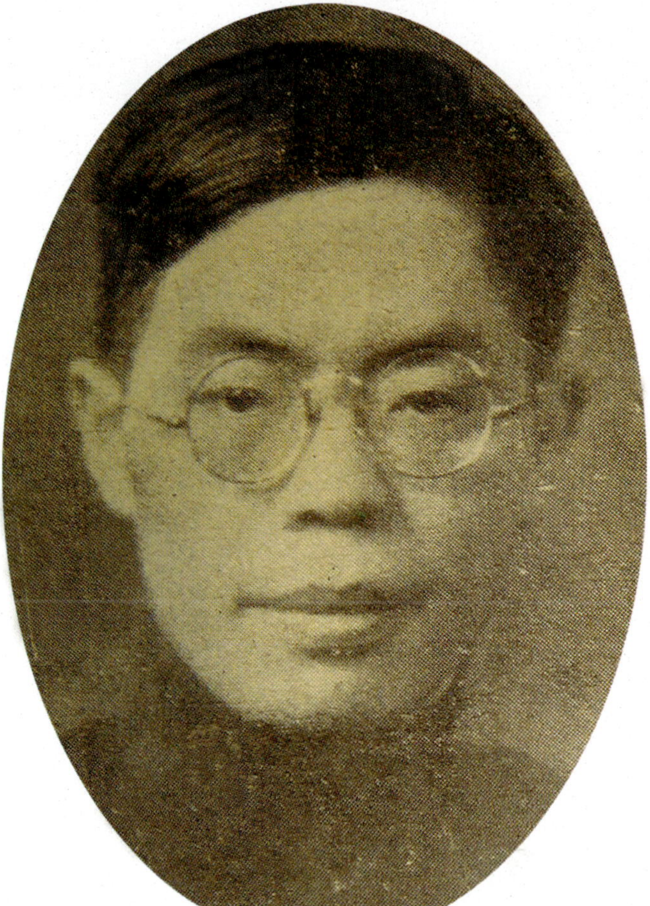

范行准

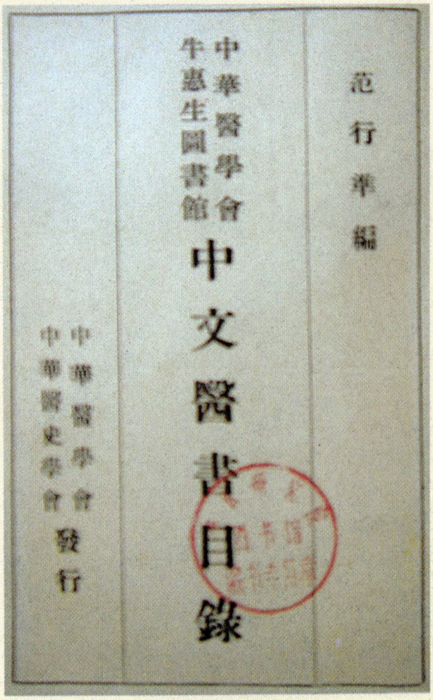
范行準編

中華醫學會牛惠生圖書館

中文醫書目錄

中華醫學會
中華醫史學會
發行

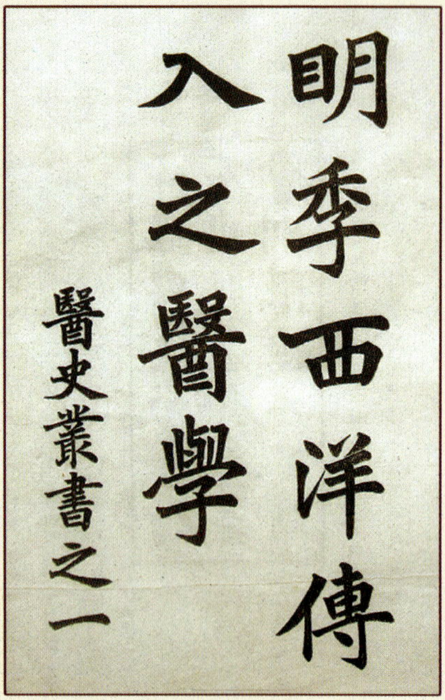
明季西洋傳入之醫學

醫史叢書之一

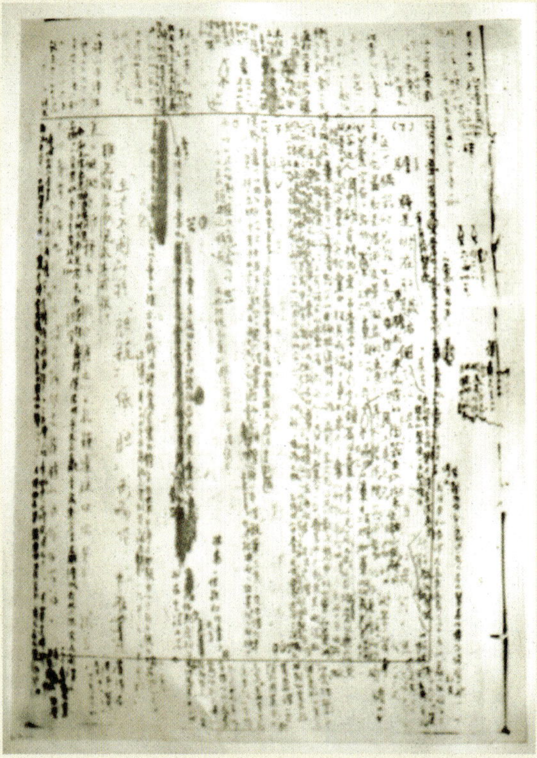

《二十世纪初中医名家医学文集丛编》

编辑说明

一、《二十世纪初中医名家医学文集丛编》以清末及民国时期（1900～1949）著名中医家个人论文集为单元分册。书前的前言和序文对本书的编辑及时代背景等方面做了说明；论文集前有专家撰写的医家生平、学术成就及主要医学贡献。因论文收集的年代跨度大，登载期刊多，论文内容所涉及的范围广，故在论文集前撰有导读性的内容提要及目录，以方便读者阅读。《二十世纪初中医名家医学文集丛编》（第一集）每册只载一位医家，故每篇论文之后不署名（个别收入的非本医家所写论文会特别标出）。论文的收集以编者能收集到的1900年至建国前的中医及相关期刊上的医学论文为依据。个别医家因其论文的连载及学术的延续性，可到建国初期（1955年）以前。这部分资料一般来源已比较困难，但又能反映一个历史时期的中医发展及特点，故有极大的文献性、资料性，是系统研究中国医学史、中医文献发展及医家个人学术经验不可缺少的宝贵资料。

二、“论文集”前的目录为该册所收集论文所作，题目后标有论文所在的页码，以备读者查找。书后索引为现能收集到的该册作者在建国前五十年内的论文题录，后有所在期刊和发表时间，（包括作者一稿多投的论文出处），旨在为读者查找原文提供方便。

三、有关对中医经典的研究性论文中，凡“原文”，本次文集均以期刊引录为准，不纠正前辈的引录误差。引录文献出处等小字注一律不在行文中出现（民国期刊中此种现象较少，故统一不出现在行文中。个别有所需求的读者可依据书后索引在原文中查找）。

四、民国间期刊论文90%以上以竖排本、繁体字、无标点（有的有句读）形式出现。本书则统一体例为横排、简体，通用标点。具体讲，竖变横后，凡原书中的“右”字通改为“上”，“左”字通改为“下”。一般繁体、异体字通改为通用简体。仍在用的个别今古字、异体字，包括能反映当时文字特点的一些字，视情况有所保留（如：猝—卒；周—週；症—癥；骨格—骨骼；翔实—详实；盅—钟；着—著；养气—氧气等）。其宗旨在让读者能看明白原文的前提下尽可能体现原文特点，不强行统一。由于期刊保护问题，凡个别字迹不清或缺字处，以“□”表示。

五、文中数字的写法宗原文，计量单位一律不改，保持原貌。书中有民国时期的西药所用剂量而现在完全不用，其药名有的也甚古怪，并难以找到出处，（如沃度仿漠、马尔匹拿囊；剂量上的醋酸铅一瓦等）均一律照原文，不做任何解释及出处。

六、本论文集所收论文有的已距今百年，大部分也七八十年了，故词句用法、语言断句有的与今日之文章有很大差异。而本论文集非注释本，只为展现原貌。愿读者谅解，一律不加文字说明。

七、论文行文中有引录文的，与原文基本一致的加引号，否则只以冒号标之。行文中的完整方剂，方剂名、中药名同正文，剂量、炮炙方法等用小半号字标之，而行文中的药剂量及炮炙法字号不变。个别论文在引录文中用大小字处理的，此论文集中亦用小半号字处理。

八、在数千篇的论文中，有少数文章有八卦、阴阳五行等图符、表格等，考虑全书统一，书中未加保留。个别有兴趣的读者可在书后索引找原文查看。见谅。

九、民国时期期刊管理较为混乱，故一稿数投，改变题目再投，几年后改变期刊、改变名称再投，或略改动论文再投的现像很常见，我们虽做了大量斟别，这种情况难免还会出现，但不会影响展现这些医家的学术思想及反映当时的医学氛围。

王咪咪

2009 年 10 月

《二十世纪初中医名家医学文集丛编》

序

20世纪前50年，中国社会剧烈变革，革命者在民主科学的旗帜下，反对旧道德，提倡新道德；反对旧文化，提倡新文化，形成了浩浩荡荡的反帝、反封建、反官僚大军，对旧民主主义革命、新民主主义革命取得成功曾发挥了重大的作用。但令人遗憾的是，出现了盲目搬套西方的现象，特别是以日本明治维新“废止汉方医学”的政策为师，视中华民族传统医学为旧医、旧文化，这种思潮和行动使中医学蒙受了残酷的打击，多次出现废止、取缔中医的方针政策。在当时，卫生教育官员要废止中医，在学术界，胡适反中医，鲁迅也反中医，在如此巨大的压力下，中医界有识之士，为了求真理，求生存，求进步，求发展，与之进行了生死存亡的抗争。反对废止，与废止派进行了长时期针锋相对的批判与反批判论战，从而诞生了一批维护中医继续发展的中坚力量。

王咪咪教授为了探索这段历史，以十数年的时间阅读了大量昔日的期刊文献，获得了许许多多启迪与感叹，下决心对参与这场斗争的代表人物进行一次有计划、有系统的疏理，并作了初步的分析研究，选其较有影响的一批近现代医家，除撰有传记性评述外，还力求附录其主要学术论文，再附索引，以备研究者探索参考，此工程名为《二十世纪初中医名家医学文集丛编》。

历史是一面镜子，学习历史，借鉴历史，可以使人聪明，有才智。学习医学历史，借鉴医学历史，特别是学习、借鉴中国近代医学发展的历史经验与教训，对当今与未来医学发展的方针与方向，都有着重要的参考价值。因此该书的撰写与出版，并非单纯的医史研究，也非单纯的文献整理，而是有着很现实的宝贵价值，为我们提供前人的智慧与可供借鉴的思想。

该书完成之际，作者希望我能为之作序。说实话，我虽从事医史文献研究、教学50多年，也阅读过许许多多的论著与论文，但如此巨大深刻的功夫使我感动，也很钦佩。医史文献研究必须有这种苦功夫，当今颇多适应某些急需而打短平快的写论著、作论文之风，实在应当少而再少为好。我为作者们的成功，发自内心的祝贺，特草此以为序，愿与作者共勉。

李经纬

2009年5月于中国中医研究院

《二十世纪初中医名家医学文集丛编》

前 言

在中医发展史上，二十世纪前半叶是一个特殊而又十分重要的时期。在这期间中医承受着前所未有的巨大冲击，既有外来医学的强大影响，也有来自政治上的压力。中医队伍的抗争和自强取得了有目共睹的成就，涌现出了一大批有影响的医家，其中许多医家在 1949 年后还曾做了大量工作，可以讲是二十世纪五六十年代中医界的栋梁，这些医家对本时期及其后中医的发展、中西医结合理论的建设、中医教育体系的建立都发挥了中流砥柱的作用。这些医家在二十世纪前半叶各类中医及相关期刊上发表了许多对中医发展、中医学术研究具有独特见地的学术论文及临床诊疗医案，时至今日，对临床及各类医学问题的研究都有着重要参考和启迪作用。但是，这些论文由于时间远久及期刊保存的艰难，人们一般很难看到了。多年来我们通过各种途径收集到了大量该时期中医名家的医学论文，欲将他们经典的临床医案和医论汇集整理出版，以为读者提供一份难得的了解、研究、继承中医的宝贵资料，这就是《二十世纪上半叶中医名家医学文集丛编》编辑出版的目的。

这套医学论文集的特点是：真实地记录了二十世纪前半叶这一特殊年代中，一位位中医学家为了一个目标、一种事业所做的方方面面的努力。

二十世纪前半叶对中医来讲是很敏感的时期，从清末始，中医逐渐失去了延续数千年的主流医学地位，在许多最基本，也是最核心的问题上受到西医的冲击，加之政府的不支持，处境极为艰难。此时的中医大家，不仅要更满腔热忱地在临床上开辟一片新天地，而且要更加积极地创办各种报刊、团体，在社会上宣传自己的观点、想法，为中华民族的医疗卫生保健事业的发展与中医在社会上的一席之地奔走呐喊，在这些呐喊声中有几个论题是具有时代特点的，如：中医向何处去、中医如何改革、中西医能否汇通、如何汇通、中医教育应如何走等。

这不只是一个事件，一种学术思想，一次疾病诊疗技术的展示，它还包括了当时各种中医内容讨论的关注焦点，及这些医家在长期临床实践中积累的医案汇编、医话、医论等丰富资料，这些资料是当时中医学术发展的实录，它从一个侧面反映了一定历史时期的关注焦点；同时展现了这些医家为中医的生存和发展所做的不懈努力，也体现出这些医家积极进取不畏强权的人格魅力。

《二十世纪初中医名家医学文集丛编》所收入的资料是一批真正的历史见证，见证了最特殊的二十世纪前50年中，中医的有识之士在那个时期为维护自己的正当权利所做的种种努力，展现了在当时的条件下，为解除人们的疾病痛苦积极参与社会上的卫生保健事业，如何在养生健体诸方面发挥自己的一技之长。

《二十世纪初中医名家医学文集丛编》所收入的资料是一批还在流动的精神财富，虽然时间已经流逝了，但许多讨论课题百年来一直在延续，先哲们早期的许多观点，至今仍有重要的学术和现实意义。

由于二十世纪前半叶的期刊寻找和阅读的困难，所以论文的收集肯定不全，尽管不全，那也是一段历史。正因为如此，这次历经十数年之久搜集的大批论文必将成为宝贵的文献资料。

《二十世纪初中医名家医学文集丛编》的每一分册医家论文前均撰有医家生平，文章客观、公正、全面地记录了一代名医的生平事迹和学术思想。

愿这本论文集能为大家提供一段特殊历史时期的真实记录，以此了解中医发展的历史，及在这段历史中曾经叱咤风云的中医人物。

此文集在整个资料收集、编写过程中，得到了医史文献界前辈李经纬、余瀛鳌等的支持和鼓励，也得到了众多图书馆及对此感兴趣的诸同道们的大力支持，在此一并表示感谢，也期盼着各位同道能对文中各位医家提供更多的在民国间所发表的各类论文，以便有更多更翔实的资料来展示中医在这一历史时期所走的每一步路，发生的每一件事。

王咪咪

2009 年 5 月

目 录

内 容 提 要

《范行准医学论文集》收集的是范行准先生从1933～1955年二十余年间在各类期刊上发表的四十余篇论文中的十数篇。

这些论文大体上可分为七个部分：中医基础理论研究、中医学与外来医学的研究、医学史研究、疾病史研究、历代医家研究、文献目录研究及医论。

范老的文章非常有特点，你只要翻看过任何一篇都会让你终生难忘。

1．“板凳要坐十年冷，文章不写一句空”是对范老文章最恰如其分的评价。范老的篇篇文章不仅是言之有物，而且体现着作者渊博的知识及对事业敏锐的洞察力。

2．这次展现的论文内容虽基本都是六十年前的，但所涉及的领域至今在研究水平上尚很少能有人与之相比，仍然是某一领域的最先和唯一。如《古代中西医之关系》、《中国预防思想史》、《中国古代军事医学史的初步研究》等。

3．文集内容广泛、深刻，研究思路独特，除大量的史料收集与研究外，如《与余云岫先生论医史学书》、《汉唐以来外药输入之历史与外药之国药化》、《中国医学变迁史》、《名医传的探索及其流变》、《中国古代外族医家考》等文章，都以一个医学史研究专家的独特角度向人们展示着中医学的独特魅力。

4. 范老的文集在内容上还有一特点就是对书目和藏书的研究。范老是一位中医古籍的收藏者，可称之为独步医林。从范老在《栖芬室善本医书叙录》、《十年来本会图书馆概论》等文章中也可品到难得的对图书的鉴赏与收藏知识。

下面再简单介绍所收论文的大概内容：

《古代中西医之关系》，这是一篇范老在二十世纪三十年代发表的大文章，数万字，文章从地理、经济、宗教各个方面展现和分析了中国本土医学与外来医学的关系和互相影响，由此可推演从近代至今的中西医各自特点、各自对未来医疗和卫生保健的作用，许多论点都会给你耳目一新的感觉。

《中华医学史》，这是二十世纪四十年代范老在期刊上连载的论文，亦有万余字，以这篇文章与现在所看到医学史书籍相比会有许多不同之处，文章中的许多观点也耐人寻味，范老指出“所谓医学，乃一匡助生理以恢复机能正常之技术而已”，“医学是技术而非科学，故不能无误……而病人康宁多赖自身匡复，不全恃医家之技术。”对医学的起源，谈到“病患为人最苦者，医又无每病必愈之技，穷而呼天，迫而事鬼，乃人之恒情……”“由是言之，医学为起于生物自身之本能，而非造端于人类，以吾国言，更非起自神农、黄帝之伦……”这些都给人以全新的医学启示。

《中国预防医学思想史》，这是范老先生于建国初期1951年完成的作品，在这篇文章中，他把传染病的危害提高到关系国家安危存亡的高度，强调预防医学史研究的重要性。文章中有“历史告诉我们，传染病是可以亡国的，罗马亡于疟疾，埃及亡于血吸虫病，中国也有金明两个朝代亡于鼠疫”。在文章中范老还探讨了为什么不能在封建时代建立预防医学、环境医学在预防医学史上的地位、以及关于职业病史的论述，对今天的研究都有着深刻的影响和启迪。

此外《名医传的探索及其流变》、《吕晚村在清代医学的影响》及《栖芬室外善本医书叙录》、《十年来本会图书馆概论》、《谩骂与侮辱中医论》等都从不同侧面表现了范老的学术研究成果，很值得一读。这些文章如今都是很难得一见的了。范老的文章虽在期刊上发表，但大都很长，一般都是连载，考虑到我们这本文集也实在无法将范老的全部论文收齐，只好忍痛割爱选了数篇有代表性的论文让读者一睹这难得一见的好文章。其余的可据我们在书后的索引再行查找，致歉。

医家生平

板凳要坐十年冷　文章不写一句空

“非典”肆虐，接踵而来又是禽流感，医学史、社会史研究的目光，开始重新关注疾病史，尤其是疫病史的研究，范行准先生的名字越来越多地出现在人们的视野。他在20世纪50年代初撰写出版的《中国预防医学思想史》被大量引用，备受学界推崇，医林学子感叹范先生学识的精湛渊深。其实，范先生的研究，不仅是在疾病史、疫病史方面，他在中国医学通史、军事医学史、中外医学交流史、历代医事制度，乃至医学典籍的整理、研究和刊行流布等诸多领域，都取得了骄人的成绩。同时，范先生又以其收藏大量珍稀古医籍而名播遐迩，被誉为中医藏书第一家。

范行准先生名适，字天磬，原籍浙江省汤溪县（1958年并入金华县）厚大乡。1906年10月31日（农历九月十四日）生。父范贡岩，佃农，以耕田为生。先生少时家境清贫，正如他自述的那样：“予家世寒素，自先大父逮予父兄，胥事陇亩，田主又善畯削，稼穑所入，不足赡一家之养；坐是，予少即失学。”他仅在本乡读过三年小学，其余主要依靠自学。叔父范贡云是医生，在罗埠镇开一家德寿堂药店。先生13岁始，在叔父开的药店里当学徒。学徒三年，切药、碾药、抓药都曾干过。16 岁出师，留在药店里当伙计。18 岁回乡，继续学习中医二年，读过《药性赋》《医宗金鉴》等书。20 岁始，在乡诊病，凡三年。但其家境困窘，他直到十四五岁，才“稍稍知有读书一事”，因其居处偏僻乡间，书籍难以常见，乃经常自带干粮，去十里外的城中图书馆借阅。读书打开了他的眼界，他在书中获得了人生的莫大乐趣。他在中年时回忆：

时馆中藏书，固逊于今日寒斋所蓄，然予已不翅（啻）如赤手贫儿，蓦入铜山金穴，神摇意夺，徘徊不忍去之。必日薄崦嵫，始惘然言旋，父兄呵斥，不恤也。

艰难困苦，玉汝于成。自此，他发奋读书，自少至长，笃志向学，未尝稍怠，终于卓然有成，并终生与书籍结下不解之缘，成为名扬海内外的藏书家。

为了读书，他向往更广阔的外部世界。20 世纪 20 年代末，他离开家乡，来到繁华的大城市上海，他知道，这里是中医精英荟萃之地，并如愿进入上海国医学院就学。上海国医学院，1929 年由著名中医徐衡之先生出资，与陆渊雷、章次公先生共同创办，并先后聘恽铁樵和章太炎先生为校长，以“发皇古义，融会新知”为办校宗旨。20 世纪前半叶，风云激荡，中医面临空前的压力。中医界的有识之士，奋起抗争，力倡革新，并纷纷建立中医院校，培育人才，上海国医学院就是在这样的背景下创立的。学校学制五年，主课、选修课共 33 门，以中医课为主，又安排有 8 门西医课。其授课融中贯西，既讲中医经典的精义，复加现代科学阐释。中医教师，除上述陆、章、徐几位，还有章巨膺、祝味菊、刘泗桥、王润民、程门雪等名家，都有着深厚的国学根底和丰富的临证经验，堪称人才济济。范先生是插班入学，一入学即读三年级，第二年读五年级，两年毕业。两年的学习，时间虽短，但获益匪浅，为此他感铭终身。

1932年结业后，在上海行医。此间，与王吉民、龙伯坚、宋大仁、李涛、余云岫等医史界人交游，切磋学问。并在上海中华医学会、中华医学杂志社、中西医药研究社，从事医学史研究和中华医学杂志、国医评论、医史杂志等医学期刊的编辑工作，曾任中西医学杂志总编辑。他不慕声华，淡泊自守，一心向学。做起学问来，却又是意气风发，在此期间撰写了《明季西洋传入之医学》，发表了大量文章。许多文章博雅兼美，“笔端常带感情”，不乏锋芒，至今读来仍是熠熠生辉，令人神往。

建国后，范先生的研究工作得到了党和政府的重视和支持，这里不能不提到宫乃泉将军对范先生的理解、关怀和爱护。宫乃泉，这位人民解放军军营中的医学专家，曾任新四军卫生部第一副部长，解放战争时期任新四军卫生部第一副部长兼白求恩医学院院长、山东军区卫生部部长兼山东省卫生厅厅长。中华人民共和国成立后，任华东军政委员会卫生部副部长、部长，兼军事医学科学院院长、上海医学院院长、上海第二医学院院长、中国人民解放军总后勤部卫生部副部长，1955年被授予少将军衔。20世纪50年代初，在华东军政委员会工作期间，宫乃泉慧眼识才，发现了范行准先生。其时，范先生不过是埋头书斋的一介书生，不喜结交，讷讷不善言。但宫乃泉知道范先生工作的价值，在他的关怀下，1950年，范先生被聘到华东军事委员会卫生部工作，让他专心从事医学史研究。1953 年，转入军事医学科学院(时在上海)。他是当年我国军营里唯一的一位医史学家。范先生不负厚望，很快写出《中国预防医学思想史》，先在期刊分期发表，后应读者要求，结集于 1953 年 4 月，由宫乃泉主持创办的华东医务生活社（上海）出版，继于 1954 年 5 月由人民卫生出版社（北京）重印。

1958 年，军事医学科学院迁到北京，宫乃泉将军奉调入京，范先生亦随之调入北京。此间，范先生埋头辛勤工作，他在《中华文史论丛》《科学史集刊》上发表了《述现存〈永乐大典〉中的医书》等长篇文章。那时，难得有中医在这样高端期刊上发表文章，那是一份殊荣，是对他学术水平的认可。同时，范先生广泛搜集两汉、三国、南北朝和隋唐时期的医方资料，辑录这一时期的亡佚医书，完成了《中国医学史略》书稿；大量搜集和积累资料，准备撰写《中国病史新义》，并写出了初稿。十年浩劫，范先生的研究工作被迫中断。“文革”结束，《中国医学史略》《中国病史新义》先后正式出版。他还被中医研究院聘为研究员。1979 年离休，但仍继续从事医学史的研究，并经常接待青年学子。1998 年 6 月 16 日，范先生因病去世。

宫乃泉将军保护和支持了范先生，自己却历尽坎坷，在“文革”中含恨去世。得遇伯乐，范先生是幸运的。在晚年，范先生回忆宫乃泉将军的恩泽，不胜唏嘘。

一、别开生面的医学通史研究

范行准先生的研究工作以医学史为主体。在医学通史方面，范先生著有《中国医学史略》（1986年）。这是一部别开生面的医史著作。他不是人云亦云、剿袭成说、套用历史教科书的分期方法，而是从他理解的中国医学自身的发展规律出发，提出自己的看法，将中国医学史分为原始社会的医学、青铜时代的医学（夏商至西周）、铁器时代的医学（春秋至战国）、理论和实践医学的统一时期（秦至西汉）、内外诸科医学的发展时期（东汉至西晋）、门阀与山林医家分掌医权的医学成熟时期（南北朝）、医学的充实时期（隋唐至两宋）、医学的衰变时期（金元）和医学的孱守时期（明至清鸦片战争以前）。这种分类方法，人们可以讨论，但人们不能不说这是范先生自己的独立思考。

范先生在中国医学史的研究工作中，注意从临床医学的具体成就，尤其是从世界医学史上的地位出发，来评价各个历史时期的医学成就。

比如他在《中国医学史略》中高度评价魏晋南北朝时期的医学成就，指出这一时期的临床医学"各有突出的成就，以视同时代世界各国的医学，它是进步的，可居于世界医学之前列"。这不仅是因为，在这一时期有华佗、张仲景、王叔和、皇甫谧、葛洪、陶弘景等一大批中国医学史上最优秀的医家，而是具体而细微地分析，魏晋南北朝时期，内科在疟疾、虚劳、黄疸、脚气、结核病（骨蒸），外科在脓疡、发背、创伤整复吻合、骨折整复固定，五官科在雪盲、烧针灼烁翳障等方面的成就。尤其是当时医家已经注意到，并记载了天花（时称赤斑病）这一后来成为儿科中主要疾患的烈性传染病。

又如，他认为晋代的葛洪，所著《肘后备急方》中最早记载了天花，其“以狂犬脑（外敷）治狂犬病等方法有似巴斯德的疯犬接种法的思想”，以及“关于马鼻疽和南方丛林斑疹伤寒（恙虫病）”等，可誉之为中国古代最伟大的医学家。

再如对唐以后的医家，认为“有时他们的贡献，是要超过唐宋医家的”，其证据是“用砒汞以治梅毒，用痘苗以种痘，都是元明以后医家的伟大的贡献”（范先生1955年1月16日在中西医座谈会上的发言，见《大众医学》1955年5月号227页）。可以看出，范先生十分重视用实实在在的实例来阐述中国医学的地位。

同时，我们也不难看出，范先生对中国历史上医学成就的评价，有异于我们所熟悉的对辨证论治体系价值的认知。时代在发展，学术心态的宽容，这当然是可以讨论的，范先生也欢迎并参加过这种讨论。

自然，范先生在研究工作中对传染病给予了充分的关注，他在《中国医学史略》中用较多的篇幅讨论了各个历史时期传染病的流行和防治，尤其是东汉、金元、明清三个温病高发期，并具体论述了鼠疫、霍乱、猩红热、白喉、梅毒这几种严重危害人类生命健康的传染病。

范先生在研究中绝不人云亦云，而是精读深思，别有创见。如李东垣在《内外伤辨惑论》中记述：

向者壬辰改元，京师戒严，迨三月下旬，受敌者几半月。解围之后，都人之不受病者，万无一二。既辨而死者，继踵而不绝。都门十有二所，每日各门所送，多者二千，少者不下一千，似此者几三月。此百万人岂俱感风寒外伤者耶？大抵人在围城中，饮食不节，及劳役所伤，不待言而知。自其朝饥暮饱，起居不时，寒温失所，动经三两月，胃气亏乏久矣。一旦饱食大过，感而伤人，而又调治失宜，其死也无疑矣。非惟大梁为然，远在贞祐、兴定间，如东平，如太原，如凤翔，解围之后，病伤而死，无不然者。

当时医家以伤寒论治，“无不死者”。李东垣认为，“盖初非伤寒，以调治差误，变而为似真伤寒之证，皆药之罪也”。

对此，范先生认为，这实际是一次鼠疫流行，李东垣误把鼠疫误做内伤：

李杲之说，恰好如朱震亨所评的，误外感为内伤，也就是说，把鼠疫这一外感（传染病）误作内伤。当时在围城中的李杲，目击此病，而因先入之见，以为人民在围城中，不免受到饥饿、恐慌与战乱的威胁，适合其内伤脾胃的病因——饮食劳役。故先作《内外伤辨惑论》一书，以辨当时百万人之死亡皆由医家误治之过。乃为一不足。

进而分析：

围城仅半个月，城中居民的余粮未必皆匮，历史上的围城几月几年的很多，未闻居民在短期内病死率有这样高，此其一。且据各家文献所载，及杲所撰《辨惑》《脾胃》二书所载，也有若干属于腺鼠疫、肺鼠疫中的消化系统与神经系统的症状。尤其杲在《脉诀指掌病式图说》中所提到的那些话，可以充分说明肺鼠疫的主要症状，几已具备，这是不容置辩之事，此其二。所以，他把这次汴京大疫属于内伤，在医学历史上来说，实是一个罕见的大错误。

范先生的“惊人之谈”，为人们提供了一个新的视角，一种的新思路。他的“颠覆性”的提法，在医史界曾经引发过“震撼”。

《中国医学史略》不过20万字，篇幅不长，但以其内容的丰富详瞻，新颖而有创见的观点，且不乏独家占有的史料，许多难得一见的珍贵插图，使其格外引人瞩目。20世纪80年代初期，中医研究院医史文献研究所举办文献、医史研究班，我忝列教席。当时《中国医学史略》尚未正式出版，恰巧我手里有一部“内部”排印稿，许多学员竟不辞辛苦，漏夜全部抄录下来，情景相当感人。也由此可见人们对范先生的敬慕，对这部书的珍爱之情。

关于疫病史更为深入和专门的研究，范先生有《中国预防医学思想史》。在书中，他把传染病的危害提高到关系国家安危存亡的高度，从而强调预防医学史研究的重要性。他说：

历史告诉我们，传染病足可亡国的，罗马亡于疟疾，埃及亡于血吸虫病，中国也有金明两个朝代亡于鼠疫。

所以，传染病预防观念的确立和强化，对一个民族、一个国家来说，是极其重要的。

范先生追溯了中国古代由趋吉避凶而产生的预防医学思想的萌芽，探讨了“为什么不能在封建时代建立预防医学”，表彰了“人民自己创造的预防医学”，分别阐释了“神道设教下的预防医学”、“环境卫生在预防医学史上的地位”、“避疫与检疫”及“预防医学史上的反动思想”。而于预防医学在免疫学方面的成就，他特别重视“种痘”对预防天花的作用，并详细探讨和介绍了中国发明“种痘”术的历程和对世界的卓越贡献。所论包括遣词用语不免留下时代的烙印，但认识的前卫，论述的剀切，挖掘材料的深入精细，巨细无遗，引起人们持久不衰的兴趣和钦佩。

可贵的是，与其他医学史著作相比，范先生注意职业病史的研究。比如由镀金银引致的汞中毒，“采石人，末石伤肺”所致的矽肺（硅肺），铸钱监兵“久闻锡气”和开采铅锡的矿工、制粉锡工坊中工人、炼丹道士的慢性化学中毒，“漂击棉絮”人及行船、打渔、染匠的冻疮，乃至造纸工人、煤矿工人的职业病。他引用的多是一般医家不熟悉的文献，而职业病和职业病史，在既往的医籍和医学史著作中，常常被忽视，他的研究在诸多方面是开创性的。

关于医学通史，范先生还写有大量文章，如《中国医学变迁史》《论中国的医学》《中国医学在世界上的影响》等；其中在医家研究方面，有《张仲景传略》《华佗》《葛洪》《朱震亨评传》《中国十六世纪伟大的药物学家李时珍》《吕晚村在清代医学之影响》《名医传的探讨及其流变》等；医籍研究方面，有《张仲景〈伤寒杂病论〉的成书探讨》《医学上的训蒙书》(《五脏论》的研究）等。

范先生重视医学史研究的方法论问题，还是在1949年12月24日，范先生在上海震旦大学医学院讲演，就谈到“医学史上的方法论”，提出“医史学”的概念：“研究医史方法的，称作医史学。”指出：“研究医学史与研究一般的学术史的方法，虽有不少相同的地方，但也尽有不同之点。”由于医学与各门学问都有关系，“故范围广大，要研究医史者，对于有关的各门学问，都要有所研究。”强调研究医学史，还需要民族学、民俗学、神话学、宗教学、考古学等多学科知识。范先生说到了，也做到了，我们看范先生的著作文章，时时感到的是令人惊叹的渊博。

二、大气磅礴的疾病史研究

这方面的代表作是范先生积50年之力完成的《中国病史新义》。自上世纪30年代起，范先生便发愿写一部中国疾病史，虽历尽艰辛，而矢志不移。他苦心搜罗资料，历代医籍、中外专著，自不待言，其他如经史、子书、诗文集部，乃至山经、地志、文字、训诂、笔记、杂著，甲骨文、钟鼎文，乃至报章杂志，都为其所用，务求穷尽。这项工作在“文革”中虽时续时断，但范先生始终坚持，终于完成。

全书90万言，分为解剖生理、内科病、神经精神病、内分泌病、营养障碍与新陈代谢病、传染病、寄生虫病、外科病、创伤病、皮肤病、妇儿病、胎生、五官病，凡13编，涉及200余种疾病，引用文献近千种。其中既有常见病，如哮喘、肺结核、高血压、冠心病、肾炎、尿结石、胃肠炎、癌症、瘫痪、精神分裂症、糖尿病等，也搜集有多种稀见疾病，如历代医籍中鲜有记载的内分泌疾病（天阉、侏儒、巨人症、肢体异常），甲骨文中记载的殷代宫廷中的武丁失语症，宋代沈括《梦溪笔谈》中记载的“乌脚病”，都有论列。

范先生崇尚客观实证，重视文献解析，发覆索隐，论述推理之缜密，判断抉择之清醒，发人深思，令人惊叹。其参考文献之广博浩瀚，罕见其匹。而从稀见文献中钩索出的珍贵资料线索，可以看出范先生深厚的文献功夫，更令读者耳目一新。毫无疑问，这是一部体大思精的巨著，它为后学展现了中国医学疾病史源远流长多姿多彩的内涵。

范先生有关疾病史的个案研究，还可见于他撰写的大量文章，如《中国霍乱病史》《中医对结核病的认识》《有关日本住血吸虫病的中医文献的初步探讨》《脑的史迹》《解剖与解部》等，都属专题研究。

三、独领风骚的中外医学交流史研究

范先生在中外医学交流史方面的研究，为我们留下了一部医学史上的名著——《明季西洋传入之医学》。范先生认为，中国医学在历史上有三次大变革，所谓“三变”：

一为五朝（东晋、宋、齐、梁、陈）之变，一为金元之变，一为清季之变。五朝医学，一变江右以前虚玄守阙之医学，而成崇实灿备之医学。其变之因，以有外来医学也。金元医学，一变以前香燥一尊之医学，而成偏攻偏补，家自为法之医学。其变之因，以有外来医学也。清季医学，一变以前守旧复古之医学，而成融会中西之医学。其变之因，以有外来医学也。其中五朝医学与清季医学之变，其因相同；金元之变，则有援古自放之义。故因同而所变之果异焉。自后汉以迄今兹中国医学变迁之迹，盖不外于是也。

出于这种关注，他在此前撰写了《外药输入史》《古代中西医药之关系》《胡方考》《外族医家考》等不下30万言。而明代晚期，以利玛窦来华为标志，西学以较大规模传入中国，西方医学也真正有规模地传入中国。这本应是中西文化交流的历史性机遇，但由于正值明清鼎革之际，战乱灾祸频仍，这一进程被打断。也是由于战乱，造成“古今图籍书史一大劫也”，“以至微之医书，遭弥天之烽火”，图书资料，毁损严重。出于“志存医史”，总结历史经验的强烈愿望，出于“遗文几烬”，为史者无从着手的担心，范先生“久思为此期传入之西洋医学述其大凡，存其概略”，“冀已失志史事晦而复章，前哲之道心隐而复现”，故有《明季西洋传入之医学》的编写。

是书树志写作始于1934年，1940年执笔，完成于1942年，历时8年。期间经历了抗日战争烽火连天之时，“环海被兵，大地焦土，文籍焚劫，远逾甲申（明末）”，写作之艰难，可想而知。

全书约15万言，分为九卷。卷一，上为利玛窦、龙华民、高一志、熊三拔、艾儒略、毕方济、邓玉函、汤若望、罗雅谷、穆尼阁等西方传教士（其中有通哓医学的学者）的传略；下为毕拱辰、金声、方以智、王宏翰、顾若思、刘献廷、黄履庄、赵学敏、王清任、陈定泰、郑复光等中国医家和士人的传略。卷二至卷四，分别记述明季前后期传入之西方医学的解剖生理学。卷五为传入之药物学，可以借此考见当时西方医生使用的药物，想见可能的医治水平。卷六为病理与治疗，包括四体液说、占星医术和各科病患的诊治。如疟疾，就详细记述了奎宁的发现、应用和传入中国的过程。卷七为医事教育，分述西方医政、传教士在华之医事和传教士在华存留医书。卷八探原，从希波克拉底谈起，介绍西方医学解剖生理学和元气与原质、占星医术说，相当于西方医学简史。卷九反响，详述中国医家和士人对西方医学了解、认识和迎拒的三种情况——接纳、抵拒和折衷。对中国医家持沟通、融会态度者，表示赞许。

这是中国中外医学交流史的开山之作，给我们描绘了明末西洋医学传入中国的一幅全景图。可以说，迄今为止，在这领域，还没有一部著作能够与之比肩。有关明季中外医学交流的文章，引用资料，也几乎没有超过本书范围。范先生的观点，容可商榷，但本书“义例精当，佐证周惬，用力之勤”，则无以过之。

有关中外医学交流史的文章，范先生还有《汉唐以来外药输入的史料》《中国与亚拉伯医学的交流史实》《古代中西医药之关系》《明季西来之医学》《汉魏南北朝外来的医术与药物的考证商榷》《朝鲜的古典医学》等。

此外，范先生在军事医学史、药学史等方面也做了大量工作，撰写了《中国古代军事医学史的初步研究》《李珣及其〈海药本草〉的研究》《两宋官药局》《世界药学史》等文章。

四、浩瀚医学文献的整理与研究

自20世纪40年代开始，范先生即“尝欲为大中国医学史”的编写，但苦于“唐宋以前方书强半佚亡，乃仿严铁桥《全上古秦汉三国六朝文》例，著《全汉三国六朝唐宋医方》，十余年来，已成五百余卷。复撰《元明医学钩沉》若干卷”，皆为撰写医学史储备资料。1965年，范先生在《中华文史论丛》发表文章《两汉三国南北朝隋唐医方简录》，曾披露部分内容。也是从40年代起，范先生从“《（永乐）大典》中辑出已佚的宋元医书四十多种”。后来他又“有幸先睹《大典》校样，复从其中辑出十多种已佚医书”。不倦地努力，积累了等身的手稿。可以告慰范先生的是，搁置多年，《范行准辑佚中医古文献丛书》第一卷已于2007年由中医古籍出版社出版，以后还将陆续出版全帙。

在中医文献研究工作中，日本汉方医学家丹波元胤的《医籍考》是一部不可或缺的工具书。由于国内看不到，20世纪初，著名历史学家陈垣先生曾从广东渡海去日本，只为一睹《医籍考》。我们今天能方便地看到这部书，不要忘记范先生的贡献。《医籍考》所以在中国不容易看到，是因编成后以“卷帙浩繁，故未寿诸梨枣，仅由其门下好学之士，誊录数通，藏于其家而已”。范先生在30年代，深感《医籍考》“在医学史上，不得不推为价值最巨之典籍”，乃据自己收藏的《医籍考》日本影印本重加影印，并亲自编辑索引，以广其传。自此，《医籍考》广为人知，为中医和医史研究者提供了极大的方便。

范先生自己也曾动手编过书目，这就是《中华医学会牛惠生图书馆中文图书目录》。中华医学会图书馆是我国民国时期一家有影响的医学专业图书馆，以前会长牛惠生对医学会贡献甚大，故冠以其名，现为上海中华医学会图书馆。这家图书馆收藏了相当数量的中医古籍，其中不乏很有价值的古籍，累积中文图书“约计不下一千七八百种，而丛书中之种类，尚未析出而计入焉”（见余新恩序），因而被视为医史学会“最大的成就，其能有今日，多赖范行准先生之力”。以“范君为医史学家，精于版本，历年来代本会选购图书，搜求珍本，并编制目录，不惮烦劳，尤堪称道”（见《十年来本会图书馆的概况》）。范先生为图书馆选购图书，“典守”图书，迨至1949年，馆藏“中文医书，种类既夥，寻检不易”，其先已是“久思纂一簿录，以资稽考，苦无其人”，乃请范先生编辑书目。在1949年物价飞腾、生活维艰的岁月，范先生不计报酬，“在艰苦中代为编成”。《中文医书目录》是民国以来，最早的一部以中医书籍为主的专业医学书目，将中医书分为本草、医方、伤寒、瘟疫、外科、妇科、幼科、眼科、喉科、内经、明堂针灸、诊法、法医、祝由、卫生、兽医、丛书、史话，凡18类，每书均注明版本。其分类和著录方法，为后来编辑中医书目提供了经验，也保留了一份有价值的图书收藏的历史纪录。

为了让秘藏的医学古籍为更多的医家看到，范先生将自己珍藏的医书公开影印出版。为此他主编出版了《中国古典医学丛刊》，共收有《神农本草经》（日本·森立之辑）、《本草经集注》（陶弘景）、《循经考穴编》（不著撰人）、《秘传常山杨精斋针灸全书》（明·陈言）、《医藏书目》（明·殷仲春），其中大部分是出自范先生的私人收藏。

这并非是所有的藏书家都能做到的。或深藏不露，或待价而沽，是世俗藏家的通习。范先生不同凡俗，此后还有更为惊人的行动。

五、珍稀医学古籍的搜藏、利用和奉献

范先生收藏的医学古籍，论其数量之巨，版本之珍稀，皆可称独步医林。这些书籍的来源，一是自己苦心搜集，“遇有善本，苟力所能及，则必购之而后快”。抗战军兴，“图书之厄，旷古所无，念典章之覆没，感文献之无征”，先生“乃奋其豸虱之力，抢救万一”。二是“友朋代为网

罗”，乃至有国外友人寄赠者，终于“十载以还，卷逾二万”。

他初期所收，多为史部、子部古籍，而不购医书，以为医书可向医家通借。但不久即发现，医家所藏，善本反而极为罕见，乃转而大力访求医书。虽然经济并不宽裕，但遇有善本，必购之而后快。其搜求之辛苦，“有求之十年不得而一旦遇之者，有辗转推求而始得之者，有既失而复得者，亦有失之交臂，如象罔之珠，不可再得者”。甚至罄尽家中柴米之资以购求爱书，亦为常事。范先生认为，宋元善本固所愿求，但实用的稀见孤本，也并不逊色。他当时系租房居住，“室小书多，椅案之外，俱图籍所居，人则屯伏其中”，而先生自得其乐（见《栖芬室善本医书叙录》，中华医学杂志，第22卷第11期，702页）。

范先生对医书的鉴识，可谓目光如炬，烛隐抉微。有一个例子，1951年5月，范先生进京参加全国医政工作会议，闲暇逛旧书肆，见有《育宁堂颐世方书》。按此类书，乃属旧时药店的售药说明书，不足为奇。但范先生却认为：“药肆说明书，余知清赵学敏《本草纲目拾遗》已引有金灿然诸家药帖。而此乃康熙间之药帖，尤为罕覯。盖此类书，当时固等闲视之，阅后即弃去，而不知数百年后，遂成珍秘。”肆主是著名书商，《贩书偶记》的作者孙殿起，“见余索此书，故昂其值”。范先生“绝不悭惜，如值付之”，坚信“此书不仅在中国药业史上占有重要地位，即在经济史上，亦重要之参考书也”（见伊广谦：慧眼识珠——范行准与《育宁堂颐世方书》，江西中医药，2004年第1期，61页）。查此《育宁堂颐世方书》，1689年刻印，是我国现存最早的药肆说明书，比赫赫有名的乐氏家刻本《同仁堂药目》（1764 年）还要早出 75 年。不仅如此，书中还详细记载了当时的药价，确乎是“在经济史上，亦重要之参考书也”。而历史上中药药价的资料，向来是很难寻觅的。慧眼识珠，这对范先生来说，不过是一件小事而已。

范先生的丰富藏书，为他提供了其他医家无法企及的丰富资料，也为他的写作提供了极大的便利和优势。所以，我们常常看到范先生在论述中，大量引用人们罕见的医籍和史书、方志、笔记、杂著中的相关记载。比如关于清代温病大家叶天士温病学说的形成，其学术渊源，范先生就提出了极具说服力的证据，即叶天士深受日本汉方医家宇治田云庵的影响。据范先生独家收藏的宇治田云庵所撰《医学辨害》，叶天士在书前亲笔题记里直言，他取《医学辨害》书中“心包、三焦诸篇读之”，“觉理境甚深”，“予所著《温热论》实多窃取其义”。这真是温病学说研究中石破天惊的提法。相形之下，诸多书籍文章所谈，不免显得隔靴搔痒，不无臆测之论。

范先生藏书室名曰“栖芬室”。芬者，书香之谓也。“栖芬”之意有二，一者先生客寓上海，僦舍而居，屡经搬迁，书箱随主人随处栖止，用以自况；二者范先生认为，“书物为天下公器，苟吾不用，宜速散去”（见《栖芬室善本医书叙录》）。书籍不过是暂时在此栖留而已，异日将要归还社会。“栖芬”云者，借以言志。

范先生表示，自己“并无藏书奢望，钤书印记，亦未敢用藏书二字”。确乎如此，我曾翻阅很多范先生的藏书，所见皆钤以“汤溪范氏栖芬室图籍”、“栖芬室图书”等印，而无“藏书”二字。在范先生自撰的栖芬室铭辞中写道：“栖栖江湖，劳劳齿履。尺席万泉，月显责比。宝可易人，主得随徙。唯此清芬，偕予栖此。”即是其心镜的真实写照。

栖芬室聚藏了的珍贵中医药古籍中，有元、明、清三代的珍稀刻本90多种，还有不少清代医家、学者的稿本，如赵学敏《本草纲目拾遗》、刘鹗《要药分剂补正》的稿本，以及日本、韩国、越南等国的医药图书。栖芬室珍藏的医书，凝聚了范先生一生的心血，也赢得了世人的赞赏。我国记述藏书家行迹的著作有个有趣的特点，多喜用七言绝句纪事加注形式，谓之“藏书纪事诗”。在诸多藏书纪事诗中，唯一被吟咏的中医藏书家，即是范行准先生。诗见王近人謇（佩诤）的《续补藏书纪事诗》：

本草衍义宗奭寇，
伤寒明论仲景张。
辑佚钩沉若治经，
医家渊海千金方。

注云：“范行准，购求医书，不遗余力。集医家著述，编缀成书，我国之丹波丸也。与（范）祥雍品性极相似，称上海二范。”将范先生方之日本著名医学世家、藏书家丹波元简、丹波元坚父子。

范先生慷慨无私，在20世纪60年代编纂的《全国中医图书联合目录》，收录了范先生栖芬室的私人藏书，等于公开了个人收藏，他无私地向学者提供查阅之便。

这些藏书，是范先生多年节衣缩食苦心搜集的结果，是范先生医史研究的得力助手。到了晚年，1984年范先生84

岁时，他毅然决定将栖芬室全部藏书献给了中国中医研究院，实现了他早年的愿望。这批献书，共计760种，7200余册。其中医书660多种，2100多册，内含善本290种1500余册，有的如今已是价值连城的文物。他说："在我有生之年能够看到我所酷爱的书籍为整个社会、整个中医事业做出更大的贡献时，我感到无限的幸福和光荣。"范先生以天下为公的豁达态度，在中医界和社会各界蔚为美谈，他赢得了人们的敬重。《光明日报》《健康报》《北京晚报》和其他报纸，还为此发表了通讯。

余生也晚，余学也晚，得闻范先生的大名，是在1980年入学中医研究院之后。从学兄处得知范先生富于收藏，但未敢登门拜见。读书有疑难时，曾几次写信请教，范先生均回复，有问必答，详加解说，令人感动。我知道，我面对的是一座巍峨的学术的高山。"高山仰之，景行行之，虽不能至，而心向往之。"

及至80年代后期，我应中医古籍出版社之邀，代表出版社与范先生谈整理范先生《中国病史新义》书稿事宜，才得获面见范先生。先生和颜悦色，平易近人，相对如沐春风，真蔼然长者也。其时我已读过范先生的大部分著作，接谈之下，范先生颇感满意，欣然与出版社签约。整理书稿，是多人分工合作，我最后统稿。其间，每有疑问，多次登门求教，也因此了解些先生身世。他念及年轻时师友的教诲和帮助，念及宫乃泉将军的知遇之恩，每每动容，印象深刻。为整理书稿，用去整整两年时间，我从中学到了很多知识。出版时，我写了前言。

范先生给我的回信，我都视若珍宝，收藏起来。后来尚志钧先生知道我与范先生的关系，又把范先生写给他的信都送给我了。范先生墓木已拱，尚先生也已归道山，偶然翻看范先生的信件，想到两位先生的教诲，不觉潸然。

不禁想到范先生成就他的名山事业的原因。我赞成这种说法："古往今来，凡是在学术上有创见的人物，往往具有特立独行的品格，求真务实的态度和熔铸百家的精神。"(《吕坤全集·前言》）可以毫无愧色地说，范先生完全具备这三个条件。

唐代大史学家刘知几在其传世名著《史通》中，提出史学家应具史才、史学与史识。所谓史学，是指学识、专业知识，史料的掌握和对史料真伪的辨别；所谓史识，就是治史的识见，驾驭、分析和判断历史事实的洞穿力；所谓史才，即文才、文采，是指写作能力。在医学史的研究中，范先生对史料的掌握，大家公认，无与伦比，运用资料之丰沛，不容置喙。论其文采，看他的文章，尤其是中年时的文章，就像苏东坡所说的"八面受敌"，无往不胜。而气韵之生动，真有"金戈铁马，气吞万里如虎"之感。至于史识，他在疫病史、在疾病史、在职业病史研究中的前驱和开创，也是有目共睹的。

还有一条需要补充的，就是范先生数十年如一日，矢志不移，孜孜不倦的刻苦治学。范文澜先生说过，做学问"板凳要坐十年冷，文章不写一句空"，可谓是范行准先生一生的生动写照。

限于时代条件，范先生没有带过学生，也不是什么"博士生导师"，作为一位纯粹的学者，他的学术生涯是宁静而寂寞的。但"桃李无言，下自成蹊"，范先生为海内外的医史学者所敬仰。

本书所选，是范先生在1949年以前刊登在医学期刊上的文章。这个时期，是范先生写作的高峰期，他的最重要的文章大多出于此时。这些期刊，现在也已经很难寻觅。编者为了节省读者翻检之劳，以慰求知之渴，乃结集出版，实为善举。

当今信息爆炸，论文已是定时定量工厂化生产，山积海盈，目不暇接。有的文章，味如嚼蜡，不忍卒读，或叠床架屋，空洞无物。有时自问，有多少文章，会在几十年后还被人们记住，并愿意旧文重读呢？范先生的许多文章，可以当之无愧。人生苦短，文章不朽。“尔曹身与名俱灭，不废江河万古流”，我相信。

伊广谦*

2009年5月

---

* 伊广谦：中国中医科学院研究员，中医文献学专家。曾整理出版《中医方剂名著集成》、《明清十八家名医医案》等三十余部著作，主持整理了《中国病史新义》，撰写了有关丁福保、范行准等民国医家的文章十余篇，尤其对近代医学史与近代文献均有卓有成就的研究。

中医基础理论研究

1. 医家训蒙书——五脏论的研究

一、前 记

中国旧有的医学，向无循序渐进的基础医学那一类的书，但训蒙一类的书是有的，除了陈修园《医学三字经》以外，平常我们所习见的医书，大概不外“药性赋”、“汤头歌诀”之类。更详细一点的，那便是萧缵绪的《方证联珠》、李宗源的《医纲提要》、洪金鼎的《医方一盘珠》那类书了。至于明李挺《医学入门》名义上虽说是入门，实际却是一部繁重的医书。至于南宋周守忠的《医学蒙求》，那更深奥，而且是历史一类书，可不必望文法训而说它是训蒙书。其实如其考究这些书的内容，依然是平面的而非梯阶的书。所以要真正了解这类医家训蒙书的内容，仍得要读通了《神农本草经》、“黄帝内难”、《甲乙》、张仲景的“伤寒金匮”及金元诸家之书，或许才得明白。这也是中医本身不能科学化的一个证明。

通常我们所看到的有《雷公药性赋解》及《珍珠囊指掌补遗药性赋》，都题作元李杲编辑，坊间所出的“药性赋”，还有方脉等文字附在上面。我所见的有明钱允治刊本，前有弘治十四年（公历一五〇一）元山道人序，及天启二年（一六二二）钱氏自序，第一二卷题李杲编辑，但第三四两卷并题鳌峰熊宗立道轩编辑，有的书又都题李中梓之名，我们知道李东垣是没有做过这部书的，只有张元素做过一部《洁古珍珠囊》，元杜思敬把它刊入《济生拔粹》，寥寥数页，恐怕是个节本。明隆庆时又有曹灼把它刊入东垣十书，即殷仲春《医藏目录》所载古本《东垣十书》。那我们可以决定“药性赋”是熊宗立所伪托的了。《医藏目录》有勿听子《东垣珍珠囊》一卷。宗立为明初建阳的书贾，但他自己曾研究过医、相、星、卜一类的学问，所以他出版的都有关这些部门的书。这好比同光时南京李光明庄刊的医学提纲一类之书相同——目的在于牟利。

二、隋唐经籍志所记载的医家训蒙书

但这类医家训蒙书绝不是元明以来书贾作俑，因为自从敦煌石室发见“五脏论”后，我们以得到它的线索，远在隋唐时代，已有这类书了。所谓医家训蒙书者，是指《隋唐经籍志》医家类“五脏论”一论一类之书是也。现在且把隋唐诸志有关医家五脏论之书录出于下：

《五脏论》一卷　隋志旧唐志同

《亡名氏五脏论》一卷　旧唐志

《五脏论应象》一卷　吴兢撰　新唐志

《五脏论》一卷　裴琎撰　新唐志

《神农五脏论》一卷　崇文总目

《黄帝五脏论》一卷 崇文总目

《张仲景五脏论》一卷 崇文总目

《耆婆五脏论》一卷 崇文总目

《五脏论》一卷 张尚容撰 崇文总目

《小五脏论》一卷 不著撰人 崇文总目

〈连方五脏论〉一卷 不著撰人 崇文总目

《诸家五脏论》五卷 通志艺文略

《玄女五脏论》一卷 艺文略

《岐伯五脏论》一卷 绿竹堂书目

案《隋志》引《七录》有“五脏决”三卷，不著撰人，这是诊病之书。《素问·五脏生成》论说：“诊病之始，五决为纪。”王注：“谓以五脏之脉，为决死之纪纲也。”故《隋志·七录》入于辨病形证下可知。丹波元胤《医籍考》卷十六把它入于藏象，这是错误的。

这类书宋时尚有流传而且尚有托古伪制的。所以《隋志》仅有《五脏论》一家，《旧唐志》载一家，《新唐志》则有具名的一家了。可是宋王尧臣《崇文总目》、《郑樵通志》艺文略等簿录之书，却有托名神农、黄帝、岐伯、玄女、张仲景等人的“五脏论”一类之书。这与坊间刊行的药性赋解者相同，真如淮南子所说的为道者必托诸神农黄帝而后人说了。

“五脏论”一类之书，虽有如上述数家，但多已不传了。一般人所能知道的似乎仅有宋陈自明《妇人良方》引之。今不如证以敦煌发见的“五脏论”残卷，及尚不为国人所知的朝鲜《医方类聚》中的“五脏论”真不能明白它的内容了。我们所知敦煌藏的“五脏论”与《医方类聚》中引的“五脏论”实即《耆婆五脏论》，其内容乃一医家训蒙之书，隋唐以下簿录所著录的“五脏论”虽不能说它的内容全与《耆婆五脏论》相同，但内容同属简单的医书，可无疑义的。

本来，我发见“五脏论”为古时的医家训蒙书之一，也是偶然的。一九三九年前北平图书馆出版的图书季刊新二卷四期，有袁同礼先生的国立北平图书馆现藏海外敦煌遗籍照片目录医家类，有巴黎国民图书馆藏的“明堂五脏论”一卷，四页注“放大照片”，当时没有机会去探悉它的究竟。

一九四二年我承北朝鲜金泰斗先生向其国故太傅洪宅柱先生借行其家藏朝鲜《医方类聚》此为美浓纸本乃日本嘉一年（公历一八五二）江户医家喜多氏用活字片翻印由日本政府送经朝鲜政府的日亡朝鲜后遂归于洪宅柱家。一书归辑得类聚中所引的“五脏论”一卷，校以《妇人良方》引的“五脏论”，才知是《耆婆五脏论》。一九四三年，余云岫先生在中国医药研究所，叫我担任文献室的工作，我即向余先生建议到当时的北平图书馆复摄敦煌藏的医书照片，后来托赵万里先生摄归。其中巴黎藏的二七五五号的医书，袁同礼先生拟为“药性歌诀”，因为我已从《医方类聚》中辑得的“五脏论”，校核之下，定为《耆婆五脏论》，袁先生的拟题，是错误的。抗战胜利后，先生来上海参观中华医学会图书馆，顺便到寒斋看我的书，我便将这错误告知他了。

三、“五脏论”的内容

敦煌本的“五脏论”残卷，起于“和使还须白芷”，终于“徒劳丧命者矣”。计存五十二行又二个半行。持校从《医方类聚》辑出的“五脏论”，颇多违异，今将校记另详于后。

我从《医方类聚》中辑出的“五脏论”，核以《崇文总目》所载的卷数，大概已为全帙了。我把这书定为《耆婆五脏论》，是根据陈自明《妇人良方》卷十妊娠总论第一所说“又‘五脏论’有称耆婆者”的话，丹波氏《医籍考》亦云。

按《医方类聚》所载“五脏论”篇首生育说，与陈氏《妇人良方》所引同。……且有黄帝为医王，耆婆童子，妙述千端。又禀四大五常，假合成身等语，则所谓托名耆婆三藏者，而《崇文总目》所载是也……卷十六藏象。

敦煌本的“五脏论”和《医方类聚》的五脏论，同属一书——《耆婆五脏论》，大概已无问题了。至其成书年代，虽然不能确定，但书中有：

雷公妙典，略述炮炙之宜，弘景奇方，备说根茎之用。

弘景是梁时人，且其书有避唐高宗讳，及有底野迦之名底野迦即鸦片，首见唐苏敬《新修本草》。知它不会是唐高宗以前之书了。

“五脏论”全书虽然不满五千字，但它的内容，已包涵了如下几个部分：

一、胚胎学；二、生理学（五脏六腑）；三、病理学；四、诊断学；五、药理学。

全书文体则有如下几种：

一、散文；二、诗歌五言；三、赋。

我们看了一本不满五千字的医书，居然包涵了基础医学和应用医学；而所用的文字，又包涵了散文、诗、赋之属，真够得上医家的训蒙书了。如从它的内容看来，今日通行的

“药性赋歌”及“汤头歌诀”一类的书，仅得其偏而不得其全，只有坊间流行的汤头歌诀及医学提纲一类的书，差可望其项背。在朝鲜有方药合编亦属此类之书，不过在它所用文字方面而言，依然远不相及，因为“五脏论”全书不满五千言，而包涵的内容却相当的完备。这种编制的方法，可说极其经济的。像“汤头歌诀”那类的书动辄数万言，这不是上了年龄才去学医的人记忆力所能胜任的。这样，我们便不能不佩服做“五脏论”的人编辑手腕的高强了。虽然，从形式上言，“五脏论”似从各书拼凑而成的。

我们再从“五脏论”一书思想内容去研究它，觉得此书虽然是托名耆婆，但实际思想，还是不出《素问》及六壬一类之书，譬如开篇胎教的话，是取义于产经《医心方》时引其书。而脏腑相配说，是取于《素问》六神配五脏，则用螣蛇、帝王、将军、尚书、列女、大夫等六神，即六壬家的话。记得唐孙思邈《千金》言第一卷“太医习业”中，孙氏有教人学医的这几句话：

又须妙解五行阴阳、禄命、诸家相法，及龟灼、五兆、周易、六壬，并须精熟，如此乃得为大医。据《真本千金方》引。

“耆婆五脏论”一书，正包括了上面这几门学问，我觉得过去那些国粹式的中医，对于这几门学问，全未留意。即稽之历代名医，很少有合孙氏拟订学医的条件的，以现在言，我的师友间固然没有这类“全材”，而二十年来那些斐然有作号称名医的，更绝无其人。这对过去自称国医的觉得名实有些不符，因为他们实际的学问，还赶不上这部训蒙的“五脏论”呢。——虽然现在它仅有历史上的价值了。

（选自《医史杂志》1951 年）

2. 五运六气说的来源①

一

五运六气一名词，凡做中医的，都能知道。它是支配中国医学几及千年的历史，但我敢说很少有人肯去根究它的来源。就是宋元明清所有的名医，虽著作满家，对此问题，除了抄抄《素问》伪篇等说，发挥空虚理论外，它的真正的历史来源，是毫不知道的。其实五运六气，乃中医评理论发展到最高峰的产物，我们都知中医的理论除了五运六气之说外，更没有超过它那样繁奥的学说了。——虽然它的理论极端虚玄而不合实际，它是中医气化说的厉阶，自从有了它，中国医学便开始衰老下来，那都是另一问题，这也很像中国文学发展到八股文的同样情形。

我们今天来研究五运六气的根源是应当把它分开来研究的。因为五运六气，从历史发展上说起来本属两件事，五运自五运，六气自六气，而且在中国第十世纪以前，尚没有在一书中把它连类而言，到了十世纪后，才混合为一；这好似谶纬本属两件事，后来才胖合为一的。诸位或许以为我说运气在第十世纪以后才有，是不可靠的。《黄帝素问》自“天

① 本文为一九五〇年八月二十二日在北京中医进修学校的演讲。

元纪大论”以下的七篇，不是专言运气之说吗？我以为这话才是不可靠的，这且留待下面再说。

医家的五运说，盖本出于望气家之言灾异者，它的方法，不外于壬占一类的学说。若更远溯其原，要不出乎战国时驺衍“五德终始说”之绪余了。但为医家所用的，其历史似乎还远在六气说之后。六气之思想，源出易纬，其名则昉于左氏，但庄子与《离骚》诸书，并有六气之名。可是这三种书上的六气说，都与医家所说的不同，若更详细说起来，《左传》中所说的也有二种，一为昭公元年医和之说，一为昭公二十五年子大叔吉对赵简子引子产之说。而服虔郑玄之徒，更有种种不同的解释，这也可参考隋萧吉《五行大义》卷三所引诸家之说的。大概说起来，左传与庄子所言之六气，义谛相同，而离骚之六气，则属于神仙家的话，更与医家无涉。

二

我现在先说第十世纪以前还没有五运六气说的原因后，再来约略谈谈它的历史。

运气之说，唐以前是没有的，到了唐末五代时候，它才出现。但宋初其说犹未盛行，北宋中叶只有沈括、刘温舒之辈言之。温舒且有《素问运气入式论奥》一书行世，到了徽宗时所撰的《圣济总录》才大为渲染起来。《总录》首六卷即运气图说。历史家虽不信任运气说出于黄帝，但一般而言，他们还相信唐王冰所伪托的，例如日人丹波元简，他们父子的学识，在同时代的中土医家，是无人可与抗手的，但他也相信运气说出于隋唐，只是他还不敢确定是哪一个人所创的罢了。可是他竟肯定地说，“但至王冰阑入《素问》篇内，其说始显，然竟唐代，犹未闻言之者。”详见《医賸》卷上。这是波氏还相信伪“天元纪大论”下七篇，是王冰补入的老话。他竟不去仔细考核《素问》全书的校注的文字。

那末王冰时代还没有运气说，究有何证据？证据当然是有的，而且很充分的，有本证与旁证，按宋林亿序，王冰《素问》次注有曰：

详王氏《玄珠》，世无传者，今有《玄珠》十卷，昭明隐旨三卷，盖后人附托之文也。

这可证明王冰是没有运气之书传世的，更没有以运气说窜入经文之罪证。王冰没有做过《玄珠密语》，尚有他端可证。如今行世之《玄珠》十卷本（尚有十七卷本行世较多），前有大唐麟德元年王冰自序，又《玄珠》卷四占候气运篇中，也有麟德元年的话。又自序中有“则天理位”，及引《阴符经》诸说。我们如其证以王冰自序《素问》时为唐宝应元年的话，那么上溯麟德元年，恰为九十九年，一个人的著述生活，总不能继续到百年那样长久的活动力。更何况以高宗麟德元年之序中，而有“则天理位”之说呢？至引及《阴符经》一书更与年代不符了。《阴符经》是唐开元时人李筌伪托的。

再以宋臣林亿等在《素问》次注中的校语证之，更可明白王冰没有做过运气说。如“阴阳应象大论”中新校正云：“神明之府也。”下新校正云：“详阴阳至神明之府，与‘天元纪大论’同注，颇异。”又云：“详前岐伯对曰，至此与‘五运行大论’同，两注颇异，当并用之。”又云：

“此语已见‘天元纪大论’，其说自异。”“风胜则动。”至此五句，与“天元纪大论”文重，要彼注颇详矣。“王注‘五运行大论’云，火有别。”“至此与‘五运行大论’同，两注颇异，当并用之。”

又“六节藏象论”中校语云：

“岐伯曰在经有也”下王注曰：“‘玉机真脏篇’已具言之，一所平和，太过不及之旨也。”新校正云：“详王注言，‘玉机真脏论’已具。”按本篇言脉之太过不及，即不论运气之太过不及，与平气，当云“‘气交变大论’、‘五常政大论’篇已具言。”

我们如其详细体味林亿等的校语，即可证明王冰是绝对没有创造或倡导过运气说的，林亿等强责王冰何不引“天元纪大论”、“五运行大论”、“气交变大论”诸伪篇经文或伪注，而证彼此注文各异等话，是完全不知王冰为《素问》次注时所见之本，与全元起、杨上善等所见之本，同为没有“天元纪大论”以下七篇之本。王冰《素问》次注自序中文字，也有问题的。那么王氏何能预先应用百数十年以后的伪帙呢？他的注文也何能与百数十年以后的伪注相同呢？我们更从这些地方可以看出宋臣等尚信《素问》自“天元纪大论”以下七篇的伪文为王冰撰的。

也许有人说，《素问》自“天元纪大论”下七篇，是宋初人纂入的，但《素问·六节藏象论》不是有下面一节文字是讲运气的吗？

五日谓之候，三候谓之气，六气谓之时，四时谓之岁，而各从其主治焉。五运相袭而皆治之，终暮之日，周而复始，时立气布，如环无端。

这确是五运六气在《素问》中最早见的文献，但不幸这一根据，仍是不可靠的。这是作伪者先将此伪文窜入以为它的根据。关于此一节文字的问题，丹波元简《素问识》卷二已具言之。他说："篇内自岐伯对曰昭乎哉以下，至孰多可得用乎，七百一十八字，据林亿说，疑为王氏所补。又谓篇中多论运气，他篇所异且取通天论自古通天者云云，其气三、三十一字，与三部九候论三而成天云云四十五字，凑合为说，全袭左传文公元年语，明是非医经之文，故今除之。"丹波氏的话，是不错的。但林亿等疑为王氏所补的话，丹波氏无一语驳正，是尚信王氏为倡导运气者之说。

更以旁证来说，宋初运气说方兴，但犹未大行，所以太平兴国间王怀隐等奉敕撰的《太平圣惠方》，庞然百卷，各门具备，而独无运气一门，又当北宋雍熙元年，日本康赖撰《医心方》三十卷，其中也找不出运气的话。

以上这些话，还不够证明五代以前尚没有五运六气之说吗？

三

然则，五运六气究起于何时？创自何人？我对这一答案，虽还没有十分正确的解释，但可约略证明它为第十世纪之初，即五代末年许寂之流所倡导的。案一种学说之兴起，都有它的历史与时代背景，本来气候与生物之繁杀，是很有关系的，因此推步家对于一岁二十四气的刻漏长短，以准一岁之盈虚，而纬候家又根据了汉时京房孟喜辈卦气说，以准晷景长短，应与不应，气候至与不至，作为预测一岁中人民安宁苛厉的标准。关于这一史实，《后汉书·律历志》中刘昭补注引易纬之说，尚可见之，今举一则为例：

冬至晷长一丈三尺，当至不至则旱，多温病。未当至而至，则多病暴逆心痛，应在夏至。

“易纬”中的二十四气，都有这一类的话。此外还有“易纬通卦”验中，也有较此更详细的话，今也摘引一条于下：

冬至广漠风至……每卦六爻，既通于四时二十四气，人之四支二十四脉，亦存于期，故其当至不至，则万物大旱，大豆不为，行准案为成也。人足太阴脉虚多病振寒，未当至而至，则人之太阴脉盛，多暴逆，胪胀，心痛，大旱，应在夏至。

这全是运气家所取材的话，本来“易纬”和“易纬通卦”验的话。在运气说未兴之前，医家已经使用了，如《金匮要略》卷上“脏腑经络先后病脉证”第一，已有“未至而至，至而不至，至而太过”之说，以验病情了。后来伪托扁鹊的《八十一难经》之第七难，又把它应用到脉候上去，在这点上，后来的运气家，更把它广为应用了。

但源出望气以觇灾异之运气，何以在唐以前还不出现呢？这或许时代背景尚不够它的条件吧？当五运六气所取源的“易纬”诸说，虽早被医家采用，可是还没有人出来造成一种有力的学说，是因为那时尚没有这时代背景之故。

大家都知道五代宋初，是制造伪书最猖獗的时代，到宋天熙以后，伪书更加盛行了。其著名的有陈搏的“先天图”，阮逸的“关氏易传”，元经“薛氏传”，及不知名的乾坤凿度子华子等，都为这些时代的产物，是完全由于时代背景而来的。因为唐自安史之乱，到了僖昭达于极点，五代尤岁无宁日，更朝易朔的，不知凡几，当时陶谷比之为热鏊翻饼。这时候的知识分子，其不得志的，多以读“易”自遣，中国儒家有一传统的观念，即一向认为“易”乃排闷而作，所以易系辞下说：“作易者，其有忧患乎？”故文王、孔子、杨雄等，都在患难或寂寞中而玩易草玄的。在魏晋以下的文人又把周易纂入佛道两家成了玄学，也是这个原因。

因此，吾医家在五季以后，也有不少伪托之书出现，如许寂之启玄子《元和纪用经》，萧渊之《褚氏遗书》，邓处中之《华氏中藏经》等，都是那时代的产物。就中许寂之伪造《元和纪用经》，为现在最早有关运气之著作，按旧五代史许寂传略称：“许寂字闲闲，会稽人，少有山水之好，泛览经史，穷三式，尤明易象，梁攻襄阳，与匡凝兄弟奔蜀，行准案凝投杨行密，凝弟明投蜀王建，寂即与明偕奔者。清泰三年六月卒，年八十余”云云。因寂能精究三式和易象，所以唐昭宗就召他赴阙，对于内殿。而五运六气的本源，恰好根据于壬占、易象诸说而来的，因为五运六气，其说本取于“易纬”，而推究方式，是用式占的，况蜀地自晋范长生贤号蜀才者，精于易自后代有传人，到了宋初，虽篾叟酱翁，其于易说，也雅有思致（事详宋史隐逸传）。有了这等时代的背景和地理的关系，五代时才出现运气说，这是很自然的。

再观《元和纪用经》一书，共分二章，上章专言运气用药，其文也有与《素问》伪篇相同的，但并没有引用《素问》之名（案沈括《梦溪笔谈》中也有谈及运气的，也同样不引《素问》之名）。由此我们知道五代时运气说尚未纂入《素问》，但到了宋治平后林亿等校《素问》时，已有

"天元纪大论"以下七篇伪帙之文补纂入之本了。

四

如前所述，五运六气，本属两事，但到了五代以后，就被那班精究三式易象如许寂之辈凑合一处，在医学上成为一种有力的学说了。

五运虽亦以天干配成，但它配合的方法，是用纳甲一类的方式的。《淮南子·天文训》说，"甲乙，东方木也；丙丁，南方火也；戊己，中央地也；庚辛，西方金也；壬癸，北方水也。"后来一般术数家，多据此说，就是医家所言的五行，也是这样的。可是医家的运气说，其分配五行就不完全这样了。伪"天元纪大论"说："甲己之岁，土运统之；乙庚之岁，金运统之；丙辛之岁，水运统之；丁壬之岁，木运统之；戊癸之岁，火运统之。"又伪"五运行大论"的五行分配法，也全与此同。所以我们如按淮南子与《素问》伪篇之说来比较，仅有二行相同，此等五行的分隶法，求之五行书，除了"纳甲"一类之说外，但它不全与纳甲相同。竟无所见。但我以为它是出于望气家之说的。如伪"天元纪大论"伪注，于火运统之之下云：

太始天地初分之时，阴阳析位之际，天分五气，地列五行，五行定位，布政四方，五气分流，散支于十干。当是黄气横于甲己，白气横于乙庚，黑气横于丙辛，青气横于丁壬，赤气横于戊癸。故甲己应土运，乙庚应金运，丙辛应水运，丁癸应木运，戊癸应火运。太古圣人望气以书天册，贤士谨奉以纪天元。

这里的文字，是与《玄珠密语》中的“五运玄通纪”同出一源的。由此，我们可以说医家的五运说出于望气的。因其别有所本，所以与一般五行说不同。文中所说的“天册，”似即《素问》伪篇中屡次引用之太始天元册文。如伪“五运行大论”说。

臣始览天元册文，丹天之气经于牛妇女戊分；黅天之气经于心尾己分；苍天之气，经于危室柳鬼；素天之气，经于氐昴毕；玄天之气，经于张翼娄胃。

此乃用五行分配诸宿，也是望气家的话，拿它来同《淮南子·天文训》来比较，也不尽同的。

本来望气之术，也是出于巫觋，其法是用式占的，古之统治者专设这类官职，凡是政治之设施，军旅之号令，稼穑之丰荒，都先要取决于他，其权力甚大。它的起源，大概由于先民看见山川云物之变幻无端，很容易引起他们疑惧之心，而加推测遂有占候之术。所以易经上有“天地定位，山泽通气，雷风相薄，水火不相射”的话。汉孔融答虞翻书亦言，“又观象云物，察应寒温，原其祸福，与神契合。”这都是五运说的基本理论，我们要知五运之本源，是不能不加以留意的。

不仅运气宜之用望气说，即风鉴和后世的堪舆家，都有用望气的方法的。现在存于世的运气书，除《纪用经》外，要以《玄珠密语》一书较古与较详备了。但其推迁运气之法，几全以望气为事，而侈谈灾异，这因言灾异者，必准诸望气的缘故。那末纯粹的运气说，从基本上说起来，它是不能离开望气的，而它的学说，基本上属于一种西汉时公羊一流之灾异说。

五

五运出于望气，已如前述，至于六气，它既与《左传》、《庄子》、《离骚》等书所言者，绝对不同，那末它究出于何家之说呢？我以为出于推步之法，而其源又本诸“易纬乾凿度”的。按《素问·六节藏象论》中的伪文说：

五日谓之候，三候谓之气，六气谓之时，四时谓之岁，而各从其主治焉。

今详“易纬乾凿度”曰：

天气三微而成一著，三著而成一体。

郑玄注云：

五日为一微，十五日为一著；故五日有一候，十五日成一气也。

案逸周书时训篇，也以五日为一候，但无明文而已。惟据其文而推算之，则一岁为二十四气，七十二候，此自《吕览月令》诸书以下的推步家所同法的。唐僧一行的卦验候也有“七十二候原于周公，较诸月令，颇有增损，然先后之次则同。自后魏始载于历，乃依易轨所传，不合经义，令改从古。凡五日为候，三候为气，六气成时，四时成岁”据宋陈元靓岁时广记卷首引。的话。而宋时朱震卦气图说，又有“时训以五日为候，三候为气，六十日为节”的话。这都是六气说的本源，乾凿度伪托苍颉造，固不足信，但郑康成既注其书，则至少是在东汉时的纬书了胡渭易图明道，明辨四以乾凿度为刘牧所托，未知所据。至逸周书也是汉以下的书。盖毖纬自宋均郑玄作注后，经纬相杂而不越，到了唐文帝诏诸儒撰定九经，多引谶纬，经纬益杂而不分了，到了五代之乱，高人畸士多沦隐以玩易自排，所谓"遁世而无闷"。故运气之说，便产于那个时代了。

六气说之原本于易纬，至后魏始具条理，但那时还谈不到成为一家之言，所以《素问·阴阳应象大论》中所说，尚仅有五气：——风、火、湿、燥、寒：

东方生风……神在天为风，在地为木……南方生热……其在天为热，在地为火。中央生湿……其在天为湿，在地为土。……西方生燥……其在天为燥，在地为金……北方生寒……其在天为寒……在地为水。

那时候尚没有人凑足六气。但这一段文字，实由五气而至六气的桥梁，是应当特别注意的。风、火、湿、燥、寒、五气，自"吕览"而下都已有这名称，但后来不知何人，在此五气中又加一暑字，其最先见于记载的，似出于伪"五运行大论"：

燥以干之，暑以蒸之，风以动之，湿以润之，寒以坚之，火以温之，故风寒在下燥热在上，湿气在中，火游期间，寒暑六入，故合虚而生化也。怎样是六入呢？据伪注说：

地体之中，有六入：一曰炽，二曰暑，三曰风，四曰湿，五曰寒，六曰火。受燥，故干性生焉；受暑，故蒸性生焉；受风，故动性生焉；受湿，故润件生焉；受寒，故湿性生焉；受火，故温性生焉。此谓天之六气也。

这纯属根据自然界的现象而言。然地体六入之说，终亦不知其立说之源，疑即六气下降之意。按《玄珠密语》卷三有"阴为味，味归形，形归于地，地禀坤元，六气之所入也。六入者何？风入为动，暖入为暄，火入为蒸，土入为润，金入为干，水入为坚”。复由六入乃为六化，如风化酸，火化苦之类是也。更由六化乃资六变，最后由六变乃生五谷，由五谷复为五色也。于是六气之风、寒、暑、湿、燥、火，与五行之五运，互相关系，而五运六气之说，至此才告完成。

但细考六气之观念，仍不出于五行，因为要配合易纬六气之数，所以强加一暑字，又燥火二字，它的意义，也并没有怎样判然的殊异。严格说起来，医家对于燥火暑三个字，有时并不怎样去分别它的，就是说这三者的意义是大致相同的，这一来六气中的三气，已有重复了。至于何以要这样做呢？大概术家只有对于式占上有便利，这些雷同的字义也不去管它了。这犹如飞九宫的配色，有几种白，几种绿，都是相同的，它的意义是一样吧？但我们必须注意这是五代以后医家所创六气说的最基本的观点，我们更应当注意医家所以不用左氏传中之阴、阳、风、雨、晦、明，是因为不能把它配入五行，以为循环无端，作为式占之用的缘故。这是医家六气根本上与《左传》等书六气不同的基点。

六

现在再来约略谈谈六气之分配六经，及六气之分配三阴三阳说之本源，和六气推演法之殊异等。

六气之分配六经，宋初已有二说，一即医家之六经，见于今本《素问》伪篇，一即以六壬家之六神，见于沈括《梦溪笔谈》。伪篇中之六气配合六经，乃用地支的，如子午之岁，上见少阴；丑未之岁，上见太阴等，是用阴阳家所说对冲之位的，其源似出《淮南子·天文训》中的二绳说。因有对冲，故更造为“正化”“对化”“南政”“北政”等说。

六气之分配三阴三阳，似首见于伪“天元纪大论”所说的太阳为寒水，厥阴为风木，少阴为君火，少阳为相火，太阴为湿土，阳明为燥金。其中于太阳寒水，阳明燥金最难解释。伪注于此，未有明文。太阳寒水之义，据温舒“运气论奥”所论标本说，略能道出它的原意：

水居北方子，而子者一阳之位，水本寒，而其气当阳生之初，故标本异而寒水属太阳也。

刘氏于此文中有引四问篇，此恐即其所本了。但他依然还没有说出它的根源，据我的管见，它是根据黄帝九宫式经的：

九宫数一，起自北方，始者坎一正北，应天之始，始无二，故一；北方五行之始，所以五行在北方，故云阳气之始，万物将萌。“五行大义”卷一第五九宫数引。

案易坎为水卦，天一生水，水为万物之始，冬至后又为一阳初生，所以萧吉也说，“天以一生水于北方，君子之位，阳气微动于黄泉之下，始动无二，天数与阳合而为一。水虽阴物，阳在于内，从阳之始。”同上。这很可说出运气家太阳寒水所取义了。关于这一问题，清代著名的尤其易学最著名的经学家江都焦循，他在《易余籥录》卷十三中也有讨论。他以为董子春“秋繁露阴阳终始篇”有：“阴之行固常居虚而不得居实，至于冬而至空虚，太阳乃北就其类，而以水起寒”的话，因而认为仲舒之说，本之《素问·六微旨大论》，可谓本末倒置了。

至于阳明燥金之义，金元以下的医家，从未道出它的原意和来源。许多人恒以此为问，他们遍检秦汉以来的经籍，还未寻出。后来我在《玄珠密语》中，才找出它的根源。《玄珠》说：

天生太白地生金，地生金时天生清。卷十。

注曰：

清金化燥者何也？庚之妹辛，三十嫁丙为夫，庚旺归时带火气归，故金化燥也，即夫之令也。此清化者，是金之本性也。

案原注文中“庚之妹辛，三十嫁丙为夫”之夫字，似为妻字之误。故五行书曰“庚以女弟辛嫁丙为妻，辛中有杂火，立秋金王，庚召辛还，辛怀火气来，故仲秋枣熟朱也。”“五行大义”卷二引。亦即此义。我们知道它是出于“纳音”的。《汉志》已有“同类取妻，隔八生子”的话，知古来自有此说。

七

运气家推演的方式，也与一般堪舆家不尽相同。虽然，运气的推演，也用式占的，因一般阴阳书，以式推占，多为阳左而阴右，即“河图洛书”也是这样的。但是运气家的推演法，恰与相反，即阴左行而阳右行，所以我们看伪“五运行大论说”：

上者右行，下者左行，左右周天，余而复会。

这就是说司天的间气，从右至左，在泉的间气，从左至右。也就是阴左行阳右行的说话。我们推测它所以阴左行，阳右行的原因，似乎起于尊重君火而来的，故此文下伪注有云：

天垂运气，地布五行，天顺地而左行，地承天而东转，木气之后，天气常余，余气不用于君火，却退一步，加临相火之上，是以每五岁已退一位而左迁。故曰：左右周天，余而复会。

这也是伪“六微旨大论”所说的君火之右，退行一步，相火治之的意义，是全出于避忌君火之位而来的。如大衍之数五十而为四十九，以其一为北辰，又与飞九宫之避忌太一，都为同样的意义了。

八

上面所说的运气的来源，不过仅举其中的数端，如元泰定间（公元一三二四～一三二七）程德斋在运气中又造汗、差、棺、墓之法，其说今存“伤寒钤法”中徐春甫以“钤法”，为马宗素、程德斋撰。按：宗素为金源人，其说未知何据？但元至正巳（公元一三六五）西园余氏重刊本《注解伤寒论》已有，“汗差馆墓指掌图”明王一斋刊本，即据此本而小异。这些都因为时间关系就不能详细讲说了。而且这个历史的问题非常繁奥。关于这一历史课题老实说，我虽写好六七万字的稿子，许多问题依然没有圆满解决。因为这历史的课题须有易纬壬遁等专门的学问，而我们恰好对于这些学问都准备得不够，也当然有错误的。所以我现在仅提出上面几个问题向诸位共同商讨，希望能有更好的指教。

（选自《医史杂志》1951 年）

中医与外来医学

3. 古代中西医药之关系

一、年代与地理关系

自我国有文字记载以来，凡有关于人类食用生存事业，多归功于一人，谓神农，为稼穑之祖，黄帝为冕服之祖。而我国医药，亦指此二人创始者。此种记载，完全离开自然的观察，而单以封建社会为立场。我国封建制度的形成，虽始于殷周时代，而此种记载，实近在秦汉。因我国在此两个时代封建思想颇为浓厚，尤其是汉代一班托古改制之儒家，对于帝王，捧为天帝之子（天子二字的意义虽殷周已有，但以汉儒捧得最厉害）。凡对于社会上苟有一善足录之事，皆捏造历史的事实，归功于君主，故有不少经书，皆为此辈一手伪造或窜改，而此辈儒家，悉定一尊之说，故凡事物的创始，亦为一元的，而以医药之鼻祖为神农，即此谬种之流传也。

须知医药不仅非一人一时一地之产物，凡为人类，莫不具此本能，其发生是多元的而非一元的。不过在草莱未辟与因地理上之关系，此种医药之情形，各具地方性质，故人类初期医学之知识，是零碎的，片段的，并无系统足述。古人对于此类观察，亦有记载，故《素问·异法方宜论》所言亦是此意。吾人若将原文黜去天地生化之说，即成为我国一篇最可贵重之仅有古代医学史料。其述东方曰：

故东方之域……鱼盐之地，海滨傍水，其民食鱼而嗜咸，皆安其处，美其食。鱼者使人热中，盐者胜血，故其民皆黑色疏理；其病皆为痈疡，其治宜砭石，故砭石者变从东方来。

其述西方曰：

西方者，金玉之域，沙石之处……其民陵居而多风，水土则强，其民不衣而褐荐，其民华食而脂肥；故邪不能侵其形体，其病生于内，其治宜毒药，故毒药者亦从西方来。

其述北方曰：

北方者……其地高陵居，风寒冰冽；其民药野处而乳食，脏寒生满病；其治宜灸焫，故灸焫者亦从北方来。

其述南方曰：

南方者……其地下，水土弱，雾露之所聚也。其民嗜酸而食胕，故其民皆致理而赤色；其病挛痹，其治宜微针，故九针者亦从南方来。

其述中央曰：

中央者，其地平以湿……其民食杂而不劳，故其病多痿厥寒热；其治宜导引按跻，故导引按跻者亦从中央出也。

此五种不同的治病方法，不外古人应付环境之本能。《内经·素问》据历来学者所考证，断为秦汉时之产物，大部分似可成为定论。在秦汉以后之地域，正我国向外开拓疆土之时代，故所观察范围仍不出秦汉时之疆土，然其所说各种医药上治疗情形，实含有强烈之地方色彩。以此又可证明医药之创始者为多元的，且其发展与地理上有密切之关系。

原来中国之地势，其山脉河流由西方迤逦而东，其文化发展之形势如之。气候则南部近热带，北逮寒冽，而中部处于温带之区。吾国民族，自昔聚居于黄河流域，而诸夏文物之盛，亦以今之黄河下流域两岸为最，盖自商周以迄汉末献帝时，其都邑不出河南、陕西两省，其中定鼎山东者，仅商初一朝而已。此外若元魏拓跋孝静北齐，若隋唐后梁晋汉周，及北宋与金宣宗间，莫不定都于此两省。河南、陕西为我国之腹部，而河南自昔又有天下中心之称。《史记·货殖列传》曰：

“夫三河在天下之中，若鼎足，王者所更居也。”

所谓三河，即河南，河东，河内是也。河东、河内虽处黄河之北而属山西，然实与河南仅隔一衣带水也。故晋魏之人以河南为中州，至清儒犹具此观念，如孙奇逢之中州人物考，毕秋帆之中州金石记等是也。

更考中国在秦汉以前各朝之疆土甚狭。诗商颂云：“邦几千里，惟民所止。”孟子亦曰：“夏后，殷，周之盛，地未有过千里者也。”夏后，殷商之土地大小虽无正确可考，而以周代土地仅有陕西、河南、山东三省及山西、直隶之两省较之，则商代以前国家领土之小可知，大约仅占黄河之一角，而一般人欲以禹贡上已有九州之说，遂以为夏代已有若大土地，实误也。惟至战国后，因列国争强，以扩张领土为务；向之部落小国，皆被其兼并，于是当时疆土观念遂放大九倍，所以孟子上遂有“今四海之内，方千里者九”之说。盖与商颂“邦几千里，肇彼四海”之四海，不可同日语矣。秦并六国，又略取南海、桂林等地，疆土视前有增矣，而亦不过三十六郡。至汉武帝时，四出征伐邻国，一时匈奴、朝鲜、西域、南夷等处悉在其势力范围，裂郡一百有三，大非从前“邦几千里”、“方千里者九”之可比矣。

虽然，秦汉以来疆土虽日有增，而南方文化，绝不能如武力一时可以开拓，其情形仍处于未征服以前，经三国及晋室衣冠南渡，与夫宋室之南迁而后，诸夏文化之光焰，始焚尽南方之草莱而开辟之。而从前黄河流域之文化，遂因停滞而渐衰老焉。

医学为全个文化中之一部，其盛衰消长，亦与地理及时代有甚深之关系。曷以言之，则曰：当我先民初居黄河流域时，其所见所闻，皆不出于所居之地域，虽殷周之交文字已兴，而此类材料，今亦因时间之吞没而无闻——至少地层中尚未发见有关医药之记载。其在《尚书》与“周诗”二者之文献中，仅有一“药”字可征而已，医药知识程度如何，吾人除知当时能利用剧药而外，实无其他方法能知其详；故殷周时代之医药，无足称述，且亦无法为之称述也。自春秋迄战国，虽因疆土日辟，文化大盛，然吾人就今日所遗留时之文献而观，所谓当时之名医者，如医和、扁鹊辈，虽有以药治病，仍不过为继承巫祝所用经验之药，故医术去巫祝不远，而为我国所固有也。自秦以迄汉，两代武功，对异族多所征服，东西文化，因是渐获接触机会，寖假而医药亦发生关系。自后，我国医药，不仅非为神农所传之嫡系，且已非完全我民族所固有矣。

二、先秦以前已发生关系之疑问

我国与西方在医药上发生关系之两大媒介：厥为宗教与商业。惟研索本题，除着眼于此外，当先探讨过去与我发生关系之各国医药情形如何，庶几两国在文化未接触以前，与已接触以后之医药情形，始可得而言也。然近今学者，皆好高骛远，强以人类思想偶有相同之处，遂断章取义，缘而为之说：有谓春秋时代，中国已行西方医术者，有谓后汉时代，中国已行西方医术者。关于前者，时代与地理上俱有问题，而后者或具可能性。前者除毛景义《中西医话》中多有其说外，而近人卫聚贤先生亦主之。后者元时江陵处士周致中已有其说（详见下）。本刊本期夏以煌先生亦方以客观态度，搜集近人诸说而研究之，与卫先生专以主观之研究，粗率之论断，区以别矣。

卫先生于数年前，曾附和胡怀琛先生墨子为印度人之说，于是遂将中国之《穆天子传》为大宛人作，《山海经》为印度人作。此二书卫先生前曾收入古史研究第二集中。皆系民国十八年所作，十九年出版于上海，前新月书店代售，作者于民国二十一年始读其书。关于《山海经》中之医药部分，卫先生亦特为提出，以印度医药发达甚早，若依《山海经》为印度人作之说为前提，则战国时代中国医药已与印度发生关系之结论，自属无误。初读之颇喜其说之新，然继一探讨，觉其附会之处太多，弃不复顾，然卫先生于序后附启中有“这书材料尚不够，印刷也不好，故只印了一千本，作为稿本，请达者指示！再版当重为改正，另付印刷”之语，则卫先生尚有虚心求是之心，去年卫先生又将古史研究一二两集，在商务印书馆出版，第一集与本题无关，不赘。第二集上册仍将旧作《山海经》收入，不过于材料上颇多补充，分类亦稍改变，视前固见缜密，而持《山海经》为印度人作成见，则依然未改。惟第二集下册中有“扁鹊的医术来自印度”一文，文中先剪录“扁鹊本事”如韩非子、“国策”、“韩诗外传”、《史记》、列子、杨玄操“难经序”诸书，作为研究根据。其指扁鹊的医术来自印度之理由，以甲“禁方”、乙“爱克司光”为有力证据，即诸书中有扁鹊受长桑君之禁方，而禁方即咒术，咒术为印度人之物，故知中印已有医术关系。以扁鹊见蔡桓侯有病不治及视见垣一方诸说为爱克司光（X. Rays）。又以印度古时有医王树适与爱克司光相同，故又断在中国先秦时代已有关系之证据。于是卫先生因爱克司光问题，展开其研究之手段（?），将《西京杂记》中之“方镜”，（后人称为秦镜）《述异记》，《杜阳杂编》中之“石镜”，《原化记》中之“镜”，《松窗杂录》中之“古铜镜”，俱以为爱克司光，而以爱克司光如印度之医王树，故引民国二十一年二月二十三日大公报医学同刊第一百十九期之暗然君印度古代医学一文作证：

印度古代相传有一种树叫医王（Wood，King Puysician）是宅倭罥（Jivapa）想到王宫去，在门前遇见一个小孩，背着二束大柴回来，不料竟能看见他的肠胃，他想植物学上有一种医王树，能透视人体，或者两束大柴里，就有这种木？他便问小孩的木柴要多少钱，小孩说六个钱，于是将他买下，当小孩放下木柴时，身体便不透明，宅倭罥拿木柴试验，得到两块可以透视五脏的木柴，以此治病而病多愈。

按此段记事，必是暗然君转译外人者。其实此种记载，中国后汉时代已有，并非一种新奇材料。作者在四年前，读三藏奈女耆域因缘经，即已发见。其原文曰：

……后欲入宫，于宫门前逢一小儿担柴，耆域望视，悉见此五脏肠胃缕悉分明。耆域心念本草经说有药王树，从外照内，见人腹脏；此儿樵中，得无有药王耶？即往问儿买柴几钱？儿曰十钱；便雇钱取樵下，樵置地便暗冥不见腹中。耆域更心思惟，不知束中何所为是药王，便解两束，一一取之以着小儿腹上，无所照见；辄复更取，如是两束樵，最后有一小枝，裁长尺余，试取以照，具见腹内；耆域大喜，知此小枝，定是药王，悉还儿樵，儿既已得钱，樵及如故，欢喜而去。

《奈女耆域因缘经》，为后汉安世高译，安氏为安息国人，后汉建和二年（西历一四八年）由祖国安息至洛阳，乃安息国僧人第一履我中土者，除"因缘经"所载文字与暗然君之主人翁及柴价有异外。（一为宅倭帮，一为老域）余大概相同。其实耆域，梵音为持活苛适与暗然君之宅倭帮同音。据耆域传记，大约耆婆生于纪元前六世纪左右，其治佛佗病，普通多定为周敬王十五年（纪元前五五七年），恰与《史记》中之扁鹊年代相仿，为中印度罗阅祇国萍沙王家长子，母名奈女（即黎姬），生罗耶黎国，初为娼女，艳名藉甚，故为七国王子所争，卒落萍沙王之手。旋即分离，耆域成人，尚不知其父为谁，故同伴中皆呼之为私生子也。耆域身世大略如此，在印度人视耆域医术之神奇，一如中国人之视扁鹊。

其实《奈女耆域因缘经》所记耆域获医王树之事，仅可视为一种神话传说，不过自二世纪中叶由安世高介绍中国后，被晋人如葛洪辈将此故事为之改变，遂有《西京杂记》中之"方镜"，或许可能之事。于是《述异记》中之"石镜"（《述异记》为唐人伪托，卫氏信为梁任昉作，误），《异闻集》中之"宝镜"，《摭异记》、《酉阳杂俎》之"古铜镜"，《原化记》、《松窗录》之"盖镜"，《杜阳杂编》之"灵光豆"，"开元天宝遗事"之"照病镜"，《稗史类编》

之“大古镜”等，虽时代与表演文字不同，而故事之内容实一，盖皆不出《西京杂记》之范围也。不过同时此类故事，或亦受《史记·扁鹊传》之“饮上池之水，洞见一垣”等幻想文句之暗示，而又见铜镜或玻璃镜，水晶等物可以鉴人，故附会之。《西京杂记》不详“方镜”之质，《述异记》则称“方石”，或属于水晶玻璃一类之物（其他各书所记，亦可以此理推之）于是故神其说，谓可透视人之脏腑。不想千百年后，果有爱克司光发明，更不想今日有卫聚贤、胡怀琛等研究中印文化学者（?），为之削足就履，兴此怪说。

即退一步而言，印度果有医王树，则其发生记事之时期，适与扁鹊时代等，在今日欧美有发明新奇之物，传至我国者亦须相当时日。而谓当时文化交流有若斯之速乎？况在春秋时代，对于中印交通之事，尚未有可靠史乘足征，虽西人勒苦伯（Terrien Delaicouperie）谓“西元前四二五至三七五年之间，自巴比伦（Bapylon）人及波斯（Persia）人所占之爱里诺亚（Erythica），海至中国东部即山东、浙江沿海之贸易，皆为印度航海者所掌握。此等印度人似曾通过麻剌甲（Malaca）海峡经苏门答腊（Suma. tra）爪哇（Java）之南，而来中国东部海岸，输入印度、波斯湾之真珠等”之事，究以事涉邈远，难以凭信，然年代仍在耆域发见医王树事之后一二百年，故我国“扁鹊传”所记“饮药三十日，视见垣一方人，以此视病，尽见五脏癥结”诸说，为自己发生之神话，并未受到任何各国之影响。

至谓“禁方”能降伏猛虎，为印度人所用之“禁咒”，揆卫先生之意，以为“咒术”为印度人所发明，而不知此种法术，是上古神仙方士家所恒用者。汉刘安之淮南毕术，神仙传所言，多属此类。如卫先生说，则淮南万毕术等亦为印度人作矣。固然印度为魔术、巫术最盛行之国家，但绝非印度人所创始，无论古今中西各国，凡在文化未发达之低级民族，皆莫不有符咒治病之事。但一个民族文化到达相当阶段，此风亦渐次改变，惟不能作根本之消除耳。故现在仍有人以符咒治病之事，此不外蛮性之遗留。以咒术治病，在印度婆罗门外道最喜行此，此正可表示婆罗门外道人文化水准之底下。惟在印度医学上言，一切当疗方法一如外科手术等，确较中国早而且精，在耆域数百年前，已有医方明［Cikitsa－vidya，为五明（五种学科）之一］，至耆域时医学必有相当发达。观耆域所施各种大手术如头骨切开术等，不仅当时我国扁鹊未有此技，即西人誉我国之希卜克知德斯（Hippocraates）之华佗，恐亦难与颉颃。又耆域对于治病，以秘传文献观察之，似无应用咒术治病之事，即扁鹊传中亦未见以禁方治病者。则《史记》中之“禁方”，似有别的意义，非尽如卫先生所解释也。

据卫先生所提出“禁方”与“爱克司光”二个为扁鹊医术从印度传来之主要条件，不免被过去事实所否决，其他琐细问题，不复著论。

反之西人有谓扁鹊医术有传入阿拉伯者，美国药学理学博士西欧鲁氏云：

关于阿拉伯人之医术及制药术知识之发达，约有数种原因。有由东方传入者，在远东方面为与婆罗洲及中国相接触，中国之文化与阿拉伯人之关系，固无深切探讨之必要，但阿拉伯人从中国学去许多解剖之知识，当亦为其医学发达之一因。因中国医家扁鹊“春秋时代之神医”之解剖人体较亚历山大黎亚 Alexandria 人稍早。渠又苦心研究种种脉搏之系统，故至今中国医家犹沿用之。

西欧鲁氏虽以学问渊博知名当世。然吾国文献真伪，彼实无此余力可能鉴辨。扁鹊解剖之事，韩非子以下诸书不载，独晋张湛伪托之《列子·汤问篇》有其说：

扁鹊谓公扈曰："汝志强而气弱，故足于论而寡于断；齐婴志弱而气强，故少于虑而伤于专。若换汝心，则均善矣。"扁鹊遂饮二人毒酒，迷死三日，剖胸探心，易而置之，投以神药，既悟如初。

此种"依华佗的故事而改造"的记载，诚如卫聚贤先生所云，故阿拉伯受扁鹊解剖之影响之说，仍为无稽之谈。

总上两说，吾国医药在春秋战国时代，并未与西方发生关系，盖以其尚缺乏发生关系之主要条件——文化未有接触也。（未完）

4. 古代中西医药之关系（续一）

三、中西交通后之我国医药变动

甲　由天文历法谈到中国医药

古代中国与西方正式交通之时代，佥认开始于汉张骞通西域后，然事实上或在此以前。不过在秦代以前虽有彼此交通往来之事，于中西医药之关系上并无若何直接之形迹，盖我国最古医书存于今者，一为《神农本草经》，一为《黄帝素问》，此二书皆成于汉代及汉以后人之手。本草经有不少产于西域各地之药物，对于中西药物上已正确发生关系。而《素问》一书，在宋以前方家本不重视，如隋巢元方《诸病源候论》一书竟无一语引用《素问》者，从可知矣。其书成于汉时方士阴阳家之手，方士阴阳家之说，虽以阴阳五行为本位；惟尤可注意者，彼等恒以天象推测人事，故对天文历法颇多研究，而中国天文历法，据近日学者之研究，多受西方巴比伦、埃及、希腊等之影响，以是在医学上遂有简接西方影响之疑，而最著者以为中国与巴比伦医学之思想上接触最早。

虽然，在未谈到本题之前，先须注意人类因思想相同而发生相似之事。此种相同，不能说因受外来影响之结果。盖在上古各民族中之环境，有不乏相同者，以此相同而发生相同之事，实亦自然之结果。故中国有洪水神话，巴比伦亦有洪水神话，中国有天地未辟混沌如鸡子神话，芬兰有之，印度有之，希腊亦有之。又如北欧神话中有强壮倭人撑天之说，与中国“女娲氏断鳌之足，以立四极”诸说相同。此种相同之神话发生，皆不能指为由于各民族互相交通以后之结果。

我国古代医家思想有不少与西方各国相同者，其中尤以人身诸脏腑各脏有司神最为相似。《素问·灵兰秘典》云：

“心者，君主之官也，神明出焉；肺者相傅之官，治节出焉；肝者将军之官，决断出焉；肾者作强之官，伎巧出焉。”

同书“宣明五脏”曰：

“心藏神；肺藏魄；肝藏魂；脾藏意；肾藏志，是谓五脏所藏。”

又“六节藏象论”曰：

“心者，生之本，神之变也；……肺者气之本，魄之处也；……肾者主蛰，脏之本，精之处也；……肝者罢极之本，魂之居也。……凡十一脏取决于胆也。”

《难经》三十四难曰：

“……五脏有七神，各何所藏耶？然：藏者，人之神气所含藏也。肝藏魂，肺藏魄，心藏神，脾藏意与智，肾藏精与志也。”

杨玄操注本条曰：“心、肝、肺各一神。脾、肾各二神，五脏合有七神。”

《灵枢·本神》曰：

“……生之来谓之精；两精相搏谓之神；随人往来者谓之魂；并精出入者，谓之魄；所以任物者谓之心；心有所意谓之意；意之所存谓之志；因志而存谓之思；因思而远慕谓之虑；因虑而处物谓之智；……肝藏血，血舍魂；……脾藏营，营舍意；……心藏脉，脉舍神；……肺藏气，气舍魄；……肾藏精，精舍意；……”此种脏腑各有神人说，在《素问》中所见每个脏器亦不过一二而已。至道《黄庭内景经》，即推波助澜，在身体各部，几乎各有神守卫，所以生出“泥丸百节皆有神”之说，乃谓“肝神七神”，“从宫三千六百人”等等怪说。近代宗教学家江绍原先生对于中国古代脏腑神居之事，曾引欧西各种书籍，证明此乃野蛮时代之思想，在未开化时代，此种思想皆有相同，故各国古籍亦载人体内脏器，俱有神的存在。尤其肝脏，在巴比伦之祭仪与希伯来之诗歌中皆以为是“魂”之所居。小海洋洲（Micronesia）与俄罗斯属下之萨满教人，亦谓肝实“魂”之所寄。江先生所引之 Ensmithe，Thefeigonit louer Races asellustraedbyth ahrivon Bantu（New－york 1923）页廿三曰：

肝被认为耐心之官，脾被认为憎恨之官，心为理智与意志之官，胸为技巧与巧言之官，膈为良知（辨善恶）之官。Bantu 人颇将这些器官人格化，他们常说“我的心指导我”，“我的胸告诉我”。我们称为生活过程者。常被他们说为各种古怪的准人格的小神物（原文系 Crentures），据说是住在各器官之内的。耳中有一神物，以听音与分泌耳垢为职掌；耳的突出的骨峰中另有一神物是主辨味的；生殖功用，有些 Bantu 人亦以同样的小神物解释之。这些小神物各有本名，他们把这些小神物当做有自动力的个体来述说的。

此种记载，置之我国《素问·灵兰秘典》及《黄庭内景经》中几可乱其楮叶。但《素问》此说与《黄庭经》并非受诸外来影响而作，实为各个独自发生之事。

惟我国古医学中所言人体之生理、病理，亦往往杂用天地生化之说。而天地生化之说，则源于古代天文历法。吾国天文历法，据日本饭岛忠夫博士谓中国之天文历法，有受巴比伦、印度、阿拉伯、欧洲影响。饭岛氏曰：

此等知识，皆西元前三百三十年以前希腊及巴比伦地方已有之知识也。惟其历法为西元前三百三十四年希腊之加利玻斯所创，至西元前三百三十年始实行耳。……是中国占星术（包含阴阳五行说）与西方占星术（含日月五星之作用）思想之精神，实相同也。据 Bezold 氏云亚述之 Assurbanipal

王书库中，有占星术书，酷似天官书中某部分，又二十八宿，印度、波斯、阿剌伯皆有之；木星纪年法，在印度颇发达，故其起源当在巴比伦。以木星与最贵之神结合者，中国、巴比伦、希腊、印度皆同。考西元三百三十年实亚历山大大帝灭波斯之次年，从此以后，希腊之势力遂及于波斯以东各国，其文化与武力俱来，可翻印度史而知之。甘肃之西 Issedon 地方，当西元前六七世纪时，为希腊人 Aristeas 侵入之地，中国丝绸，已于亚历山大东征时，运往西方；从此以后印度、阿剌伯、欧罗巴常以天文历法上之材料，供给中国，而促其进步焉。是故谓西方学术之一派，逾葱岭，过流沙，而达黄河流域；于是带丰富地方之色彩，而有特殊之发达者，非过言也。

按饭岛氏之主张，其国新城新藏博士亦讥其极端。不过饭岛氏谓纪元前六七世纪时西方各国已有天文历法上之材料供给我国，未免言之过甚，虽印度在纪八百年已成之法典 Lows of Manu 及后摩诃婆罗多大史诗 Mahafharat 中皆有支那（China）之名称，与希腊古书恒有提到赛里斯（Serice，意即丝国）。而西国古书，亦难免有杜撰伪造之事，一如中国之伪尚书也。作者以为中国与西方交往，在西元前四五世纪左右或属可能之事。则中国天文历法在西元前三百三十年前已受巴比伦、希腊之影响，亦属可能也。

我国天文历法既有受巴比伦、希腊影响，则我国医学亦不无间接受其影响，《素问》中一部分固用天文历法而推衍人之病患者，然吾终以为此一部分中之大部分为唐人窜入之事，仅一小部分在汉代或受其影响。此种用占星术为推衍人类之疾患，在巴比伦行之甚早，盖巴比伦之天文历法早而且精，虽同时之埃及亦有逊色。陈文涛先秦自然学概论绪论第一节中有曰“巴比伦天气多晴，便于考验天象，故其人于天文历算均有心得”，则固以其天时地理有以造成之也。虽然，巴比伦人虽精于天文历法，而各种荒谬迷信之事，亦缘之以生，医学即其一端也。日本石川光昭曰：“巴比伦之医术，有三个有兴味之事，即以动物肝脏所示的性质形态而盛行一种占术，深信天体与人类之生活有密切之关系。……巴比伦人与叙利亚人以为星体运行与人事之祸福吉凶有密接关系，因而占星术颇为发达。”与吾国天人感应二位一体之说，殊无分别。

巴比伦占星术中，其有关于医术之记载的楔形字盘，英京博物馆中尚有存之者：

第六十九盘曰：“月出时，西风至，是月病必多。”（此盘文与《吕氏春秋月令》颇似）二百七盘曰：“金星近巨蟹宫座，则国内安宁。人臣皆效忠于君，病者自愈，妇人无难产。”

百六十三盘曰：“望日水星升，则民多死亡。巨蟹宫星宿昏暗，主恶魔下降，死者必甚。”

二百三十二盘曰：“水星与火星相会，主马病毙。”

百七十五盘曰：“一惑星向月，发光青白，或与月相会，主师虎死。”

百九十五盘曰：“火星与木星相会，主家畜死。”

百十七盘曰：“月大晕，则灾眚迭现。”

读其盘铭，知巴比伦人以星体之变动，与生物生灭病患之关系甚切；我国史记天官书中亦有言星体变动而生疾病者，其言曰：“氐为天根，主疫”。氐即天根星。《尔雅》

云："氐，天根也"。索隐引宋均云："疫疾也。三月榆荚落，故主疾疫也。然此时物虽生而日宿在奎，行毒气，故有疾疫也。"天宫书言五星之色曰："黑圆为疾，多死。"则Bezold氏谓亚述之Assurbonipal王书库中占星术书酷似天宫书之说，固非无根之谈也。巴比伦之占星医术靡特为当时希腊、罗马一般医家所慑伏，即医圣希卜克拉德斯Hippocrares氏亦信其说。希氏全集第一卷中有曰：

世人须留意狼星，及Arktur星（此星近大熊星）之出现，与七曜星之没入，因有数多疾病，皆其出没之日，断其吉凶之变化也。

全集第二卷曰：

吾人能于四季之变迁，星辰之出没，知其有若何之状态，则是年人民之生死吉凶，自可豫料。

希氏之说，亦颇近于天官书所言者。我国《素问》中秘言五运六气之说，有不少从史记律书、天官书中变换而来，其所言之病患，多与五星有关。如"气交变大论"曰：

○岁木大过，风气流行，脾土受邪；民病飧泄……上应岁星。……化气不政，生气独治，云物飞动，草木不宁，甚而摇落，反胁痛而吐甚……上应太白星。

○岁火太过，炎暑流行，肺金受邪，民病疟，少气，咳喘……上应荧惑星。甚则胸中痛，……上应辰星。……上临少阴少阳，……病反谵妄狂越……上应荧惑星。

○岁土太过，温雨流行，肾水受邪；民病腹痛。……上应镇星。甚则肌肉萎……上应岁星。

○岁金太过，燥气流行，肝木受邪，民病两胁下腹痛……上应太白星。甚则喘咳逆气……上应荧惑星。收气峻生气下……上应太白星。

○岁水太过，寒气流行，邪害心火，民病身热……上应辰星。甚则腹大胫肿……上应镇星。上临太阳，……民病反腹满肠鸣……上应荧惑辰星。

我国五运六气之推演，其意义与巴比伦占星术初无二致，特其方法有所异耳。若《史记》天官书果如饭岛忠夫所说受巴比伦、希腊之影响，则我国五运六气当间接受其影响而始产生。惟我国此种医学上之变动，至唐代始有之。明王履《溯洄集》曰："运气七篇，与《素问》诸篇，自是两书，王冰以掺入《素问》中，本非《素问》元文也。"其言甚是。据《素问》新校正引唐人物志谓"冰仕唐为太仆令，处八十余以寿终"，而观冰序《素问》所结年代则为唐宝应元年（西七六二），是运气之说在八世纪中叶以前发生，此种医学上之新动态，是否在中西交通极盛之中世纪时由王冰直接受后所发生，虽未能断定，然占星术流行于巴比伦、埃及、希腊者从西纪前之十余世纪（?）迄西纪后之十九世纪而始衰，王氏固有直接受此种占星术之可能。然考察其内容，王氏实采《吕氏春秋月令》及《史记》律书，天官书等之说而始终保存其"五""六"之数的本位。盖我国天文历法，实用阴阳五行字眼所组成也，或者王氏采当时传来占星术之意而改换其推演之形式亦未可知。由此观之，中国五运六气之学说，不无始终受到西方之影响也。

本来《素问》一书，不仅运气七篇王冰参入，即《素问》各篇中亦时有被其参入者，如"六节藏象论"中前既有"故大小月，三百六十五日而成岁，积气余而盈闰矣"之说，而下又何以有"天有十日，日六竟而周甲，甲六复而终岁，三百六十日法也”之说？三百六十日之历法中国六朝前不见，惟古时巴比伦素行此法。陈文涛曰：“巴比伦算数用六十进位法，以三百六十日为一年。”此法回回教人曾用之，如宋人所著《癸辛杂志》，清人所著《西陲要略》，近人所著《新疆礼俗志》等均言回人以三百六十日为一年（但亦有许多人言回人以三百四十五日，或三百五十五日，及三百六十六日为一年者）。回教据近人研究，确为唐代永徽二年（西六五一）已入中国。其后回人来者大盛，而唐开元七年罽宾国王且有遣使献天文秘方、奇药者。则王冰当时必受此等人之影响而以三百六十日为一岁历法，适合其“六”的本位之推演而采用之，故为窜入以为论据，盖六气之说多以“六”之数为推演者，其用三百六十五为一岁之历法于运气上之推演，颇难齐整，乃不得不先窜入此文耳，不过此乃其中之一例而已。若将全部《素问》探究，其改窜之事当不止此也。

关于我国运气方面用药标准，亦颇有与西方相同之点。如彼人“当患病及医治之初，一经察知星辰之位置，只须选定隶属该星之生物及非生物，便可用为医治之药剂，惟选定此项药剂之际，必先审察月之盈虚与日之状态而后可耳”。此种用药标准之意义，与《素问·至真要大论》诸篇所说，至为相类，惟此点亦不足证明我国受其影响或彼人受我国影响之结果。盖上古学术之组织，全出联想类推而成。我国医学之理论方法，胥出于此，固不能谓运气方面用药之标准为然。

总之五运六气之根本的组织，既全由五星，二十八宿诸星估以配阴阳五行面组成，若准饭岛忠夫中国天文历法由巴比伦等处传入之言，则中国大部分之医学理论，必皆间接受巴比伦之影响无疑。特五运六气之说在唐代因阿拉伯交通盛行后，王冰新受医学的占星术之影响，更参取《吕氏春秋》、《淮南子》、《史记》律书、天官书，以及汉魏六朝诸家天文历法诸书（按隋志天文，历数诸门皆有婆罗门人所撰之书），以成之耳，是亦我国医学上因中西交通后所变动之面目也（关于五运六气之说，他日拟提出另事讨论）。其他脏腑分配星体之说，在上古时代，中西各有记载，以其各由联想类推而成，与中西医药上并无关系，故不复赘。

此外西方又有刺络先视日月禁忌之迷信，与《素问》评八正神明论及《千金方》等书相同，因作者所采之材料来源不明，未敢有所论列，只能留待他日再事探究也。

以上所言，仅系由巴比伦之天文历法说到中国医学上之变动。盖巴比伦之文化，不仅早于希腊，实亦超印度也。故先述于此，至完密之研索，尚有待于丰裕之材料。兹篇不过为大辂之椎轮而已。（未完）

5. 古代中西医药之关系（续二、三）

乙 巫医的变动

以巫术治病，为世界各民族在文化低级时代之普遍现象；此种治病法在其时代的人民信仰，并不减于今日文明人信仰科学的医学。但此种巫术，后来因人智与地理之关系，在法术方面渐现不同或相同之倾向；所以巫术疗病方法之多，亦几等于现医学方法之繁夥。

我国医学史上之有一段巫医历史。固为一般稍涉古代文化史者周知之事实。然吾古代原始的巫医方法如何？后来有否转变，似尚未有人加以探究。在我国未与西方交往以前之巫术的医学是多用“祈祷”的。《公羊传隐》四年何休注云：

巫者，事鬼神祷解，以治病请福者也。

但中国第一个用祝治病之事已见《说苑》：

吾闻上古之为医者，曰苗父，苗父之为医也，以菅为席，以刍为狗。

北面而祝，发十言耳，请扶而来者，舆而来者皆平复如故。

安“刍狗”是用草束成之狗而饰以文彩者，其用甚古。老子云：“天地不仁，以万物为刍狗”。庄子复申其义曰：

夫刍狗未陈也，盛以箧衍，巾以文编，尸祝齐戒以将之；及其已陈也，行者践其首脊，苏者取而爨之而已。

集解李（颐）云：

结为刍狗，巫祝用之。

大抵此物在汉前为巫医必陈之仪式，汉时犹见盛行，故《淮南子》曰：

臂若刍狗土龙之始成，文以青黄，绢以绮绣，缠以朱丝，尸祝袀袨，大夫端冕以迎送之。及其用已之后，则壤土草刿而已。

高诱注云：

刍狗，束刍为狗以谢过求福，土龙经请雨。

《淮南子》又曰：

臂若旱岁之土龙，疾疫之刍狗，是时为帝者也。

高诱注云：土龙以求雨，刍狗以求福，时见贵也。

可见巫医之用刍狗禳解疾患，犹巫祝之用土龙祈雨，其重要性初无二致。说苑中苗父之用“刍狗”祝病，盖此类也。故《素问》亦曰：

余闻古之治病者，唯其移精变气，可“祝由”而已也。

宋林亿新校正引全元起云：“祝由，南方神”。王冰注“祝由”二字为“祝说病由”。按隋杨上善注《内经·太素》云：

上古之时，有疾但以祝为去病所由；其病即去。

可此种祝病职务，古属于巫。《太素》云：

黄帝曰：“其祝而已者，其故何也?”岐伯曰：“先巫者，固（灵枢作因）知百病之胜；先知其病之所从生者，可祝而已。”

杨氏注云：

先巫知者，巫先于人。因于鬼神前知事也。知百病从胜克生；有从内外邪生病者，用针药疗之，非鬼神能生病也，鬼神但可先知而已。由祝去其巫知之病，非巫祝之鬼也。

杨氏解释此段文字，意虽艰涩。而大意则为由邪（此邪指内伤外感之邪）而生之病可用“针药”，由巫诊知之病则可用“祝”也，盖亦请医必服药，迎巫必用祝之义。此处《太素》及杨氏所指之巫，盖已知“祝”，“药”兼用之巫也。不过《说苑》、《内经》皆为秦汉时之书，非真记春秋以前之事。秦汉之际祝术已行，故不能视为巫医之起源，大抵秦汉以前之治病以“祈祷”为多。掌此职者曰巫祝。

祝，《说文》云："祭主赞词者，从示从儿口。一曰从兑省。易曰：兑为口为巫。"徐铉曰："按易兑，悦也，巫所以悦神也。"祝与巫周礼虽分为二职，而《说文》则谓"巫，祝也"。而职皆不外祈祷。诗曰，陈大姬无子好巫觋，祷祈鬼神歌舞之乐，民族化而为之。可见在秦汉以前，巫医治病无非以祈祷为工具而已。祈祷是人类最易发动之行为，克洛特 Edward Clodd 氏云：

当我们遇着危险的时候，求救的呼声是我们第一种行为；我们对于似乎能够而且愿意给我们所需要的东西的人们去要求，是天然的而且是正当的，所以人类对他的神道们去祷告，因为人类到了山穷水尽的时候对于"大神的木头和石头"，以及对于他周围和在他上面无形的权力，发深沉的长号，必定是继续有的。

但以王冰释"祝由"两字而言，已不是"祈祷"之意。清郑文焯云：

今操其术者，至人家辄问病由，书其人姓名向神方祝榴。或吞气服符，饮人以神水，其技类禁术而无方。

按郑氏谓：至人家辄问病由；书其人姓名，向神方"祝榴"之巫术，至今我国仍流行未绝。而与"吞气服符"，虽亦为同操于一人之手，但已非原始之巫术，实已近于理智化。惟周公为武王病缶天祷祝愿以身代；孔子疾病子路靖祷之事较为原始。总之"祈祷"是"哀求"的性质，而绝非强使驱逐之行为。虽然，英国学者佛累则氏（Sir James George Frazer）则以为祈祷是人类先由符咒法术而后始转用祈祷祭祀等柔和的手段，其言曰：

由此观之，在人类演进中魔术的发生早于宗教，很有可能性；这就是说最初人类只试用符咒法术以鞭驱自然使从己意。到后来方才转用祈祷祭祀等柔和的手段，以辑和及献媚于反复不测严重易怒的精灵。

佛氏此说适与前述克氏之说相反。其实佛氏之说是阐明宗教起原为立场，而克氏则直指出人类在呻吟痛苦时所发出哀鸣之情绪。“祈祷”与“符咒”。“符咒”是人类知识进化后之产物，而“祈祷”是巫医后来由患者本人取得之职权，故“祈祷”与“符咒”亦虽为巫者所操持，其进步之先后固不可同日而语矣。

日本高楠顺郎、木村泰贤二氏则谓咒术可分三种：

咒法之种类虽多，但其目的可分息灾、咒诅、开运三种，加幻术为四种。

二氏复加以解释曰：

（一）息灾法（Santi），就常识方面言之，其最自然者，即对于恶魔、恶神、恶物精，取敬而远之之主义是也。故其咒文，以献供物述甘言以买其欢心者为多。

（二）诅咒（Abhicara，yatu）者，与息灾法等魔法相反乃利魔力以害他人之法也。其法大体可认为逆行灾息法者，即当求神时，专求加害于己所憎恶之人也。

（三）开运（Paustika）者，祈求福寿长久，家内安全，一切事物成就之咒法也。此与恶神、恶物精虽无直接关系，但方法之原理，与前二咒法亦相同；亦诵相当之咒文，用相当之表征，而利用善神善物精者也。

二氏之说虽依阿阇婆吠陀（五吠陀之一）为之分析，然亦可用于一般文化水准未高之民族。中国古代巫医之祝，其性质可属一地“息灾”，“开运”、“咒诅”盖后来之事也

（其他咒术例外）。

本来说文之“祝”，无作咒术之意，而其作咒字之意解者，则作“詶”字，说文詶诅也。而“诪”，“訕”，“诅”，却又皆可释为“詶”。且“祝”、“詶”、“诪”、“訕”、“诅”，字音多相同或近似，而且“言由”本可作“褶”，“社，由易土”。字后又省示作“由”。故桂未谷说文义证云：“祝褶”即“祝由”。盖古时“祝由”二字本无正字，是诸字之异，其义则一也。关于祝詶诅作咒，段玉裁说文解字注詶字注云：

《玉篇》云，说文职又切，诅也。元应六引曰，祝今作咒，说文作詶，诅也，之授切。今各本作诪也。乃因俗用詶为酬应字，市流切，不欲释以诅，遂改之耳；詶训以言答之，而詶诅作咒，此古今之变也。若经典则通用“祝”不用“詶”，左传“虽其善祝，岂能胜亿兆之诅”，此祝诅分言也。大雅候作祝，传云，作祝诅也。此祝读咒，祝诅不分也。

由此可见中国古亦有咒术。除祝、咒、詶、诅、诪、褶、“訕”、“社，由易土”，由等字为巫术之名词外，又有“禁字”，可归“诅咒”及“幻术”之类，故有禁咒之说。《史记·扁鹊仓公传》之“禁方”、“禁书”，今皆不传。据《后汉书·徐登传》及章怀太子注引《抱朴子》与《异苑》之徐登、赵炳及《三国志》吴志贺、齐传裴松之注引《抱朴子》所说，不外方士玩弄之幻术，如淮南万毕术之类。因此术盛于南方越地，故称“越方”，又用咒术，故称“禁方”，方即术也。此种“禁咒”情形，现在尚有孙思邈《千金翼方》、《禁经》二卷可以考见。至其有变幻情形者，盖我国在汉魏以来，化学已渐萌芽，此种化学亦为方士烧炼时偶然凑合所发明，当时方士不过能知配合各种物理原质起化学作用，特借咒以神其事耳。故禁法最后出，原因即在于此。乃卫聚贤先生谓此种“越方”系印度传入，完全抹杀历史的事实。

本来巫术治病，在我国颇因地理上关系而有殊异，《论语》子路已有“南人有言曰，人而无恒，不可以作巫医”之语，知巫医在南方独盛。《论语》固非春秋时代之书，然大部分皆可视为战国时代之作品。在先秦以前，中国文化光焰灿烂于黄河流域。而学者多谓古代黄河流域之民族，重实际而黜玄想。日本盐谷温氏云：

“无论哪一种国民，在太古草昧之世，都是有神话传说的，印度这样，希腊这样，自然在中国神话传说也很多的。只是太古的民族住地是移住于比较缺乏天惠的黄河流域，汉族的性格是极其实际的，力农勤业只管逐于利用厚生的日常生活。”

胡适之先生说：

“可见古代中国民族，是一种朴实而不富于想象力的民族，他们生在温带与寒带之间，天然的供给，还没有南方民族的丰厚。他们须时时对天然奋斗，不能像热带民族那样懒洋洋地在棕榈树下白日见鬼，白昼做梦。”

当时南方天气必较今日为热，此稍知地球之起源与历史者不难证明之。兼以生齿未繁，瘴疠之毒甚烈。晋时尚见此情形，故《抱朴子》曰：

“中州高源（当作原），土气清和，上国名山，了无此辈，（指蛇类），今吴楚之野，暑湿郁蒸，虽衡霍正岳，犹多毒蠚也。”

凡此均足以助长巫医之盛行，无怪齐梁间之全元起指“祝由”为南方神也。

我国南方因地理关系，故秦汉时，巫术已盛。《史记》封禅书曰：

“是时既灭两越，越人勇之乃言越人俗鬼，而其祠皆见鬼，数人效，昔东欧王敬鬼，寿百六十岁，后世怠慢故衰耗，乃令越巫立越祝祠，安台无坛，亦祠天神上帝百鬼，而以鸡卜。上信之，越祠鸡卜始用。”

考武帝破南越在元鼎六年（西纪前一一一年）则我国南越之地在二世纪前已盛行巫术，其后武帝因信勇之语做建章宫。当时越地实泛指荆楚两广，安南诸处，然江南之地，巫术均颇盛行。东汉王充曰：

“太阳之地，人民促急，促急之人，口舌为毒。故楚越之人，促急捷疾；与人谈言，口唾射人，则脉胎肿而为创，南郡极热之地，其人祝树树枯，唾鸟鸟坠。巫咸能以祝延人之疾，愈人之祸者，生于江南是，含烈气也。……故南越之人，祝誓辄效。”

按《论衡》谓“口唾射人”、“其人祝树树枯，唾鸟鸟坠”等说，即“唾祝”也。

病毒，言语轻人者，使唾瘫祝病。

杨上善注云：

“心嫉毒，言语好轻人，有此二恶，物所畏之，故可使‘唾祝’。”

《太素》与杨氏注足可与论衡之说相发明。自后中国民间巫医对于“唾祝”之法，颇见盛行，如《千金翼方》、《禁经》所说，多是此类。《禁经》下之禁唾恶疮毒法咒曰：

“百药之长，不如吾之膏唾；吾仰天唾杀飞鸟，唾南山之木，木为之折；唾北山之石，石为之裂；唾北方之水，水为之竭；唾百虫之毒，毒自消灭；唾百疮之毒，生肌断血，连筋续骨，肌生肉实。”

此“唾咒”与《论衡》所言，实无二致。当亦必是南方巫医所作。今“唾祝”之术各处犹多流行。按王充所言巫之盛行南方之原因，是由于地热、多毒，殊可作前术巫与地域关系之证明。但南方之“祝”，早有含“试用符咒法术以鞭驱自然”，而失原始“祈祷”之本意。梁刘勰《文心雕龙》已有言及“祝”变为“骂”之原因：

“汉之群祀，肃其旨礼，既总硕儒之仪，亦参方士之术。所以秘祝移过，异于成汤之心；侲子□疫，同乎越巫之祝，礼失之渐也。至如黄帝有‘祝邪’之文，东方有‘骂鬼’之书，于是后之‘谴咒’，务于‘善骂’。”

刘勰此说，颇可考见祝之变咒之因委，盖中国巫医后来转入方士之手，自武帝破南越后，方士更采越巫法术，乃全变原来祷祝之本意。大抵我国古时黄河流域之巫医多行“祈祷”，荆楚南越诸地，则已盛行咒术。征之以往载籍，当不甚诬也。又考巫术在汉代流行特盛，而以越地为最。一理燠热虽为助长巫术之一，然自汉张骞通西域后，西方咒术，亦同其他文物一齐涌入。故武帝时巫蛊之祸，已有“胡巫参与其间”。《前汉书》云：

“于是上以（江）充为使者，治‘巫蛊’，充将胡巫掘地求偶人。”

张宴注曰：

“胡者，言不与华同，故充任使之也。”

晋葛洪《抱朴子》云：

“越人救虢太子于既殒，胡巫活气绝于苏武。”

则胡巫固亦能活死人也，如按司马贞史记索隐引三辅故事云：

“胡巫事九天于神明台。”

按巫蛊之祸发生于武帝征和二年（西纪前九一年），充之被诛当亦在其年也，是中国一世纪前已有“胡巫”在长安无疑。至索隐引三辅故事一书，据《隋书经籍志》考证亦未考出；然《隋志》既著录，梁刘昭又引之，要为梁以前之书无疑。此处《抱朴子》言“胡巫”活苏武，与三辅故事所言“胡巫”“事九天于神明台”之事，更可证武帝时实有“胡巫”参与“巫蛊”案件之事。

中国一世纪前即有西域巫术传入，在我国原来巫医的法术不无改变。即经前巫医疗病的法术，是“祈祷”之义多变为忏悔。且符咒与忏悔连用治病在我国汉后已见。《魏志·张鲁传》裴松之引《典略》曰：

“熹平中（西纪一七二~一七七年）妖贼大起，三辅有骆曜，光和中（西纪一七八~一八三年），东方有张角，汉中有张修，骆曜教民缅匿法，角为太平道，修为五斗米道。太平道者，师持九节杖，为符祝教病人叩头思过，因以符水饮之。得病或日浅而愈者，则云此人信道，其或不愈则为不信道。修法略与角同，如施静室，使病者处其中，思过；又使人为奸令祭酒，祭酒主以老子五千文使都习，号为奸令，为鬼吏；主为病者请祷，请祷之法：书病人姓名，说服罪之意；作三通，其一上之天，着山上；其一埋之地，其一沉之水，谓之‘三官手书’，使病者家出五斗米以为常，故号曰五斗米师，实无益于治病，但为淫妄；然小人昏愚，竞共事之。后角被诛，修亦亡，及鲁在汉中，因其民信行修业，遂增饰之。教使作‘义舍’，以米肉置其中以止行人，又教使自隐，有小过者当治道百步则罪除；又依月令春夏禁杀，又禁酒，流移寄在其地者不敢不奉。”

典略中所说之“符祝教病人叩头思过”、“如施静室，使病者处其中，思过”、“书病人姓名，说服罪之意”等，皆是佛家“忏悔”之意。又“依月令春夏禁杀”，原意实盗佛家“果报”之说。中国道教（注意：非“道家”）既经东汉张陵即后之张道陵为始祖，而实大成于其子衡，衡既为光和中时人，则其时印度佛教早已输入。《后汉书·楚王英传》云：

“楚王英，以建武十五年（西历三十九年）封为楚公，十七年（西历四十一年）进爵为王。……英少时好游侠，交通宾客，晚节更喜黄老，学为浮屠，斋戒祭祀，（永平）八年（西历六十五年）诏令天下死罪皆入缣赎，英遣郎中令奉黄缣白纨三十匹，诣国相曰：‘托在蕃辅，过恶累积，欢喜大恩，奉送缣帛以赎愆罪’。国相以闻，诏报曰：‘楚王诵黄老之微言，尚浮屠之仁祠，洁斋三月，与神为誓，何嫌何疑，当有悔吝？其还赎以助伊蒲塞，桑门之盛馔’！”

此文实为中国最早最可靠之佛教史料。朱士行经录虽称秦王政四年已有西域沙门斋佛经来华之事，与魏书释老志称张骞使大夏闻身毒（印度）有浮屠之教等说，虽年代早于楚王英传所方，然多为学者所不满。故吾人以东汉光大道教之时已百年有余年，佛教已盛行中国，是道教剽窃佛教之语以为自己教条，固极平凡之事，故知我国在汉后巫医已受佛教“报应”，“忏悔”之影响而有改变其素所惯用“祈祷”之法术。至其以符治病，在隋唐以前，亦有从印度传入，《千金翼方》曰：

“论曰，黄青白消石，等是百药之王；能杀诸虫，可以长生。出乌场国，此方出耆婆医方论治疾风品中。黄力三岁译，后演为七卷。治疾风品云，‘服药时先令服长寿延年符大验……符力亦是不思议神力’。”

可证外国亦有符术传入中国事。《隋志》之五脏论，或即《翼方》所说之耆婆医方论也。自武帝时张骞凿通西域后，象教东流、胡巫、胡僧先后俱来，间多经咒术祛邪治病者。以在佛教中贡献最大之龟兹国人鸠摩罗什，彼在病未死之前为和梵咒自疗。《晋书》鸠摩罗什传曰：

“罗什未终少日，觉四大不愈，乃口出三番神咒，令外国弟子诵之经自救；未及致力转觉危殆，于是力疾与众僧告别。以火焚尸，惟舌不烂。据梁僧佑高僧传罗什卒于伪秦弘始十一年八月二十日，即晋义熙五年（西历四〇九年）。大抵印度古时治病，多行婆罗门咒，罗什之‘三番神咒’，或其类也。如后魏宋云在佛教最盛乌场国患病，亦得婆罗门咒而愈：

宋云远在绝域，因属此芳景，归怀之恩，独轸中肠，遂动旧疹；缠绵经月，得婆罗门咒然后平善。”

其他史书在晋后六朝诸外国高僧道人悉善咒法，如晋书佛图澄传之佛图澄，魏书释老志中之诅渠蒙逊、昙摩谶等，异苑之外国道人波罗氎等，以其皆无关此地问题，故不复举录。

自隋唐以来，方书中亦颇多记载禁咒之事，此种禁咒已多是法术鞭驱自然及杂有婆罗门教、佛教之性质。兹但举与外教有关系者二例于后。

（一）《古今录验》禁蝎螫人法："咒曰：'系（胡计反）梨乎俱尚苏婆诃'……阴诵前咒七遍，一吐气气，得一百八遍止"。

（二）《千金翼方》却鬼咒法："咒曰：然摩。然摩，波悉谛苏，若摩竭状阇提。若萝，若想，若聪明易解"。常用此法去之。

《千金翼方》、《禁经》尚有"禁令家和"二法皆用梵语，以非医家之事，故不举录。

此外在施术时尚有种种仪式，兹亦举与西方有关系者言之。在《千金翼方》服水经云：

"常烧香为外来传入之事，宋周密《志雅堂杂抄》云："黄帝云，五气，香气凑脾，汉以前无烧香者，《楞严经》云，'纯烽沉水，无令见烟'。此佛家烧香之法也，出寓简。"

又姚宽《西溪丛话》云：

"行香起于后魏及齐梁间，每燃香薰手，或以香末散行，谓之行香，唐因之。文宗朝，崔蠡奏'设齐行香，事无经据'乃罢。宣宗复释教，行其仪。"

是说中国烧香仪式，始于齐梁之间。《晋书》佛图澄传却烧香念咒之事：

"石勒召澄，澄以钵盛水，烧香咒之，须臾钵中生青莲。……患旱，澄烧安息香敕龙取水，三日水至。……澄遣弟子向西域市香，澄告弟子曰：买香弟子遇劫垂死，因烧香遥救护之。后弟子归，述遇盗状，闻香气，盗遁。”

此虽是近神话，但烧香之事却不右掩；王治心先生说烧香既非中国俗，又非印度俗，因而疑佛图澄是基督教徒。其言曰：

在他的传里，这类的话（指烧香）说得很多，但同时在鸠摩罗什的传记里，并没有烧香的字样，好像那个佛图澄不是佛教徒而是基督徒了。因为他的传记里有“天神呼我”、“立寺奉神”等话，不说佛而说神，是很可怀疑的。犹太古教中尝有焚香拜神的事，是世界焚香最古的宗教，也许这种风俗，后来流传到印度，佛教的焚香，就间接地介绍到中国。无论这个佛图澄是什么宗教的人，他却是首先介绍焚香到中国来的，也可以证明当时中国尚未有焚香的事，不然，何必遣人到西域去市香呢？从唐朝起头，中国历史上始见焚香的字样，如庙祭有三焚香，及三焚香以祭老子等话。

王先生疑佛图澄为基督徒，固无十分真确不拔之证据，但谓犹太古教为世界最古焚香之宗教，则颇可信。如是则中国之焚香是间接由犹太教传来，而中国隋唐以来巫医有用焚香仪式，亦是间接受犹太教之影响。即自唐以来医家合药，养生家服药，移居时，亦须焚香者。

其次隋唐以来巫医施术时有用“胡跪”者。《千金翼方》云：

“又云，胡跪身向下，头去地五寸，始举头面向上，将两手一时抽出，先左手向身用长舒，一手向后身用长舒，前后极势。二七，左右亦然。……”

据此，则胡跪即是禅家之趺坐，坐时两胫交叉。故《病源候》又有开跪之说。

如虚劳膝冷候所云，即其例也。盖胡跪时须两胫交叉，换言之即两胫相互交叉而后跪下之姿势也。此种跪法从前因从胡中来，故称胡跪。是隋唐时巫医施术之行动，亦有取自印度。

此外我国巫医在学禁术之人，其戒律中有不少与佛教相同，如《千金翼方》中之禁经持斋戒法所云“五戒”、“十善”、“八忌”、“四归”等等，皆不难窥见其面目也，

关于中国巫医与西方关系中未见有人论及，然刻阅明李日华《六砚斋笔记》所说，则明人无意中已有言巫法与西方之渊源，其言曰：

“白海琼曰：巫者之法，始于婆坦王，传入盘古王，再传于阿修罗王，复传于维陀，始王长沙。王头陀，王闾仙（原注云，山在闾州），九郎蒙山，七郎横山，十郎赵候，三郎张赵二郎，此后不知其几。昔者巫人之法，有‘盘古法’者，又有曰‘灵山法’者，复有‘闾仙法’者，其实一巫法也……”

李氏所载虽觉荒诞，然文中曰婆坦王、曰阿修罗王、曰维陀、曰王头陀等人名，皆西域人之名词，非中国所有，皆明人无意中条巫术与西方有系关也。

总览前文，中国文化在黄河流域时代，巫医疗病多用“祷祝”之法，在迟后开化之南方因地理关系，多用咒术，其情形与印度婆罗门教中之巫术相似，然不能遂谓由印度传来，盖地理上与印度相似，自不难产生相似之文化也。因此古代中国巫医盛行南方，其术因秦皇汉武先后破南越后而流

传于全国。及道西域与佛教传入后，遂变“善骂”之“祝”而为“偈谛”之文。同时一切仪式亦均多改变，迥异原来巫医之面目矣。此又中国自与西方交通后医学上之一大变动也。（未完）

6. 古代中西医药之关系（续四）

丙　药剂学上的变动

中国药剂种类，大约在汉前已有煎剂 Decota，酒剂 Vini，丸剂 Pilulx，浸剂 Glnfusa，喷嚏剂 Errhinls，熏烟剂 Elartam，水银剂 Arjetutur，涂擦剂 Embrochi，洗涤剂 Lotiones 等。自汉以后则有灌肠剂 Clysteres，膣插入剂 Pesses，芥子泥剂 Sinapismata，软膏剂 Ointments，硬膏剂 Plasters，锭剂 Trochisci，油剂 Opea，罨法剂 Epithermati，拔毛剂 Dropaces，吸入剂等。凡此诸剂，皆由先民适应环境而发明；然在经过中，技术与本材料方面，不无暗受外来之关系。兹略择中西文化接触后之有关系者言之，其他药剂之历史，概详鄙著中国药学史，此不赘焉。

原来中国古时治病，除针灸外，多用内服剂，而内服剂中又多用煎剂，丸剂、散剂者次之。北宋沈括《梦溪笔谈》中曾有言此，并析其功用云：汤散丸各有所宜，古方用汤最多，用丸散者殊少，煮散古方无用者，唯近世人为之。大体欲达五脏四肢者莫如汤，欲留膈胃中者莫如散，久而后散者莫如丸。又无毒者宜汤，小毒者宜散，大毒者须用丸。又欲速者用汤，稍缓者用散，甚缓者用丸，此其大概也。近世用汤者全少，应汤皆用煮，散大率汤剂；气势完壮，力与丸散倍蓰。煮散者一啜不过三五钱极矣，比功较力，岂敌汤势？然汤既力大，则不宜有失消息，用之全在良工，难可以定论拘也。

可知中国丸散治病时代成立之迟，而煮散古时无用者。其以丸散治病者，至北宋后而始盛，此盖北宋之世已设药局，而私人所设药铺亦盛也。

据大观时《太平惠民和剂局方》所载诸方，几全是丸剂与散剂，而丸又多于散，其煎剂者甚少，是沈氏之说信不诬也。然明罗颀物原所说，则药丸之制甚早：

“轩辕臣巫彭始制药丸，伊尹创煎药，秦和始为医方。”

据此，则中国丸剂早于煎剂，且起源甚早，然据吾人之观察，物原之语，殊不足征；因中国修合药剂，老守古法，后汉张仲景《伤寒杂病论》中之方，率取煎汤，且其方皆用“㕮咀”。唐孙思邈《千金要方》云：

凡汤膏药旧方皆云，“㕮咀”者，谓秤毕捣之如大豆，又吹去细末，于此事殊不允当；药有易碎难碎，多末少末，秤两则不复平均，今皆细切之，较略令如“㕮咀”者，乃得无末而片粒调和也。

孙氏此说仍不允当，“㕮咀”绝非将捣碎药吹去细末之意，如仲景防己地黄汤后云，“生地黄二斤，㕮咀”蒸之，绝难将生地黄之末吹去也。

惟旧题《李杲药性赋》之说乃为近真，其言曰：

“‘㕮咀’古制也，古无刀，以口咬细，令如麻豆煎之。”

可知“咬咀”乃中国石器时代制药之遗迹，故绝无用口咬嚼药物之原料以成丸药之事也。中国丸剂之制，大概秦汉以来当已见用。《史记·扁鹊仓公传》中之仓公治齐章武里曹山何病与齐王故虚候二案为用丸剂治病之始。考淳于意自言高后八年（西历纪前一八〇年）从同郡阳庆医学其治阳虚候病，当在汉景帝三年（西纪前一五四）以前。故中国丸剂之使用实在纪元前二世纪。然此不过见诸史乘而已，其应用丸剂，当在展至纪元前三四世纪亦未可知；因吾人据东汉王充论衡有“随候以药作珠，精耀如真，道士之教至，知巧意加也”之说，知汉代方士对于时药丸之制合，技巧必甚精美。“随珠”故事本出《吕氏春秋》及淮南子高诱注，王氏此说，盖讥方士之诞也。大抵随候乃古代之方士，善于制珠，晋后果报之说盛行，乃诡托蛇衔珠报德之事也。今世有“人造珍珠”者，实权与于此。

丸剂之制，必混合有黏性之原料为之；古多用饭者，如仲景伤寒论乌梅丸云：

上十味，异捣筛，合治之。以苦酒浸乌梅一宿，去核，蒸之五斗米下，饭熟，捣成泥，和药令相得，内臼中，与蜜杵二千下，丸如梧桐子大。……

此处虽有“与蜜杵二千下”之蜜字。然蜜在此方，颇与治丸无大重要，而细察其文字，蜜字似赘，或系后人所加。亦有用枣肉为丸者，《金匮要略》云：

上五味末之，枣肉和丸弹子大。……

其他尚有本方中原有黏性药可以捣炼成丸者，并熟饭与枣肉而不用之。古时炼丸虽已有饴糖而不仅只此二物，然实未用蜜，盖蜜在战国以前，尚未有之。郑寿麟先生云：

就理而想，中国古文，就有蜂字；以文化的程度，亦未必无养蜂之法。但详细考察起来，中国的字蜜，究竟还是一种译音，而蜜之物亦外来的。因为蜜字的文与音，都有四种：蜜 mit，蝇 min，蠠 mien，螟 mik。其实蜜字在纪元前第三世纪，方始发现于书籍之中（如韩非子四十篇说，“此味非饴，蜜也”）。照以前的古书，中国的甜料，多半是取之于植物。例证：其甘如荠，如饴，《诗经》，邶，谷风；大雅，棉，即仿佛现今说的：甜如蜜。而荠、饴都是植物的材料。我们所得的结果就是：蜜字虽不足证明极古的文化关系，但对于纪元前四至三世纪的交通，却是很可用的证据。

《神农本草》中虽有“石蜜”、“蜂子”、“蜜蜡”等记录，而本草经之本身，亦不是先秦以前之书，故不能以此定蜜及蜡是中国古已有之之说。按《西京杂记》云：

“南越王献高帝石蜜五斤、蜜烛二枚。”

《西京杂记》虽非汉刘歆或晋葛洪书，亦不失为六朝人之作。后世说西京遗事犹多取材于是书，在事实上秦皇汉武在南越之武功甚盛，其朝贡土仪，当在情理之中。不过当时南越实泛指二广安南诸地，而梁陶弘景亦谓蜜以南土为胜，则蜜蜡之物，最初或由安南诸地传入中国。“蜜烛”当是蜡也，蜡字《说文》未有此字，亦可知为后来之物矣。

后人称仲景为方书之祖，然今考其方剂，已多有用蜜调和药剂或炼之为丸者。不过《金匮要略》中用蜜为丸剂者，其数远出《伤寒论》中之方，可知《伤寒论》中之方剂较为近古。以我所知，蜜与药剂发生关系之史书引记载，约在西汉末年，唐《白氏六帖》引《东观汉记》云：

“朱祐傅曰，光武微时，尝与祐共买蜜合药，后即位乃赐祐白蜜一石，问曰，‘何如长安时’买蜜?”

光武朱祐二人用蜜合药，是否即为修合蜜丸，今不可考；惟观其文字，白蜜在当时似尚宝贵也。

蜜即是一种外来人之物，则炼制丸剂之技术，是否连带受外来影响，虽不可知，要之在中国丸剂术上，必起一大革命无疑；盖中国在未有蜜输入之时，制合丸剂，当取其他之黏性物如熟饭、枣肉、饴糖等物而成；自有蜜后，其制蜜剂所加之黏性物，几十九用蜜，如方剂中之甘草，此情形，在汉魏以前犹未十分盛行；考其原因有二：一、中国古时蜂蜜流行不广，至后汉时犹不盛行，如袁术后败至江亭，竟因索“蜜浆”不得而死。《吴志》曰：

“术既为雷薄等所拒，留住三日，士众绝粮，乃还至江亭；去寿春八十里，问厨下尚有麦屑三十斛。时盛暑欲得‘蜜浆’，又无蜜。坐櫺床上叹息良久，乃大叱曰，‘袁术至于此乎?’因顿伏床下，呕血斗余遂死。”

虽曰袁术当时兵败绝粮，安来有蜜?然以一行将称帝之军阀，苟蜜在中国使用已盛，恐未必全无，此可见蜜在中国后汉犹不甚通行；是固无问以汉以前矣。

二、因“古方用汤最多，用丸散者殊少”，故蜜之用于丸剂者自亦不多。此可以古方书之仲景《伤寒论》、《金匮要略》等书证之（金匮丸剂较伤寒为多，故用蜜之处亦多于伤寒）。由此考之，中国丸剂之发展，或由于蜂蜜与砂糖盛行后之结果。因丸剂之制造，多于成形药中加入黏稠液，蜂蜜本身适合此种条件也。中国古时虽有饴糖，但甚少见其为丸剂黏稠液用，唐宋以后反多用之，此或反受蜜之影响。

至于唐宋以后又多用面、糯米饭、粟米饭等为丸者，当系脱胎于仲景方之熟饭，亦可说“遵守古法”之表现也。惟明王玺《医林集要》之响声破笛丸又用鸡子清为丸，原意虽以鸡子清治喉哑，而方法实滥觞于蜜也。

与蜜有相连关系而又占药剂药上重要地位者厥为蜡之一物。《说文》既有蜜而无蜡字，知中国养蜂知识甚迟，所用之蜜盖多由域外输入也。其见收于字书者，当为梁大同九年（西纪五四三年）顾野王之《玉篇》为始，《玉篇》云：

蜡，蜜滓也。

倭名类聚钞引考声切韵云：

蜡，锁蜜蜂窠所以为也。

不过字书虽在六世纪左右始见收载，而事实上在晋时用之已广，按《太平御览》晋中兴书云：

“王敦死秘不发丧，囊尸以席，涂之以蜡，埋于斋中，诸葛瑶等纵酒淫乐。”

又如我人常见晋人不鞋而屐，其屐又多称“蜡屐”。《晋书·阮孚传》云：

“初祖约性好财，孚性好屐，同是累而未判其得失；有诣约见正料财物，客至屏当不尽，以身蔽之；有诣阮正见自蜡屐，因叹曰，‘未知一生当着几量屐’，于是胜负始分。”

还有，吃（五石散）药之后，因皮肤易于磨破，穿鞋也不方便，故不穿鞋袜而穿屐。

其实当时服五石散之人，不仅“不穿鞋袜而穿屐”，即穿屐犹觉粗糙，故用蜡涂之，使其光滑，穿上更觉舒服；当时人之以蜡涂屐，亦犹今日穿皮鞋者以墨擦皮鞋，不过今人擦皮鞋是为美观，而当时人涂屐利其光滑，目的各异也。

在医学上，蜡之用途，亦以药剂学中为最广；仲景书，已有用蜡者，如仲景金匮治赤白利之调气饮，此为蜡入方剂中之始；其后六朝间之医家所制丸剂已多有用蜡者，深师之五邪丸，即其例也。据《千金要方》说深师是宋齐人。《千金要方》云：

“又宋齐之间，有释门深师师道人述法存等诸家旧方为三十卷。据余所考，深师殆年东晋初人，至齐已老。”

《外台秘要》云：

“深师乌头丸……元嘉中（文帝年号西历四二四～四五三），用疗人数皆效。”

其所师之道人当是释道洪也。《外台秘要》云：

“旧论曰……但深师祖学道洪，道洪所传，何所依据云。”

此道洪当是病源候论之江左道弘道人，知道洪原名道弘或道泓也，《隋书经籍志》有释道洪寒石散对疗一卷。而深师亦即释僧深，《隋志》所收释僧深药方三十卷，即《千金要方》气说之三十卷。释道洪支法存深师外国僧人，其溶蜡为丸方法或亦此等人从其祖国带来。

考丸剂中之用蜡，腊不外使丸剂保持软性及使成形药之香气可以长久，故当时又用蜡纸裹丸之事，此法亦是外国传来。盖汉魏以前，斯法未行，隋唐以来，所用渐广。《外台秘要》引《广济方》之乞力迦丸，已有用蜡纸裹丸者，为便于探讨起见，照录原方如左：

广济疗传尸骨蒸、殗殜、肺病、瘘疰、忤鬼气、卒心痛、霍乱、吐痢、时气、鬼魅、瘴疟、赤白暴痢、痢血、月闭、痃癖、丁肿、惊痫、鬼忤中人、吐乳、狐魅；乞力迦丸方：乞力迦即白术是　光明砂研　麝香当门子　诃黎勒皮　香附子中白　沉香重者　青木香　丁子香　安息香　白檀香　荜茇口上者　犀角各一两　熏合香　陆苏香　龙脑香各半两　上十五味，捣筛细白，蜜煎去沫，和为丸。每朝取井华水服如梧子四丸，于净器中研破服。老小每碎一丸，仍取一丸如弹子，蜡纸裹，绯袋盛，当心带之，一切邪鬼不敢近，千金不传，冷水暖水临时斟量。忌生血肉，腊月合之有神，藏于密器中，勿令泄气，出秘之。忌生血、桃、李、雀肉、青鱼、酢等。

称白术为乞力迦原是梵语，故此方既为胡名，而所用之药亦多是胡药，是一个名副其实之“胡方”；故以“蜡纸裹丸”之方法，自亦不得不视为从胡中来。

然今发见《外台秘要》之第三十一卷，古今诸家丸方中仍收此方，而文字却有异同，其对本题起最可骇异者，则古今诸家丸方中所收之乞力迦丸方，不作“蜡纸裹”而竟作“以蜡裹一蜡”；若后者非传写佚一“纸”字，则中国“蜡丸”在隋唐时代已有纯用蜡质包裹丸剂之法。是今日广东之白蜡丸，已昉于此见矣。然日本丹波元简则云：

“此方本出《医心方》引玄感传尸方，名乞力迦丸，《外台》引《广济》同。苏沈（良方）名苏合香丸。”

如是则吾人可取决于《医心方》矣，今检《医心方》卷十三治传尸病方中所收感传尸方乞力迦丸，其文字与《外台》卷十三及卷三十一者又异。惟《医心方》亦作“蜡纸裹”三字，则《外台》卷三十一之乞力迦丸“蜡裹一丸”一语中，显佚一“纸”字，当作“以蜡纸裹一丸”也。不过作者此时所据之《外台秘要》是民国四年上海鸿宝斋之石印本，案头别无他本可校，或者其误即在于此。他日若得善本，当校正之也。至《外台》之引《广济》而不引苏游玄感传尸方，盖因《广济方》为唐开元十一年（西历七二三年）玄宗御撰即新唐志著录之玄宗开元广济方五卷是也。苏游玄感传尸方必在广济之前，而传尸方必被采入广济。王焘之《外台秘要》成于天宝十一年（西历七五二年），已在广济之后，王氏不引传尸方而引广济者，或为封建时代著作家所奉承主子之例耳。

唐时除用蜡纸裹丸外，又有用油蜡纸裹丸者，此事俱见近效方，其法盖与蜡纸裹无异；考近效方用油蜡纸包裹两方药料，皆是胡方，则此种油蜡纸包裹丸剂之事，与乞力迦丸同为传自外来无疑。

唐时虽未有纯蜡包裹丸剂法，但蜡丸之名已见于玄宗时代，唐书玄宗纪传云：

"颜真卿以蜡丸达表。"

又颜真卿传亦云：

"肃宗已即位灵武，真卿遣使以蜡丸裹书陈事。"

自颜真卿用蜡丸为邮递秘密军机后，后来贞元十七年（八〇一年）段成式再从叔亦欲以"蜡丸帛书"脱离所祸而卒及于难。但成式再从叔虽以蜡丸通谋失败，效尤者仍有所闻，宋之李显忠即其例也。但此种蜡丸，不知当时皆纯用蜡封裹抑用蜡纸，今日无从推测，惟据宋赵升朝野类要说，此等蜡丸，皆用纯蜡包裹者，其蜡弹条云：

"以帛泻机密事，外用蜡固，陷于股肱皮膜之间，所以防在路之浮沉漏泄也。"

则唐时颜真卿等之蜡丸，或即朝野杂记之蜡弹也。至宋方书中所说蜡丸犹未见用纯蜡包裹者，大抵纯蜡裹丸之事，是否在宋时已有，颇难制断，据作者此刻所知，仅见清李调元《粤东笔记》中有记纯蜡裹丸事：

“南方草木，入药者甚夥，市人制丸裹蜡，系称‘广丸’，远方携用颇验。”

所谓广丸今广东白蜡丸也。修制甚精，今尚驰名遐迩，其最著者为牛黄清心丸、苏合香丸、抱龙丸、小儿回春丹、万病回春丹、金粟丸等。此种丸剂之外，概有极洁白之蜡壳包裹之，我国凡有药铺之地，莫不有其足迹，为熟药中之最具权威者。种此丸剂中之苏合香，丸在唐宋时或不过以蜡纸裹，其他并蜡纸而无之，然乞力迦丸之用蜡纸裹，不得不视为今日广丸之权舆也。

考此法：蜡纸裹丸之所以传入我国，大概在唐宋时贾胡僧侣，来我国者更多，当其豫防修途梯山航海时疾病发生，故行箧中多挟丸剂自随，此为古今旅行家共有之事也。例如日本在唐代遣使来朝我国时，竟备如许药品并制药器具：

“唐使十一种，犀角丸、大戟丸各四剂；七气丸、八味理中丸、百毒散、度嶂散各十二剂；茯苓散十六剂；神明膏六剂；万病膏、升麻膏各八剂；黄良膏四剂；所须药种各依本方。其用度杂物：筛六口，料绢一丈二尺，裹油绝一丈三尺六寸五分，纸九十八张，本棉二斤十四两；调布一端四尺，拭臼布二丈，陶壶二十三口，炭七斤九升。草药五十九种，芍药、白术、地榆、桔梗各八斤；独活、前胡、升麻、夜干、栝蒌、牛膝、茯苓、柴胡、乌头、附子、天雄、商陆、蜀椒、黄芪、松脂、石南草各六斤；大戟、防己、黄檗、紫菀、苦参、菖蒲各四斤；石韦、泽泻、玄参、藁本、熟艾、漏芦、蔄茹、甘遂、蛇含、黎芦、干地黄、枳实、桑根白皮、凡参各二斤；杏仁、五味子、菟丝子、葶苈子、蛇床子、半夏、蒲黄、麦门冬、仆奈各四斤，练胡麻一斗六升，桃仁一石二斗，黄芩、麻黄各八斤；黄连、茵芋、吴茱萸、防风、橘皮各六斤；白蔹四斤。盛药韩柜四合（着锁），裹柜席八枚，黑葛四斤，麻绳四了，杤四支。”（照录原文）

日本距我国甚近，犹带如许药品（生药熟药皆备），则彼西方来我国者，其途中危险当什百倍于此；而唐宋以来贾胡僧侣投止我邦者，又类是蛮烟瘴雨之二广；其夹带熟药如丸剂等之原料，多是香味药，最易泄气与潮湿，遂不得不用“蜡纸”或“油纸”等物包蜡以防止之。其后继续改良，乃有今日白蜡丸之驰誉宇内。蜡丸以广东为最著，良因古时二广先与外番接触，故改良求精，亦先于各地，此广丸所以为举国知名也。

蜜蜡之外，其以外药作稠黏液成丸者，则有用砂糖阿魏、乳香及蒜、葱、薄荷等汁为丸，此等丸剂之制造法，肇于唐而盛于宋。虽其药物在汉后已传入，然在唐代以前用为丸剂之稠黏液者甚不多见。大概在初唐迄北宋以来，香药输入极盛，故多用香燥之剂，所以丸剂术亦随之而变更，此一因也。自唐以迄北宋，中国之药铺中已有熟药（现成药品）出售，丸散诸中多搀香味药，矫味药，其情形如今日之八卦丹，使人便利药用，又此一因也。此种情形，吾人不难于宋大观时陈师文等所辑《太平惠民和剂局方》，及王硕（德肤）《易简方》诸书考见之。

关于阿魏为西方药物，已为一般人所悉，而葱蒜诸药之属于外来者，本刊周济兄亦已方之，此不复赘。惟砂糖为外来物，近来医家甚鲜言者。考砂糖本出波斯诸国，汉时已入中国，宋程大昌演繁露云：

“……张衡七辨曰，‘砂饴石蜜，远国贡储’，即今砂糖也。唐玄奘西城记，以西域石蜜来询，知其法用蔗汁蒸造，太宗令人制之，味色皆逾其初，即中国有砂糖之始耶？……”

宋陆务观《老学庵笔记》亦云：

“闻人茂德言沙中国本无之，唐太宗时外国贡至，‘问其使此何物’？”

云“以甘蔗煎”，用其法煎成，与外国等，自此中国方有砂糖。

观此，则中国之砂糖，自汉此迄唐太宗以前（西纪前二〇六～六四九）尚未有自制者，自太宗而后始能自制。然史绳祖学斋占毕则谓以蔗汁炼糖事汉时已有，而驳老学庵所记闻人茂德之言。其说云：

按宋玉大招已有“柘浆”字，是取蔗汁已见于先秦也。前汉郊祀歌“柘浆柘朝酲”，注谓：取甘蔗汁以为饴也。又孙亮取交州所献甘蔗饧而二礼注饴字俱去煎米也，一名饧。则是煎蔗为糖已见于汉时甚明。而《说文》及《集韵》并以糖为蔗饴。曰饴、曰饧，皆是坚凝可含之物。

明人闵元京凌义渠同编之湘烟录并叙糖之种类及来源云：

猊糖见《后汉书显宗纪》。贩糖之妾，见冯敬通与妇弟任武达书。南箕无舌多砂糖，见易林大畜之益。饴、饺、馎、饧见《广雅》。饧谓之馎，见杨子云方言。茧糖见《齐民要术》。卖糖老母，见《南齐书·傅琰传》。苏酪砂糖见《隋书·真腊传》。蟹之将糖，躁扰弥甚，见梁书钟岏上何彻议书。酒无砂糖，为他通颜色，见古乐府圣郎曲。郎糖幸一盘，见杜诗。莸马食之如糖，故名马塘，见陈藏器本草。

如上所见，则以甘蔗炼糖事在先秦已见，不过宋玉楚辞，学者有疑为汉初人作，则大招自亦不能例外。故吾人宁认蔗糖一物，在汉初始有输入而不能说汉初已能自炼，否则张衡七辨何以有“砂饴石蜜，远国贡储”之语？因砂糖既从甘蔗炼成，此原料之甘蔗，原产印度安南诸地后始移植南方，故甘蔗名甚多不同，古作藷、柘、甘柘、竿蔗、诸蔗、肝䗪，皆系一种译音。后始通作甘蔗二字，而诸名遂废。

甘蔗既确为外来物，其煎糖之法，亦当据大唐西域记确定唐时始有。否则唐以前所有文献记载不当视作异品，而以前若已知其制法，太宗宜无不知砂糖，与特派专员求其煎炼法之事。入药用者见于苏敬在唐显庆四年正月十九日所进之新修本草，其为丸剂之黏稠液用者，亦见初唐时李谏议（?）近效方。《外台秘要》引《近效方》诃黎勒丸方云：“疗气胀不下，尤除恶气方，诃梨勒　青木香　上二味等分，捣筛，融砂糖，和众手一时捻为丸，随意服之。气甚者每服八十丸，日再，稍轻者每服四五十则得。性热者以生牛乳下，性冷者以酒下，不问食之前后。”

此方所用之药，亦是一种“胡方”。所以用砂糖为丸剂之黏稠液法，亦不得不谓其从胡来也。按《近效方》一书新旧唐书艺文志及宋史艺文志均无考，即号称捃摭极为繁博之日人丹波元胤医籍考，竟亦未收其书，历代学者并其名而未提及，若谓其卷帙少而唐宋书志不收，则《外台秘要》

卷三十疥癣疮方中所引之近效方后注明“出第三十卷中”，则近效方在唐时至少有《千金要方》之卷帙。如斯巨帙而不收于历代经籍志，复为学者所不知，实一怪事也。考近效方之著作者此刻尚难决定，惟《外台》卷二十一引《近效疗》赤眼睛上疮方后注云“李谏议近效方”，则此书或为李谏议作也。但《外台》卷二十九引近效疗疮因水入疼痛方后双注云“李谏议房给事录试效”，或者王焘曾知此方为李房二人曾所经验，故下注文。故今日暂假定近效方之作者为李议，“谏议”是一官衔，其名氏仍无考。《外台》卷三〇引近效橘皮汤后注云：“李处俭张文仲等并同，出第九卷中”，疑李谏议即李处俭。而李处俭爵里亦无考，或即旧唐书卷百九十一张文仲传中之李处纵，张李及韦慈藏为武则天初三大名医，今考其书散见《外台秘要》中尚有一百三十余方，所收颇多胡方，性质类于《刘禹锡传信方》，其成书正确年代虽亦不可考。但其中有引张文仲、广济、韦慈及则天大圣皇后炼益母草留颜方；张文仲、韦慈（即韦慈藏皆为武后时人）而广济成开元十一年，则《近效方》成于《广济》之后，《外台》之前，约在七二三~七五一年间。疑《近效方》作者与张文仲、韦慈藏、王焘等皆同时人也(若李处俭果为李处纵则更无疑)。是中国在八世纪初始有用砂糖为丸剂法。

今日丸剂有用丸衣者，如金衣、银衣、朱砂衣等是。旧法将尚未全干之丸药黏上金银箔或朱砂等，此法亦从外国传入。考丸剂外用金银箔包裹，创始于波斯人阿维先那 Avienna 氏（西纪九八〇~一〇三七年）。美国 Cnarlston 氏之世界药学史云：

“彼（阿氏）又为用金银包裹丸剂之创始人，此种丸剂不仅外观上美化，且亦能增高医治上之效果。”

此法我国北宋时始有用之。大抵此法发明未久，即传入我国，良由宋后海上交通甚形发达，故中西文化交流有若斯之速；和剂局方所用丸剂，其以金银箔为衣者甚多（见附表）；和剂局方实为应用金银箔，朱砂等为丸衣之最初文献，局方以前似未见有用者。

按金银箔原作金银薄，箔俗字也。源顺倭名类聚抄金银薄条云：

“外国志，长者作金银薄承尘。”

狩谷棭斋注云：

“外国志无考，下总本无银二字，‘广本’作金银薄三字，按《太平御览》（卷七百一）引支僧载外国事曰，‘斯诃调国有大富长者条三弥，与佛作金薄承尘，一佛作两重承尘’，盖是。此所引之事，则无银薄字，似是。然外国志无传本，二字有无，难复悬断。又标目作金银薄，则不得定为衍文也。按薄俗作箔，品字笺箔，薄也，金银铜之锤之极薄，故曰‘箔’。”

审此则金银箔本是外国来。后魏杨炫之《雒阳伽蓝记》亦云：

“从末城西行二十二里至捍磨城。南十五里有一大寺，三百余众僧，有金像一躯，举高丈六，仪容超绝，相好炳然；面恒东立不肯西顾……人有患，以金箔贴像所患处，即得除愈。”

又云：

“十二月入乌场国……此寺昔日有沙弥常除灰，因入神定，维那挽之，不觉皮连骨离，渥婆仙代沙弥除灰处，国一与渥婆仙立庙图其形象，以金箔贴之。”

又云：

“城北一里有白象宫，寺内佛事，皆是石像，庄严极丽，头数甚多，通身金箔，炫耀人目。”

又云：

“复有佛锡杖，长丈七，以水筒盛之，金箔其上。”

伽蓝记之第五卷，即后魏宋云行纪。外国志与行纪中所记，金银箔多用于佛像及僧具上，后来不仅佛像僧具上用之，即寺院壁上亦有用之者。梁简文帝大法颂序云：

“下銮白银之堑，旁晖金薄之砖。”

凡此吾人皆不得不谓金银箔一物，必随佛教传入中土。明胡侍珠真船云：

“黄金汉时最多，自西教盛行，弃之于土木者，既不胜计，而衣物之饰，又曰趋于华靡；有金线，金箔……”

考中国后汉时，亦有用黄金涂像事，《后汉书·陶谦传》云：

“初，同郡（丹阳）人笮融聚众数百往依于谦……大起浮屠寺……作黄金涂像，衣以锦彩。”

黄金涂象，恐是用一种金屑涂佛像。按掏谦卒于兴平元年（西纪一九四）则中国二世纪来，尚无金箔贴佛像者。但中国在四世纪中叶已知制箔金箔事。晋《陆翙邺中记》：

“石虎作云母明金箔莫难扇，引一扇之名也。薄，打纯金如蝉翼。”

“莫难”当亦是外国名词。石虎字季龙，为勒之子。乃一穷极奢侈之羯种（土耳其）人。虎篡立于晋成帝咸和九年（西纪三三四年），殂于穆帝永和五年（三四九年），计篡立十五年，《邺中记》乃记其在位十五年中之奢侈史。其冬月之寝具上亦有用金箔者，《邺中记》又云：

“石虎御床辟方三丈，冬月施熟锦流苏斗帐……帐顶安金莲花，花中悬金箔织成锦囊。”

大概金银箔之输入我国，在三世纪以后之事。然三四世纪中我国虽在风俗上亦侈用金银箔，如梁宗懔《荆楚岁时记》正月七日及八月四日等，不过《荆楚岁时记》所言风俗，多有“胡风”气息，是金银箔用在风俗上，亦不能不说与西方有关。而入药用者，则迟至八世纪初。按《外台》卷十五引广济疗风邪狂乱失心安神定志方中，有用“金银薄各一百，和合”之语，此为金银箔入药用之始。但终唐以迄五代宋初之二三百年中，仍未有做金银箔为丸衣者；直至局方时代，始见其事，是显受阿维先那氏之影响无疑。局方中有用金箔为丸衣者，有用银箔为丸衣者，亦有同时用金银箔为丸衣者，其用朱砂、矾红、麝香、青黛等药为丸衣，则从金银箔为丸衣之方法中嬗变出来。兹为便于省览起见，谨将局方中丸衣种类列表于下：

局方丸衣种类表（1）其有金银箔入药用者，附入备考中。（2）一药数用者，亦附入之。

卷数	丸剂名种	丸衣种类	备考
1	至宝丹	金银箔五十片，一斗为衣丸	银箔五十片研，（按此即用银箔入药用）
1	灵宝丹		以金箔铺药用
1	润体丹	金箔五十片为衣	
1	牛黄清心丸	金箔一千二百片，内四百片为衣丸	按常有金箔八百片入用

卷数	丸剂名种	丸衣种类	备考
1	娄金丸	金箔一百片为衣	
1	和太师牛黄丸	金箔一百片为衣	银箔一百片研入药用
1	辰砂天麻丸	朱砂五两一半入药，一半为衣	
1	牛黄金虎丹	金箔八十片为衣	
1	防己丸	朱砂半两为衣	
1	天南星丸	辰砂二两，一半为衣	
1	大圣一粒一丹	金箔二百片为衣	按此方系宝庆新增方
1	惊气丹	朱砂一分为衣	
2	太阳丸	朱砂为衣	
3	撞气阿魏丸	每药一斤，朱砂七钱为衣	
3	红丸子	矾红为衣	
5	预知子丸	以朱砂为衣	
5	麝香鹿茸丸	用麝香一钱为衣	原注此方嘉定十年十二月申明改正
5	二气丹	朱砂二钱为衣	
5	平心镇补丸	朱砂半两为衣	
6	妙香丸		金箔九十片研入药用
6	抱龙丸		金箔，银箔各五十片研入药用
6	朝正丹	朱砂三两一钱为衣	按即证类本草卷四孙尚药方
8	克效饼子	金箔二十五片为衣	按此乃锭剂加衣与苏沈良方卷五朱砂膏同。
10	定命丹	青黛为衣	
10	八珍丹	银箔七十片为衣	
10	反魂丹	金箔二十片为衣	
10	金箔镇心丸	金箔一千二百片为衣	
10	牛黄膏	金箔二百片，银箔二百片共为衣	
10	金屑辰砂膏	金箔三十片为衣	

卷数	丸剂名种	丸衣种类	备考
10	辰砂金箔散		金箔二百片，入药
10	睡惊丹	朱砂为衣	银箔金箔研，二百各片入药
10	镇心至宝凡	金箔银箔为衣	

观上表，足知北宋时金箔在丸剂上消耗之大。自有金银箔为丸衣之法行，后来医家多用各种药粉为丸衣。如《许叔微本事方》之念珠丸用蛤粉为衣，明邓景仪冰梅丸用葛根为衣，皆从金银箔为丸衣所变易也。

但当发明金银箔为丸衣之阿维先那氏，原为美化丸剂之外观与增高医治上之效果；而中国医家用金银箔及朱砂为衣者，除作美化丸剂外观外，却在镇心定惊。盖中国以金银与朱砂系镇心定惊药也，但亦有用之欺骗病家者，如苏沈内翰良方云：

“消食化气止泻腹中诸冷疾褐丸……苏州有人卖一朱砂丸，食药无所不治，其效如神，如此致巨富。服其药者遍天下，人无有得其真方者，后有亲人窃得，乃与此同（褐丸），但加朱砂为衣耳。”

按良方所说苏州人卖朱砂丸致富，确有其事，宋龚明之《中吴纪闻》云：

“郭氏本郡中一小民，所谓林酒仙者，每至其家，必解衣以醉之；酒仙迁化前数日语郭氏曰，‘畴昔荷相接之勤，以药一杯为报’，郭氏以味恶颇难之；力强之饮三呷而止，酒仙自举而尽；遂授以朱砂曰，‘惜乎富及三世尔’，郭氏竟售此药，四方争求买之，自此家大富；三世之后，绝无有欲之者。”

此当然都是鬼话，只是托神仙以惑世耳。然亦足见其时丸衣术尚未盛行，故世人易受其愚；所去富仅三世，不过事久被泄而已。不想阿氏发明之丸衣术，遂被我国苏州人致巨富，想为阿氏不及料也。今日江湖走方郎中，往往于药囊中仅备数种丸剂，但彼知利用此法，遂能变化无穷；其实仅丸衣有异而已，此皆他人不相及人处。古云，“橘逾江而为枳”，信然！

凡上述各种丸剂，皆为中国受西方影响后所变换之新姿态也。（未完）

7. 古代中西医药之关系（续五）

丁 药剂学上的变动（下）（包括理学疗法）

中国古时医家，素喜以酒治病，如《史记·扁鹊仓公传》治渍不以汤液醴酒，及《素问·汤液醪醴》论中所言皆是也。但此类药剂，内中有否杂入其他药物，虽不可知，然在原始应用时代，或系单纯之酒也。其以酒合药物煎煮以治红蓝病所称之酒剂者，实昉于《金匮要略》之红蓝花酒。此方系以花与酒合煎服用，治妇人六十二种痛风，腹中血气刺痛，盖利气破血药也。然红蓝花，产自西域诸国，《张华博物志》云“名黄蓝，张骞得种于西域”。按晋《崔豹古今注》云：

“燕支叶似蓟花，似蒲公，出西方，土人以染名为燕支，中国人谓之红蓝，以染粉为面色，谓为燕支粉；今人以重绛为燕支花所染也。旧谓赤白之间为红，即今所谓红蓝也。"

按时珍《纲目》别有番红花一条，即今西藏红花也。番红花不能为燕支，与金匮所言之红蓝花，实不相混，日本白井光太郎博士云"原产地不明"，而廖温仁博士亦未言其产何处，但入此药于波斯及西域之本草医药输入之下而已。不过，此药确为外国输入，则无可疑。是我国内服酒剂与外国发生关系，当在纪元二世纪时代也。至于《史记·大宛传》之蒲桃酒，虽在纪元前二世纪时已为中国所知，且《神农本草经》亦经著录，而其酒至唐时始著名。惟时珍所言蒸者乃今之烧酒耳，盖中国元明时始能自制烧酒也。并是单纯酒剂，与本题无甚关系。又如《千金要方》卷八及胡治有蛮夷酒，酒虽名蛮夷，而实非从蛮夷来，是亦可望文生义也。

其次请言熏烟剂，东汉郑玄注周礼天官疡医条云："五毒五药之有毒者，今医方有五毒之药，作之合黄堥，置石胆、丹砂、雄黄、慈石其中。烧之三日三夜，其烟上著，以鸡羽扫取之。以注创，恶肉破骨则尽出。"

按此即后世黄红升丹一类之药，为疡医所常用者。《周礼》所言"五毒"，是由五常、五行等五的哲学而来。五行说盛于西凉，而起源则远在战国时代，《周礼》本非周公书，乃西汉诸儒所伪托者，但其中不无几许西汉以前之材料。此"五毒"或在战国末年已有之名词。郑氏去古——战国未远，或能知其详，惟其云"今医有五毒之药"，并述其作法，则熏烟剂在东汉年间（西纪一三六~二〇〇年）

已有。但事实上究在汉前已有之，因中国在秦汉时代，方士大盛，已有粗浅化学发明，故此类五毒之药，汉前当亦有之。换言之，熏烟剂在纪元前三世纪左右已有发明。但从前所用熏烟剂，限于疡医所用，且系燥粉剂，而药性剧烈。惟自中西交通以还，有用为涂敷眼疾者，而熏烟剂之效用乃广。印度眼科发达甚早，且在三四世纪左右，已传入中国。如《外台秘要》引崔氏疗三五十年眼并胎赤方云："……上七味，穿一坑，其形如瓶，口小里大，烧使干，便开一小风孔，以前药并艾等一重重布著坑内，状如炙炷，以火烧之，将前所磨铜碧以盖坑口；烟尽，收取铜器上脂烟，敷眼眦疮上……忌猪肉。"

此方下王焘注云：

"西域法，太常丞吕才道效。"

则崔氏此方，为从西域传入无疑。《外台》又引《必效方》主眼风赤久胎赤方云：

"铜锪锣一尺，以下面者一枚著石盐末如杏仁许，油脂半鸡子许，相和合盐。取柳枝如著（箸）一握，急束齐一头，用研油脂，三日状如墨，取熟艾如鸡卵大，剜地作小坑，置几于下，安艾著火，合铜锪锣于上，其下仍令通气，火尽即成。常盖头，欲用时，以绵缠杖子点取药者两眦头，每夜著即卧。苏六方云，顿用甚效。"

此药方法，大致崔氏方相同，当亦为"西域法"。更从此方用具上去研索，尤可证明。按此法中所用铜锪锣即今铜锣也。铜锣为释家法器，此事似于陈大昌演繁中见之，此书刻为他人借去，容日再考。《必效方》为唐孟诜作，但王焘《外台秘要》言崔氏方者，大抵指纂要方，考纂要方新旧唐

书经籍志中撰人不同,《旧唐志》云:

"《崔氏纂要方》十卷,崔知悌撰。"

但《新唐志》则云"崔行功撰"《宋史艺文志》与《新唐志》同。近考李时珍纲目引据书目,亦题"崔行功纂要方"。此二人新旧唐书俱有传,亦俱不言其知医。旧唐书言崔行功于高宗时转吏部郎中,上元元年(西历六七四年)卒,其言崔知温为许州鄢陵人,兄知悌高宗时官至户部尚书而新唐书则言"知悌亦至中书即……佐行俭平夷寇有功,终户部尚书",二传皆未有言二人知医者,并亦未言其曾任度支郎中。然《外台秘要》撰者王焘自序中曾有言。

近代释僧深、崔尚书、孙处士、张文仲、孟同州、许仁则、吴升等十数家,皆有编录,并行于代。

审此,则言崔知悌为崔尚书与唐《新唐书》之说合,而《外台》卷十三灸骨蒸法图,下王氏注云:"崔氏别录,灸骨蒸方图并序,中书侍郎崔知拂撰。"其衔结又与《新唐书》合,其后并注"出第七卷中"。今检《外台》引崔氏方,皆在十卷之内,是纂要方之为崔知悌作审矣。然《外台》卷三天行病发汗下有崔氏增损理中丸方,内有云:

"余因以告领军韩康伯,右卫毛仲祖,光禄王道豫,灵台郎顾君苗,著作商仲堪诸人并患用之,咸叹其应速,于时枳实乃为之贵。"

《外台》工氏注此方及阮河南义汤方后注云:"并出于第一卷中。"按崔氏所言当时五人中除王道豫顾君苗似无考外,其韩康伯、毛仲祖(毛仲祖名安之,父宝。晋书卷八十一有传)、殷仲堪皆西晋末东晋初四世纪时人,晋书有传。是崔氏绝非唐时之崔知悌或崔行功无疑。今检《苏沈二内翰良方》卷三，亦言此为西晋崔行功方，所引记录此方本事，与《外台》无异；更以内证方法证明此崔行功为非唐时崔行功或崔知悌。按嵴述产乳序论有曰：

"……仆褰帷之暇，颇敦经史；逮乎药术，弥复关怀，今历选群方，兼申短思，苟非切要，讵能载录！晚述职孤域，空庄四绝；寻医访道，理阙多疑，岂得坐而相守，以俟其毙。此书所记，故缘于此。盖拟备诸私室，未敢遗厥将来，必有以为要，变所不隐也。余因披阅峦公调气方中，见峦公北平阳道庆者，其一妹二女，并皆产死；有儿妇临月，情用忧虑，入山寻余，请觅滑胎方，余报言少来多游山林。未经料理此事，然当为思量，或应可解。"

文中自"仆蹇帷之暇"，至"今历选群方，兼申短思，苟非切要，讵能载录"，实崔氏自述纂集纂要方之宗旨，固不拘拘于产乳序论然也。况文中又云，"晚述职孤域，空庄四绝，寻医访道，理阙多疑"。又云，"入山寻余……余报言少来多游山林，未经料理此事"等，此种淡泊闲散神情，皆与旧唐书所载"崔行功，高宗时转吏部郎中"，及新唐书崔知悌传"平夷寇有功，终户部尚书"等事不符。余意此崔知拂之拂，即孟子卷十二告子"入则无法家拂士"之拂。拂音义与弼同。荀子卷九臣道篇……"功，伐足以成国之大利，谓之拂"（余参焦循孟子正义）。则名行功而字知拂，义正相属。后误拂为悌，又因唐时有崔知悌其人，遂变崔知拂为崔知悌矣。总之唐时之崔行功与崔知悌晚岁均度华贵生活，而乳石论序中之西晋崔行功晚岁生活萧条。然观其有"述职孤哉"等语，似崔氏亦仕宦中人，曾历尚书中书一流显职，如"余昔任户部员外"，"殿中少监"，又灸骨蒸法图序云，“余昔忝洛州司马等是也”。晚岁或因获罪而远遗荒城，后人以其显时之衔爵称之，故有崔尚书崔中书之说(《抱朴子》卷十五杂应有崔中书黄素方或即指崔氏)，惟西晋时有度支而无度支郎中，斯为可异，或者“郎中”二字后人误为唐人崔知悌而窜加也。

又按《外台》卷三十七王焘乳石论序云，“录定伦次，即以时代为先后。而检‘崔尚书乳煎钟乳饵法’，列于曹化草钟乳丸”之前，篡灵记，东陵处士之后，按《隋志》有皇甫谧、曹歙论寒食散方二卷，则《外台》所收曹公草钟乳丸之曹公，当即曹歙。知为西晋人（较皇甫谧早），篡灵记无考，东陵处士虽亦不知何许人，然孙思邈晚年所撰之《千金翼方》卷廿一，亦收是方——崔尚书乳煎钟乳饵法方。按《旧唐书》言孙氏卒于唐永淳元年（西纪六八二年）而崔行功卒于上元元年（西纪六七四年），又《旧唐书》言崔知温卒于永淳三年，按永淳仅一年，三当是一之误，知温当与思邈同年卒。而裴行俭在调露元年（六七九年）击突厥，永隆元年（六八〇年）戡平。而知温传曾有“诏知悌驰往定襄慰将士，佐行俭平夷寇有功”之语，则知悌于在永淳元年尚健在，当后其弟及孙氏而死也。唐书称孙氏死年百余岁，据其弟子卢照邻言并非夸语，知悌弟知温卒年五十七，知悌虽兄，年龄亦不及孙氏之高，孙氏虽晚年成《千金翼方》，当不在其临死数年之前，或在筋骨清健时成之也。更证以王氏“以时代为先后”之说，孙氏皆无收唐崔行功方书之理，又《外台》自序言崔尚书亦在孙处士（思邈）之前，凡此又为纂要方非唐时崔行功崔知悌之证明也。然此种错误，当北宋沈括作《沈氏良方》时，已误指灸骨蒸法图为崔知悌，图标题下之注，固无“唐”字也。是以《纂要方》为唐崔知悌撰，北宋沈氏已误之矣。沈氏素以精通典故博物称，已不知崔知悌即崔知拂，亦即西晋崔行功，盖崔氏方至北宋末已罕，南宋陈振孙作书录解为唐崔知悌作，沿误已近千年矣，今吾发其覆，亦快事也。

此种先以乳剂而复加火熏烧之熏烟剂，我国在魏晋以前未见，盖为纪元后三四世纪时，由西域输入之方剂学，今中国眼科中犹偿用未替。

方剂学自六朝以来，又发见一种牛羊诸乳入药煎服调剂之事，此为汉前汤剂，丸剂中所无者；以牛乳入药煎服之事，其方书中忆著录者，似昉见于晋葛洪《肘后方》，其治脚气病方中有云：

“好硫黄二两末之　牛乳五升　上二味以水五升煮乳水，至五升，乃内硫黄煎取三升，一服三合，亦可直以乳煎硫黄，不用水也。卒无牛乳，羊乳亦善。”

又云：

“先煎牛乳三升，令减半，以五合，服硫黄末两，服毕厚覆，勿令得风。……若长将，亦可煎为丸，北人服此，疗脚多效，但须极好硫黄取预备之。”

此方虽不能断为胡方，但脚气病在印度南洋等热带地方最为流行，我国两广以及江南，夙多此病，北方盖罕见也。关于中国脚气病流变史之最可珍贵材料，有葛洪、孙思邈二人书可供参考。《肘后方》云：

“脚气之病，先起岭南，稍来江东。”

《千金要方》亦云：

“考诸经方，往往有脚弱之论，而古人少有此病；自永嘉南渡，衣缨士人，多有遭者。岭表江东有支法存，仰道人等，并留意经方，偏善斯术，晋朝仕望，多获全济，莫不由此二公。又宋齐之间，有释门深师师道人述法存等诸家旧方为三十卷，其脚弱一方，仅百余首；魏、周之代，盖无此疾，所以姚公集验，殊不殷勤；徐王撰录，未以为意。特以三方鼎峙，风教不一，霜露不均，寒暑不等，是以关西河北不识此疾。自圣唐开辟，六合无外，南极之地，襟带是重，爪牙之寄，作镇于彼，不习水土，往者皆遭；近来中国士大夫虽不涉江表，亦有居然而患之者，良由今代天下风气混同，物类齐等所致之耳。"

是古人已知脚气一病流行于热带地方。况据《千金方》序文之说，当东晋以来，治疗此病，多操诸外来僧徒。则其方法不无关系，至云葛洪《肘后方》中已有用牛乳，葛氏为道教中坚人物，当无受此种胡风影响，而其实葛氏学说，据小柳司气太氏之说，颇多剽取佛家经典以成道教；更以此方中所用之药论之，硫黄产地《别录》云出东海，近人谓出自日本，故有倭硫黄之称。盖据《庚辛玉册》说也，其实古人亦有多指此药从域外而来，李珣《海药》引《广州记》云：

"生昆仑日脚下。"

陶隐居云：

"今第一出扶南林邑，色如鹅子，初生壳名昆仑黄。次出外国从蜀中来，色深而煌煌，俗方用之疗脚弱及痼疾。"

李珣《海药》亦云：

"蜀中雅州亦出，光腻甚好，功力不及舶上来者。"

凡此皆可知古方用硫黄者，多是舶来品，至于牛羊诸乳，向为西北夷狄游牧民族之饮料！且以牛羊等动物之乳制为酪，为酥，为醍醐，此等制炼方法，向为中国所无，平时亦多从外国输入。陶隐居云：

“苏出外国，亦从益州来，本是牛羊乳所为之，自有法佛经逐（遂）称乳成酪，酪成苏，苏成醍醐，醍醐色黄白，作饼甚甘肥，亦时至江南。”

而《千金要方》治一切肺病方竟用“好酥三十斤，仅炼取醍醐一合”，知醍醐远胜酪酥数十倍也。元蒙古人忽思慧《饮膳正要》，并有造酥油、醍醐油、马思哥等。原来酪、酥、醍醐，中国本无是语。倭名类抄狩欲棭斋笺注，为有详细考证，其言醍醐云：

“……又按醍醐胡语，无其字，盖本借氏胡字，后并从食，与寄食之糊混。‘食氏’字亦从酉是，与醍齐混也。……”

其释酥云：

“按《说文》无酥有苏，云桂荏也。盖酥本胡语，无其字，故胡借苏字为之，后从酉从苏省声作酥字，以别桂荏也。”

其释酪云：

“……释名，酪，泽也。乳汁所作，使人肥泽也。毕沅曰，‘说文无酪字，疑古假借洛字’。”

皆可见酥、酪、醍醐等物，向非中土所有，在中国古史所载，以北方游牧民族如匈奴等处人民每资乳酪为饮料，史记匈奴列传云：

“得汉食物皆去之，以示不如湩酪之便美也。”

《汉书·鼌错传》云：

“夫胡貉之地，积阴之处也。本皮三寸，冰厚六尺，食肉而饮酪。”

李陵答苏武书亦曰：

“膻肉酪浆，以充饥渴。”

而西方亦有饮酪者，晋书张天锡传云：

“王导子尝问其西土所出，天锡应声曰，桑葚甜甘，鸱鸮革响，乳酪养性，人无妒心。”

又南方民族亦多饮之，《北史·真腊国传》云：

“性气捷劲，居处器物，颇类赤土，饮食多苏，沙糖粳粟，米饼。”

可知饮酪为西北各民族日常生活食料，惟醍醐似为印度人所发明，非北方人所有。汉人因畏其膻臭，故最恶之，尤其江南人为甚。如晋陆玩因食酪得疾而遗书大骂王导：

“玩尝导食酪，因而得疾，与导笺云，‘仆虽吴人，几为伧鬼。’”

陆机亦轻视羊酪：

“陆机诣王武子，武子前置数斛羊酪，指以示陆曰：‘卿江东何以敌此?’陆云：‘有千里莼羹，但惜未下盐豉耳’。”

大抵晋后，中国人始喜饮此。其故盖可得而言者，一因五胡乱华，中夏民族之饮食居处，半粱胡风。二因象教之传入，阿剌伯人商业之东展。均有改移习俗生活之力也。

考中国以乳入药用之时代，当亦不过在二三世纪时，其著诸本草者，为梁以前陶氏《名医别录》。然西方则远在纪元前一千六百年左右（即约当商代太戊三十八年左右）。据有名德国之埃及学者 Georg Ebers 氏在一千八百七十二年从阿剌伯人购归之爱倍鲁古文书 The Ebers papyrus 之处方中，已有用牛乳混和蜂蜜使成酵母为下剂之记录。或者中国以牛乳入药，从阿剌伯人传来；兹再举数例于左：

一

贞观中……时太宗苦于气痢，众医不效；即下诏问殿庭左右，有能治此疾者，当重赏之。时（张）宝藏曾困其疾，即具疏以乳煎荜茇，按方，上服之立瘥。……方中之荜茇，唐陈藏器《本草拾遗》云：

“生波斯国，胡人将来。”

他如宋《开宝本草》及苏颂《图经》皆云“生波斯国”。王蜀李珣《海药本草》亦云“舶上来者味辛”，此皆本草学家之说也。按晋嵇含《南方草木状》云：

“蒟酱，荜茇也，生于蕃国者，大而紫，谓之荜茇，生于番禺者，小而青，谓之蒟焉，可以调食，故谓之酱焉，交趾，九真人家多种，蔓生。”

唐段成式《酉阳杂俎》云：

“荜拨出摩伽陁国，呼为荜拨梨。拂林国呼为阿梨诃吔。

李时珍复总诸家对于荜茇之异名曰：

“荜拨当作荜茇，出南方，草木状番语也。陈藏器本草作毕勃，扶南传作逼拨，《大明会典》作毕薆，又段成式酉阳杂俎云，摩伽陁国呼为荜拨梨，拂菻国呼为阿梨诃陀。”

则荜茇已有如许异名：

1. 荜拨

2. 荜拨梨

3. 阿梨诃吔（陀）

4. 毕勃

5. 逼拨

6. 毕蕟

草木状所云番国，系泛指波斯、安南、交趾、九真诸国。杂俎所云摩伽陁国，一名摩揭它，属中印度，拂菻即今东罗马。大抵荜茇系从波斯译音，初次传入中国，当亦是波斯人。若荜茇果为蒟酱之同种物，则在汉张骞以前已与蒟酱同入中国或中国所原有。然今之荜茇绝异蒟酱，则草本状所言或有误也。即在名称上而言，亦当了然非中国所固有矣。

根据此方本身之历史而言，则张氏所疏呈乳煎荜茇一方，必从胡中传来。至少亦当受到胡方之影响。此其一也。

二

崔氏疗鬼气辟邪恶阿魏药安息香方：阿魏药即《涅槃经》云央匮是也。服法旦取枣许大研之为末。又取牛乳一大升煎之，五六沸停令热定取鸭子许大，和搅服之，更以余乳汤盏饮之，取尽至暮。又取安息香亦如枣许大如梧子，还以熟牛乳服之，令尽。每日旦暮常然，若无乳者，即以煮肉汁服之。患久者不过十日，近者不过五日，如过三十日不愈，便停；只得食脯肉之属，但是一切菜不得近口，特忌特忌。礼部孙郎家中有此病，所在访问，有人从梁汉来，云官人百姓服此得效者，十余家。孙侍郎令依方进服七八日，即效。便以此法传授亲知，得验者非一。余时任度支郎中，欲广其效，故录之。

崔氏之阿魏安息香方所用之药，皆西域波斯大秦诸地原产，《新修本草》云：

"阿魏……生西蕃及昆仑。"

段成式《酉阳杂俎》云：

"阿魏出伽阇那国，即北天竺也。伽阇那呼为形虞，亦出波斯国，波斯国呼为阿虞截。树长八九丈，皮色青黄，三月生叶，叶似鼠耳，无花实；断其枝，汁出如饴，欠乃坚凝，名阿魏。拂林国僧弯所说同，摩伽陁国僧提婆言，取其汁如米豆屑合成阿魏，婆那婆树出波斯国，亦出拂菻，呼为阿蔀鞞树。"

至于安息香《新修本草》亦云：

"出西戎。"

《酉阳杂俎》云：

"安息香树出波斯国，波斯国呼为辟邪树。"

三

近效疗堕马内损方："取廅药一小两，为末；牛乳一盏，煎五六沸和服。"李谏议云，"廅药以羊肉汁和服，一日内不得吃菜，极效"。

按廅药据陈藏器《本草拾遗》云：

"廅药味咸温，无毒。主折伤内损瘀血，生肤止痛。主产后血，治五脏，除邪气，补虚损；乳及水煎服之。亦捣碎傅伤折处。生胡国，似干茅黄，赤色。"

知廅药是一种跌扑药，李谏议近效方之说，与拾遗相应，上举数方皆是胡方中之用牛乳煎者。更有以牛羊酥煎药者。

一、牛酥

苏敬神明膏方……猪肪七升煎……有牛酥代猪肪大佳。

二、羊酪

必效金错屑涂法：……羊酪一升，于铜器中煮得二沸以用涂之。

三、酥（不言明种类）

苏敬治葛膏：……上十五味切，以酢渍一宿，以好酥三大斤，煎九上九下，布绞去滓用。

上举用牛羊酥酪诸方，其主疗之病，乃胡臭及脚气病，此种疾患，颇流行西域波斯诸地，胡臭意即胡人之膻臭也，古人亦谓能传染。脚气，古人多指风毒之病，《千金》、《外台》诸书论之详矣，而西域亦有以酥油蜜浆疗除风疾者，如唐义净南海寄归内法传云：

“苦参汤偏除热，酥油蜜浆特遣风疴。”

审如是，则以乳酪为煎剂法之来源，自亦的然可指矣。然其方剂中所用，至隋则始盛，盖亦当时时尚酪、酥、醍醐等为饮料故也。

其次请言膏剂（指外用者）。中国方剂学中，膏剂起源亦古，起始何人，已不可考，其用不外于外科及跌扑一类之病。《后汉书·段翳传》云：

“又有一生来学积年，自谓略究要术，辞归乡里；翳为合膏药，并以简书封于筒中，告生曰：‘有急发视之’。生到葭萌，与吏争渡，津吏挝破从者头，生开筒得书，言到葭萌与吏斗破头者以此膏裹之。生用其言，创者而愈。生叹服，乃还卒业。”

又《南史·刘瓛传》云：

“瓛有至性，祖母疽经年，手持膏药，渍指为烂。”

在事实上用膏当然不始于后汉时代。段翳与刘瓛所用，大抵可归于今之软膏一类。中国古时熬制膏药，多用动物脂肪如猪脂之类是也，此膏剂即多用之外科。考古代金创痈疽方书之见于著录者，有《汉书艺文志》中之金创瘛疭方三十卷，其后梁阮孝绪《七录》又载甘浚之痈疽金创四种，及甘齐疗痈疽金创方十五卷，《隋书经籍志》则有《刘涓子鬼遗方》十卷。诸书久已亡佚，所存者惟龚庆宣撰之《鬼遗方》五卷而已。《鬼遗方》为中国现存痈疽金创书中之最古者。今考其书第五卷所列膏方中除用鸥脂、羊髓、羊脂、白蜜外，几乎全用猪脂成膏者，其用植物类油竟未一见。且观其熬炼用法，皆今之软膏类，盖犹存古制也。大概中国在魏晋以前，似尚未知有制硬膏法，西晋以偶或有用，然以鬼遗方言，似仍以猪脂煎者为多。其故则因中国至汉始有胡麻，而最易熬成硬膏之麻油又在汉以后。今药铺及江湖铃医所卖膏药（硬膏），多用麻油或桐油煎成者。用麻油煎膏，是印度婆罗门法。《近效方》云：

“莲子草膏，疗一切风耳聋，眼暗，生发变白，坚齿，延年，本是婆罗门方　莲子草汁三升　生巨胜油（即麻油）　牛乳各一升，不食糟者。　甘草一大两末　上四味和于锅中煎之，缓火熬令鱼眼沸；数搅之勿住手。看上沫尽，清澄，滤不津埴器中贮之。云本方有青莲蕊六分，龙脑花三分，郁金香二分，并末；先煎诸药三分减一，次下汁及油等，膏成。每欲点即仰垂头床一孔中。各点如小豆许，久乃起。有唾唾却，勿咽之。起讫即啜少热汤，饮点经一年，白发尽黑，秃处并出。韩庶子处得，每用验。”

按上方尚是一种软膏，不过此种软膏，已以麻油代猪脂矣。而下举一方则确是一种硬膏也。崔氏方云：

"乌膏，疗一切疮，引脓胜肌，兼杀疮中虫方：乌麻油一升　黄丹上好者二两，罗之。蜡一两炼净，滤。薰陆香乳头者一两，末。松脂半两，末，以上并大升两。上五味缓火铛，油三分减一，下煎待冷；乃内黄丹（即广丹）更上煎之，又三分减一，又停待冷；次骨薰陆香末，上火煎，候稍尽，又内蜡及松脂，看煎稍稠，即点于铁上试斟酌，硬软适中乃罢。先问所还疮，如热即除薰陆及松脂。疮久不瘥，此涉于冷，即依方合。其贴杖疮者，油若一升，地黄汁半合，和煎　黄丹二大两，蜡一小两，余准上法。此膏不须硬也。"

观上膏方煎法，与今药铺中所煎膏药无异。其云"此方不须硬"者，乃指不可过于煎老耳。其实观此膏所煎硬度，已远胜今之硬膏，则硬膏在西晋时亦已有用也。至唐外科上已流行此种膏剂，如宋王谠唐语林云：

"韩皋……在夏口，尝病小疮，令医敷膏不濡；公问之，医云，天寒膏硬。"

今日所用膏药，在天寒时多半坚硬，然如近效方之莲子草膏，则纵至祁寒成冰，仍可保持其中和性，必无不濡之结果也。

用麻油、黄蜡煎膏之便利有二，一如前所说容易成膏，二以麻油代猪脂，代价减轻，且膏成可以耐久，而无腐烂之虞（因从前所煎膏药为流动性，故易坏）。有此二便，故唐后已不多用猪脂煎膏也。至西域诸国所以不用动物脂肪而取植物油煎膏者，则因彼土多戒杀茹素之佛国，自无用猪肪煎熬膏药之理；中土自六朝以还，上下倾信象教，旧日猪脂，羊脂煎熬膏药之法，遂衰替焉。

其次请言吸入麻醉剂。中国之用麻醉药，如华佗之麻沸散，纵非神话，亦是内服剂，然吸嗜药烟以麻醉一时之神经，此法至晋时已见。按崔氏疗久咳不瘥熏法云：

“款冬花　上一味，每旦取如鸡子许，用少许蜜拌花使润，内一升铁铛中，又用一瓷碗合铛，碗底钻一孔，孔内插一小竹筒，无，竹苇亦得，其筒稍长作碗铛相合，及插筒处皆面涂之；勿令漏烟气。铛下着炭火。少时款冬烟自从筒中出，则口含筒吸取烟咽之，如觉心中少闷，须暂举头，即将指头捻筒头勿令使漏烟气，吸烟使尽止。……”

此种吸烟治病法，实是从西域传来。印度古代亦有熏蒸吸入之剂。按唐义净根本一切有部毗耶律杂事云：

“缘在王舍城时……后常婴疾病……问言何苦？答言‘患嗽’，问此服何药？答‘吸药烟得蒙瘳损’。大德因何有服？答曰‘佛未听服’。时诸苾刍，以缘白佛，佛言，‘有病者听吸烟治病’。苾刍不解，安药火上，直尔吸烟；烟不入口，可以两碗相合，底上穿孔，于中着火，置着吸之；事犹未好，佛言，‘应可作筒’，彼以竹作此，还有过；佛言，‘不应用竹，可将铁作’，彼太短，佛言，‘勿令太短’。彼作太长，佛言，‘不应太长；可长十二指，勿令尖利，亦勿粗恶，置碗孔上，以口吸烟’。”

义净根本一切有部毗耶律杂事记佛指挥患嗽者吸药情形，与上举崔氏疗久咳不瘥熏法，两相比较，真可互乱楮叶。我国清代学者如俞正燮、梁山舟、纳兰容若，日本之久佐间诸人，皆以杂事所记吸药烟，即今之吸烟片；观于崔氏及诸人所列熏咳方，似未的然可信。因鸦片一物，最难着火，观今吸食鸦片者，吸时离灯即灭，若放鸦片于相合之碗中，虽说碗底有孔，终无充分空气流通，如无杂入其他引火物，必难燃烧，更安有烟。故杂事说，宁可存疑，而不必遽信佛时已有吸食鸦片之事也。

不过，吸烟治咳之法，正彼此相同，而义净译杂事之正确时代，虽不可考，但总不外七世纪之末叶。惟据崔氏之说，中国在四世纪中叶，已有吸烟治咳嗽法，则此法在义净译杂事前三百余年，已由若辈僧侣从印度传入中国矣。——至少此吸烟治病之法，与印度有几许关系。

自六朝后，中国医学上之理学疗法上，又有一种熏蒸发汗疗法，此法昉见于张苗治一出汗卧簟中冷，患者用蒸法获愈。《千金要方》云：

“陈廪邱云，或问得病连服汤药发汗，汗不出如之何？答曰，医经云，‘连发汗，汗不出者死病也。’吾思之，可蒸之，如蒸中风法，热湿之气，于外迎之，不得不汗出也。后以问张苗，苗云，‘昔曾有人作事极疲极，汗出，卧单簟中冷得病；但苦寒倦，诸臣与丸散汤，四日之内，凡八过发汗，汗不出。苗令烧地布桃叶蒸之，即得大汗，于被中就粉敷身，使极燥，乃起。便愈。后数以此发汗，汗皆出也’。”

又《千金要方》治头项不得顾视方云：

“穿地作小坑，烧令赤，以水沃之，令小冷，内生桃叶满布席就卧，令项当药上，以衣著项两边令气蒸病上，汗出良久，愈。若病大者，作地坑亦可。”

按千金此方，已较张苗之蒸法进步。张苗不知何许人，但问道于张苗之陈廪邱，《巢氏病源》卷六有与皇甫谧同引，则苗亦晋人。而《隋书经籍志》亦有廪丘公论一卷，或即与张苗论蒸法事也。但《外台秘要》引《近效方》，对于蒸使发汗出法，较上述二法尤为进步。《近效方》云：

“婆罗门僧疗大风疾，并压丹石，热毒，热风，手足不随方：硝石一大两　生乌麻油二大升　上二味内铛中，以土墼盖口，以纸泥固，勿令气出，细细进火煎之。其药未熟气腥。候香气发，即熟。更以生乌麻油二大升和之；更微火煎之，以意斟量得所讫，内不津器中。服法：患大风者，用火为使在室中重作小纸屋子，屋子外然火，令病人在纸屋中发汗。……吕员外处得。”

在五六世纪，狞猛之麻风，流行印度，殊为惨烈。中国麻风据古籍所载，固已有之，相传孔子弟子冉伯牛，即患此疾（其实商代已有），但中国自与印度交通复六七世纪以来，此疾更大流行，不能不疑此病与印度有关。此等病患，当时僧侣从事救疗此疾者甚多，其情形不下今日基督教徒，至当时别设疠人坊以居之，亦隔离病院之意也。按续高僧传那连提黎耶舍传云：

“收养疠疾，男女别坊，四时供承，务令周给。”

又释《智岩传》云：

“后往石头城疠人坊住，吮脓洗濯，无所不为。”

后来智岩终于永徽五年（西元六五四年）殁于疠所，足见当时一般佛教徒救治麻风者之热心。智岩之吮脓洗濯，既殊庄子中为多车而舐痔，复异吴起因鼓励士卒效命而吮痈，可说完全是宗教上一种慈悲心所驱使。此种疠人坊之设置，不仅使男女有别，实亦免注易之良法，西方在六七世纪时，已有僧侣将麻风患者实行隔离之事，此事容在后章述之。

疠疾在唐时既多由僧人救治，则必有传带自国之几许经验疗法，殆无可疑；惜书缺有间，吾人不能窥见其全部医术如何，然即近效方所举婆罗门僧疗大风疾一方，已知彼邦亦有用熏蒸法，使其出汗；而方法之严密，固中国前此医家所未见也。原来熏蒸发汗法，颇近似今日电气温暖法，在物质文明尚未发达时代，得婆罗门僧此方，亦足稍弥当日医家之缺憾矣。

此外《伤寒论》中之蜜煎方，《外台秘要》引救急葱管导尿（其他方法依此类推），在技术上是否受外来之关系，今虽不可考见，而此等技术上之原料，不得不谓与外来有关，质言之，苟此二种外用药剂之原料，如蜜葱、印成盐等，吾恐当时医家在临症上，对付此种大小便闭结之症状，必大感狼狈，然而国人惯有饮水忘源之习性，往往一事一物，经过数十年后，即习焉忘之，寖假而自诩此一事一物为本国古时圣哲所传，视为可贵之国粹。今兹所举方剂学上变动之例，又其一也。

于兹作者，又连带向读者提出关于服药后之禁忌问题，中国在汉前，佛教未来东土，向无所谓不茹荤血之说，惟至六朝唐代而大盛；故《伤寒论》虽为后汉时张仲景所辑，其方后无言禁食其物者，信桂枝汤方后所云：

"'禁生冷、黏滑、肉面、五辛、酒、酪、臭恶等物。'五辛为佛家语，章太炎先生谓'晋魏时释典虽已入中国，士人解涉其书'，知非仲景之说。况此例在伤寒论中，仅此一见，其为六朝人附益断断无疑。然一翻读《千金》、《外台》采录诸家方书，则忌食生血、大蒜、生葱、海藻、菘菜、五辛、猪肉、羊肉、雀肉等，几于每方必有。盖佛家不茹荤血五辛，而当时医家，多与佛家有缘，所称释僧道人，亦弥望皆是；是亦可以了然病家应禁食此等荤血之本意矣，今人服药忌口之说宁非佛家为厉之阶乎？其时更有人言梁陶弘景修本草以用虻虫、血蛭二药致不能白日升天，皆果报之说也。中国方剂中之少用动物为药剂，夫岂偶然。”

至于本文所言方剂名词，有许多内容不能与近代方剂学相符，此因技术进步而歧异，例如西医外科多用橡皮膏，而中医外科仍用膏药，数百年来，未尝有变也。此处所言，不过以性质近同者而已。（未完）

8. 古代中西医药之关系（续六）

丁　传染病

老子曰：至治之极，邻国相望，鸡狗之声相闻，民各甘其食，美其服，安其俗，乐其业，至老死不相往来。……此说虽近华胥国、乌托邦之理想国家，然在人类未开化时代，居土丘之北，毕生不知土丘之南情形如何，确属有之，此为稍治古代文化史者周知之事。老子云云，实初民生活之描写也。在此时代，吾人可以揣度当时人民生活之简单，目光之短狭，所有疾患，绝无今日之多，虽有传染病，亦绝无今日流行之广大惨烈，虽然历史上曾有许多未开化民族，完全为狞猛之疫疠所吞噬而无噍类，而范围决无今日之大也。然人类终为生活所鞭策，或受外界之分略的刺激，遂有向外发展之结果，一切文化皆此结果之产物也。吾人知哥仑布之渡大西洋而觅美洲，结果新大陆虽被发现，而其纪念物之梅毒，亦随胜利之旗帜而传播全球，迄今广大之群众，宛转于此魔刀砧之上。又始东汉时马援，因征交趾（安南），而虏疮（天然痘）亦随胜利之旗帜而传播中原。然未几而德国艾利氏发明洒尔佛散 Saluarsan——六〇六以克制梅毒。中国在宋时亦得种痘法于印度波斯诸邦。至一七九六年英医琴纳 Jenner Edw - ard 氏始氏发明牛痘法，夫艾利氏之六〇六，琴纳氏之牛痘法，岂皆非向外发展所得之产物乎？

当在中西交通已形发达，而防疫学未兴时代，各处又无港海检验处之设置，宜传染病之流行，捷若传电，盖彼细菌，逢人而噬，固无国别人种之分也，于是甲国向所不见之病，因与乙交往而获得之；同时乙国之病之疗法，亦随病菌而赍往甲国焉。更于是国与国之间的文化，不仅藉宗教、政治、经济之关系而乳水交融，亦且藉疾病之关系而双方各获许多之新智识，疾病中之传染病，尤其着焉者耳。

在传染病中最为古人所注意者，厥为麻风。此病起于何时，今不可考。然据《论语》所说，孔子弟子冉伯牛已患此病。《论语》云：伯牛有疾，子问之，自牖执其手，曰："亡之，命也夫，斯人也，而有斯疾也。斯人也，而有斯疾也!"

注魏何晏引苞咸曰："牛有恶疾，不欲见人，故孔子从牖执其手也。"未知所指何种恶疾，宋朱熹传注云："先儒以为癞，说者曰，癞即麻风也。"《淮南子》云：

"冉牛为厉。"

朱子所言先儒以为癞者，当是根据淮南子之说。孔子见冉伯牛时之病，必已甚重，恐已至不能行动地步矣。故孔子有“亡之”之叹。患麻风病者，每麻痹不仁，失去知觉，虽手指足趾堕落，而自身不知也，即今之切断癞 Leprs Mul-tilansJ 是矣。又因此病在沉重时，往往呈紫色与棕紫色，面目糊涂，完全失去原来面目，十七世纪荷兰医家拉耐 Wil-lem Jenrhifne 所著亚洲的麻痹有云……

“土人（东印度人）最沉重的麻风的特征，即面部浮肿，以发亮光，皮肤上有结瘤和水泡，这些结瘤起初色红，渐由深红而呈紫色，最后作棕紫色，肌肉渐变硬，于是满脸糊涂，十分难看。”

因此，古人往往扮作麻风以为逋客，赵策中曾有言豫让化装麻风，逃避行刺，虽其妻犹不之识：

豫让遁逃山中……乃变姓名为刑人，入宫涂厕，欲以刺（赵）襄子，襄子如厕，心动，执问涂者，则豫让也。……豫让又漆身为厉，灭须去眉，自刑以变其容，为乞人而往乞，其妻不为，曰：“状貌不似吾夫，其音何类吾夫之甚也?”又吞炭为哑，变其音。

漆身为厉，正上使加沉重之麻风病身发黑亮光，其灭须去眉，“吞炭为哑”，则沉重麻风患者须眉往往堕落，如晋皇甫谧《甲乙经》自序云张仲景预识王仲宣在四十岁当眉落而死。豫让虽费苦心化装行刺赵襄子，但终被识破，伏剑而死。虽云失败，但其扮作麻风已惟妙惟肖，所欠缺者为“趋不变”而已。人多以为冉伯牛为历史上所见第一个患麻风病者，遂断此病始于春秋时代。而据相传历史，则秦策已有箕子接与二人“漆身为厉，被发为狂”之语，知麻风病远在殷商时代已有存在。观夫殷人尚鬼，周人重祀，经传恒有其鬼为厉，大厉搏膺，礼有祭泰厉之制。盖中国殷周尚处于巫医时代，此麻风在当时流行已烈，每疑鬼神为祟，因而祀之；是殷时已有麻风病，殊无可疑。换言之，此病随中国有史时代而出现，盖此病外表甚恶，又富传染性，宜为初民所注意，故此病之认识，亦较任何传染病为早，则又无可疑之事也。

据经传所言，冉伯牛为鲁人，而《庄子·山木篇》有“厉之人夜半生子，遽取火而照之，汲汲焉惟恐其似己也”之说。此厉人即楚人也，更证以司马贞史记索隐楚有赖乡之说，则厉在先秦时代麻风流行最盛之区域。奄有山东，及湖南、湖北、江苏、江西、浙江、河南等扬子江之下游流域。

依前所述，麻风似为“国病”，而非外来病也。然今考之此病流行地域，多在热带，今昔无殊。而印度麻风，尤最出名，在纪元前一千数百年已有麻风院之设置。我国则在两广，自昔称盛。粤人过癞故事，亦颇闻名，或者此病先由两广传于两湖，其后随扬子江之水道散播各地，两广与西方交通最早，此病是否为由阿拉伯或印度传入，抑由两广传布阿拉伯或印度，刻尚不能断定。顷读天德医疗新报三卷八期有无名氏之说厉一文，考据详审。末亦论及此事云：

按古德氓 Guttmam 医学术语类典之释麻风 Sepra 云：Sepra 原为阿拉伯字，其音读若“癞拉”，乃为粗糙龟坼之义，谓此病能使皮肤糙厉，及龟裂也。希腊音译为 Sepra，初取名一种无害之鳞屑癣，此又与吾国俗人对于癞之观念若出一辙，今乃确定为麻风之专名。及今麻风杆发明，而此病之界限乃益显明矣。兹考厉从厂，虿声，早石也。案：即今俗所谓糙石，供磨石用者也。其精者曰底，粗者曰厉。相承作砥砺，然则，厉盖糙石之尤糙者也。其从虿也，不独取其声，亦廉取其义。盖萬俗作蛮，毒螫之虫，即蛮蝎也。其皮甲粗造麻癞，颇似糙石，故取其形近义通，而加厂为厉字、古以厉为麻风之厉，并非假借，实引伸义也。且古人称厉风，今人和麻风，麻、厉虽异字，其训为粗糙则同。盖皆表示皮肤瘾疹糙厉之意也，古今中西人所取义，殆完全相同矣。吾因疑阿拉伯人之"癞拉"，殆即从中土厉字转变而成。盖发音全同，仅略加语尾，外国人读单音之汉字，固每每如斯也。然则麻风在中国必在流行欧土之先；而麻风与癞之同为古厉，毫发无疑矣。据此，则中国为麻风之策源地，欧西各邦之麻风，俱有由中国辗转传而得之意。然考其实，此病盛行热地，我国粤闽，热带，故今日麻风，犹以诸省为烈。但粤闽海上交过，早于各省，其以厉为"癞"病名词，初见于方书者为晋葛洪《肘后备急方》，及隋巢元方《诸病源候论》按焦氏易林卷一"身我癞疾，谁肯妇者"，癞字昉见于此。前汉无称厉为癞者（如《素问·风论》、《灵枢》四时气皆作大风或作厉风，厉），则此癞安，或与阿拉伯人海上交通后传译之新造字。医疗新报无名氏谓外国人读单音之汉字，多加语尾，然中国人译外来名词，亦多略去其语尾也，至以 Sepra 意义同癞，遂谓此病由中国传去，恐亦不确。如淋病 Gonorrhe 之意义，与中国淋字意义相同，但亦不能谓淋病从中国传去或从外国传来也。

总之，麻风病起于何代，发源于何处？今尚无真确不拔之证据。同一气温，其发生之物，亦多相同，麻风病为热带病之一，则凡属热带者，皆有此病之存在。不过此等病患，因交通关系，不免有互相传染之事。故隋唐时代，中国医家，亦有见外国人在中土罹染此病者。唐孙思邈云：

“故臣所睹病者其中颇有士大夫，乃至有异族名人，乃遇斯患。……”

因之其病理与治疗技术，及药物，遂不无发生相连之关系。

中国古无轮回果报之事，自佛教传入，始有此说，以麻风为一种孽报者，已见隋唐方书。如《巢氏病源·诸癞候》云：

“金癞者，是天所为也，负功德祟。”

此种孽报病之说见于隋唐时小说中者甚多，如《太平广记》引“冥祥记”云：

周宗者广陵人也。宋元嘉七年（本纪四三〇），隋刘彦之北伐，王师失利，与同邑六人逃窜，间行于彭城北，遇一空寺，无僧徒，中有形像，以水晶为相，因共窃取之；乃出村贷食，其一人羸病，等辈皆轻之，独不得分与。即而各还家，三四年中，宗等五人，相继病癞而死。不得分者，独获免。

又《广记》报应类所引“冥祥记”、“辨正论”等书，多记六朝人患麻风者，为孽报之病，如刘宗尚书、谢晦因率部下八十人，毁坏浮屠，后此八十皆身着癞疾，经时而死。

本来麻风菌之传染力甚强，周宗等五人及谢晦部下八十人中，必有人原患麻风者，因其朝夕共处，故互相传染，主报应者，遂傅会其说，此种观念至五代独行。故《太平广记》又引《北梦琐言》有云：……

“鬻银肆有患白癞者，传于两世矣。何（奎）见之。谓曰，‘尔所苦，我知之矣。我为嫁聘，少镮钏钗篦之属，尔能改之乎？即所苦立愈矣！’癞者欣然许之，因谓曰，‘尔家必有他人旧功德，或供养之具在焉。亡者之魂所依，故遗为此祟，但去之，必瘳也。’患者归视功德堂内。本无他物，忖思久也，老母曰，‘佛前纱窗，乃重围时他人之物，曾取而置之，得非此乎?’遽撤去，俘修齐忏，疾遂痊。……”

以忏悔可以治癞之说，孙思邈已主是说：

“尝闻诸病士人，皆云自用不仁之行久久，并为极猥之业，于中仍欲理作云为。虽人悔言，而无悔意，但能自新，受师教命，餐进药饵，何有不除?”

又云：“一遇斯疾……凡百口味，特须断除，渐渐断谷，不交俗事，绝乎订吊，幽隐岩谷，周年乃瘥；瘥后终身，慎房室，犯之还发，兹疾有吉凶二义，修善则吉，若还同俗，必是凶矣。……”

孙氏之学，于儒释道诸家学说，多所综习，故论医亦主此说，其主张已在《千金方》论大医习业中言之明矣。盖麻风之病，在六朝前，与鬼神之说发生关系，六朝后，则与仙佛之说发生关系。孙氏适生于佛老学说盛行时代，故糅合二家之说而为是言也。

至于麻风治疗方，方书中亦颇有采取外来者，如《千金翼方》卷廿一耆婆治恶病之阿魏雷丸散方等，及《外台》所引《近效方》婆罗门僧疗大风疾，并压丹石热毒热风手脚不随方，可证也。其余药物方面，俱如前说，兹不赘。其次请言痘疮，中国古无痘疮之病，痘疮何时传入中国？言人各异。有云张骞从西域传归者，有言马援征交趾带归者，人多未信。按言张骞带归，或属揣测之词；谓马援带归者，事有可信，未可谓为全妄也。《外台秘要》引葛洪《肘后方》云：

“比岁有病天行发斑疮，头面及身，须臾同匝，状如火疮，皆戴白浆，随决随生，不即疗，剧者数日必死。疗得瘥后，疮瘢紫黯，弥岁方灭，此恶毒之气也。世人云，‘以建武中于南阳击虏所得，俘呼为虏疮’。……”

按建武为东汉光武年号，共三十一年（西历二五～五五年）其云南阳击虏所得，南阳二字疑误，后汉未尝于建武中用兵南阳。建武中之武功，以用于西羌交址为最盛。帅兵往征者即休波将军马援，据范晔《后汉书·马援传》，援征交址，士卒多染瘴疫，死者甚多。计有：

“建武十七年（西历四一）击交址，后援与官属云，当吾在浪泊西里间虏未灭之时，下潦上雾，毒气熏蒸，仰视飞鸢，跕跕堕水中，卧念少施平生时，何可得也？

建武二十年（西历四四）秋，振旅还京师，军吏经瘴疫死者十四五。

建武二十五年（西历四九）会暑甚，士卒多疫死，援亦中病，遂困；乃穿岸为室，以避灾气……会援病，卒。”

最可注意者，为“建武二十年秋，振旅还京师，军吏经瘴疫死者十四五”等语。古人凡系传染病者，皆以笼统瘴疫二字概之，外强以痘疮列入天行病中，亦即其例。此年瘴疫不知究属何种传染病，然证以《肘后方》口传之说，必系痘疮无疑。据援传将楼船大小二千余艘，载战士二万人击九真之说，则除战殁沙场外，其抵旅还京师者，必尚有万余人。若以死者十四五言之，则死于痘疮者，亦必近万人矣。按古时传染病因不知预防隔离，故死亡率甚高，当时痘疮为外来新病，一切预防治疗，更无所措手。况痘疮一病，死亡率本甚高，如俄国于十八世纪中之某一年，小孩死于天花者，几二百万人，亦足见其流毒之惨矣。则一世纪初马援军吏十分之四五为痘毒所牺牲，亦毫不足怪也。

又按《外台秘要》文仲引陶氏云：

“天行发斑疮，须臾遍身，皆载白浆，此恶毒气方，云永徽四年，此疮从西域东流于海内……”

张文仲所引之陶氏方，当梁是梁弘景百一方。按永徽为唐高宗年号（西历六五〇～六五五年），梁前无徽年号者，《岁时记》无徽必是元徽之误，元徽为刘宽废帝年号。永徽四年，即西纪四百七十六年也，则痘疮在五世纪之终叶，始从印度传入。然证以葛氏《肘后方》，陶氏此说，则痘疮又有从印度传入者。斯则或为第一次耳。

惟此病在六朝隋唐以来，尚无正确认识。故其名称归类，遂亦错误，《巢氏病源》、《千金要方》、《外台秘要》等书，或入于伤寒发斑之中，而视痘疮为斑症之一，或与疱疮为同列。

至其名称，亦可耐人寻味，病源或呼此病为豌豆疮、登豆疮，登豆是豋豆之误，豋亦豆也。日本栎荫拙者《医剩》云：

“林恒斋（良以）云：巢湖登豆豋，登当是豋字讹，考字书，登与豌同。杨升庵引唐六典有豋豆，音弯，即豌豆。《外台》引《巢源》曰，其疮形如豌豆，亦名豌豆疮，可以证矣。”

至《病源》作豌豆疮之豌豆，亦是西胡回回诸外国产。

此豆大概晋后始传中国，中国人以痘与豌豆之形似，因依形定名，唐时尚无痘字者，大抵宋人始省豌留豆，故

《活幼新书》、《圣济总录》等书皆作豆疮，俗又因利作痢，斑作瘢之例，加疒为痘，于是遂名痘疮矣。是痘疮至唐时，犹未认识清楚，确为何病。故在六朝隋唐时代，医治痘疮方药，多用外来方剂。自己则几无能力治疗此病也。例如《肘后方》第一个治痘疮方为用好蜜通身摩疮上，亦以蜜煎升麻，数数拭之。又《千金要方》治豌痘疮方云：

真波斯青黛，大如枣，服之，瘥。

关于痘疮流传之历史，廖温仁博士亦曾有论及：

"原来痘疮发源地为印度，由印度从西域地方，传移于中国之西北，或者其途径有人以从南方，即经缅甸安南等处而传入中国之南部。"

又云："印度与希腊，在纪元前已交通频繁，则本病已早传至阿拉伯，惟在六世纪前，尚无关于本病之记载，则因当时阿拉伯之文化未开，所以亦无一切流传下来之记录。"

据廖氏之说，传入中国之痘疮，分南北二途径，余意在五胡十六国时代，中原板荡，为新来传染病之良好传染机会，固不限于何方也。况晋后痘疮流传已盛，势如燎原，当时多以热病或天行病呼之。如北吏崔瞻传云：

"瞻经热病，面多瘢痕。"

可知痘疮在六朝时犹以热病二字概括之，《素问·热病论》有热病者皆伤寒之类也。故葛氏《肘后方》、陶氏《百一方》、《巢氏病源》、王氏《外台秘要》等书，皆入痘疮于伤寒门，可见也。

前文不过略叙痘疮传入中国，及种痘术未传来，治疗痘疮之方法已受外来之影响而已。

中国之有种痘术，相传在十世纪末十一世纪之初。此事清《医宗金鉴》已有言之：

“古有种痘之法，起自江右，达于京畿。究其所源，云自宋真宗时，峨眉山有神人，出为丞相王旦之子种痘而愈，遂传于世。其说虽似渺茫，然以理揆之，实有参赞化育之功，因时制宜之妙。”

《金鉴》所云峨眉山神人为王旦子种痘事，余曩曾于宋人说部中录载其事，惜未摘记，致不能指出何书。是中国种痘之法，起于北宋真宗时代（按真宗在位仅咸平六年，即西历九九八～一〇〇三年），其云峨眉山神人者，或系异族僧侣之流，托神人以售其术，此事恰如古代婆罗门僧，在当时固亦多以神人视之，无足怪也。然可怪者，北宋时即有种痘术，何以南宋以来，未有推行此法，直至明代，始见大行？意者，以其初时，方法未善，成绩不良，因而仅昙花一现，不为世用；直至明季，始大行于世欤？此种问题，日本丹波廉夫（栎荫拙者）《医賸》有述其原委云：

《医通》云：“迩年有种痘之说，始自江左，达于燕齐，近则通行南北，详究其源，云自玄女降比之方。”《金鉴》云：“古有种痘一法，起自江右，达于京畿。究其所源，云出自宋真宗时，峨眉山有神人，出为丞相王旦之子，种痘而愈，遂传于世。”弋阳县志云：“黄旻曙五十三郡人，徐成吉五十五郡人”，得“十全神痘法”，以棉絮取痘浆之佳者，送入鼻内，及愈有瘢如真，往往灵验，远近皆闻其风焉！方象瑛种痘小引云：“江楚间，多种神痘，相传昔有道士，悯痘症杀人，礼峨眉山四十九日，苗授某童子仙苗，翌日痘出。”李仁山（原注：苏州人，享保中，清康熙五十五年至雍正十三年，即西历一七一六～一七三五年，来寓于崎馆）

云，种痘之法，出自神授，前有徽商施姓者，泛海至一山，遇天后显灵授以此法。按种痘之源，诸说渺茫如此，盖其起自明季无疑矣。闻斯邦房州滨海一村，有自数百年前，行种痘法，多用干苗，乃先于彼土而知用此，亦奇矣。

据现存文献而言，《医宗金鉴》云宋真宗时已行种痘之说，实有其可能性，如丹波氏言日本房州滨海某村，数百年前已行种痘法，而在此数百年来，日本全境，固犹未知行使此法也。则证之宋真宗时曾有一时行使种痘法，固无足怪矣。其亦一种学术显晦有时之谓欤！

英国医学博士马克斐云：

至免天花症之种术，则欧北于千七百二十一年（注：十七八世纪欧北罕见此疾）始行之。而亚洲与非北已视若故常，不以为异。按印度此术，行之于纪元前，中国行之于十一世纪以前，非北亦甚早。

马氏谓印度在纪元前已知种痘术，中国则在十一世纪以前。证之《金鉴》所载宋真宗时，峨眉山有神人出为王旦子种痘之说，若合符节。印度既在纪元前已知种痘术，而中国北宋时始有传授其术者，盖有故焉。原中国与阿剌伯及印度，海上交通，盛于北宋，且偏南方，故其后流传地域，亦以江左先传其术。大抵起始江左——荆楚，达于燕齐——京畿，旋南北即见大行。《医通》及“种痘小引”所云，当非全诬。丹波氏谓起自明季，甚可疑也。王吉民先生亦颇倾向于种痘术传自印度。

惟亦有人之见，与吾人甚相反者，如钱守山、斯季绍合著之“痘及种痘”所云，可代表也。其言云：

“考十六世纪中，天痘肆毒于欧洲，死亡遍野，十八世纪元，我国痘苗（人痘苗），由土耳其传之英国。死者因以稍减。”

按钱斯二氏考证学甚疏，彼等于绪论中有云：

“考汉元狩二年，马伏波征南阳，士卒皆染痘，痘入我国之早，盖可想见。”

元狩为西汉武帝年号，而马伏波即援也。援为后汉人，考援本传，援卒于建武二十五年，年六十三岁，逆推生年，即成帝永始三年（西纪前十四年）也，安得谓元狩二年（西纪前百二十一年）耶？二人疏于历史常识如此，谓我国种痘术由土耳其传至英国，亦齐东野语，不足信也。惟谓土耳其种痘术，在十八世纪传于英国，西人已有其说：

“先是千七百十三年，有特简设立之格致会提摩您斯 Jimonins 者，以土耳其所论免天花种术，深可表择，并表荐其功，请实行试验。”

土耳其与印度，固先中国而交通，又安知此术非由印度传入土耳其，复由土耳其人传入中国也？

总之印度为有痘疮最早之国家，因其病的历史之悠久，其研究预防免疫之方法，于时间上亦胜于他国，则发见种痘术之早于他国，其非偶然也明矣！

在英医琴纳未发明牛痘前之中国种痘术，普通可分下列数种：

一　水苗

二　旱苗

三　痘衣

四　痘浆

所谓苗，好痘痂也。除痘衣法外，种痘必赖此苗及痘浆，始可发生作用。《金鉴》并举出其方法云：

水苗种法：以苗塞鼻。

旱苗：种法用银管约长六七寸，曲其颈，碾痘痂极细，纳于管端；按男左女右，对准鼻孔吹之。

痘衣：小儿出痘者，当长浆浆足之时，则彼痘气充盛，取其贴身里衣，与未出痘之儿女服之，服二三日间亦不脱下。

痘浆：择小儿出痘之顺者，取其痘之时，不令本家知觉，捏破痘浆，盗以作种。

宋时峨眉山神人为王旦子之种痘法如何，因无文字流传，不属于上列四种之某一类，抑在此四种之外，今无可考。明朱锡嘏《痘疹定论》谓宋仁宗时峨眉山神人之种法，系以“小圆红润四字俱全痘痂，研末，纳于男左女右之鼻孔内”说，则明属旱苗法，然朱氏之说年代与《金鉴》等书不同，当系后来之说无疑。不过《医剩》所引弋阳志之种痘法，属于痘浆种法，至痘衣种法，清人亦有与《金鉴》所言不同者。清董含蓴乡赘笔云：

“安庆张氏，传家种痘法，云已三世矣。其法先收稀痘浆，贮小瓷瓶，遇欲种者，录小儿生辰，焚香置几上，随浆黄豆一粒，传以药，按方埋土中，取浆染衣衣小儿；黄豆三日萌芽，小儿头痛发热，五日豆长，儿痘亦发，十日而萎，儿病随愈。”

此种引痘法，完全取象征主义及感应主义，取豆与痘音、义、形、相同，以豆之荣瘁，卜痘之起讫，盖起于民间迷信传种之法也。据《金鉴》所言，大抵古多行水苗，但此四类中以何法为最古，今亦不可考。此问题须先研究印度等处古代种痘史，始能解决，然余此时对此方面，毫无准备，尚待他年之考订也。

自秦那于一千七百九十八年（嘉庆三年），旋即流传各国，马克斐博士述牛痘分布各国情形曰：

千八百三年，西班牙王以事遣舟越大西洋，赴班属各地，适舟有小童二十二人，问之遂于途中一一传种。及抵美中南各境，即以其泡汁转授班人，一时班人之接种者，不下数万，而亚非二洲，由是得以次第普及，东至中国北京，西至比鲁 Peru（注：南美洲西邦），北至格领兰 Greenland（注：在坎拿大北），南至好望角，凡世间文明各邦，几无不共沾其惠。

黄素封南洋热带医药史话自序云：

“有一件很重要的事，希望读者注意，即种牛痘方法是由东印度公司的医生皮尔生氏（Alexanser Pearson 1780 ~ 1874）在1805年传入我国广州的。1805年是清嘉庆十年，距英国琴纳氏（Jdward Jennr）发明牛痘仅七年。那时最初发明种牛痘的地方，还在反对琴纳，而广东人已开始采用。后来琴纳听到中国爱种牛痘的事实，再看他本国人的守旧派的行为，大受感动。关于这件史实，王吉民先生有很详细的叙述，详见他和伍连德博士合著的中国医史（英文本名History of chines e Medicine）第一百四十二页至一百五十二页，兹不赘。”

但中国当时不反对者，当系指爱接受外来文化之广东人——广东一般平民。若当时士大夫之流，未必爱种牛痘，因士大夫阶级中人，最所痛恨者为“用夷变夏”，牛痘是“夷法”，自然难以得到士大夫赞成。所以清王端履有云：

"……钱唐梁晋笔孝廉绍壬言，'今西洋医哓哈吹，善种痘，以极薄大刀，微剔儿左右臂，以他人痘浆点入，不过二三处，越七八日即见点，彼云，其国虽牛马亦出痘，恒有毙者，因思此法，由牛而施之人，无不应验。然亦必须痘浆方得，他痘不能，故互相传染。使痘浆不绝，名曰牛痘。'是术也，余未尝亲验，姑妄听之而已。"

按王梁二氏为乾道间人，梁氏之说，亦自载《两般秋雨庵随笔》卷四中，王氏重论文斋笔录，结集于道光二十六年（一八四六年），王氏记此条，当在嘉庆年间。因道光二十二年，南海邱浩川已有《引痘略》一书出版，其时中国信仰牛痘者，已甚普遍矣。然王氏在当时，牛痘必未盛行，所以有"姑妄听之"一语而言，已藐视牛痘为妄人所为之事矣。在当时"姑妄听之"者，正恐不仅王氏一人也。梁氏所云哓哈吹，或皮尔生即也。极薄小刀，即今所习见之牛痘刀也。清印光任之澳门记略已有此类小刀记载：

"其割食小刀，轻薄如纸，以金、珠、珊瑚、琥珀、饰鞅。"

乾隆年间在澳门之蕃人小刀，其后恐即为牛痘刀之滥觞。更或者嘉道以后，洋人在澳门有牛痘刀出售或四川也。

如上所云，痘疮自中国东汉后由安南印度等处传入，而种痘术，初则传自印度，终则传自英人。其传入门户，皆在南方也。

其次梅毒一病，中国古代亦不见，据明俞辨《续医说》，在明弘治末年，广东人先患之。《续医说》云：

"弘治末年，民间患恶疮，自广东人始，吴人不识，呼为'广疮'。又以其形似，谓为杨梅疮。若病人血虚者，致生轻毒，鼻烂足穿，遂成痼疾。”

李时珍云：

“近时弘治正德间，因杨梅疮盛行，率用轻粉药取效，毒流筋骨，溃烂终身。”

又云：

“杨梅毒古方不载，亦无病者，近时起于岭表，传及四方，盖岭表风土卑炎，嵐瘴熏蒸，饮啖辛热，男女淫猥，湿热之邪，积蓄既深，发为毒疮，遂致互相传染，自南而北，遍及海宇。”

明人只知此病来自岭表，而不知此病由印度先传至广东也。原来梅毒一病，为十五世纪哥伦布发现美洲时所传播；哥伦布于一千四百九十二年（明孝宗弘治五年）——八月三日，从哈罗士港拔锚出发。至同年十月十二日而发现新大陆，十二月六日至西班牙岛，留此岛四十日，至翌年——一千四百九十三年（弘治六年）一月十六日归航，三月十四日，返哈罗士港，其后滞留于西维利亚港者，又一月余，迄五月初而始抵西班牙首府巴塞罗那。盖梅菌已随哥仑布凯旋之旗，流行巴塞罗那之全市矣。

法王沙尔八世，适距哥仑布返西班牙之次年（一四九四年）三月，有远征意大利之雄图，应募之壮丁，有十余国，而已染梅毒之西班牙人亦预焉。初，王兵所向无敌，兵不血刃而陷那博利，名为远征，实仗剑旅行而已。当时意大利为欧洲文化中心，气候和煦，山川秀丽，碧天绀海，掩映生姿。加以风俗淫靡，彼多时不知肉味之王军，既获胜利，几何不逞其狂暴，陶醉于声色之间而知返耶？故未几此毒流行，王师因以瓦解，一四九五年（弘治八年）弃那博利而遁。此十余国之士卒，各奔散而以梅菌赍归母国，此梅毒遂席卷全欧，将进而永久征服世界之人类。

复于其时航海风气大开，欧亚交通已盛，彼西班牙、葡萄牙之船员、旅行家，时挟此梅菌移殖于寄港之人，未几而至印度，又未几再从印度传至我国之广东，遂蔓延于中国之全土。从蒲斯之说，传入梅毒于我国者，为时在一千五百〇一年，即明弘治十八年。距哥仑布发见新大陆，先后不过十三年也。蒲斯云：

葡萄牙航海家法斯科氏，一四九七年（弘治十年）离东来印度，转年印度就有梅毒发现了。欧人来华后，一五〇五年（明弘治十八年）梅毒发现于广州。日本发现此病较迟，一五六九年（明穆宗隆庆三年）才在长崎发现，据说是葡萄牙或中国水手给传过去的。

蒲斯所言一五〇五年广州发现梅毒，与俞辨《续医说》弘治末广东始有人患梅毒之说合，因一五〇五年即弘治末年也。是梅毒于十六世纪中叶在我国初次流行，实无可疑。清陈修园《笺注金匮要略》中之浸淫疮，即杨梅疮之说，乃附会之词，不足信也。有指《千金方》之妬精疮，《儒门事亲》之下疳等为梅毒，皆捕风捉影之言，更无足信矣。

中国之梅毒，既由印度传入，其后疗法，亦有为印度人所传入者。我国治梅毒，多用水银、轻粉二药，水银即古之澒也。澒字初见淮南子地形训，有黄澒、青澒、赤澒、白澒、玄澒等五澒之称。《越绝书》云：

“阖庐在吴县昌门外，名曰虎邱，下池广六十步，水深一丈五丈，桐棺三重，澒池六尺。”

按吴王阖庐于鲁定公十四年，即周敬王二十四年（纪元前四九六）。然越绝书隋志称子贡或子胥撰，并妄也，实为东汉袁康所作。不过材料或有所本，惟最迟水银在中国先秦时代已有，要属可能。汉时神农本草已作为皮肤病涂擦剂，然以水银为梅毒用者，实始于十一世纪中叶撒列诺 Salerno 妇科医家托鲁妥罗 Jortula 氏，撒列诺为南部意大利撒列诺州之首府。此法当随梅毒之流行，由撒列诺传入印度，再从印度传入中国之广州。然亦有人谓世界上用水银治病者，起始于印度。轻粉即今之升汞，为阿剌伯回教徒犻毕 Geber 氏所发明（七〇二~七六五年）。我国陈藏器适于此时期中修成《本草拾遗》，轻粉一药，亦已收入，且亦用作皮肤病者，功效与水银相仿。但用作驱梅剂，恐亦始于印度人。故中国弘治正德后之医家及一般人民，皆知用此二药为治梅毒之特效药，虽艾利博发明六〇六后，迄今一般人及医家，犹多用轻粉也。

梅毒先传岭南，用水银轻粉治梅毒者，亦在岭南起始。明释继洪之《岭南卫生方》曾以汞粉、大风子肉二药为杨梅疮癣之用。虽不能说释继洪为第一个在广州用轻粉治梅毒者，但轻粉治梅毒在岭南起始应用，则无可疑。于此更进而推想此法与印度之有关系矣。至方中有用大风子者，盖梅毒与麻风，古多不分，二病相混淆，故医治上亦不无互混。

又时珍《纲目》卷九水银条下所附治梅毒方，殊亦可注意者，兹录出如下：

（一）水银，黑铅各一钱，结砂黄丹一钱。乳香、没药各五分，为末。以纸卷作小捻染油点灯，日照疮三次，七次后见效。

（二）方广附录，用水银、黑铅、结砂银朱各二钱，白花蛇一钱，为末。作纸捻七条。头日用三条，自后日用一条，香油点灯于炉中，放被内熏之，勿透风，头上有疮，连头盖之。

（三）水银一钱二分，黑铅、白钱各八分，共结砂黄丹四分，朱砂六分，为末，分作十二纸捻，以香油浸灯内，点于小桶中，以被围病人坐之，以鼻细细吸烟，三日后口出恶物为效。

上列三种治法，药品不离水银、黑铅，用法相同，查入于熏烟剂，此种疗法，为印度人所惯用。又《医宗金鉴》有“西圣复煎丸”，此丸中有乳香、没药、孩儿茶、丁香、血竭、阿魏、白花蛇、飞罗面等，多是胡药，而丸名“西圣”，顾名思义，与印度不无关系，或者与梅毒同时由印度传入之丸剂。

上文不过略举数例而已，如真性霍乱，在道光间，由印度传入，此事已有余云岫先生言之，此皆不重赘。对于传染病在国际上之关系，影响当时固有文化，至为深巨，非有麻风互相传染，则婆罗门之纸屋子熏蒸发汗法，必不传于中土，非有痘疮之传入，则消极疗法之胡方，旧法之引痘，琴纳之牛痘，不为国人所知。非有梅毒，则水银、轻粉之驱毒及艾利六〇六特效药，亦均不为国人所知也。故疾病虽可破灭文化。但亦可以创造文化，普及文化。彼病魔者，实爆炸国与国间一切厚障之巨弹；其传递文化之速度，如影随形。是不仅研究中西医药关系史上所须注意之点，即研究中际文化史者，亦何可忽视而不之措意也！（未完）

9. 古代中西医药之关系（续七）

戊　胡医之西来及其分布

文化既由人移动而传布，而此种移动之原因，有因政治的、宗教的、商业的、旅行的等，在政治上之人口移动，其数量最大，其次则宗教、商业等。

自汉武帝时张骞凿通西域，凡波斯印度以及东罗马等国，均有交通。又因政治上的关系，另设边疆之郡县以安归化之外夷，前汉时已有龟兹县、骊轩县、月氏道等名，此皆由安置外夷之国别而封其名也。颜师古汉书地理志注云：

"龟兹国人来降附者，处之于此，故以名云。"

据清钱坫新斠地理志谓龟兹县相当于今日陕西之米脂县，而汉时之骊靬县，钱坫亦云：

"《说文解字》作骊轩，张骞传作犁轩降人置县。"

骊轩即今之甘肃永昌，骊轩亦系译音，《史记·大宛传》作黎轩，《后汉书·西域传》作犁鞬，盖西域之国名也。关于此国名称之解释纷纭，莫衷一是，据日本桑原骘藏博士归纳各家之言，谓骊轩为当时之罗马帝国，或其一部之地名，故此骊轩县可视为安插罗马归化之地方。至月氏道，钱坫亦谓：

"此则以其国（月氏）降人所置也。"

清宜都杨守敬谓此地即今之甘肃镇原县。关于月氏国人之归化，拜率善中郎将。

此外汉时雍州醴泉县北有山名温宿岭；本因汉时得温宿国居此地田牧而名者，今新疆有温宿县。然当西汉时代，对于外夷，大概仅许玉门以外边域为其居留地。然不许移入关内，即汉之功臣，凡还居关外者，非得当时政府许可，亦不能自动入关，故古人有“但愿生入玉门关”之句。其不愿居关外者，盖有二因，一为生活贫苦，不及关内之富裕，二为华夷素互相仇视，及有门阀之家，耻与夷狄为伍。如汉楼船将军杨仆耻为关外民，因功上书朝廷，乞移关内，即其例也。然西夷因中国富庶，私心不无健羡。故多假宗教与商业上的关系，入我中原，与齐民杂住。惟其事在东汉以前，尚受我国政府之限制，不敢公然移殖内地，自东汉末年，黄巾变乱，边民（包括中国移殖边疆及异族杂居边疆之人民）乘当时敉平内乱无暇顾及边围之机，限制外人移住内地之例，无形放弃，迄三国时代，羌胡杂居内地者，遂见寖盛。故邓艾上书有曰：

又陈羌胡与民同处者，宜以渐出之。使居民表崇廉耻之教，塞宄之路。大将军司马景王新辅政，多纳用焉。虽司马昭用艾之言，然亦未有若何有效。且因变乱相仍，羌胡夷狄之民在我国北部，益见众多，其后遂有永嘉之乱。不过在西晋时已有人见于虑此。郭钦于西晋武帝太康元年（西纪二八〇年），江统等于惠帝元康九年（西纪二九九年）均先后上疏陈徙戎之急务。然当初人口夷伤过甚，不及汉盛时十分之一。故武帝时采徙戎之策，于是外族大举侵入，羯胡之势已成燎原，虽郭江之远虑，已无及矣。关于晋武帝时外族归化中国之人数，日本桑原骘藏博士据资治通鉴之记载，有如下表：

咸宁三年（公历二七七年）诸胡二十万口来降（西北杂虏，鲜卑，匈奴等）。

太康五年　二八四年　匈奴二万九千三百人来降。

太康七年　二八六年　匈奴等胡十余万口诣雍州降。

太康八年　二八七年　匈奴万一千五百口来降。

太康十年　二八九年　奚轲（夷种）男女十万口来降。

桑原博士又云：

又检晋书卷三武帝本纪，有“东夷八国归化”（咸宁二年）、“东夷二十九国归化”（太康三年）及“东夷十一国内附”（太康十年）等记事，层见层出，然因口数不明，故不列入前表。太康元年（二八〇年）之总人口约一千六百万，是为晋代之极盛期（原注：晋书卷一四地理志上）。但此总人口中，判明为前武帝时代所归化之异族，约占三十分之一。苟加算由东汉三国等时代即已杂居内地之匈奴、因氐羌，及乌桓等族在内，则西晋时代杂居华北之异族人数，当更大于此数。是以江统所言，“关中之人，百余万口，戎狄居半”云云，绝非夸词也。总之自隋唐以前，其归化中国之异族，以西羌与匈奴族者为最。自隋唐以后，以西域诸国为夥。明乎此，则外族胡医之由此等人口移动而入我国之情形，至为明了矣。

宗教与医学，自古本有极密切之关系，因传教者，率以医学为其工具，故宗教的传播，亦即医学的传播也。自汉明帝永平十年（西纪元六七年）象教东流，缁流适我东土者，虽以宣教为旨，而其初欲博普遍人民之信仰者，必挟以艺术，所谓七日曜五行，医方异术等，皆彼缁流所综习也。盖印度古有“五明”之学，凡为高僧，无不精此“五行”者。盖彼等多分年学习此“五明”也。五明又有内外五明之别，所谓内“五明”者即：

内明　A ahyatmn - vidya

因明　Hetu - vid

声明　Sabda - vid

医方明　Ciktsa - vid

巧工明　Sslpasthana - vid

五种。而隋开皇翻经学士费长房历代三宝纪五明论合下注云：

一声论，二医方论，三工巧论，四咒术论，五符印论（论字莲社高贤传皆作明）。周二年出。

五种为“外五明”。又三宝纪于五明论合下长房并云：

右一卷明帝世，波头摩国三藏律师攘那跋陀罗、周言智贤，共阇那耶舍于长安旧城婆迦寺译。耶舍崛多，阇那崛多等传语，沙门智仙笔授。

释智升开元释教录卷七亦录此书，其按语较费氏为详。兹亦录之如下：

沙门攘那跋陀罗，周云智贤，波头摩国人。虽善达三藏，而偏精律部，以明帝二年（西纪五五八年）戊寅于长安旧城婆伽寺共阇那耶舍译五明论一部。耶舍崛多等传译，沙门智仙笔授。

攘那跋陀罗 Jnanahhadra 是印度人。阇那耶舍 Jnanayasas 摩伽陀 Magadha 国人，耶舍崛多 Yasogupta 亦印度人，阇那崛多 Jnauaguptatrv 犍陀罗 Gandhara 国人也，皆为宇文周时译经之高僧。智贤事略又见于唐释道宣续高僧传卷一菩提流支传中，亦言共耶舍崛多译五明论事。此书至唐智升撰教录时已阙。“医方明”之内容，据唐三藏法师义净南海寄归内法传有如下述：

然西方五明论中，其医明曰：一论所诸疮，二论针刺首疾，三论身患，四论鬼瘴，五论恶揭陀药，六论童子病，七论长年方，八论足身力。言疮事兼内外，首疾但有目。头齐咽已下，是名为身患。鬼瘴论邪魅，恶揭陀遍治诸毒。童子始从胎内，至十六。长年则延身久存，足力乃身体强健。斯之八术，先为八部。近日有人，略为一夹。五天之地，咸悉道修。

上义净所言八医，是属于印度寿命 A yur 吠陀之八分科 Ashtanga。日本武田丰四郎谓寿命吠陀可为与医疗有特别关系之阿闼婆吠陀之补充。盖阿闼婆吠陀 Atharva - vede 为印度最古之医典也。寿命吠陀以属于续吠陀 Seccondary Veda 之一，兹据武田丰四郎引寿命论所说八分科而概括之，叙述如下：

第一拔除医方 Shalya：为拔除人体他伤而起痛苦之物，如掷枪、掷箭、枪、箭、矛、荆棘、木片、针等；故可目为外科学之一部，其医法又可称为拔除论 Shalya - Shastra。后来印度大医 Vagbhata 医书八分医方磊集 Ashtango - hridaya - sankita 中，亦有除去异物法。Shal - yahana - vidhi。

第二利器医方 Shalaka：为使用利器 Shalaka 疗治眼耳等病之一种外科医学。又名利器论 Ahalakya - Shastra。

第三身病医方 Kaya - chikitsa：为封全身疾病之治术。

第四鬼病明或鬼病医方 Bhuta - vidya，为驱除因鬼凭 Bhutopasaga 而生诸心病之医方。

第五看童法 Kumar - bhritay，为对胎儿、幼童、产妇等之看护学。

第六恶它药科论 Agad - tantra：为关于药剂学，尤其解毒药剂学。印度称攻学为恶揭陀吠陀 Agada - veda。

第七长命药科论 Rasayana - tantra：为关于 Radayana 药之学科。Rasayana 药是不老不死的灵药之意。

第八强精药科论 Vajekarana - tantra：为关于强精催春药 Aphrodisacs 之学科。

如上所云，“医方明”之内容大概已可明白。其介绍医方明于我国者，并非六世纪中宇文周时代之智贤，而实始于二世纪中之安世高 Partham - asiris。世高名清，为安息 Parthie 国王满屈二世 Pakor 之太子。据梁沙门慧皎高僧传卷一本传所言，知世高为对“五明”造诣甚深之僧人。本传云：

“安清字世高，安息国王正后之太子也。幼以孝行见称。加又志业聪敏，克意好学，外国典籍，及七曜五行医方异术，乃至鸟兽之声，无不综达。”

按释道安经录谓“安世高以汉桓帝建和二年（西纪一四八年），至灵帝建宁中（一七一年）二十余年译出经三十余部”。今据梁僧佑出三藏记所举安氏译出经典，约三十五部，商僧传称三十九部，历代三宝记增至百七十六部，已多伪托矣。三藏记所载经典，虽无印度“医方明”书之名可考，高僧传亦未言其代中国人治病之说，然度当时或有医方明书，介绍中国人者，不能以其文献无征遂决言无其事。盖吾人以宗教上传布之情形而言，安世高实有为中国人民治病之事。旷观古代各国医药事业，半多操于僧侣之手，已足证明语之推论有可能性矣。自晋以来，胡僧知医者甚多。此犹可于高僧传中见之。若耆域，且曾为吾国人治病。

自魏晋以还，胡僧来中国者日多，伽蓝遍于南北，而洛阳为其中心。东晋初，胡僧与寺院之数，据王治心中国宗教思想史大纲所言，“统计胡僧来中国的有三千余众，译着经典多至四百部，建立寺院有三万余所”。

按王先生谓“胡僧来中国的有三千余众”，如不仅指西晋，则实际上恐不只此。盖自南北朝以来仅洛阳永明寺已有此数，后魏杨炫之洛阳《伽蓝记》云：

“永明寺，宣武皇帝所立也。……进佛法经像，盛于洛阳，异国沙门，咸来辐辏；负锡持经，适兹洛土。宣武故立此寺俾以憩之；房庑连亘一千余间，庭列修竹，檐佛高牕，奇花异草，骈阁阶砌。百国沙门三千余人，西域远者，乃至大秦；尽天地之西陲。亦足见其盛矣。”

又曰：

“寺西有宜牛里，里内有陈留王景皓，侍中安定公胡元吉，性虚豁，少有大并，爱人好士，待物无遗，尤善玄言，遂舍半宅，安置僧徒……大德超、光、蜓、药四法师，三藏胡沙门菩提流支等咸预其席，诸方技术之士，莫不归赴。”

《伽蓝记》尚时记载外国胡僧来中国者之事。要之，胡僧在五世纪已盛，自隋唐以来，各种外来宗教入我者，有景教、袄教、摩尼教、回教等，元明以来，又有也里可温教，一赐乐业教。此等宗教，皆从西方传入，亦多有挟其本国医学以临吾土；故隋唐以后之中国医学，又不仅受印度影响矣。

当南北朝以迄初唐之胡僧，不仅为人治病，且时有将西域印度之医书传译中国者，下列诸胡方书，即可为证：

摩诃胡□□出胡国方十卷，摩诃沙门撰

龙树菩萨方四卷

西域诸仙所说药方二十三卷，目一卷，本二十五卷

香山仙人药方十卷

西域波罗仙人方三卷

西域名医所集要方四卷本十二卷

婆罗门药方五卷

耆婆所述仙人命论方二卷，目一卷，本三卷

干陀利治鬼方十卷

新录干利治鬼方四卷，本五卷，阙

龙树菩萨和香法二卷

龙树菩萨养性方一卷

上除摩诃出胡国方十卷为梁七录已著录外，余皆出《隋志》。此等胡方，现皆亡佚，无从考见其内容，自亦然不能说其全由西域印度诸处传译，或有中国人伪托者。但亦可以考见其一二者，如《干陀利治鬼方》及《新录干陀利治鬼方》二书，均可视为“医方明”中之鬼病明或鬼病医方之类。耆婆所述仙人命论方及龙树菩萨养性方，则可视为“医方明”中之长命药科论之类。其“龙树菩萨和香法”一书，已见历代“三宝记”，作龙树菩萨和香方一卷并注云：

“凡十五法。梁武帝世，中天竺国三藏法师勒那摩提，或云婆提，魏言宝意。”

按勒那摩提 Batnamati 据读高僧传本言，以后魏正始五年（五〇八年，梁天监七年）初届洛邑，则和香法一书，系宝意于天监七年后所传译者。此种外国医方，至隋唐之

交，尚有由僧徒传入。如《千金翼方》之昌蒲方后云：

“天竺摩揭陀国王舍城邑陀寺三藏法师跋摩米帝，以大业八年（六一二年）与突厥使主至，武德六年（六二三年）为洛州大德护法净土寺主矩师笔译出。”

自东晋以前，其系胡人以医名家者，今因无文献可征，不能着录。惟自西晋末年其有胡人——或先世系胡人而留居中国，或准胡人而谙习医学，并有著作书名流传世而可考者，似以于法开为第一人。但梁高僧传云“于法开不知何许人。事兰公为弟子”。兰公者，即于法兰也。法兰高阳人，余初疑法开为于阗国人，后见《叶石林避暑录话》注云：

“晋宋间佛学初行，其徒犹未有‘僧’称，通曰‘道人’。其性皆从所受学，如支遁本姓关，学支谦为支；帛道猷本姓冯，学帛斯梨密为帛是也。至道安始方佛氏迦，今为弟子，仡皆姓释。”

则法开因受学于法兰，故姓于也，然吾人亦不能以此遂断定非外国人。盖外国人受学中国者，当然亦从中国姓。高僧传既未着郡望，然与印度医学不无关系者，吾人可视为准胡人。法开与医有关之事略如下：

“又祖述耆婆，妙通医法。尝乞食投主人家，值妇人在草危急，众治不验，举家遑扰。开曰，‘此易治耳’。说人正宰羊欲为淫祀，开令先取少肉为羹，进竟；因气针之，须臾关膜里儿而出。晋升平五年（西纪三六一），孝宗有疾，开视脉知不起，不肯复人；唐献后令曰，‘帝小不佳，昨呼于公视脉，但到门不前，种种辞惮，宜收付廷尉’，俄而帝崩获免。……或问法师，‘高明刚简，何以医术经怀’？答曰，‘明六度以除四魔之病，调九候以疗风寒之疾；自利利人，不亦可乎’！年六十卒于山寺。”

此则法开实承自印度婆罗门之医术也。然高逸沙门传言其与支遁有竞，遁居山阴，始学医术：

“法开初以义学著名，与支遁有况，故遁居剡县（山阴），更学医术。”

然法开还剡，高僧传既言孝宗崩后，复谓法开移白山灵鹫寺每与支道林争（时道林亦在山阴），则绝非居剡后始学医术也。绍兴府志亦据高逸沙门传之说，而以晋书之说置于其后，亦误。法开又曾为郗愔治腹疾。又按《隋书经籍志》有于法开议论备豫方一卷，亡。然《外台》卷二十四痈疽方中有集验转引“于氏法”（凡两见）。此“于氏法”中云云，疑即于法开议论备豫方中之说也。《集验方》、《隋志》有二：一为姚僧坦，一为亡名氏者，要皆在隋以前人医书，而隋前医家，除于法开外，无于姓为医名家流传今日者。故余以是疑“于氏法”或即文化备豫方中说耳。法中所引“十五处不可伤”之说，亦合“议论血预”之旨。又附骨疽之名，似亦也于氏。

在《隋书经籍志》中尚有康普思，支法存，胡道洽诸有之名，康普思可视为康国人，年代已不可考。《隋志》有“康普思脉经”十卷，亡。支法存可视为月氏人。北齐颜之推《还冤记》云：

“魏，支法存者，本是胡人，生长广州。妙善医术，遂成巨富；人八支毾㲪，作百种珙像，光彩耀目，又有沉香八尺床，居常芬馥。王谈为广州刺史，大儿劭之，屡求二物，法存不与，王谈因存豪纵，杀之，而籍商家产焉。死后形见于府，辄打阁下鼓，似若称冤魂，如此经旬月，王谈得病，恒见法存守之，少遂亡，劭之至杨都遂死。”

按此条宋刘敬叔《异苑》卷六记之，李昉等《太平广记》卷一百十九亦记之。广记引《还冤记》而不引《说苑》，则《说苑》所记此条，非刘敬叔之本方，当系后人掺入也。文与广记《异苑》互异。惟最重要者，为广记与《异苑》第一名无魏字，今据明陈继儒宝颜堂秘籍本清王汉魏丛书本之《还冤记》及王重民在法国巴黎所搜集之巴黎敦煌残卷《还冤记》残录入。广东通成职官表谓王谈太原人，太元九年（西纪三八四年），为广州刺史。太元十一年（三八六年）始为后魏道武帝拓跋圭登国元年，依此推算，则王谈在官三年，始杀支法存，故《还冤记》称其魏人。

《隋书经籍志》注引梁七录有支法存申苏方五卷，亡。然《千金要方》、《外台秘要》、《证类本草》等书，尚时引见支太医或支大医方，御览引《千金》序曰：

“沙门支法存，岭表人，性敦方药，自永嘉南度，士大夫不袭水土，多患脚弱，惟法存能拯济之。”

孙思邈谓法存为岭表人者，以处在岭表，非谓其原籍是岭表人也。但其书至梁已佚，考之千金序，则支法存之申苏方，实多被释僧深选入药方中，梁七录（隋志注引）有释僧深药方三十卷，亡。千金序曰：

“僧深，宋齐间道人，善疗脚弱气之疾，撰录法存等医方三十余卷，经用多效，时人号曰深师方焉。”

今本《千金方》亦云：

“深师述支法存所用，永平山，敷施连、范祖耀、黄素等，诸脚药方凡八千条，皆是精要。”

皆可证也。今《千金方》，《外台秘要》，及日本康赖《医心方》尚时引深师方。法存既善治脚气知申苏方或是脚气一类之方书也，据《千金方》所方，谓法存多用温和之药；则其学说亦略可考见矣！

与支法存年代相仿之深师，揣其名号，当亦是胡僧。据《外台》卷十二深师乌头丸方下，自云“元嘉中用疗数人皆效”。《千金方》序亦言是宋齐间人，《千金方》并录深师治宋湘东王脚气病二案：

“道人深师增损肾沥汤。……湘东王至江州，王在岭南病患如此，极困笃，余作此汤令服，即得力。”

又曰：

“紫苏子汤。……昔宋湘东五在南州，患脚气困笃的服此汤大得力方。”

按湘东王即刘彧，文帝骏第十一子也，杀孝武而自承皇统，号明帝。湘东王之号乃元嘉二十九年（西四五二年）所改封也，据宋书本纪，明帝生于元嘉十六年（西四三九年）十月，崩于泰豫元年（西纪四七二年），年三十四岁。则封彧为湘东王时年仅十四，受封十三年即篡承皇统。是深师为湘东王治病，当在孝武帝时矣。

吾人从常识上判断深师与支法存之医学，则法存不及深师之博洽。大概法存医学，精于脚气，而深师于各科均有深造也。因彼并不祖述法存一人，如永平山、敷施连、范祖耀、黄素等人，并又精于挽治寒食散而祖我释道洪，故知其精洽过于法存也。

胡道洽，观其性氏，即可知为胡人，《异苑》亦记其事：

“胡道洽，自云广陵人。好音乐医术之事。体有臊气，恒以名香自防，唯忌猛犬，自审死日，戒弟子曰，‘气绝便殡，勿令狗见我尸也！’死于山阳，敛毕，觉棺空，即开看，不见尸体，时人咸谓狐也。”

谓道洽为狐，盖由其性之推测，实乃胡人留居扬州而已。隋唐诸志，及《千金》、《外台》诸书均作胡洽，此乃避齐太祖萧道成讳，故删去字，犹“薛道渊但言薛渊”之例。《隋志》有《胡洽百病方》二卷，旧唐志作胡居士方三卷，新唐志作胡居士治百病要方三卷，皆题胡洽撰。日本现存书目作胡洽方三卷，惟《宋史艺文志》胡道洽方一卷，从其朔也。

胡道洽之名，既见刘宋刘敬叔《异苑》，则亦宋时人也。据明胡辰亨补刘敬叔传，谓敬叔卒于太始中（西纪四六五～四七一年），则道洽实亦与法存溶现同时人。今《千金方》、《外台秘要》、《医心方》等书，颇多引见之。其书卷帙本经，估计所佚亦无几也。

以上均为隋以前之胡医，而有方书可考者，观其侨留我国之行止，除道洽在扬州外，大概多留居今广州。盖当时脚气病在岭南一带，甚为流行，而此病在热带中之印度更甚。支法存等之善理此病，实亦带有祖国医学也，不过大半已华化矣。但在南北朝之群胡割据时代，胡医均各栖止伪国首都为多，及商汪区域，广陵与岭表皆当年商汪区也，故胡医亦多托足于此。

自隋唐以来，西方各种宗教及商业之涌时吾国者，远超前叶。而当时商业区中之广州、洪州、扬州、泉州等处尤多见若辈之踪迹，元开大和上东征传亦云：有婆罗门波斯昆仑等船，不知其数，并载香药珍宝，积载如山。其舶深六七丈，师子国、大石国、白蛮赤蛮等往来居住，种类极多。

又阿尔色拉菲 AZHAI – Sirafi 氏亦云：

“公历八八四年（唐末僖宗中和四年），有十二万之回教徒，犹太教徒，基督教徒，及波斯教徒，俱在广州贸易；以遭黄巢之乱，被屠杀。”

黄巢屠戕如许外国教徒，洵属骇人，但中国史乘未有记载，惟黄巢攻陷广州事则有之。旧唐书卷十九下僖宗本纪有云：

“干符六年……黄巢陷广州，掠岭南郡邑。”

又新唐书卷九僖宗本纪云：

“干符六年（西纪八七九）五月。……黄巢陷广州，执岭南东道节度使李迢。”

平巢事迹考亦曰：

“（乾符）九月，巢上表求广州节度使……（黄巢）大怒，攻广州，陷之，杀节度使李迢。”

旧新唐书皆云干符六年五月黄巢陷广州。旧唐书卢携传则云黄巢陷广州事，在干符五年，惟《资治通鉴》与平巢事迹考年月皆一致，但绝非中和四年。考中和四年六月，黄巢被李克用战败死，何来陷广州事？应为阿氏之误。

当时胡人至我国首都长安之途径，多由广州取道梅岭而入江西以集洪州（南昌），故洪州亦为胡人托足之地。在《太平广记》中约有数处记留居洪州商胡之事，如卷三百七十四胡氏子条商胡取珠事，卷四百二李灌条李灌次洪放建昌县葬波斯胡事卷四百三紫羖羯事。卷四百四岭氏至豫章遇波斯胡旧宝事皆可证也。当时胡商至洪州复发足北来，或沿扬子江，或越仙霞岭而循钱江以入江苏，止于今之扬州，故扬州之商胡甚多。

扬州在唐代亦殊繁盛，回教徒之驻足其地者亦多。唐末田神功之掠夺扬州，回回人之死于其役者甚夥。据《旧唐书》云：

“会刘展作乱，引平卢副大使田神兵计贼。神功至扬州，大掠居人资产，鞭笞发掘咯尽，商胡大食、波斯等商旅死者数千人。”

又田神功传亦云：“神功兵至扬州，大掠居人，发冢墓，大食、波斯贾胡死者数千人。”

当时在扬州商胡，有买宝治病事，如《广异记》云：

“胡云，此是‘销鱼之精’，亦能销人腹中块，病人有患者，以一片如指端。绳击之置病所，其块即销。我本国太子少患此病，父求愈病者，赏之千金，君若见买，当获大利，令竟买半与之。”

此买“销鱼之精”商胡，似亦谙习医学者，是亦商胡与医学上有关之证也。至西方由海道直至泉州者，在某一时期，竟占我国第一位之贸易港地位。且泉州为中国最初回教宣传地，明何乔远闽书云：

“吗喊叭德 Muhammed（即穆罕默德）圣人门徒有大贤四人唐武德中（西历六一八~六二六年）来朝。遂传教中国：一贤传广州，二贤传教扬州，三四贤传教泉州，卒葬此山（即在泉州东南郊外之灵山），然则二人唐时人也。”

然原鹭藏博士从《唐会要》、《文苑英华》等书考证，谓回人在闽经商者，约在“北宋以前，或唐中世纪以后”。盖在九十世纪之交也。不过回教之来中国，据陈授庵先生之说，确在唐永徽二年（西历六五一年）。上述贸易港，固多为此辈托足地，但自唐以来，长安究为当时国都所在，胡人之在长安者，除广州等地外，自亦较其它地方为多。《资治通鉴》有云：

“天宝以来，胡客留长安者四千人。”

唐末迄五代宋元以来，尤胡骑纵横中夏之日，西方之教徒贾胡，来者益多，更不能以楮墨尽记矣。

当时之胡医，单为职业而来我国者固不乏人，然大抵为僧徒而医者。惜此类文献颇难遇见。在隋初，我国政府，因崇奉高僧，特赴印度迎请医生为其侍医，如唐释道宣续高倍传有云：

“释道判，姓郭氏，曹州承氏人也……结草为庵，集众讲说。开皇七年（西历五八七）敕遣度支侍郎李世师，将天竺医工，就造精舍，常拟供奉。”

以供奉高僧而特派遣大臣跋涉万里赴迎请胡医，知当时中国人对于印度必发生甚深信仰。

自唐李氏太宗暮年，亦踵秦皇汉武求药长生，因而时有印度婆罗门僧来我中土甚多。当时情形，大有秦皇之与徐市，汉武之与李少君。太宗贞观二十二年（西历六四八年）使方士那罗迩异石，不可称数，后竟不就，高宗饵胡僧卢伽阿逸多之药皆死。其后唐诸帝犹不觉悟，俱为丹药所误。赵翼曰：“统计唐代服丹药者六君，穆（宗）敬（宗）昏愚，其被惑固无足怪；太（宗）宪（宗）宣（宗）武（宗）皆英主，何为甘以身殉之？实由贪生之心太甚，而转以速其死耳。”实慨乎言之矣。那罗迩婆娑、卢伽阿多，皆印度之婆罗门僧医也。那罗迩婆娑新唐书西域传作那罗迩婆娑寐，

《太平御览》作那罗迩婆娑寐，据《酉阳杂俎》言原为王玄策在中印度时与天竺王阿罗那顺是时俘归者，自言寿二百岁，后死于长安。

卢伽阿逸多，大唐求法高僧传作卢伽溢多，任怀化大将军，遗于四方寻求长生不老之药，于是玄照乃往西天竺之罗荼（Lata）。开元释教录言卢伽逸多，系高宗时代婆罗门之弟子，或谓卢伽逸多似系梵名 Lokaitya 之音译。原来所谓“长生术”，本续吠陀中之寿命吠陀。古代帝王因“后宫佳丽三千人”（实数绝不只此），不免色荒，此章太炎先生曾说，历代皇帝，皆因女色而夭寿，良非戏言。那罗迩婆娑，卢伽逸多所造之长年药，当亦不外前述医方明——八分科中之第七长命药科论，强精药科论的二种而已。桑原骘藏博士所云：

“自古印度已有长生术，为龙榭菩萨 Nag juua 则以长生术而闻名，《玄奘大唐西域记》卷十怀萨罗 Abbas 国条及义净南海寄归内法传卷一朝嚼齿木条等，均有叙述。《隋书》所言之《龙树菩萨养性方》一卷，或即关于长生术之着录亦未可知。果尔，则唐太宗及高宗时仕长安宫廷之印度二方士，与 Abbas 王家 Hayun Rashid 时代为 Baghdad 宫廷侍医之二印度医生，同时为当时之印度医术同名于世界之佐证也，似尚未足了解当时此二印度医生用药意义之全面也。更以下说证之，益可征信矣。”

南唐王颜（绍颜）《续传信方》云：

“主五劳七伤，明目益筋力，宣而复补，本西域道人所传。开元元年（七一三年）婆罗门僧进此药，明皇服之有效。当时禁方不得传，天宝之乱，方书流散上都，不空三藏始得此方，传与李勉司徒，路嗣恭尚书，齐杭给事，张建封仆射，服之皆得力；路公久服金石无效，其得此药，其益百倍。齐给事守缙云曰，少气力风疹，继作服之，遂愈。”

仙茅梵名为阿轮干陀（见海药），旧日方书确视为强药。此方与不空三藏有关，不空梵名阿月佉跋折罗Amoghavajra，本北印度婆罗门族，幼随叔父来我中土，事略详宋高僧传卷一，信赵迳撰广智不空三藏行状。

此外高宗时北度那提（梵名布如鸟伐邪Punyopaya）自从自国挟大小乘经律论五百余夹，合一千五百余部，在华从事传译。然适当玄奘法师“声华腾蔚，无有克彰”之时，终被所挤；高宗乃于显庆元年（六五六年）敕往昆仑诸国（指南海诸国），采取异药。留七年返还旧寺。旋因南海真腊“奉敬无已”乃诳以“国有好药”语，故高宗复敕其前往采取。印度行人谓“那提三藏乃龙树门人也”。则那提实亦熟悉医方明之僧医也。

又宋苏颂等《图经本草》有云：

“补骨脂生南海诸州及波斯国，今岭外山坂间多有之，或不及蕃舶者佳。……或云胡韭子也。胡人呼婆固脂，故别名破故纸。今人多以胡桃合服。”此法出于郑相国自叙，云：“予为岭南节度使，年七十有五，越地卑湿，伤于内外，众疾俱作；阳气衰绝，服乳石补益之药，百端不应；元和七年（八一二年）有诃陵国舶主李摩诃知余疾状，遂传此方并药。初，疑而未服，摩诃稽首固请，遂服之，经七八日而觉验。自尔常服，其功神验，十年（八一五年）二月罢郡归京。”录方传之。

诃陵国即今之爪哇Java，所谓舶主李摩诃巩非真为爪哇土著，疑为波斯人（波斯人多性李）之知医者，其方意亦波斯医方也，但亦颇可视为印度之长命与强精药之类。盖阿剌伯医学，从前亦世界医家所注目，其挟此技而临我土者亦多。国史补载白岑因患发背垂毙，遇胡僧治愈事。有云：

“俄而华（岑字西华）疽发背，脓血被身，筋骨俱见，告（张）元伯曰，‘吾将死矣，扶至于水傍俟天命而已。’元伯无可奈何，因从其言，露卧数宿，忽有一胡僧振锡而至，视其疮曰，‘膜尚完，可治也’。乃出合中药涂于软帛上，贴四五日生肌，八九日乃平。馔饮如故。……”

此为印度胡僧人亦深谙医方明者。文后虽有“乃去数步之间，不复见”之语，盖记者故神其说。此为今本国史补劈即作“白岑尝遇‘异人’传发背方”之异人也。至印度眼科，本甚发达，与于法开时代相仿之单道开，晋书信高僧传本传，皆言其敦煌人，高僧传言其姓孟，善疗目疾。晋书曰：

“单道开，敦煌人也。……日服镇守药数丸，大如梧子。药人松、蜜、姜、桂、茯苓之气，时复饮茶黄一二升而已。自云能疗目疾，就疗者颇验，视其行动，状若有神。”

高僧传并言其曾治愈石韬眼疾：

“开能救眼疾。时秦公石韬，就开治目，着药小痛，韬甚惮之，而终得其效。”

道开虽俗姓孟，然五胡南北朝时代，敦煌为华夷杂处之地，多人改鲜卑族为汉姓，或改汉为夷者。此虽为后魏与西魏之事，然当五胡之际，氏族早亦紊乱矣，余于是疑道开或亦西域人也。再，印度眼科，如《外台》卷二十一有陇上道人天竺经论眼序一首，至隋唐间，已有全部书传入，王焘言陇上道人俗姓谢，住齐州，于西国胡僧虞授。其他尚有在中国内地，专以眼科为业之胡医，代中国人治。诗人刘禹锡有赠医科婆罗门僧诗云：

三秋伤望眼，
终日哭途穷。
两目今先暗，
中年似老翁。
看朱渐成碧，
羞日不禁风。
师有金篦术，
如保为发蒙。

则此婆罗门僧眼科医，曾为诗人刘禹锡治过眼疾者。印度古有龙树菩萨善治眼疾事，佛经中时见之。《崇文总目》有《龙树眼论》一卷。赵希并读书后志作三卷，并云：

“右佛经龙树大士者，能治眼疾，或似其说，集治七十二种目病之方。”

日本丹波元胤《医籍考》云：

“按朝鲜《医方类聚》所辑，龙树菩萨眼论，即是书也。弟坚录出以为一卷，跋曰，‘世传龙树王菩萨眼疾，故往往假托以神其书；史志著录，亦颇为繁；今如是书，文辞古雅，与《外台秘要》谢道人论相出入。而证治之法，针镰之术，其精微非彼所及。又有波斯之法，与汉土用药不同’等语，或是隋唐间人传录夷法者矣。白香山病眼诗云，‘案上谩铺龙树论，盒中空捻决明丸’，盖指是书也。……唯菩萨疗眼，未详所出。或曰玄奘西域记，称龙猛善闲医药，隋志亦有龙树菩萨方四卷。而菩萨所撰大智度论，辨五种眼，疑后人凑合为言者。余素暗内典，未敢决也。”

凡此皆为有印度眼科医在中国执业之证。元坚所称“又有波斯法，与汉土用药不同”，则在唐代波斯眼科医生亦有来我中国执业者，此等医生，应视为景教或回教徒。杜环《经行记》有云：

“大秦（人）善医眼及痢，或本病先见，或开脑出虫。”

大秦即今东罗马，但古人对外国地限不明。当时所谓波斯眼科医者，或包括大秦人亦在内，惟杜环《经行记》，系当时与高仙芝征大食时所亲见，当无错误。有谓开脑出虫，即西亚古时之穿颅术 Trepanation，对于某种眼疾及头痛，皆有穿颅术之治疗。桑原骘藏并谓“所谓出虫者，不外中国人惯用之夸张的形容词耳”，然宋范质玉堂间话，记唐高骈镇维扬时，一术士治大风开脑取虫事，似又非完全“夸张的形容词”也。闲话云：

“……时高骈镇维扬之岁，有术士之家，延火烧数千户，主者录之，即付于法；临刃谓监刑者曰：‘某之愆尤，一死何足以塞责！然某有薄技，可以传授一人。俾其救济后人，死无所恨矣。’时骈延待方术之士，恒如饥渴，监刑者即缓之，驰白开骈，骈召入亲问之，曰：‘某无他术，唯善医大风’。骈曰，‘可以核之’，对曰，‘但于福田院选取一最剧者，可以试之’。遂如言。乃置患者于隙室中，食以乳香酒数升，则懵然无知，以利刀开其脑缝，排出虫可盈掬，长仅二寸。然以膏药封其疮，别与药服之，而更节其饮食动息之候，旬余疮尽愈。所云方士，或即婆罗门僧一数人物。唐于婆罗门僧时为中国人疗大风之事。如《近效方》记婆罗门僧疗大风疾之方皆或证明婆罗门僧善疗大风事。穿颅术印度行之较阿剌伯为早，《经行记》所识，或者阿剌伯人因受印度医学之结果。然文化上个别发展而相同之事甚多，故不敢有绝对之断定也。桑原骘藏因见《经行记》，大秦人善治眼之说，而连想唐时秦鸣鹤针高宗风眩目不能视病。疑秦鸣鹤为大秦人。”按《谭宾录》云：

“唐高宗若风眩，头目不能视，召传医秦鸣鹤诊之，秦曰，‘风毒主攻，若刺头出少血，愈矣。’天后自帘中怒曰，‘此可斩也，天子头上，岂是出血处耶?’鸣鹤叩头请命。上曰，‘医人议病，理不加罪，且吾头重闷，殆不能忍，出血未必不佳，朕意决矣，命刺之!’鸣鹤刺百会及脑户出血。上曰，‘吾眼明矣!’后自帘中朸以谢之，曰，‘此天赐我师也。’躬负缯宝以遣之。”

所谓穿颅术，或即刺头出血之针术。秦之医术固似《经行记》所言，而秦姓又似三国时之大秦人秦论之姓。桑原氏之此种推测与假设，固不能谓其全无理由，然秦姓未必皆为大秦人，在未获得确证之前，宁过而存之可也。

我国唐时在扬州讲戒律之鉴真，据其大和上东征传之自述，在未东渡日本前，天宝七年（七四八年）二岭南韶州（今曲江县）尝罹眼疾，受治于其地之胡医。有云：

“时和上频话炎热，眼光暗昧，爰有胡人，言能治目，遂加疗治。”

桑原骘藏亦不能断定治鉴真眼疾之胡人，究为西域医抑或印度医。按鉴真本“通医学，尤精本草，当时日本人多不知药物之真伪，乃敕令辨正，鉴真辨之以鼻，无一错误。后光明皇太后不豫之际，曾进药石，颇有效验云。藤原佐世之日本国现在书目录，亦载有鉴上人秘方。故由日本医学，本草学之发达上言之，鉴真亦为不可忽视之人”。按《李肇国史补》卷上亦言鉴真是扬州僧，天宝末往倭国，号过海和尚，惜余此时未能考知鉴真是中国僧人抑印度僧人，若为印度僧人，则鉴真本身亦一知医胡僧也。

与佛教有关系之景教，在唐时亦有教徒知医。前述社玶经行经之大秦人医治眼疾与痢，王治心先生将其归入景教项下。但大秦并非全为景教者，故此种归纳，殊欠真确性。惟谓崇一为景教徒之解释，颇可信从。崇一尝治唐玄宗弟让皇帝宪病。《旧唐书》曰：

“开元二十八年（七四〇年）冬，宪寝疾，上令中使送医及珍膳，相望于路；僧崇一疗宪稍廖，上大悦，特赐绯袍鱼袋以尝异崇一。”

王先生对崇一名安之解释如下：

“崇一这个名安，是含着‘崇奉一神’的意思，可知不是佛僧而是景僧；而且上所赐的绯袍鱼袋，又不是佛僧穿带的东西。”

其言甚当，故可信从。但宪皇帝让患者何病，崇一用何药医治而获“稍瘳”之成绩，则无可考。按隋唐之前，波斯与大秦确有药方传至我国。《千金翼方》有服牛乳补虚破气方，仅用牛乳、毕茇两味，而孙思邈于此方下有云：

“张澹云，波斯及大秦甚重此法，谓之悖散汤。”

按此张澹疑即治唐太宗气痢之金吾张宝藏，因张宝藏治太宗气痢正用此方。

可知事实上在景教僧徒中亦绝非崇一一人知医也。

唐大食回教徒，亦知本国药事，曾为高仙芝解释诃梨勒功效。《广异记》云：

“高仙芝（在）大食得诃黎勒，长五寸。初置抹肚中，便觉腹中痛，因大利十余行。初，为诃黎为祟，待欲弃之，后问大食长老，云：‘此物人带，一切病消；利者出恶物耳’。仙芝甚保（之），天宝木（末）被诛，遂失所在。”

唐代不仅教徒、商人、舶主知医，即胡女亦知医。唐高宗时，曾因胡人言，欲往师子国（今锡兰岛）求灵药及善医之妪，卒以杨范臣谏而止：

“又欲往师子国求灵药及善药及善医之妪，置之宫掖。上命监察御史杨范臣与胡人偕往求之，范臣从容奏曰：……‘胡药之性，中国多不能知，况于胡妪，岂宜置之宫掖？’……遽自引咎，慰论而罢之。”

前定录亦述胡妪治病事云：

“永泰中（七六五），沙门道昭，自云兰州人，俗姓康氏……往往言人将来之事，初若隐晦，后皆人验。尝有二客来，一曰姚邈，举明经。……谓姚曰：‘……有疾勿令胡人疗之。’……求为循州，因得疾，服妪黄氏之药而终。后访胡氏本末，乃洞主所放出婢，是胡女也。”

其事虽不必有如是之神，然姚邈病曾服胡女药则无可疑也，是胡女亦有在中国为人治病之事。

唐五代以迄宋元，胡医入我中国者尤多，此因各种宗教商业与交通上，均较以前为进步。且中经数度为外族势力所侵入，其用人行政，多借重外人，此种情况，在元代最为鲜明。

五代时波斯人知医者，首推李珣。珣为王蜀时李舜弦之兄，五代何光远《鉴诫录》中曾记其国籍并尹鹗因李氏为波斯人而嘲之以诗云：

宾贡李珣，字德润，本蜀中土生波斯也。少小苦心，屡称宾贡，所吟诗句，往往动人。尹校书鹗者，锦城烟月之士一，与李生为善友，遽因戏遇嘲之，李生文章，扫地而尽。诗曰：

异域从来不乱常，
李波斯强学文章；
假饶折得东堂桂，
胡臭熏来也不香。

又黄休复茅亭客话亦言珣之兄弟事略曰：

"李四郎名玹字廷仪，其先波斯国人。随僖宗蜀，授率府；兄珣，有诗名，预宾贡焉。玹举止温雅，颇有节行，以鬻香药为业。善弈棋，好养，以金丹延驻为务。暮年以炉鼎之费，家无余财，唯道书药囊而已。"

他如历代诗余人名姓氏录，及吴任臣十国春秋并记珣事。珣在文学方面有琼琮集一卷，在医学方面有《海药本草》六卷，其书南宋后已佚。李时珍谓珣为唐肃代宗时人，实误，是李珣实华化之波斯医也。

约当北宋真宗时，回鹘（回回）有进名医于金辽之朝廷事：

"统和十九年（西历一〇〇一年真宗咸平四年），回鹘进梵僧名医。"

此"名医"当是"波斯医"也，是胡医亦有作土物进贡而入我国之事。此外《崇文总目》有安文恢万全方三卷今佚，此安文恢，或亦为唐宋时之安息国人。自蒙古人入主中国，社会上分为三大阶级，即蒙古、色目、汉人之谓也。所谓色目系泛指西域人而言，其时蒙古人压迫汉人最甚，汉人地位最低，反不如西域人。故医药卫生事业，亦多为阿刺伯人所掌。如元史百官志云：

“广惠司……掌修制御用回回药物及和剂，以疗诸宿卫士及在孤寒者。至元七年，始置提举二员。……大部上都回回药物院二，掌回回药事。”

此等广惠司之职务，实等于今日之中央医院。在广惠司中任医务者，有回回教徒，有基督教徒。元杨瑀山居新话云：

“元统（二年）甲戌（西纪一三三四年）三月二十九日，瑀在内署退食余暇，广惠司乡聂只儿（原注：也里可温人）言：去岁在上都，有刚哈剌咱庆王，今上皇妹之驸马也。忽得一证偶坠马，扶起，则两眼黑睛俱无，而舌出至胸，诸医束手，惟司卿曰‘我识此证’，因以剪刀剪之，剪下之舌尚存，亦异证也。广惠司者，回回人隶焉。”

又元陶宗仪《辍耕录》亦载此事曰：

“长公主之驸马，因坠马得一奇疾，诸医罔知所措，广惠卿聂只耳，也里可温人，尝试此病，涂以药而愈。时元统（一年）癸酉（一三三三年）也。”

所谓也里可温者，即今之基督教徒也。则此等教徒，必已杂有希腊罗马诸国人，隋医传教而入中国矣。按元史世祖纪云：

“至元十年（一二七三年，宋度宗咸淳九年），改回回嗳薛所立京师医药院，名广惠司。”

又按元史云：

“爱薛西域弗林人。通西域诸部语，工星历医药。”

陈援庵先生据萧若瑟圣教史略卷七，引马可游记曰：

“有掌崇福司大员名赫西亚，是希腊国圣而公会之人。因才智出众，擢为宰相；以功封晋伯，子五人，皆居显职。”

援庵先生曰：

“所谓赫西亚，即爱薛之异译也；秦晋异封，音译讹也。据此爱薛之为也里可温教徒，又无疑义。”

援庵先生复指出元史以爱薛之误为回回人，“则因当时医药院，多为回回所主持之故”。故吾人可证明元代已有希腊医家，来我国在中央医院主持医务之事。在此等中央医院任职之回回医官，及回回兽医，颇有精于外科手术者，《辍耕录》所载，即其一例。

“任子昭云，向寓都下，时邻家儿患头疼不可忍。有回回医官用刀割开客上，取一小蟹坚硬如石，尚能活动，顷焉方死，疼亦遄止。当求得蟹，至今藏之。夏雪蓑云，尝于平江阊门，见过客马腹膨胀倒地，店中偶有老回回见之，于左腿内割取小块出，不知何物也，其马遂即骑而去，信西域多奇术哉！”

是元时且有阿剌伯兽医在我国矣。此外明焦竑《国史经籍志》及清钱大昕补《元史艺文志》，有萨德弥实《瑞竹堂经验方》十五卷。萨德弥实亦回回人也。于元末又有诗人丁鹤仙，亦回回人而知医，惜无著述，致不能与五代诗人李珣媲美。

明后又有一赐药业教（犹太教），流行中国之开封，据现存明弘治二年（一四八九）金钟撰之重建清真寺记碑文说，有：

“俺诚医士，永乐十九年（一四二一）奉周府定王传令，赐香重修清真寺，寺中奉大明皇帝万万岁牌。”

援庵先生谓碑中所记之俺诚医士，断言其与周定王橚修

撰《救荒本草》,《普济方》事云:

“周定王者,成祖母弟棣,洪武中就藩开封,雅好医术,撰《救荒本草》八卷,《普济方》四百二十六卷。……棣归国,即献琮三护卫。传食教人医士俺诚赐香重修本教寺。……不知俺诚何以有德于棣也,然诚固医士,必与于普济方编纂之任,可断言者。”

《普济方》四百二十六卷,《四库全书》已著录。《救荒本草》八卷,今亦存,惟流传皆少矣。此亦为外国医家与中国医家合著医方之始。

援庵先生并搜得乾隆祥符志方技传中有艾应奎,及本支录艾显生皆精医。是犹太人自明代以来,已有留住开封为我国人治病者。

由上所述,胡医之东来,远在西汉以前,其最盛者则为南北朝以迄唐。宋代之胡医,似颇衰微,或者因夷狄而贱视之之故。元则以鞑靼族入主中夏,卫生医药行政,概付诸阿剌伯人,于我华人,几无染指,可视为我国医家地位最低落之时代。然实际上之名医,却又远胜于明代也。

再至于胡医分布地域,除某一时代国都所在地外,自以今之广州为其大本营,次则扬州、泉州、南昌、杭州,皆有彼深眼高鼻之流的胡医足迹。

为我华人治病者,似不仅为僧侣及专以医为业之胡医,有诗人,有商人,有官僚政客,有篙师舶主,以至胡姬夷妇,皆有执匕投刀之知识。胡医人品之庞杂,一如当时之华人焉。

惟吾人尚有极须注意之点:除我国载籍上言胡医技术,不免有神话成分,不可全信外。胡医如初来中国者,则其医术，自是为其本国的。然侨居多年，耳濡目染，华人虽不免有受其影响，而胡医之同化中国者，其程度或远出华医胡化之上。盖中国人上至帝王，士大夫，下至贩夫走卒，褊户细民，皆受阴阳五行之毒，固不可破；彼为适应环境起见，不得不有所更弦易辙之事，而无形中已华化矣。其有先世侨居吾土，至本身始习为医药者，则名为胡医，实为华医，若五代时之李珣《海药本草》，元时之萨德弥实《瑞竹堂经验方》，皆可为吾人今日之目证矣。惟此类人皆以篡述华人旧籍为事，于实际上之医术，似不见精。吾人研核史实，皆当顾及时代、地理、环境，庶不致为刻舟求剑之智所蔽，否则舟已行而剑将终不可得矣。

（未完）　二五年，双十节前一日。草成

10. 古代中西医药之关系（续八）

己　关于外科手术

中国外科手术，在传说上，于春秋战国时代。已有扁鹊传中所说之“乃割皮解肌，诀脉结筋，搦髓脑，揲荒，爪幕，湔浣肠胃，漱涤五脏”等传说。又《抱朴子》亦曰：“淳于（意）能解颅以理脑，元化（华佗）能刳腹以浣胃，（张）仲景穿胸以纳赤饼”，此则皆可视为神话，未可全信。惟在春秋前，谓有割皮解肌、诀脉结筋等粗暴手术，或属可信；而搦髓脑诸说，不免张皇。《抱朴子》所言，亦全是诳话。惟在战国末年，似有造假臂术，如《战国策》云：“缊病钩，身大臂短，不能及地。起居不敬，恐惧死罪于前，故使工人为木材以接手上，若不信，缊请以出示，出之袖中以示韩仓，状如振捆，缠之以布。”

缊为赵将李牧名，以拒秦封武安君。嗣秦用反间，即于此年中赵王赐剑自诛，卒于秦政十八年（纪元前二二八年），越五月而赵亡。缊病钩，或即是佝偻病（?），既有以木接手，则当时或已有“假手”流行。为后来“义肢”“Prothesen der Extremitaten”之滥觞。此种义肢手术，秦策所言“工人”当是医家，古称治病医曰工，故有上工、中工、下工之说。是纪元前三世纪之医家，已知义肢手术矣。然印度在纪元前一千五百年左右，已有“义足”之记述，较中国尤早。

事实上中国外科手术，并无传说中之神奇，大多主用汤药。惟偶有一二手术，亦不足引起当时人注意，故半多淹没无闻。在印度则不然，吠陀以后之彼婆罗门教时代（纪元前八〇〇至纪元后一〇〇〇年）之纪元前数百年，已有种种极精巧之器械，较之重理论而不重实际之中国医学，不免黯然失色矣。关于古代印度之外科手术，小川政修泰西医学史（古代中世篇）有曰：

为印度医学特放异彩者，厥为外科学。印度人所行之勇敢的大手术，为其他古代民族所莫及者。此因其有严密周到之清洁法、绷带法、后疗法，故有此等良好之成绩也。彼恒以动物为其手术之练习，技术极为精熟。所行手术大别为八种，即剔出（肿疡，异物）、切开（脓疡）、乱切（头部炎症）、穿刺（阴囊水肿、腹水）、消息子检查（瘘孔）、摘出

（异物）、压溃（脓疡）、缝合（用麻丝腱及尾毛），器械则据苏斯罗泰之记载有钝器一百种，锐器二十种。属于前者为各种摄子、钳子、钩、管、消息子、导尿管、尿道扩张器等。其他又有各种补助器械，例如磁石（吸出各种铁片）、吸角、灌肠囊等。锐器则有刀、锯、剪刀、套针管、针等。此等器械皆为铜制者。除切开法外，尚有行腐蚀（苛性加里）、烧灼（有各种形式之烙铁，及沸腾液等）法者。绷带法有四种，各随式样而命名。绷带材料法中有木棉、毛织物、绢、麻，副子有木制、竹制。止血法有用药品、冷却、压迫及热油；创伤（砍伤、刺伤、打扑、挫伤）缝合时，（头部、面部、气管）用生药（Sammohini）为麻醉药。

其他更有开腹术、肠缝合术、造鼻术等，皆属惊人之外科大手术也。在科学发达之今日，固不足惊奇，而纪元前数世纪中，已有此等医术，不可谓非医学上之一大奇迹也。

反观吾国古代之外科手术，除不合理之夸诞记录外，几一无可述。自两晋以降，始有近理之叙述。关于印度之开腹术，近来虽有人疑华佗医术所从出。此事固可成一问题，惟肠缝合术则在东晋初我国始有行之。《医心方》引葛氏方云：

“若肠已断者方：以桑皮细綖缝合，热鸡血涂之，乃令入。”

又谢士秦《删繁方》亦云：

“治金创肠出方：取又橛綖缝腹肠皮，用蒲黄粉之。”

此种缝肠术在东晋后，颇为流行。如姚秦时之释僧富，曾因剖腹被人缝合治愈事：

“释僧富姓山，高阳人。……富乃念曰，‘我幻焰之躯，会有一死，今以济人，虽死犹生’。即自取劫刀画胸至脐……时行路一人见富如此，因问其故？富虽复顿闷，口犹能言，乃具答以此事。此人悲悼伤心，还家取针缝其腹皮，涂以验药，举还寺，将息少时而瘥。”

此路人虽不知为何许人，度非医者。然此种缝肠术在南北朝时，必盛流行。唐时亦用桑皮线缝腹皮创伤事，唐刘肃《大唐新语》云：

“安金藏为太常工人，时睿宗为皇嗣，或有诬告皇嗣，潜有异谋者，则天令来俊臣按之。左右不胜其楚毒，皆欲自诬；惟金藏大呼，谓俊臣曰，‘公既不信金藏言，请剖心以明皇嗣不反’。引刀自剖，其五脏皆出，血流被地，气遂绝。则天闻，令舁入宫中，遣医人却五脏，以桑白皮缝合之，敷药，经宿乃苏。”

以桑白皮线缝安金藏事，宋苏颂等图经亦有言及：

“白皮作线，以缝金创，肠出者，更以热鸡血涂之。唐安金藏剖腹，用此法便愈。”

据苏颂之说，则天时宫内御医治安金藏法，即葛氏方也。桑皮为中国金创医缝创之药线，如宋郭象聨车志亦言以桑皮缝刎伤事：

“成忠即傅霖……霖窘迫，以刃自裁，救之不死，医者以桑皮缝合其创，敷药虽愈，而颔茎挛不复伸，俯首不能仰视，神识沮丧，遂成心疾，请祠禄以归。”

葛氏方缝肠术，《巢氏病源》论亦伸其说：

“……肠两头风者，可速续之，先以针缕如法连续断肠，便取鸡血涂其际，勿令气泄，即推内之。”

可知缝肠术是用桑皮与鸡血两物。惟印度所用之线系麻、腱及尾毛，与吾国微有不同。然桑白皮亦富韧性，以之代麻，未始不可。此缝肠术之与印度有关，当无可疑。

复次，印度眼科，素有声于世界，已略如前章所说矣。惟对于技术方面，尚未详细言及。刘禹锡赠波斯僧人诗中之金篦，为眼科为决障之器械；初见于《涅槃经》。《涅槃经》云：

“如目盲人为治目，故造诣良医，是时良医即以金篦决其眼膜。金篦亦作金錍。玄应音义云：

“錍，宾弥切，金中精钢。为錍决其眼膜也。经文多作椑，假借耳。”

亦作金筹，《大日经》云：

“次应执金篦，在于彼前住，慰喻令欢喜。说如是伽陀，佛子佛为汝。决除无智膜，犹如世医王，善用于金筹。”

金篦一物，究是如何形状。我国医家，从无知者。原是以金质制成之箸，亦可称为金箸。沙门一行阿阇梨言其形状云：

西方治眼法，以金为箸。两圆滑中细，犹如杵形，可长四五寸许。用时以两头涂满药，各用一头，内一眼中涂之。

此即“近效方”用篦子着眼药之金篦也，但实多用之以为决眼膜，有不仅眼长有翳膜者，用此物决去之，有时内障者亦用之。《外台》引谢道人《天竺经》论眼有云：

“今观容状，眼形不异，唯正当眼中央小珠子里乃有其障作青白色，虽不辨物，犹如明暗三光，知昼知夜，知此之者名作脑流青盲。眼未患时忽觉眼前时见飞蝇，黑子逐眼上下来去，此宜用金篦决一针之后，豁若开云而见白日。针讫宜服大黄丸，不宜大泄。”

此谢道人《天竺经》论眼即康赖《医心方》中之眼论，惟文字略异，兹录一段如下：

“今观容状，眼形不异，唯正当眼中央小瞳子里，乃有鄣鄣暧暧作青白色，虽不别人物，要犹见三光，知昼知夜，如此者，名曰青盲，此宜用金錍决之一针，便溪然若云开见日也。针竟，便服大黄丸，不宜大泄。”

印度眼科医决翳障，不仅用金篦，且有镰、钩、钳、刀、芦刀、火针子等器械。眼论又云：

“若已生翳者，当镰之。其中有赤脉处，当以钩钩，甘（钳）刀割断也。日日针镰敷散。若钓（钩）割必当就白中，勿就黑中也。黑处轻薄，致伤破水出也。若黑上有翳，积经年月过厚者多，少微微钩，亦非嫌也。若始患翳五三日者，虽复极厚，状似聚膏，亦不劳钩之，则更甚，若赤肉肤鄣始起眦头，当钩割去之。若赤肉生上乌珠者，亦当就白中钩之，逼近黑边割断向白去之也，勿侵乌上，巩脱伤损。若患赤肉积经多年，钩之当以芦刀割，勿用甘甘刀刀，随生不住，割竟当敷地骨珠散，亦时敷石胆，割竟，仍以小火针子柱（桂）之，令断其生势也。若眼中无过彰翳而漠漠远视不明，当钩眼本眦头赤肉割之，良。”

白宋后，金篦之名已不多闻，而只言金针，与砭刺金针相混矣，故其后有金针拨翳之事。无名氏《眼科全书》歌诀云：

内障二十有四般，
医师会者要推究；

妙药投须尽效，

金针一拨日当空。

傅仁宇《眼科大全》亦云：

名字随形分十六，

龙师圣者会推究；

灵药这回难得效，

金针一拨日当空。

二书歌中所云金针，即金篦也，不过后来或许用尖锐圆针决障亦未可知。可惜关于此类器械，作者未有搜存，只能悬拟而已。印度眼科中有镊睫毛手术，而中国唐以来亦有用之。

在中国南北朝时代，关于眼科治疗，并未有何种显着手术，然至唐代，则有惊人之手术，此不能不说受印度或阿刺伯影响。如唐扬州人谭简治崔慎眼疾云：

“相国崔公慎，由廉察浙西，左目眦生赘如息肉，欲蔽瞳人，视物极碍，诸医方无验。一日，淮南判官杨员外牧，自吴中越职，馔召于中堂。因话扬州有穆中善医眼，来为白府主：请遗书崔相铉，令致之，崔公许诺，后数日得书云：‘穆生性粗疏，恐不可信。有谭简者，用心精审胜穆甚远，遂致以来。……’初，公将决意用谭之医，惟语大将中善医者沈师象，师象赞成其事。是日引谭生于请公饮酒数杯端坐无思，俄而谭生以手微扪所患曰：‘殊小事耳’。初觉似拔之，虽痛亦忍。又闻动剪刀声，白公曰：‘此地稍暗，请移往中庭’。象与小竖扶公至于庭，坐既定，闻栉焉有声。先是，谭生请好绵数两，染绛。至是以绛绵拭病处，兼敷以药，遂不甚痛，谭生请公开眼，看所赘肉，大如小指，坚如干筋，遂命投之江中。”

此事宋王谠《唐语林》卷七亦有记之，文字有异，惟云，“刀圭去赘。以绛帛拭血”，则谭简用以去赘者，乃刀耳。东观奏记及《唐语林》之说，颇似近理，盖以刀去赘，本在情理之中，惟《能改斋漫录》记宋大观二年（西纪一一〇八年）张清为母治眼痛，其事颇怪。漫录云：

“大观二年，邓州南阳东海村，有张二婆，患双目疼痛，昏暗不睹光明。其子张清，用左手提出眼睛，将铜针穿过，用小刀子割下眼睛，与母吃了。自后所患眼目，不曾再发疼痛。朝廷有旨，特补太医助教，不理选限。”

事实上绝无将眼珠割下吞服之事。颇疑此事必有所本。后见明陈元龙《格致镜原》引《晋书》言华佗治景王（司马师）幼年时眼疾事极相类。云：

“景王婴孩时有目疾，宣王（司马懿）令华佗治之；出眼瞳割去疾而纳之，敷药。”

今检《晋书·景帝本纪》无此言，本纪仅云：

“初，帝目有瘤疾，使医割之。（文）鸯之来攻也，惊而目出，惧六军之恐，蒙之以被，痛甚，啮被败而左右莫知焉。”

可知师之目疾是瘤，亦确经医割治，而“惊而目出”，似亦无此理。《能改斋漫录》所云，或本此故事。

因上述之事，而联想唐时我国已知有镶配“义眼”事。宋钱希白《南部新书》云：

“施肩吾与赵嘏同年，不睦。嘏旧失一目，以假珠代其睛，故施嘲之曰：

二十九人同及第，

五十七只眼看花。

元和十五年（八二〇）也。”

《唐语林》亦云：

“元和十五年，太常少卿李健知，举放进士二十九人。时崔嘏舍人与施肩吾同牓，肩吾寒（?）进，为嘏瞽一目，曲江宴赋诗，肩吾云：

去古成假，

着虫为虾；

二十九人及第，

五十七眼看花。”

可知崔嘏，确是一位镶嵌“义眼”之诗人。镶嵌此种“义眼”之假珠，不知是否玻璃抑晶所制，无从证明。惟据宋陆俪吴越备史之说，似当时已别有一种木制“义眼”。吴越备史云：

“唐立武选，以击球较其能否，置铁钩于球仗，以相击。周宝尝与此选，为铁钩所摘一目，睛失，宝取睛吞之，复击球，获头筹，遂授泾原。敕赐木睛以代之。一日晨起漱，木睛坠水，弃之。”

注云：

“木睛莫知何木，置目中无所碍，视之如真睛矣。”

此则以木质为“义眼”矣。此种“义眼”，在印度纪元前一千五百年顷之梨俱吠陀书中，已有言及之。其为印度输入我国，自无可疑也。

至其他外科手术，作者亦在本文引元杨瑀山“居新语”，陶宗仪《辍耕录》中言之矣，兹不重赘。

关于西方外科手术，作者所见材料无多。惟关于此项手术，自元代以来，北方蒙古族，亦有惊人者，因此清代禁中常蓄有蒙古正骨医生。如清纳兰容若啸亭续录云：

“定制，选上三旗士卒之明正骨法者，每旗十人，隶上驷院。名蒙古医士，凡禁廷执事人有跌损者，咸命其医治。限以日期，报愈逾期，则惩治焉。齐息园侍郎坠马伤首，脑涔涔然。蒙古医士尝以牛脬蒙其首以治之，其创立愈。故时有秘方能奏效。非岐黄家所能及者。近最著名，有觉罗伊桑阿者，以正骨起家，至于巨富；授其徒，法先将笔管戕削数段，令徒包纸摩挲，皆使其节合接，如未破者；然后法接骨，皆奏效焉。”

齐息园即齐召南也，召南坠马伤脑被蒙古医救治事，清阙名《儒林琐记》亦记之：

“齐召南，字次风，浙江天台人。性强记，读书一过，即终身不忘。目力绝人，能二十里辨色红紫。乾隆时，荐试博学鸿词高等，授编修，历官至礼部侍郎，以文学特被宠送眷。久之，随马伤脑髓出，垂死；上命蒙古医士往视，医杀牛取脑髓合之，敷以珍药，数月始痊。自是神志顿衰，读书阅日即忘矣。……”

杜定友王引民先生谓人之遗忘者即触处暂时或永久受损之，并云：

“如前清有某翰林，才气横溢，名重一时。一日偶坠马，脑受巨震，一切记忆即全失，家人父子皆不相识，所熟读之书籍文辞无一能记忆者：此即触处受损，不能恢复致之也。”

杜先生等所云“前清某翰林，才气横溢”者，当指齐召南。召南所伤未必如诸书所记之甚，然其创被蒙古医士治愈，及召南已伤及触处，则无可疑。

此等蒙古医生，具此神技，是否亦受本方影响，则不能决，盖以游牧之民，其闪挫坠伤者，固为恒事。此种手术，或亦从往常经验所得，亦未可知。然本方亦素有剖脑及穿颅术之传说，而元代又重视西域医生，是此项手术，或亦由西域人传与蒙古，再入我国也。

庚　医院之设置

中国素无医院设备，历秦汉以至魏晋，犹未闻其制也。至南北朝始有类似今日隔离医院性质之医院，盖中国因家庭制度甚为发达，而旧伦理束缚人心尤甚。所以古有“君有疾饮药，臣先尝之；亲有疾饮药，子先尝之”。又曰：“药先尝于卑，然后至于贵；药先献于贵，然后闻于卑，故药尝示卑，然后至于贵，教也；药言献于贵，然后闻于卑，道也。”此实封建时代防制臣子暗杀之手段。试问以视作肱股之君臣，骨肉之父子之间，有病服药时，却先教毫无病患之人先尝，而敢望至贵至亲之人，肯只身入医院乎？中国亦素无看护士，此职之为臣子执行之，故古人以“奉侍汤药，衣不解带”为美谈。如殷仲堪之流，竟因奉侍母病，亲持汤药，致眇其一目。盖六朝以来，皆以人子不知医者为不孝，故儒者均知医，此为中国医院不能产生之主因。另一原因，则为中国古代医家，多不分科，更须管及药物，凡用药必以自采者为可信，故以自己采药始为良医。此外，则古时医家皆为道流，喜静而恶动，不肯终日与呻吟病榻之人周旋，此皆为中国无医院设置之原因也。

然不幸，人类之疾患，大部分皆为微生物所支配，传染迅速，死亡惨烈，故往往有覆宗灭族，村落为墟之悲剧发生。此种无为牺牲，皆旧伦理为厉之阶也。如晋书庾衮于咸宁中（二七五～二七九年），大疫，二兄俱亡，而衮犹不肯离家。本传云：

“庾衮字叔褒，明穆皇后伯父也。……事亲以孝称。咸宁中大疫，二兄俱亡，次兄毗复殆；疠气方炽，父母诸弟，皆出次于外，衮独留不去；诸父兄强之，乃曰，‘衮性不畏病’，遂亲自扶持，昼夜不眠，其间复抚柩哀临不辍。如此十有余旬，疫势既歇，家人乃反，毗病得瘥，衮亦无恙。父老咸曰，‘异哉此子！守人所不能守，行人所不能行，岁寒然后知松柏之后凋’。始疑疫疠之不相染也。”

本来晋时有大疫而朝臣家有染疫三人以上者，不准入朝之制，此不能不说对付疫病之隔离法。然卒至永和末年。大疫时，因王彪之之反对而罢之。彪之反对理由如次：

“永和末（三五六年），多疾疫，旧制朝臣家有时疾，染易三以上者，身虽无病，百日不得入宫，至是：百官多列家疾不入。彪之又言，‘疾疫之年，家无不染，若以之不复入宫，则直侍顿阙，王者宫省空矣！’朝廷从之。”

此种反对不入宫事，宋朱翌亦从彪之之说曰：

“江南病疫之家，往往主新皆绝迹，不敢问疾，恐相染也，药饵饮食，无人主张，往往不得活，此何理也？死生命也，何足畏焉！使可避而免，则世无死者矣。然此事其来已久，晋王彪之传云：永和末，多疾疫，旧制朝臣家有时疫，染疫三人以上者，身虽无病，百日不得入宫。国家且如此，况民间乎？此令一下，至今成风，不仁哉！人臣仕于朝，其可一日不见君？谟谋辅弼之臣，使百日不入见，其为国也，亦疏矣哉！”

其实朱翌所说，仍不脱离忠君孝亲之旧伦理观念。要之人类逃避危险，原为一种本能。但偏有此种旧伦理束缚人心，强欲置之死地，其亦不仁也矣！庾衮独留家不避而免于疫者，实缘衮素有某项先天免疫性，并非孝感动天而幸免耳。然如衮之执拗者，代有其人。如隋辛公义为岷州刺史时，亦信疫不能染人，设榻其间，并亦获免：

“辛公义陇西狄道人也。……以功除岷州刺史，土俗畏病，若一人有疾，即合家避之，父母夫妻不相看养，孝义道绝，由是病者多死。公义患之，欲变其俗，因分遣官人巡检部内，凡有疾病皆以床舆来安置厅事。暑月，疫时病人或至数百，厅事悉满，公义亲设一榻，独坐期间，终日连夕对之理事，所得秩俸，尽用市药，迎医疗之，躬劝其饮食，于是悉瘥。”

公义之风，至清时犹有人效之：

“西亭官丽江府，迎养尊君实堂先生在署……丽江本系土司……土风一人有病，举家远避，故病者多死。翁（按即西亭父也）具辛公义心，各个劝谕，犹不能革；适当时疫滋蔓，即择一公所，尽纳病者，雇无业穷民，为之奔走扶持，且身自隐亲，俾人人得知。于是病皆就痊，家属感泣，扶携而去，此风丕变。”

辛公义与西亭之父所以未被传染，亦可以先天免疫性一语解释之。不过辛公义之舆置病人于“厅廊”，实堂尽纳病者于“一公所”，实已具今日时疫医院精神，未可厚非。惟其设榻期间，示疫疠不能染人，则已矫枉过正矣。

本来医院之兴，实由于宗教，因宗教家多以普济利物为怀，非如中国人守狭义之忠君孝亲之主义，及执拗之天命论可比也。中国素无宗教，故无医院之设置。西方之医事，夙由僧侣执行之，如印度在阿育迦王时代，已有病院之设置，小川政修云：

阿育迦王（纪元前二五〇年）时，印度医学，在佛教慈悲思想之旗帜下，大事宣传，施疗贫民，建设病院，并有设置动物病舍之记载。锡兰岛，在纪元前五世纪以来即有病院。

足见印度医院设置之早。而其设置动机，固因于宗教勃兴关系。但印度处于热带，疫疠最易滋生蔓延，苟不行隔离，则蔓延更甚，是医院之兴，对于地理上亦有关系，非全由于宗教也。阿剌伯在八九世纪时全国各处，皆有病院设备。逮十世纪末叶且有最大医院之设置。内分内科、外科、眼科各部。有二十位专门医师从事诊疗，同时于病院之内，附设医学研究所，及藏有丰富图书之图书馆。至一二八二年At - man Susur Gi - lavun在加鲁建有规模更大之病院，内有学校、图书馆、孤儿院、寺院。其病院则分热病、眼病、外伤、下痢、妇人病等部。并有完备之水管，食品调理所、制剂所、医局、讲堂等。

其他各处更有专门之眼科病院，精神病院之设置，其学医者，亦在医院中为实习处，凡此均具近代医院之规模。

在中世纪时代，西方如阿剌伯（?）等处，已有隔离之麻风病院，此则当时人对于社会以公众卫生之注意也。小川政修云：

“在中世纪初，在社会公众之保健安旁，由僧侣监督之下，实行癞病患者之隔离。三七六年 St Otmar 在圣羿拉修道院附近，设隔离病房，收容麻风病者。关于此种法令，在比宾王 Pipin（七五七），及加伦大帝（七八六年）已有制定矣。”

此等癞病隔离医院，在十一世纪至十三世纪流行于欧洲，法兰西、比利时等国最为狞猛。至十一世纪之后，欧洲因癞病患者人数增多，所以收容之病房，亦不得不随之剧增；十三世纪时仅法兰西一国，有二千之麻风院。比利时人患之者，总计不下一万九千余人，足见在当时各国政府与社会重视麻风病之处置矣。

我国属于慈善性质之私人医院，至唐犹未出现，已略为前说。兹更以事实证之，如在家施药之唐代医家王彦伯，彼自言其施药情形云：

“王彦伯自言医道将行时，列三四灶，煮药于庭，老少塞门而请，彦伯指曰：‘热者饮此；寒者饮此；气者饮此’，皆饮之而去，翌日各负钱帛来酬，无不效者。”

如当时有医院，绝不至有此情，而彦伯或亦自可开设医院也。虽然，医院设置，实以传染病为其原动力，而主持其事者，多为佛教徒。唐代虽尚未有私人医院及国家医院，但因佛教徒宣教之关系，往往本其努力福田事业而从事麻风救疗。及唐代，国家始置有专司以管理之，其发轫不能不说是僧侣也。关于麻风之设坊救疗，在六世纪左右，已有北印度乌场国人那连提梨耶舍 Narendrayasas（此言尊称），在我国救济麻风。本传云：

“又于汲郡西山建立三寺，依众旁谷，制极山美。又收养疠疾，男女别坊，四事供承，务令周给。”

考本传，尊言以北齐文宣帝天保七年（五五六年，梁敬帝太平元年）到达齐京邺。则收养疠疾，当为天保七年以后事，然较之阿剌伯人已早一百数十年矣。此为中国设立隔离麻风病院之权舆，亦我国后来有各种病院之先河也。至唐初已有“疠人坊”，此等病坊，多由佛教徒主持，如续高僧传又云：

“释智岩……后往石头城疠人坊住，吮脓洗濯，无所不为。永徽五年（六五四年）二月二十七日终于疠所。”

是等疠人坊是否僧徒抑政府及当地社会人士所设，无可考核。惟唐以来。国家对于佛教徒之病坊亦派司管理襄助，丞相宋璟于开元五年（七一七年）奏上曰：

“悲田养病，从长安以来，置使专知。国家矜孤恤穷，敬老养病，至于安庇，各有司存。今骤聚无名之人，着收利之便，恐逋逃为薮，隐没成奸；昔子路于卫，出私财为粥，以饲贫者；孔子非之，乃覆其馈。人臥么惠，犹且不可，国家小慈，殊乖善政；伏望罢之！其患病人，令洒南府按此分付其家。”

悲田坊本为佛教徒收容贫民之病院，而官设者则名养病坊，其实皆今日之贫民医院，然当时政府即在先悲田置使专知，其经费必由政府负担，僧徒不过在内执掌事务而已。且因办理不善，莠民视悲田坊为逋薮，故宋璟虽奏罢之，而元宗终不许；直至武时因李德裕奏请废佛，并以悲田二字为佛家语，且尼僧均已还俗，无人主领，故亦废悲田坊之名，统一于养病坊名下：李德裕于会昌五年（八四五年）奏云：

“恤贫宽疾，着于周典，无告常馁，存于王制。国家立悲田养病置使专知。开元五年，宋迴奏悲田乃关释教，引僧尼联掌，不合定使专知，元宗不许。至二十二年，断京城乞儿，悉令病坊收管；官以本钱收利给之。今缘诸道僧尼，尽已还俗，悲田坊无人主领，恐贫病无告，必大致困穷。臣等商量，悲由出于释教，并望改为养病坊；其两京诸州，各于录事耆寿中，拣一人有名行谨信，为乡里所称者，专令勾当。其两京望给寺田十顷，大州镇望给田七顷。其他诸州，望委观察使量贫病多少，给田五顷，以充粥食。如州镇有羡余官钱，量予置本收利，最为稔便。”敕：悲田养病坊，缘僧尼还俗，无人主持，恐残疾无以取给，而京量酌寺田拯济。诸州府七顷至十顷。各于要置先耆寿一人勾当，以充粥料。由李德裕之奏议中观之，当时之悲田坊养病坊，已不仅在长安府有之，凡诸州郡，皆有此制。然其场所，则地寺院。其后因毁废寺院，饬僧尼还俗，故以寺产充作养病坊之经费，因而奏中有请两京给寺田十顷等之语。按司马光《资治通鉴》亦记开元二十二年置病坊事曰：

“禁京城丐者，置病坊以廪之。”

元胡三省云：

“时，病坊分置于诸寺，以悲田养病，本于释教也。”

可知当时皆以寺庙为病院，与印度病院制度，实无分别也。

又中国病院数目之增多，实由于李德裕废佛教，改寺院为病坊，盖此举既无须国家出巨量之国币为开设医院，复可节去从前津贴悲田养病坊之经费，诚为一举两得，惠而不费之政策。中国病院之兴盛，宋璟李德裕二人不无功绩可叙也。

再探究养病坊之组织内容，似非完全收容病家者，凡饥寒无告之贫民，皆可庇覆。故通鉴有“禁京城丐者，置病坊以廪之”之语。李德裕奏中所言之勾当，可视为今日之院长。此院长必具有地方绅士之条件，始符资格。奏中之“有名行谨信，为乡里所称者”，敕中之“本置选耆寿”等，皆地方绅士之条件也。至其病坊中是否聘有医生则不能详。

真武之后，宣宗懿仍信佛教。前日之收为地方所有之病院，恐亦仍为僧尼所有矣。如本文上章所引范质玉堂闲话之福田院是也。福田院为专收麻风患者之病院，福田亦本是佛家语，于此，又令人忆起前述尊称及释智岩努力救疗麻风之事矣。

至于留此种养病坊者，不论何病，类多无告之穷苦下层阶级人民所留住，其中层及上层社会人民，绝不问津，可知当时病坊性质，实与今日慈善之贫民医院无异也。

至宋，此类病坊，仍多为僧人掌理。南宋周辉清波别志云：

“苏文忠公知杭州，以私币金五十两，助官缗，于城中置病坊一所，名安乐，以僧主之。三年医愈千人，与紫衣。后两浙漕臣申请，乞自今管干病坊僧，三年满所医之数，赐紫衣，及祠部牒一道，从之，仍改为安济坊。辉四十年前，见祥符寺一老僧言之：先师实隶安济坊，坊原在众安桥，迁于湖上，亦未多年。今官府既尤督促，纵多生全，亦尤以激功。驻驿之地，理宜优异。举行旧制，推广仁政，以幸疾苦之民。州县长吏，其毋勿！”

此安乐病坊，乃官私合办之医院。主持其事，仍为僧人，此亦可证明医院与佛教关系之深也。惟我国人做事素有始无终，此安乐终坊以办事之糊涂，卒召外人之啧言。

惟南宋时国家在杭州所设置之医院，极为普遍。元初客卿罗马商人马可·波罗来我国至杭州时，曾有言之：

“他们如发见一个跛子，或其他患病的人不能工作，即将他送入医院中，像这样的医院，城中每一部分者有几个，系由古代的君主所创立，私人自由捐输的，当病人一经病愈，即被迫而为从事于某种职业。”

杭州在南宋为京都，故卫生事业甚形发达。此等慈善医院，似仍为下层阶级之残废与劳工等人所留住者，故病根后，不准其贪懒稽留其中，迫其仍从事某种职业，其情形与唐时无异。此等病院，唐时已有，故马可·波罗有古代君主所创立之说也。

自秦汉之交，政府始有太医之置，如周礼天官所说是也，历代承之。然此皆不过御用之医院（?）于民间无与也。自元成吉思汗铁骑蹈平中夏，其文物制度，多与前朝有异，而待汉人尤苛；所设之广惠司，皆用回回人（参阅前章）。然观此种广惠司——中央医院之组织，确已超过汉人所自主之太医院。从前之太医院系帝王御用之物，而广惠司治疗病人之范围，已不仅限于帝王及大臣，而凡属诸宿卫士与在京孤寒者，皆可赴广惠司，或者由广惠司派医为之医治。此为中国在历代医政上一大变革，此变革之主因与西域有关，自又不待言矣。

要之！吾人从历史上之观察，中国之医院，在汉后始具雏形，且系御用之物，能沾其恩泽者，仅宠幸之臣；盖大臣有病，当时帝主往往宣医诊之，宋谚有“宣医纳命”之语，良足为证。然自南北朝以来，中国医院向为僧侣所经营，而其收容病人阶级，与从前立于相反之地位。盖一则为少数特殊人物之专有物，一则为一般贫苦病民托命之所。则后者之医院，不能不说具有慈善性质；其调和于两者之间，则始于元代之西域医家。此种医政之变革，实亦中西交通后必然之结果也。

11. 古代中西医药之关系（续九完）

四　中国医药之西被

前述数章，皆言西方医药传入之关系，本章则述中国医药传入西域之情形。对于西方医学传入中国，为近代学者最感兴趣之问题。然对中国古代医药传入西域，现在似尚未有人加以研究，其原因则为材料问题。盖西域传入我国之文献，古籍中之记载，较易寻求。而研究我国医药传往西方，则其材料，无不大感困难。印度文化，早于我国，而其优秀之哲学、技术，又凌驾吾国远甚，顾其国人惰性甚重，自己无完好之国史传之后人，其典籍尤多零落。许多内典，彼国已多不存在，而反为我国所有，故玄奘有将内典起信一论，译唐为梵之事。唐时已觉如此，况又千载以后之今日乎？宜乎今日尚无人作我国医药传往西方之考证也。

其实文化既为交流之物，绝非一往而不复者，西域印度诸国之医药，既传之吾国，而吾国之医药，宁无传入西方乎？是又必无之事矣。

关于中国医药传入西方之情形，与西方医药传入我国之情形者相若，盖亦由于政治、宗教、商业、旅行等的关系。司马迁有云，“幽厉之时，畴人子弟分散，或在诸夏，或在夷翟”。是亦言国人因丧乱而奔窜四方矣。盖其人民在丧乱之际，奔窜远方，而西方尤为古代逋薮，固有不少挟其方技而长征者也。

自汉张骞凿开西域，苜蓿、葡萄、安石榴、胡桃等物，固由张骞带归，然张骞在大夏时，已见有邛竹、蜀布诸物。问之则云，由蜀输往印度而入大夏者。《史记》云：

“及元狩元年（纪元前一百二十二年），博望侯张骞，使大夏来，言居大夏时，见蜀布，邛竹杖，使问所从来？曰：‘从东南身毒国，可数千里，得蜀贾人市’。或问邛西可二千里，有身毒国。”

身毒即印度之译音，邛在今之四川宁府附近之南夷，与夜郎同为通印度之捷径。是在纪元前二世纪时，已有中国商人往印度经营矣。

我国古代艺术，均不足与西方各国颉颃，独炼丹术起原之早，并世无俦。不过彼虽承吾国之绪余，且亦凭虚言之理想，终亦莫能就。至十三四纪时代，炼丹术之遗风更甚，然彼哲人石虽不能得，而化学之基础，即因炼金术而奠定之，视吾国方士之求长生，求富有者，盖有间矣。是亦学如积薪，后来居上之说也。

近人黄素封先生曾依据西方各家之说，著《我国炼丹术传入西洋考》一文有曰：

“美人约翰松博士 Cbed Sinon Johnson 和马丁 W. A. P.

Martin 博士，均认为物质改变 Transmutation 的方术，起源于我国道教的炼丹，时当纪元前三世纪。其后至纪元第一世纪，中国人和罗马人即交易于亚力山大城，至第三世纪亚力山大城才开始有‘炼金术’的知识；故约翰松氏认为当时欧洲人的这种知识，是从中国商人带来的。再后阿拉伯人埃及和西班牙，炼金术始传至西欧，这是第七第八两世纪的事情。由于这些史实，他断定中国是物质改变的法术的发祥地。”

素封先生又云：

“中国炼丹术的观念，第一次出现在西欧是在第三世纪至第五世纪间。这件事十分重大，那时亚力山大城，仍是欧洲的势力的文化中心。虽然罗马帝国日趋衰落，然而这城市依然是商贾萃荟之地，其重要仅在罗马城之次。中国货品之输进西欧不论经海或经陆，大部皆由此运吐纳。东方商旅到亚力山大城既日益众多，所以东方之思想和观念一定会随之俱来；亚力山大城既是文化和商业的中心，对于这新思想的滋长，当然是一块适宜的土壤。……还有一个重大的史迹，就是中国炼丹术与第八世纪时在回教徒的庇护之下而传入西班牙……我们根据亚力山大城的手抄本，和许多关于东方商旅的记载，而宣言阿剌伯学者曾经从中国炼丹术得到一沓杂的正确知识，似乎是很合理的推论。……及阿剌伯的学术穿上拉丁的外衣，乃渐由西班牙侵入欧洲的西部和中部各学术发达的城市。随这种变动而同时兴起的，便是当时许多第一流学者对炼丹术感到浓厚兴趣，于是中国炼丹术的主要理论，遂由阿剌伯人在不同的时代传播到欧洲各不同的种族之间。”

在纪元前二世纪中，已有中国商人往印度经商事证之，约翰松博士认为炼丹术系在一世纪时与罗马人在亚力山大城经商之华人传于西方，核以中国商人素无炼金术知识，似无传授之能力。余意由于宗教关系，盖后汉以来，西方僧徒来我国，及我国人被其熏陶而入天竺者络绎于途。各种僧人对于炼丹术多感有兴趣，则难保先由僧人传至印度，再由印度传至阿剌伯等处亦未可知。盖印度古时本有长生术（详见前章），而中国丹家之目的亦为长生，气味相投，宜为婆罗门僧所采用也。

中国与荷兰通商亦早，荷兰之制铅粉法，相传亦为我国所传入者。我国科学家王琎先生云：

“近代欧洲制铅粉之法，尚以荷兰法（The Dutch process）为最佳。其法之大意，为制铅成片，即置瓮中，瓮下置醋酸，瓮上覆以树皮，如是逐层相累，藏诸密室之中。温度渐高，则树皮发酵，放二氧化碳气体。遇醋酸与铅，遂直下列作用：

$$2H(C_2H_3O_2)+2Pb+O_2Fb(C_2HO_2)_2\cdot Pb(OH)_2$$

$$3\{Pb(C_2H_3O_2)_2\cdot Pb(OH)_2\}+2CO_2$$

$$3Pb(C_2H_3O_2)_2+2PbCO_3\cdot Pb(OH)_2+2H_2O$$

今试观《本草纲目》所载制铅粉之法，则知其与荷兰法固相去不远也。其言曰，“辰州人造铅粉法，每铅百斤，熔化削成薄片，卷作筒，安木甑内，甑中甑下，各安醋一瓶。外以盐固济纸封甑缝。安火四两养。一七便洒入水缸内，依旧封养，次次如此。铅尽为度”。故其与荷兰法不同之点，即在于不用树皮以生二氧化碳气体，而但用空气之二氧化碳，然空气之二氧化碳之量不多，故每七日即需将制成之粉扫去，以便新空气与铅之新表面相接触，合化学作用，能继续进行，且其所谓以火养者，或即二氧化碳所由生欤。吾国之铅粉，久传名于海外，荷兰与和国通商最早，则所请荷兰法者，安知其非由东方传入彼国乎。……”

按荷兰明时已名红毛番地，郑和七下西洋，历诸蕃数十国，尚未闻其名，其与吾国通商也，似在万历末年。则辰州近代粉之法，当在通商后传入彼国者。

在八世纪终叶至九世纪初叶称为化学之父的回教徒开具Gelr氏，为西方发明金属水银与硫黄化合物之第一人，然吾国独孤滔《丹房宝鉴》曰：

“硫能干汞，见五金而色黑，得水银而色青。”

开氏精于炼金石，为阿剌伯人，其学问或受吾国之影响者。

总之，西方化学上之智识，虽然完全由中国传去者，但其有受吾国之影响，必无可疑。

印度古代医家之有名者。如耆婆、龙树等人，在晋时已为中土人民所知。然我国古代名医之被西方人所知者，实以后魏敦煌人宋云西往求法时始，《宋云行纪》云：

“神龟二年（即梁武帝天监十八年，西纪五一九）……十二月初，入乌场国……国一见大魏使来，拜受诏书……王又问曰，‘彼国（即指中国）亦出圣人否?’宋云具说，‘……说管辂善卜，华佗治病，左慈方术，如此之事，分别说之’。”

乌场国属北印度（已见前述），印度人之知有中国名医者，当在六世纪之初。六世纪前，西人似未有知中国医家之名者，更遑论医学。然近代欧美医史学家，则谓阿剌伯医学之所以发达，约有数因，而由我国之医学传入彼邦者，亦为一因。美国西欧鲁 Oharlston 氏之世界药学史谓扁鹊华佗二人之医术，曾传入阿剌伯。关于西氏据说之扁鹊医术传入阿剌伯事，作者已引见本文之第二章矣，故不赘。兹仅引西氏言华佗医术传入阿剌伯之说如下：

“阿剌伯医家知用一种吸入之麻醉剂，恐从中国人学来。称为中国希托克莱特斯之华佗，颇精此技术。其方法为用 Aconit、曼陀罗花、Foia Hyosciami 等调合而成者。”

扁鹊、华佗二人之医术，在中国亦无传人，谓阿剌伯人已得此二人之衣钵，其谁信之。西氏为欧美人，其不谙我国医史，立言悠谬，犹可恕也。而我国一班清末经生，亦主是说。清李经邦云：

“然考泰西之医术，其始本兴于罗陀之国，建于周幽王时。至汉而改名大秦，今则更名意大利亚。是西医之兴，在周末东迁以前。当是时罗陀人汉尼巴，潜入中国，得《内经·素问》等书，归国专心，陀志力学。十有余年，而后医名鹊起，各国人闻风向往，咸执贽受业其门，汉尼巴朵，其徒携摩登拿伊沙伏摩，奥利都等传其术。”

按《素问》为成于东汉以后之书，距周幽王时代，约千有余年，安来已有《素问》被罗马人窃去之事？且余罗马在中国之周幽王时代（约在纪元前八世纪），亦无汉尼巴其人者。故李经邦之说，更不足信。

在隋唐之交，中国医籍，亦有传至四夷者。唐初，针灸家甄权之《明堂图》，曾传遍夷中，孙思邈《千金翼方》云：

“安康公李袭兴，称：武德中（西纪六一八～六二六年）出镇潞州，属随征士甄权，以新检明堂示余。余既暗昧，示之奇也。时有深州刺史成君绰忽患头肿如数升，唯中闭塞，水粒不下，已三日矣。以状告余，余屈权救之，针其右手视指之端，如食顷，气息即通。明日饮啖如故尔。后缙绅之士，多写权图，略遍华裔。”

所谓华商之裔，即指中夏边疆以外之地，如文献通考之四裔考，可证也，则甄权之新检明堂图亦必有传写国外矣。此不过其一例而已，其他之中国医书传至外国者，当不止此。

在中国之胡医固有为中国人治病，但中国医生，亦有为外国人治病者。如孙思邈《论大医精诚》有云：

“若有疾已来求救者，不得问其贵、贱、贫、富、长、幼、妍、媸、怨、亲、善、友、华、夷、愚、智，普同一等，皆如亲之想。是外国人亦有受诊中国医家之证。”

其次因中国医家，声誉甚隆，被外国人挈归者。范质《玉堂闲话》云：

“……近年邺都有张福医者，亦然，积货甚广，以此有名，为蕃王挈归塞外。”

所指蕃人，或亦为外国人，塞外当指关外云桂之地也。

在疾病之诊断法上，我国似亦有传入西域之事。按消渴病之因糖尿味甜而知之事，欧美医家，以为始于波斯人阿维先那者（即发明丸衣术者，见前），谓阿氏是认识糖尿病之第一人，而为众人所承认者。按阿氏为西纪九百八十年至一千〇三十七年时人，适当中国之北宋时代。然中国病而尝粪之，古已有之风，如越王勾践为吴王夫差尝粪甜苦且酸楚之味是也（吴越春秋勾践入臣外传第七）。明言尝粪味甜知为糖尿病者，恐在北朝时代：如北齐痮孝子黔娄为尝父粪知甜，梁书庾黔数传云：

“齐永元初（西纪四九九），除孱陵令，到县未旬，易（即黔娄父）在家遘疾，黔数忽然心惊，举身流汗，即日弃官归家；家人悉惊其忽至，时易疾始二日，医云，‘欲知差剧，但尝粪甜苦’。易泄痢，黔对取尝之，味转甜滑，心逾忧苦。”

以与阿氏相较，则中国和糖尿病者早千余年至四五百年。按唐则天时李谏议《近效方》；对于糖尿病尿甜之理，亦有阐发：

“论曰，‘消渴者原其发动，此则肾虚所致。每发即小便至甜，医者多不知其疾，所以古方论阙而不言’。……”

黔娄所尝是粪，与诸家尝糖尿者，固有不同：其实消渴原因虽多，而要则为出膵脏细胞病变，消费糖分之机能顿减，血中因糖分逾量，故四溢而出，从排泄器中排出，故患者口亦有时而减，固不仅二便为然也。然初知糖尿为甜者，必在粪而不在尿，盖尿较粪为洁，较能令人尝试，故其后仅知为尿甜而不知粪甜也。故今称消渴病为糖尿病者，称糖粪病亦可。

我国旧时，恒有童便入药之事，而粪亦用以为药饵者，如人中黄及金汁是也。惟后者已非完全原物，大概尝啜粪尿，或起于古代愚孝之家，亦未可知。惟啜饮童便则显方士所提倡，有寓延年之意。又或者在初民时代，厌胜之义，以秽祛邪。实亦不外索隐行怪之勾当，殆庄子所谓道在粪溺者欤！

然疾病而服粪尿风俗，印度民族中亦有行之。义净南海寄归内法传曰：

“自有方处鄙俗久行，病发即服大便小便，疾起便用猪粪猫粪，或甑盛瓷贮，号曰‘黄汤’。虽加美名秽恶斯极。”

文中所云“黄汤”，盖即中国方书中之“黄龙汤”之缩写也。此种名称，想系中国传去，盖中国以黄色之物，有时称为黄龙也。此种风俗，即佛教所言之外道。

印度西域等处医药，既由僧徒贾胡等人传入我国，而我国医药，亦必有不少为求西土之高僧，与夫跋涉绝徼之商人所带去者。盖吾人观乎前文所述，日本僧人来我中土者，路不过数千，而挟之俱来之药饵，几塞倭舶，谓吾国僧人商人无挟旅行时必备之药品乎？是亦必无之事也。前数日，作者适见某说部书中，言扬州僧鉴真，于将到日本时，在扬州收贩乳香、龙脑等香药至日本，以此例之，则我国人之赴西方者亦必有药物带出国门也。以介绍不少西方医药智识于祖国之唐三僧义净法师，彼自述在印度二十年，有不少用祖国药方治愈其疾。并加赞赏。内法传云：

“若患热病者，即熟煎苦参汤饮之为善，茗亦佳也。自离故国，向二十余年，但以此疗身，颇无他疾。且如神州药石根茎之类。数乃四百有余，多并色味精奇，香气芬郁，可以蠲疾，可以王神，针灸之医，诊脉之术，赡部洲中无加也。长年之药，惟东夏与。良以连岡雪鹭，接岭香山，异物奇珍，咸萃于此。故体人像物，号曰神州。五天之内，都不加尚，四海之中，孰不钦奉。”

是则印度之药物，或亦有时仰给于我国矣。事实上，印度、埃及、罗马诸国医方中，已有不少用我国药物者（详下）。义净所言，其间固有不少谀词，而其事恐亦不致全属饰词也。文中所言，“长年之药惟东夏焉”之语，盖指我国之炼丹术与长生药。此等思想，在中国发生最早。当有不少婆罗门僧人，学之而归国者，则其影响于原有之长生术，必无可疑矣。此事已如上文所述。

至义净所言四百余种药中，多香气“芬郁”者，此则恐仍指西域诸国所传入者而言，因中国向不产芬郁药品也。

在药物方面，中国亦有出口者，如元代《马可波·罗游记》有云：

“来自蛮子的船带着铜作为镇船的重物。此外，又装运金线织成的锦缎、丝、薄绸、金银块，和马拉巴所不有的许多种药材。他们用这些货物兑换此处的商品。当地有些商人将上述的货物运往亚登，由亚登再转运到亚历山大里亚。”

马可·波罗谓“马拉巴（Malal－ar）是大印度一个广大的王国。”可知中国之药物，有运往印度，更有从印度运往阿剌伯者。马可·波罗所记者，虽在十三世纪时代之中西商业上之事，但此项交易，绝不始于元代，因我国之船舶在元代以前已有放洋经商之事，实绝无可疑。按日本桑原鹭藏博士之唐宋贸易港一书中引伊兰教徒之印度中国航海故事 Belation des Voyages 前编，其中有记中国九世纪之商船情形，略云：

至于容积甚大之中国商船，当更感困难。因之中国商船，以东洋产物，例如芦荟、龙涎香、竹材、檀木、樟脑、象牙、胡椒等，先载至 Siraf 港，然后更由 Sirab 港用小舟改装，输运此等此物于 Basra、Baghdad 方面。

可知唐代已有海舶往波斯湾印度等处贸易矣。不过此等中国海舶所贩卖者，依然多是此等香药货物。其实商业本以有易无为原则，或者因我国运往之香药货物，仍是从波斯与印度等处贩去耳。

与吾国相邻接之真腊国，彼亦时欲吾国药品货物。元周处真腊风土记欲得唐货条有云：

“其地想不出金银，以唐人金银为第一。五色轻缣次之。其次如真州（仪征）之锡腊，温州之漆盘，泉州之青瓷器，及水银、银朱、纸札、硫黄、焰硝、檀香、白芷、黄香、麻布、黄草布、雨伞、铁锅、铜盘、水珠、桐油、篦箕、木梳，针其粗重则为明州（灯波）之席。甚欲得者则菽麦也，然不可将去耳。”

此等货物，固然非皆我国之特产。但当时中国沿海口岸如仪征、泉州、宁波等处之货物，必源源有输入西方者，而中国特产之大黄、麻黄、甘草等物，亦必有大量输出，此等药材以今日计之，年不下数百万元，亦占对外贸易之重大地位。则古代已有大量药材输往西方者，当非臆说也。

对于中国医药输入西域之关系，决非本文所述者之简略，然作者因个人时间与能力问题，仅止于此。赓续补苴，俟之将来，此不过为大辂推轮而已。

（以上九篇见《中西医药》1 卷 2、3 期；2 卷 1、3、4、5、10、11、12 期，1936～1937 年）

12. 中国与亚拉伯医学的交流史实

一、绪　言

一国文化的发展，不是孤立的，而是往往与邻国甚至与迢远的国家发生关系之后，才有这种结果。中国与亚拉伯医学的发展，毫无疑问地不能例外。

中国对外文化的交流，以与印度最为密切，其次为亚拉伯回教各国。其与欧非两洲的交通，也以亚拉伯为通路。在世界文化史上起巨大影响的如火药、造纸、及罗盘等中国发明事物，都经亚拉伯人之手输入欧洲的。在中国方面，自纪元前第一二二年张骞凿通西域后，不但与印度发生关系，其间接且获知罗马、波斯、大食等地区的情况。大食是波斯人用来称亚拉伯的。据《史记·大宛传》说，张骞已与安息交通。安息是波斯王朝之名，而中国史家以为国名，误矣！

如其从中国与亚拉伯国家在医学交流史上而言，中国之与亚拉伯医学发生关系，是与佛教传入中国同一时期。因在后汉时精于医方异术的佛教徒安清，字世高。于一四八年来中国，他是安息王满屈二世 Pakor 的王子，是很早把佛法传入中国者之一，也可说中国与亚拉伯在医学上第一次发生关系的人。

亚拉伯正式与中国通使的，当在第七世纪的中叶，即唐显庆二年（六五一年）为开始。据唐书高宗本记及唐书西域传等书，并说永徽二年正月乙丑大食王豃密莫末腻始遣使朝献。西域传并说，景云二年（七一二）、开元初（七一三）先后遣使来朝，进献良宝和宝细带等方物。而中国史书所记的亚拉伯除伊朗外，为泛指叙利亚及美索不达米亚的一部分、红海西岸、波斯湾东岸，以及阿非利加州的北部等有亚拉伯人的地区。但应当注意的，中国史书上所说的波斯有两处，除原有今日所说西亚伊朗外，尚有中国南海的波斯。此处可参法国费琅的中国南海之波斯见马承钧译的西域南海史地考证译丛续编 P. 91，按尚有劳福尔 Laufet 氏等亦主此说，但并为章鸿刘张星烺诸人所驳。因为中国医书上所说的波斯事迹，也往往泛指南海中的波斯和两者混而为一的地方。

由于商业、宗教及政治（战争）等的关系，中国在原有医学中除受印度医学的影响外，要以受亚拉伯医学的影响最为巨大。当然，既称文化的交流，不是来而不往，施而不报之谓，而两者之间交光互影的。中国的医学，对亚拉伯地区国家的医学影响，也同样地起一定的作用。

在这方面的交流史迹，约可分为下列几项：其一为药物，其次为诊断和治疗，其次为亚拉伯医家在中国政府中的职位，及他们的著作。

中国与亚拉伯国家的文化交流，自第十一世纪至十二世纪后，益日见密切起来，尤其在医学方面更为显著。亚拉伯的杰出医家阿维森纳 Avicenna 恰生于第十世纪的末叶。由于宋元以来亚拉伯国家在海上交通日益发达，两国间医学的交流，也比例地加强。我们可想而知在中国的医学史上所受于亚拉伯医学影响中，当有不少的史迹，与阿氏有关的。而阿氏所受于中国医学方面的影响，也为史家所承认。阿氏的诞生，以回历计算，距今适为一千年代，今天我写这篇中亚两地医学交流史实之前，对这位杰出的医家——阿维森纳，在医学上之贡献，而缅想那一时代阿氏为了医学，在那流离困难的环境中，仍能坚持不屈地完成他那不朽之业——医典。不禁油然发生一种敬仰之情！

二、药 物

甲 生药的互市

自唐宋以来，由于海上交通的发展，中国与亚拉伯国家在商业上关系的密切，有超过过去任何一国之势。而同时亚拉伯对外商业之繁盛，在时间与空间而言，也是很阔大而悠久的，这里可引证夏德（Hirth）在他的赵汝适中古地理新资科论文中的话："中世纪时代，在东洋海上贸易最活跃的，当推亚拉伯商人。他们独占东洋贸易霸权达数世纪之久，直到和他们竞争的葡萄牙人出来为止。当时西自摩洛哥东至日本、朝鲜之大海原中者，完全属于亚拉伯商人的势力范围之内。"据日本桑原骘藏蒲寿庚之事迹。我们知道中国与外人交易的"互市"很早。史记匈奴传之"关市"，唐六典卷二十二汉魏以降，缘边郡国的"互市"，和晋书陶侃传的"夷市"，大抵泛指与今蒙藏等地区的通商，惟《宋史食货志》说"互市舶法，自汉初与南粤通关市，而互市之制行焉"，才是与西方国家如印回诸国互市的嚆矢。今之"海关"，系含"关市"、"市舶司"二者之义。但说唐初已设置市舶司的话，很难考信，虽有顾炎武天下郡国利病书卷一百三十说是唐贞观十七年（六四三）诏设市舶司，略谓：蕃商贩到龙脑、沉香、丁香、白豆蔻四色香药的交易。但此说别无其他文献的根据，所以学者多有置疑。惟《唐会要》卷六十二御史台下诤谏条载：殿中侍御史柳泽在开元二年（七一四年）十二月上书，谏岭南市舶司周庆立、波斯僧及烈进奇器之事，则市舶司至少在开元以前已成立了。而唐六典卷二十，亦有“互市监”以掌诸蕃交易之文。考唐开元元年（七一三年）创立的市舶司，其动机即基于亚拉伯端坐与中国贸迁之盛，而当时波斯贾胡的集中地，除了京师——长安外，要以广州、明州（宁波）、杭州、泉州、扬州等沿海地区为最多，而江西之洪州（南昌）等处亦不少。

大概属于亚拉伯地区的药物，唐宋以前的本草书如陶弘景的《本草经集注》等。虽已有收录，可是数量上并不怎样多。只有唐苏敬《新修本草》和陈藏器的《本草拾遗》诸书中，外药的名色顿增，同时郑虔又有专记外来本草——《胡本草》，到了北宋时唐慎微的《大观本草》，已没有多大的增加，明李时珍《本草纲目》只有转录和补苴慎微之书，实际新增加的已很有限了。

关于亚拉伯地区输入中国的药物，近人张星烺先生在《中西交通史料汇编》中，已做初步的整理。但他汇编中所根据的文献，在中文方面，似仍觉得有点简陋，不外唐段成式《酉阳杂俎》和《本草纲目》几部书，人竟不知《本草纲目》所据的是《大观本草》。本文兼参政和证类本草。这与姚振宗的《隋书经籍志》考证医家类，知有《千金方》而不知有《外台秘要》一书为同样不可理解的疏略。

关于张氏汇编中整理亚拉伯地区传入的药物，分见汇编第一册古代中国与欧洲之交通，第三册古代中国与亚拉伯之交通（P. 101~111），第四册古代中国与伊兰之交通（P. 156~185）。为了节省篇幅起见，这里仅把它的药名属之，合并摘录于下。为了证实时珍纲目所录的外药多本慎微的本草计，又把它凡属政和本草已着录的药品，填写今见政和本草的卷数，而以“〇今案”两识之。

(A) 矿石

玻璃《本草纲目》卷八〇今案出《政和本草》卷三引拾遗。

琉璃《纲目》九〇今案出政和三引拾遗。

玉《纲目》九〇今案政和三引《名医别录》惟海药引异物志出昆仑。

水银《纲目》九〇今案出政和四引《本草经》。此据陈霆雨山墨谈云出拂林国。

金钢石《纲目》八〇今按出《纲目》，惟《说文》已着录。

石硫黄《纲目》十一〇今按政和三出本经此据海药出昆仑波斯。

矾石《纲目》十一〇今按出本经此据海药出波斯。

玛瑙《纲目》八〇今按出政和卷四。

无名异纲目九〇今按政和三。

火油吴越备史卷二

密陀僧《纲目》八〇今按政和四

珊瑚《纲目》八〇今按政和四

炉甘石《纲目》九

绿盐《纲目》十一〇今按政和三

铙沙汇编云苏恭曰产西戎，隋书记康国有铙沙。〇今按即硇砂。本草无铙沙之名。

黄矾即金线矾，《纲目》十一〇今按政和三。

琥珀汇编引魏书，周书波斯传〇今按政和十二在木部。

(B) 植物

木香《本草纲目》卷十四〇今按出政和本草卷十六。

肉豆蔻《纲目》十四〇今按政和九。

郁金《纲目》十四〇今按政和九。

迷迭香《纲目》十四〇今按政和九。

兜纳香《纲目》四〇今按政和八。

无风独摇草《纲目》二十一〇今按政和六。

蜜香亦名没香又阿鬒《纲目》三十四〇今按政和十二。

降真香，亦名紫藤香又名鸡骨香《纲目》三十四〇今按政和十二。

薰陆香亦曰乳香《纲目》三十四〇今按政和十二。

苏合香《纲目》三十四〇今按政和十二。

芜荑《纲目》三十五下〇今按政和十三。

阿魏《酉阳杂俎》卷十八〇今按政和九。

婆那娑树《酉阳杂俎》卷十八。

槃砮穑树《酉阳杂俎》卷十八。

齐暾树《酉阳杂俎》卷十八。

荜拨《酉阳杂俎》卷九。

䕸音别齐《酉阳杂俎》卷十八。

波斯皂角《酉阳杂俎》卷十八〇今按政和十二纲目三十一。

没树《酉阳杂俎》卷十八。

阿驿《酉阳杂俎》十八波斯呼为阿驲拂林呼为底珍时珍谓即无花果。

阿勃参《酉阳杂俎》十八本草纲目拾遗四。

椋只晒《酉阳杂俎》十八纲目十三。

野悉蜜《酉阳杂俎》十八〇今按即耶悉茗，亦名素馨，一名茉莉，今并于此。

酒棁《酉阳杂俎》卷四。

指甲花《南方草木状》上。

篻箣竹草木状下。

抱香履草木状上。

石榴《酉阳杂俎》续集卷十〇今按政和二十三纲目三十。

人木《酉阳杂俎》续集十。

阿芙蓉《纲目》二十三〇今按即底野迦见苏敬《新修本草》卷十五兽部，政和十六，职方外纪名的里亚加。《旧唐书拂箖传》“干封二年遣使献底野迦”，亦即宋市舶中的乌香。

麒麟竭《纲目》三十四〇今按政和十三。

无食子亦名没食子《纲目》三十五下〇今按政和十四。

诃黎勒《纲目》三十五下〇今按政和十四。

金颜香诸蕃志下。

栀子花诸蕃志下〇今按政和十三。

蔷薇水《太平环宇记》百七十九《铁围山丛谈》五诸蕃志下。

丁香诸蕃志下〇今按政和十二纲目三十四。

芦荟诸蕃志下〇今按政和九。

押不卢《志雅堂杂钞》上《癸辛杂识》续集上〇今按《纲目》十四。

胡黄连《纲目》十三〇今按政和九。

缩砂蔤《纲目》十四〇今按政和九。

蒟酱《纲目》十四〇今按政和九。

补骨脂《纲目》十四〇今按政和九。

螺子黛唐人冯贽南部烟花记。

萝莳又名小茴香《纲目》二十六〇今按政和九。

巴旦杏《纲目》二十八酉阳杂俎十八。

阿月浑子《纲目》三十〇今按政和十二。

葡萄《纲目》三十三〇今按政和二十三。

橄榄《纲目》三十一、《酉阳杂俎》十八〇今按政和二十三。

石蜜《纲目》三十三〇今按政和二十三。

波斯枣汇编有考证〇今按政和二十三。

安息香《纲目》三十四〇今按政和六。

龙脑香亦名元兹勒《纲目》三十四〇今按政和十在一。

婆罗得《纲目》三十五〇今按政和十四。

乌木《纲目》三十五下案汇编有考证。

柯树亦名木奴《纲目》三十五下〇今按政和十四作柯树皮。

青木香《魏书》一百二隋书八十三并波斯传〇今按政和十二纲目十四。

(C) 动物

地生羊《本草纲目》卷五十一引北户录。

狗《旧唐书》一百九十八、《高昌传文献通考》二十四。

土拨鼠《纲目》五十一下〇今按政和十六。

象《纲目》五十一下〇今按政和十六。

驼鸟《纲目》四十九下引《刘郁西域使记》。

马《酉阳杂俎》十六。

大尾羊《纲目》五十上。

胡羊《纲目》五十上引方国记。

羚羊《纲目》五十一上〇今按政和十七。

木乃伊《纲目》五十二引辍耕录。

珊瑚诸蕃志下〇今按大观四《纲目》八。

珠子诸蕃志下〇今按政和二十《纲目》四十六。

象牙诸蕃志下〇今按政和十六《纲目》五十上。

腽肭脐诸蕃志下〇今按政和十八。

龙涎诸蕃志下〇今按《本草纲目拾遗》十。

狗宝《纲目》五十一下引《程氏遗书》。

以上这许多药物，都不过从亚拉伯地区或亚拉伯人之手传入的一部分。据“宋会要”所记自太平兴国七年（九二〇年），及咸平中和绍兴三年（一一三三年），绍兴十一年（一一四一年）等年份，经市舶司彼此交易的药材中，除了从亚拉伯地区输入的香药外，更有由中国地区输到亚拉伯等地区的药物的。

乙　宋时香药互市的情况

由于当时封建暴君和资产阶级享乐腐化思想的普遍，他们都非常爱好香药。故唐宋以来，每年香药的输入数量，是非常可惊的。据日本元开唐大和上东征传说，元开在广州看到波罗门（印度人）、波斯昆仑（北非人?）等船很多，“并载香药珍宝，积载如山”。

在宋以前输入香药，其具体情形如何？因文献断缺，很难叙述。惟宋代因宋会要尚在人间，故对这一时期香药互市的情形，比较完备。

宋自开宝元年（九六八年）诏置舶市。四年（九七一年）置市舶司于广州，略有香药，如犀象珊瑚等物见宋史一百八十六食货志互市舶法。然仍欠具体。到了七年（九七四）香药的互市情形才有较具体的记录。《宋会要》说：

太宗太平兴国七年闰十二月诏闻在京及诸州府人民，或少药物食用，今以下项香药止禁榷，广南漳泉等州舶船上，不得侵越州府界，紊乱条法。……凡禁榷物八种：玳瑁、牙、犀、宾铁、鼊皮、珊瑚、玛瑙、乳香。放通行药三十七种：木香、槟榔、石脂、硫黄、大腹、龙脑、沉香、檀香、丁香、桂皮、胡椒、阿魏、莳萝、荜澄茄、诃子、破故纸、豆蔻花、白豆蔻、硼砂、紫矿、葫芦芭、芦荟、荜茇、益智子、海桐皮、缩砂、高良姜、草豆蔻、桂心苗、没药、笺香、安息香、黄熟黄、乌文木、降真香、琥珀。后紫矿亦禁榷。永乐大典第一千一百二十四引宋会要职官四之二。

再看咸平中（一〇〇一?）的情形：

咸平中又命杭明州各置司，听蕃客从便……凡大食古逻阇婆占城勃泥麻逸三佛斋宾同胧沙里亭丹流眉并通货易，以金、银、缗钱、铅、锡、杂色帛，精粗瓷器高易香药，犀、象、珊瑚、琥珀、铆（紫矿）、宾铁、鼊皮、玳瑁、玛瑙、车渠、水晶、蕃市、乌樠、苏木之物。同上职官四之一。

此下并述太平兴国初，京师置榷易院，诏：诸蕃国香药珍宝不得私相市易。到了绍兴三年（一一三三年）这种交易更加活跃了，药材也多起来了。"宋会要"云：

绍兴三年十二月十七日户部言：勘会三路市舶，除依条抽解，外蕃商贩到：乳香一色，及牛皮筋角，堪造军器之物，自当尽行博买。其余物货，若不权宜立定所起发巢名，窃虑枉费脚乘欲令三路市舶司将今来立定名色，计置起发下项名件，欲令发起赴行在（杭州），送纳金、银、真珠、玉、乳香、牛皮筋、角、象牙、犀、脑子、麝香、沉香、上中次笺香、檀香、乌文木、硼砂、朱砂、木香、人参、丁香、玛瑙、珊瑚、苏合油、白豆蔻、牛黄、腽肭脐、龙涎香、藤黄、血竭、荜澄茄、安息香、缩砂、降真香、肉豆蔻、诃子、舶上回香、茯苓、菩萨香、鹿茸、黑附子、油脑、苁蓉、琥珀、上等螺犀、中等螺犀、下等螺犀、水银、上等药犀、中等药犀、下等药犀、鹿速香、赤仓脑、米脑、脑泥、青木、札脑、夹杂银、石碌、白附子、铜器、木苛子、南蕃苏木、高州苏木、随风子、干姜、川芎、红花、雄黄、川椒、石钟乳、硫磺、白术、夹黄、熟香头、上等生香、茴香、乌牛角、白年角、沙鱼皮、上等鹿皮、鱼胶、海南苏木、熟速香、姜黄、龟鼊皮、鱼鳔、椰心。……单下色瓶香……单拣香、上色瓶香、中色瓶香、下色瓶香、上色袋香、中色袋香、下色袋香、塌香、黑塌香、水湿、黑塌香。……生速香、斫削拣选低下水湿、黑塌香、黄蜡、松子、榛子、夹煎黄熟香、头白芜荑、山茱萸、茅术、防风、杏仁、五苓脂、黄芪、土牛膝……占城速香、生孰（熟）香，夹杂煎香、上黄熟香、中黄熟香、下笺香、石斛。下项名件欲令本处一面变卖蔷薇水，御碌香、芦荟、阿魏、荜茇、使君子、豆蔻花、肉桂、桂花、指环脑、丁香母、扶津膏、大风油、加路香、火丹子、紫藤香、笃芹子、豆蔻、黑笃耨、龟童、没药、天南星、青桂头、秦皮、橘皮、鳖甲、莳萝、官桂、榆甘子、益智、高良姜、甲香、天竺黄、草豆蔻、藿香、红豆、草果、大腹子肉、破故纸、苓苓香、蓬莪术、木鳖子、石决明、木兰皮、丁香皮、壳豆蔻、乌药、柳桂、桂皮、檀香皮、姜黄、相思子、苍术、青椿香、幽香、桂心、大片香、姜黄、熟缠末潮脑、三赖子、龟头枝实、密木、檀香缠、丁香枝、白胶香、椿香头、鸡骨香、白芷、亚湿香、木兰茸、乌黑香、粗熟香、下等丁香、丁等冒香、下等粗香头、下等青桂片香、麝香、木蕃、槟榔肉、连皮槟榔、旧香、连皮大腹、粗熟香头、海桐皮、松楷子、犀蹄土、半夏、常山、蕤仁、远志、暂香、下速香、下黄熟香，诏依。大典卷一千一百二十四宋会要职官四四之十七之十九。

到了绍兴十一年（一一四一年）十一月又有以下的药物相互市：

绍兴十一年十一月户部言：重行裁定布（市）舶香药名色，仰依合起发名件，须管依限起发前来所是本处变卖物货，除将自来条格内该载，合充循环本钱外，其余遵依；已降指挥计置起发施行，不管违戾，合赴行在送纳。可以出卖物色：细色诃子、中笺香、没药、破故纸、丁香、木香、茴香、茯苓、玳瑁、硼砂、莳萝、紫矿、玛瑙、水银、天竺黄、末朱砂、人参、鼊皮、银子、下笺、香芹子、银珠、熟速香、带根丁香、桔梗、泽泻、茯苓、茯神、舶上茴香、中熟速香、玉乳香、麝香、夹杂金、沉香、上笺香、次笺香、鹿茸、珊瑚、苏合油、牛黄、血竭、腽肭脐、龙涎香、荜澄茄、安息香、琥珀、雄黄、钟乳石、蔷薇水、芦荟、阿魏、黑笃耨、鳖甲、笃耨香、皮笃耨香、没石子、雌黄、鸡舌香、香螺奄、葫芦芭、翡翠、金颜香、画香、白豆蔻。龙脑有九等：熟脑、梅花脑、米脑、白苍脑、油脑、赤苍脑、脑泥、鹿速脑、木札脑。粗色胡椒、檀香、夹笺香、黄蜡、黄熟香。……缩砂、干姜、蓬莪术、生香、断白香、藿香、荜茇、益智、木鳖子、降真香、桂皮、木绵、史君子、肉豆蔻、槟榔、青橘皮。……甘草、荆三棱、笺香、防风、蒟酱、次黄熟香、乌里香、苓上香、中黄熟香、冒头香、三赖子。……下生香、丁香、海桐皮。……下等五里香、苓牙簟修割香、中生白附子……山桂皮、暂香、带枝檀香、铅、土茴香、乌香、牛齿香、半夏。……石碌、紫藤香、官桂、桂花、花藤、粗香、红豆、高良姜、藤黄、黄熟香、头叙藤黄、熟香、片螺头、斩剉香、生香片、水藤皮、苍术、红花、片藤、琉璃、小盘头、赤鱼鳔、香缠、小片水盘头、红橘皮、二香、大片香、糖霜、天南星、松子……大片水盘香、中水盘香、樟脑、青桂香、斧口香。……丁香皮、草果。……土檀香、苁蓉、螺、犀、随风子、细丁海母、龟、同亚湿香、菩提子、鹿角、蛤蛉、洗银珠、花梨木、琉璃珠。……犀蹄、蕃糖……窊木、大苏木、硫磺、白藤棒、修截香、青桂头香、蕃苏木、□□、苏木、□□□□。……大腹子、姜黄、麝香、木跳子、鸡骨香、大腹、檀香皮。……火丹子、蛙蛄干。……白檀木、黄丹、麝檀木、苏木、相思子、倭梨木、榼藤子、滑皮、松香、螺壳、连皮大腹。……琼枝菜、砂黄、粗生香、硫黄、泥黄。……黑附子、油脑、药犀、青木香、白术。……白芜荑、山茱萸、茅术、五灵脂、黄芪。……熟香、石斛、大风油、秦皮、草豆蔻、乌药、捍白芷、木兰、茸、蕤仁、远志、海螺皮、生姜、黄芩、龙骨。……土琥珀。……密木、白眼香、脔香。……豆蔻花。……还脑香。……滑石、蔓荆子、金毛狗脊、五加皮、榆甘子、菖蒲、土牛膝、甲香、加路香、石花菜。……大价香、五倍（子）、细辛、韶脑、旧香、御碌香、大风子、檀香皮、缠香皮、缠末、大食芎、仑梅、董（熏）陆香、召亭枝、龟头犀、香豆根、白脑香、生香片、舶上苏木、水盘幽香。……《永乐大典》一千一百二十四《宋会要职官》四四之二一之二三。

从上文引见的当时互市的香药文献而言，有很多香药产于亚拉伯地区的，而这许多香药，尚见于宋元以来各家香药谱录。又值得注意的，《宋会要》所保存的记录，想是根据当时市舶司的档案。因许多药物中，尚属当时牙行中的名色，如上等中等下等或次等的不同。其中龙脑，竟有九种的区别。

丙　输入亚拉伯地区的药物

据阿维森纳的著作中，在药物方面，不下八百种，其中有不少是亚洲尤其是我们中国所产的药物的记载。我们看了

《宋会要》中互市的药品名色如朱砂、人参、牛黄、茯苓、茯神、附子、水银、白附子、川芎、雄黄、川椒、石钟乳、瑠黄、白术、芜荑、山茱萸、茅术、防风、杏仁、五灵脂、黄芪、土牛膝、石斛、使君子、肉桂、天南星、秦皮、橘皮、鳖甲、官桂、红豆、苓苓香（陵零香）、蓬莪术、石决明、乌药、桂皮、姜黄、青椿皮、桂心、半夏、常山、远志、桔梗、泽泻、益智子、甘草、荆三棱、草果、松香、滑石、白芷、蕤仁、生姜、黄芩、龙骨、蔓荆子、金毛狗脊、五加皮、菖蒲等药，都是中国的药品，经过市舶司，由亚拉伯商人的船只，运往欧非等国家。

当然，那时运往欧非两洲的药品，不是绝对都是亚拉伯商人的船舶，除了当时所谓波斯和昆仑船只外，中国的船舶，也是很出名的。所以中国许多药物的出口，仍由中国的船只运往西方各国。据桑原骘藏唐宋贸易港一书引伊兰斯教徒的著作印度中国航海故事 Relatrion des voyages 前编，其中有记中第九世纪的商船情形。略谓：

至于容积甚大之中国商船，当更感困难，因之，中国商船，以东洋产物，例如芦荟、龙涎香、竹材、檀木、樟脑、象牙、胡椒等，先后载至 Siraf 港，然后更由 Siraf 港、用小舟改装，输往此等物于 Basra、Baghdad 等方面。唐守贸易港研究二波斯湾之东洋贸易港。

在元代即第十二世纪来游中国的意大利大旅行家马可·波罗在他游记中，也记着中国船有将药材等物，经过印度洋而至亚历山大里亚的情形：

来自蛮子（中国南方人）的船带着铜作为镇船的重物。此外，又装运金线织成的锦缎、丝、薄绸、金银块，和马拉巴 Malabar（是印度一大王国）所不产的许多种药材。他们用这些货物，兑换此处的商品。当地有些商人将上述的货物，运往亚登，由亚登再转运到亚历山大里亚。李季译马可·波罗游记卷三第二十五章马拉巴。这样我们便不难明了中国与亚拉伯国家由于商业上的发达，在医学上也发生了很大的关系，尤其在药物上更是如此。早在纪元前二世纪东罗马已知用中国原产物了，想亦经过亚拉伯人之手的。

丁　中亚药物交流一例

如前文所述，中国与亚拉伯在药品上的交流是频繁和密切的。我们不能把每一种药的交流历史加以叙述，现在仅举“牛黄”一类的药物为例：

中国的药物中很早便知用“牛黄”一类的药品，牛黄《神农本草经》已著录了。本经乃第二世纪左右的人所伪托，但牛黄一物以汉永和元年（公元一三六）权臣梁冀已以牛黄牟利了。见资治通鉴卷五十三。而那时的巫师京房易占中，亦有“兵强主武，则牛腹生石”的话，可知中国是知道利用牛马腹中结石为药用的最早国家。西方则在十二世纪才知道利用此类的药物，而亚拉伯人首先用之。大概在十二世纪以前，由亚拉伯地区的国家转入欧非诸国的。据现在的文献而言，亚拉伯名医阿文左阿（Avenzoar 死于 1162 年）在他的笔记中，有深信“解毒石”（bezoar stones）功效的记载。此“解毒石”为半矿物质半有机质的结石，在食草动物的肠管内发见的，名为“解毒”，“eXpeller of poiSons”根据文字是含有波斯的语意的。此“解毒石”在后来的药物学上，非常重视，在最初百年中的伦敦药典，都收载此药。惟此物亦分做两种：一是“东洋解毒石”（牛黄）用量四到十六克，另一为“西洋解毒石”（马粪石?）力弱，用量十六乃至三十克。把它装在金制或银制的箱中携带出外，以为辟疫之用。据说，在十六世纪时，东方某国的太守，在他赠送英国女王伊丽莎白 Elizabeth（1533~1603）礼物中，有一大型“解毒石，”其价之高，殆难置信，说是用某一全部领土换来的。详见美国西欧鲁 Charlston 世界药学史（日本日野岩·久保寺十四夫共译本）。

这种西洋解毒石，后来也有反由亚拉伯传入中国的。据日野岩译世界药学史时，对 bezoar stones 一名的注释说，它一名“酢答，即马粪石”。我以为“酢答”当即鲊答，明沈周客座新闻明人小说本。作“赭丹”，田艺蘅留青日扎作“鲊单”，清方观承松漠草述本堂诗集本。作“楂达”，七十一椿西域闻见录作“札答”，宋荦筠廊偶笔引徐籀吾邱集又作“砟答”，显系外来的一种译名。除松漠草说它生于驼羊腹中外，余并云出牛马腹中。在中国书中最初见于元杨瑀山居新语，据说：蒙古人祈雨，“取以石子数枚浸以水盆中玩弄，口念咒语，多获应验。石子名曰：‘鲊答。’乃是走兽腹中之石，大者如鸡子，小者不一，但得牛马者为贵，恐亦是牛黄狗宝之类。”陶宗仪的《辍耕录》卷四、亦载之，是据杨氏之说的。明李时珍也把这味“鲊答”收进他的《本草纲目》卷五十下兽类中，并说他在嘉靖庚了（ 五四〇午）蕲州侯姓屠夫，杀牛得此，人无识者，后被番僧所知，认为至宝，牛、马猪等家畜皆有之。今按宋贾似道悦生随抄之“狗心化石”，说郛卷十二引。明郎瑛七修类藁之“羊哀、狗宝、马黑”，卷四十三狗宝马黑条。都是兽腹内的结石。松漠草所说的，略与杨瑀及时珍之书相同，都说蒙古人拿它做祈雨用的。

惟明末西士艾儒略职方外纪中的记载，才与阿文左阿之说相符合。外纪略谓“渤泥有兽似羊似鹿，名‘把杂尔’，其腹中生一石，能疗百病，西客极贵重之，可至百换，国王藉以为利”。卷一渤泥。所以我说阿文左阿笔记中的“解毒石”bezoar stones，当即“把杂尔”的译音。

清初墨西哥教士石铎琭泰西《本草补》所载“保心石”一药之说明，也是解毒石之类。《本草补》说：“保心石生鹿腹中，鹿食各种解毒之药，其精液久积结而为石。”并云：“有二种，一是鹿兽生成，一是西洋名医至小西洋采珍药制成，服之令毒气不攻心，故曰保心石。”据赵学敏本草纲目拾遗卷二引。所言与世界药学史相同。

关于牛黄一类的药品。据清姚衡寒秀草堂笔记卷三说，嘉庆十九年（一八一四年）八月初七日，因修理武贡殿露房进呈库中所藏贡品，他的父亲与其他的大臣，获得赏赐药品一百二十二种，其中有猴宝、鹿宝、野羊宝、山羊宝、羊宝，并注云：“以上五种，能保心解毒，治伤寒痘疹。”狮子宝，注云：“治妇人难产。”这一百二十二种药中，多半是亚拉伯的药品，我想或是元明以来所积存的，很可能的是元代回回药物院（后并于广惠司）的遗物。

中国与亚拉伯在药物方面，看了解毒石一类的文献，即可充分了解中亚地区药物交流关系的密切和历史的悠久了。

三、方剂学

中国许多医方中，有不少是从外国来的。《隋书经籍志》中已有不少印度南海等处的医方。宋郑樵《通志艺文略》的医方中，竟将《隋志》之属于西域者，别立胡方一门，其中当有不少从波斯及亚拉伯那些地区传入的。由于唐宋以来经亚拉伯人之手，输入大量香药，在中国医学史上渐次造成局方时代的形势，这是医史学者应当特别注意的。关于此点，我已别有文字记之，此处不再重复了。

中国医方很早已用复方，西洋自中世纪后才盛行此风。但据元代遗留下来的回回药方一书而言，亚拉伯的医方，也是好用复剂的，其中一方有用十多味至数十味，颇有千金方的“耆婆万病丸”的作风。按阿维森纳医典第五卷中，有复合药的记载，我虽没有看到原书，但从这名称上推测起来，阿氏也许是注意到多味药组成的方剂。

其次，亚拉伯医家中用药方面，也注意到污秽的药品，有很多动物的粪、尿、月经、血等。按好以动物等的粪尿秽物为药用的，乃中国方士的独特作风，而中国医家又与方士分不开的。如葛洪《抱朴子·黄白篇》说：炼丹须烧马粪。梁陶弘景也时有用天鼠屎、猪屎等物为药用的。见大观本草卷十八、十九。而《素问》中用“鸡矢醴”治臌胀，那更早了。当然以人粪尿及以血、月经等为药，陶弘景、陈藏器诸人的本草中已有论及了。而中国本草学家有此作风的似独有唐开元中（第八世纪初叶）陈藏器，他的《本草拾遗》所收即多此类药物。陈书虽佚，但尚散见大观本草中。据我的推测，亚拉伯医家似受陈藏器《本草拾遗》一书的影响。清代中叶赵学敏《本草纲目拾遗》也有用动物排泄物如“申红”（猴子的月经）一类之药，那是继承古旧的精神。

如前所说中国自《隋志》及艺文略中所载外来的医方，既有这样多，但至今除了回回药方以外，已看不到有一书流传下来，所以要找到波斯或亚拉伯这方面的医方，是很感困难的。

我有一时期研究中外医学关系的问题。找到若干有关的文献先后作成古代中西医药之关系，胡方考等书。今仅举有关亚拉伯方面的医方若干于下：

（一）悖散汤 《千金翼方》云：

服牛乳补虚破气方，牛乳三升，荜茇半两，末之；绵裹。上二味铜器中取三升水和乳合，煎取三升，空肚顿服之，日一二。七日除一切气。……张澹云：“波斯国及大秦甚重此法，谓之悖散汤。”卷十二养老食疗。

按《千金翼》旧题孙思邈撰。而近儒井研廖平以为本非孙氏之书，详见记廖氏贳园书库记。必有所据。但此方据我的研究，《苏沈内翰良方》引唐薛用弱《独异记》说：张宝藏以牛乳煎荜茇治愈唐太宗的气痢而言，至少此方在唐代已经由波斯传入，张宝藏或即张澹也。又按：此方据《太平广记》卷一百四十六张宝藏条引《广异记》。《大观本草》卷九荜茇条引太宗实录，及刘禹锡《传信方》等书并载之，仅文字互有出入。

（二）补骨脂方拟题○简易方作魏将使青娥圆。《图经本草》云：

补骨脂生广南诸州及波斯国……不及蕃舶者。……或云，胡桃子也。胡人呼若婆固脂，故别名破故纸。今人多以胡桃合服，此法出于唐郑相国。自叙云：“予为南海节度，年七十有五，越地卑湿，伤于内外，众疾俱作，阳气衰绝，服乳石补益之药，百端不应。元和七年（八一三二年），有诃陵国舶主李摩诃知予病状，遂传此方，并药。予初疑而未服，摩诃稽头固请，遂服之。经七八日而觉应验，自尔常服，其功神验。十年二月，罢郡归京，录方传之：破故纸十两净择去皮，洗过，捣筛令细，用胡桃瓤二十两，汤浸去皮，细研如泥，即入前末，更以好蜜和搅令匀如饴糖，盛于磁器中，旦日以暖酒二合调药一匙，服之，便以饭压，如不饮人，以暖熟水调亦可。服弥久则延年益气，悦心明目，补添筋骨。……此物本自蕃，随海舶而来，非中华所有，蕃人呼为补骨鸱，语讹为破故纸也”。《大观本草》卷九补骨脂条。

按图经之文，是引南唐王绍颜续传信方的。文中不载郑相国之名，惟简易方据明初朝鲜梁诚之等撰朝鲜《医方类聚》卷九十五引。作郑佃，其方亦稍有出入，且有诗一首。按类聚卷九十八引经验方亦有此方，又一百五十三引《袖珍方》作张寿。予又据《村居救急方》文并不同，其诗则见于《全唐诗》卷三十二。但元和七年广州刺使为郑细，此作郑佃当为形近而误。

此方虽为南海中的诃陵国舶主所献，但根据他的姓氏及当年亚拉伯人海上商业与药物的原产地而言，都可断定此方确属由波斯所传入的。

四、制药卖药的关系

甲 药露

药露是指由蒸馏出来的药液而言。在药学史上说来，葡萄酒和蔷薇水都是波斯的特产。据说古时极上等的葡萄酒，是没有颜色的，即经过蒸馏器蒸馏而成，这种蒸馏有似用蒸馏烧酒 aqua ardens 的方法制成的。

据说蒸馏的历史很古，在亚理斯多德时代已有这种思想，而在第四世纪后，已有人把蒸馏的装置记在书本上了。但是这许多记载，是否可靠，不敢武断，我们知道阿维森纳是第一个发明制造酒精的人，所以关于药露制法，对于阿氏这种发明，是不能恝然置之不问的。

从亚拉伯畲的许多药物中，蔷薇水一物，也算是特出药物之一了。蔷薇水即蔷薇露，阿氏书中已有记载。据说它是用蒸馏之法，把花的液体蒸馏出来的，许多书都说它香气袭鼻，就是封在玻璃或锡瓶内，依然也能透露出来；那么，它一定不是完全蒸馏出来的蔷薇花的液体，是可肯定的。但蔷薇露的制法，历史家都说创于波斯人，在宋以前，中国书中似尚未见记载。惟北宋乐史《太平环记》说占城国在后周世宗显德五年（九五八年），“其王释利因得漫，遣其臣蒲诃散等来贡方物，中有洒衣蔷薇水一十五琉璃瓶。言出西域。”卷一百七十九。此泛指西域，尚未指称哪一国家所造，但同时蔡绦《铁围山丛谈》径说“故大食国蔷薇水虽贮琉璃缶中，蜡密封其外，然香犹透彻闻数十步，洒着人衣袂，经十数日不歇也”。卷五。岭外代答卷三，及诸蕃志上并有类似环宇记之说，据蔡绦说北宋时五羊（广州）人有仿外国造香的，因没有蔷薇花以素馨茉莉代之：“但视大食国真蔷薇水，犹奴尔。”这是说香味远不及大食真货好。明初人居家必用引香谱中所载“经进竜（即龙字）涎香”瓶子中所用的蔷薇水，谓即当时番客所卖的“大石水”据朝鲜医方类聚卷一百九十八诸香门引。则蔷薇水实出大食，与近代西方历史家所说相符。明万历时沈德苻野获编补遗，对中国人仿造的蔷薇水，仍仿造不好，但清初周亮工闽小记所言，用蒸制烧酒法来蒸制蔷薇露，已仿制得很好了。此虽与明末西士熊三拔泰西水法传入中国有关，但与阿维森纳发明造酒精之法，应属主要的原因。

闽小记既说明末中国人用制烧酒法仿造蔷薇水仿造得很好，而蒸制烧酒的方法，与酒精是相同的。大概中国人在北宋末虽已从亚拉伯人那边学到蒸馏法，但还没有学得好。其能具体了解蒸馏的方法，是从元代南方沿海地区传入的。今天据我所知中国旧有文献，元人似乎已充分能蒸制烧酒的方法了。明初熊宗立（?）居家必用事类全集载制“南番烧酒法”原注番名阿里乞。云：

“上件不拘酸甜淡薄，一切味不正之酒，装八分一瓶，上斜放一空瓶，二口相对。先于空瓶边穴一窍，安以竹管作嘴，下再安一空瓶，其口盛信上竹嘴子，向二瓶瓶边，以白磁碗楪片遮掩令密，或瓦片亦可。以纸筋捣石灰厚封四指，入新大缸内坐定，以纸灰实满，灰内埋烧熟硬木炭火二三斤许，下于瓶边，令瓶内酒沸，其汗腾上空瓶中，就空瓶中笔管内，却馏下所盛空瓶内，其色甚白，与清水无异，酸者味辛甜，淡者味甘，可得三分之一好酒。此法腊煮等酒皆可烧。”已集酒曲类。

此烧酒番名“阿里乞”者，即元忽思慧《饮膳正要》卷三之“阿剌吉酒。”思慧之书，成于元天历三年（一三三〇年）三月，那末中国人在第十四世纪初叶，已完全能知蒸制药露的方法了。

到了十七世纪初叶，已知用米类蒸制药酒之属。明末江上遗民李之逊三朝野记所说，天启六年（一六二六年）秋，天启因游西苑，覆舟获救，按天启被溺几死明史不载，惟虞山陈悰天启宫词有咏此事，所谓："须臾一片欢声动，捧出真龙水面来"者是也。遂患水肿病，霍维华进用"仙方灵露饮"，"其法：取上好粳米淘净，入水甑蒸之，甑底安中长颈在口空银瓶一个，米渐渗渐熟，水渐熟渐易，不数易，而瓶中之露满矣。"卷三。这也是属于从亚拉伯传入的蒸馏法之类。至于恽南田瓯香馆集卷四赠顾若思能制花露及方以智物理小识卷六，屈大均广东新语卷十四等所说的蒸馏法，则得之于明末西士如熊三拔及邓玉函之流了。不过推究熊三拔等的蒸制药露法，还是不出亚拉伯的名医如阿维森纳所发明酒精制法的范围。

乙　阿维森纳发明的丸衣

在第十一世纪年代，世界成药史上又有一新的发明事件，那便是阿维森纳发明丸衣的方法。据西欧鲁世界药学史说：

他（阿维森纳）又为用金银包裹丸剂之创始人。此种丸剂，不仅在外观上有一种美化之感，且亦能增高医治上的效果。世界药学史。

所谓用金银包裹丸剂者，就是用金银箔包裹丸剂之谓。中国的金银箔制法，是从印度那些地区传入的。他们多用在描镀佛像上，及庙宇的藻绘。据《太平御览》卷七百一引支僧载外国事说：斯诃调国的大富翁，以金箔做佛的承尘。按日本狩谷望之亦引此以笺注源顺倭名类聚钞卷五的外国志一书名称，按杜佑通典一百九十一，已有"支僧载外国事"，又有"外国传"之名，狩谷氏以为一书，似误。考后治书陶谦传三国志刘繇传，都说笮融用金涂佛像。

不能断定他是用金屑或金箔，但在第四世纪陆翙邺中记，及北魏《宋云行纪》，杨炫之《洛阳伽蓝记》等书，皆言用金箔装饰和描贴偶像之事。阿维森纳以金银箔做丸衣的思想，是否从此等事物出发，无从考见。

关于以金银箔为丸衣，自从阿氏发明了不久之后，由于海上交通便利，很快便传入中国了，而且在中国起了很大作用。我国熟药业用金银箔做丸衣的，似首见于《和剂局方》，此书约成于第十一世纪左右，按宋末陈元靓《岁时广记》卷五引《千金方》辟温丹已有朱砂为衣的记载，今查《千金方》并无此文，知为后人所窜。关于此一问题，我在《古代中西医药之关系》中已有考证了。原文载一九三五年《中西医药》第二卷第三期。中国人不仅用了金银箔做了丸衣，而且能举一反三，推而扩之，用朱砂、青黛、砚红、阿魏、麝香等为衣。此等历史，亦见古代中西医药之关系中。同上。

丙　靠了阿维森纳发财的药商

阿维森纳发明的丸衣，不但增加丸剂外表的美观，同时对于防止药性的挥发，也能起一定的作用的，由此而发展到“蜡丸”的创制，这都是好的一方面，但也有因此而为商人所利用为发财的工具。此事在旧题宋苏轼沈括合撰的《苏沈内翰良方》中的“褐丸”，即有它的记载：

“苏州有人卖　朱砂丸，食药无所不治，其效如神，如此致巨富。服其药者，遍天下，人无有得其真方者。后有亲人窃得，乃与此（褐丸）一同，但加朱砂为衣耳。”卷四。

按良方但记端坐致富之由，而未举其姓氏，惟南宋龚昱中吴纪闻有记苏州郭姓药家以旧朱砂丸致巨富的始末：

“郭家本郡中一小民，所谓林酒仙者，每至其家，必解衣以醉之，酒仙迁化前数日，语郭氏曰：‘畴昔荷相接之勤，以药一杯为报。……’遂授以朱砂圆方曰：‘惜乎，富及三世尔！’郭氏竟售此药，四方争求买之。自此家大富，三世之后，绝无有欲之者。”卷子郭家朱砂圆条。

文中所谓授朱砂丸于郭生的林酒仙，是否属于波斯胡一流人物，或故造鬼话，今亦无从判断。至云，富仅三世，正是此事久而被人拆穿内幕，如良方所说“后有亲人窃得，但加朱砂为衣耳”而已。据《岁时杂记》说：南宋时苏州又有一“卖朱家，灯烛之盛，号天下第一”。见《岁时广记》十州郡灯条引。或者那位北宋末年的郭姓药家衰败了之后，接踵而起的就是这位朱姓的药家。

不论郭姓或朱姓的药家，他们能售朱砂丸致富的原因，是由于阿氏发明丸衣方法传入中国不久，所以人家觉得新奇，易受欺骗，售卖既久，那便不足奇了，故郭家亦仅擅三世之利而已。总之，人家辛苦发明出来的事物，受益者倒是唯利是图的商人，这是在封建社会和资本主义社会中一致的现象。像发明丸衣的阿维森纳，他哪里会想到我们东方的药商，借它为发财的工具呢？

丁　贩卖香药的波斯商

唐宋以来亚拉伯商人流寓中国的，除当时的京师外，广州、泉州、杭州、明州、扬州、洪州等处都很多。据阿布赛德哈散（Abu Zaid Hassan）记录：在公元八七八年有十二万至二十万的回教徒、犹太人、基督教徒、火祆教徒因遇黄巢的革命攻陷广州而牺牲了。参张星烺中西交通史料汇编第三册 P. 130 –

132。桑原骘藏唐宋贸易港研究第三篇广府问题及其陷落年代。在扬州的亚拉伯商人和回教徒，唐末田神功焚掠扬州时，也被杀了数千人。参旧新书邓景山传及田神功传。这许多商人，我们根据前述市舶输入的货物，可推断他们多数是贩卖香药和珠宝为生的。

但这许多波斯胡的姓名，至今已很少有流传了，据《旧唐书·李汉传》说，有献沉香亭子的李苏沙的，他是贩卖香后来归化我国的波斯人，到了五代王蜀时土生波斯李珣、李玹兄弟，仍以鬻香药为业。宋黄休复《茅亭客话》说：

"李四郎名玹，字廷仪，其先波斯国人，随僖宗入蜀，授率府率。史珣有诗名，预宾贡焉。玹举止温雅，颇有节行，以鬻香药为业。善奕棋，好摄养，以金丹延驻为务，暮年以炉鼎之费，家无余财，唯道书、药囊而已。"卷二李四郎条。

这位土生波斯，除染习中国文人气派外，更迷于长生之说，把鬻香药的利益，都付之炉鼎，以致暮年弄成李商隐杂纂上所说不相称之一的"穷波斯"了。

戊　开设药铺的波斯胡与昆仑奴

亚拉伯之坐商中，也有启建药铺的。牛肃纪闻曾记唐段觳之子碶，见有好道之客，时住胡商那里去求难得之药：

"……段子天宝五载（七四六年），行过魏都，舍于逆旅，逆旅有客焉，自驾一驴，市药数十斤，皆养生辟谷之物也。而其药有难求未备者，日日于市邸谒胡商觅之。……"《太平广记》卷二十八神仙二十八郗鉴条引。

据段碶说曾见晋时的郗鉴，那自然是诳话，但牛肃是唐人，而记长安有胡商鬻药为业，那是真的。可惜这类的记载很少，不能多所举证。

据史传所载，唐宋以来的昆仑奴，多从亚拉伯商人带到中国的，所谓昆仑奴多指非洲的黑人。而白洛克尔曼之回教古今史，曾记唐末大食国黑奴之乱。参中西交通史料汇编第三册古代中国与欧洲交通 P. 58。今考唐佚名的昆仑奴传亦记唐大历中（七六六～七七九年），崔生家的昆仑奴摩勒，代他的主人劫夺豪门的艳奴红绡，为崔的爱人，因被豪门胁迫遁去，后来有人在洛阳市，还看到这豪侠的昆仑奴在那里卖药。他虽不是亚拉伯人，但是与亚拉伯人是很有关系的。

五、诊断学

甲　几种与阿维森纳相同的诊断学

在诊断学方面，中国与亚拉伯医家，尤其与阿维森纳的诊断学方面，是有很多相同之点的。以时间而言，在阿氏的许多诊断学中，有的是从中国传去，现姑举数例于此。

（1）糖尿病　此病中国旧名消渴病。西方史有，记载第一个发见此病之尿必甜者，即阿维森纳。阿氏这一篇文字，是在医黄的第二篇中。但阿氏的话，直到十九世纪时才由德人诺宁 Naunyn 在一八九〇年证实，因诺宁偶然看到苍蝇麇集在割掉胰腺的犬尿而才发见，才知脺脏出了毛病，复由此而发明“因粟林”这一治糖尿病的特效药了。我想西方医家，如能早日注意阿氏的学说，那末糖尿病这一疾患，或许早已发明特效药，而可挽救了更多不应该死亡的糖尿病的患者。倒是南毗国人在宋时已知此病的情状，因为他们也知以尝粪诊病之习俗的。此事在南宋后，复由亚拉伯人的口碑，传到中国。据赵汝适诸蕃志说：

“南毗国……饮食精细，鼎以百计，日一易之，有官名翰林，供王饮食，视其食之多寡，每裁纳之，无使过度；或因而致疾，则尝粪的甘苦以疗治之卷南毗国。”这记录对糖尿病的病因和诊断法，是完全正确的。我们皆知患糖尿病者，多数为营养过庶之人。南毗国之每食列鼎百计，真是钟鸣鼎食之家了。足见他的营养是非常丰富的，这与中国方书上多记膏粱之家，易罹此病相符。我想南毗国王的御医诊断此病的知识，是受阿维森纳学说的影响的。

中国史书是最早记录此病与粪溺的甘苦有关的，当推后汉赵晔吴越春秋中秘述越王勾践为吴王夫差尝大小便这一故事为开始。《吴越春秋》说：

“下囚臣勾践，贺于大王：‘王之疾，至己巳日有瘳，至三月壬申病愈。’吴王曰：‘何以知之？’越王曰‘下尝事师，闻粪者顺谷味逆时气者死，顺时气者生。今者，臣窃尝大王之粪，其恶味苦，且楚酸，是味也，应春夏之气，臣以知之。’”勾践人臣外传第七。此为纪元前第五世纪之事。虽不能十分正确，但中国在纪元第二世纪左右，确已知这类事情，因中国的医家有尝秽的知识，是受那时方士的影响。而赵晔适在方士横行的后汉时代也，说见后。

到了第五世纪梁庾黔因父亲病了，听医生说，尝粪能知病的安危，便实行尝他父亲之粪，他发觉是甜的，而他的心便“更苦”了。见《梁书》庾黔传。可知庾黔的尝粪是听了医生的话，但还不有单言小便甜。按越王尝吴王之“秽”已包括大小便的。

惟第七世纪时中国的方书上已明确规定患糖尿病的小便，是甜的。据唐武后时李谏议说：

“论曰：‘消渴者，原其发动，此则肾虚所致。每发即小便至甜。医者多不知其疾，所以古方论，亦阙而不言。’”外治秘要卷十一引近效祠部李郎中消渴方。

所以我说中国知糖尿病的粪尿有甜味，是很早之事，而医家著为实录，则在第七世纪之初。今说阿维森纳医典，其著作年代，当在第十一世纪之初，大家皆知阿氏的医学，是摄取东西各国医学的精萃，故他知道糖尿病之尿必甜，当从中国传过去的。至中国医家知糖尿病之粪尿为甜味，是受道家影响，因道家有食粪饮小便的诡行。按《论衡》卷六雷虚篇云：“道士刘荧惑楚王英，使食不清。”而后汉书方技传载甘始、东郭延年、封君达三人有“饮小便或自倒悬”的诡行，这也是明人“服秋石”的历史根源。但汉时的《太平经》对于这种行径，则痛加呵斥，如《太平经》卷一百十七说，“教食粪饮小便……此大邪所著，大猪之精所下也。”又谓，食粪饮小便，必遭“雷电所杀”，似汉时已有此风，故《论衡》有雷虚之说，赵晔吴越《春秋记》吴王尝粪事，疑受道家的影响。

（2）循衣摸床　中国医书上诊断病的死证很多，而循衣摸床亦属其中之一。在第二世纪时，张仲景伤寒论已有此种记载。其后医家也叫做“撮空理线”，如隋巢元方在大业六年（六一〇）撰成的《诸病源候论》总论说：

“其人当妄掇空指地，或自拈衣寻缝，如此数日而死。”卷一中风候。

这种濒死前的象征，都是由于病人的神经失去控制之故，在十一世纪初叶的阿维森纳医典中，也有这类记载：

病人频动手指，好像从身上拿去东西（Carphologia），这是死的征象。见胡宣明中东医圣阿维森纳。从时代的先后，及阿氏时代医学上的背景看来，他这种诊断学，很可能是从中国传过去的。至阿氏又以麻疹之红润者吉，黑陷者凶，亦与中国斑诊书相同。

（3）相思脉 《史记·仓公传》曾记淳于意治一患相思病的青年侍女说：

“济北王侍者韩女，病腰背痛……病得之欲男子而不可得也。所以知韩女之病者，诊其脉时，切之肾脉也，涩而不属；涩而不属者，其来坚难，故曰‘月事不下’。肝脉弦出左口，故曰‘欲男子不可得也’。”

按约在纪元前第三世纪，即亚历山大时代的名医拉西斯物拉塔斯（Erasistratus），也用诊脉法诊出塞琉卡斯王子患的是失恋病。而阿维森纳也用诊脉法诊断 Jurian 患的是相思病。参李涛医学史纲。这里阿氏是否仅据拉氏之说或亦参考过史记仓公传的脉案，今天很难判断了。但据阿氏书中关于诊脉方面，则在四十八种脉中，有三十五种与脉经相同，我想他是很早已知中国的脉诊的。

乙 十二星宫占病法

中国的医学，在学说方面，几千年来都保存了阴阳五行说的传统。其中虽人偶然也有提及印度的四大说，如《金匮玉函经》、《巢氏病源》等书，但片词只字，并没有作为一种中心思想而加以研究和发扬。印度尚且如此，更不要说亚拉伯了。然我从五代时杜光庭的《玉函经》中发见采用巴比仑人所发明的十二宫（兽带）说，是前人所没有注意的。按十二宫说传入中国，盖始于隋那连提耶舍译《大集日藏经》，及唐天宝时不空译《文殊师利菩萨及诸仙所说吉凶时日善恶宿》、《曜经》二书，则印度释家采用其说，中国似假释家之手而始传入者。《玉函经》说：

“络有十五经十二，上应周天下临地，水漏百刻运流行，与周天为纲纪。手足阳明江海水，天蝎金牛并豫翼，太阳手足合清淮，天秤白羊充淮里，阴阳人马对寅申，燕益谓漯水气深。太阴巨蟹并摩羯，丑未湖河水难竭，宝瓶狮子对周齐，汝水三河合应之。巳上楚宫属双女，亥上双鱼时掉尾。”生死歌诀中。

《玉函经》一书的全题，为《广成先生玉函经》，宋盱江黎民寿注。全书作七言韵语，每节文字均有黎氏注文。但上面这节文字，虽有注文，而并没有把天蝎、金牛、天秤、白羊、人马、巨蟹、摩羯、宝瓶、狮子、双女、双鱼、阴阳十二星宫名称加以注释。我本来疑心《玉函经》是黎民寿托名广成先生的，但后来看到此处，才恍然明白不是黎氏所能伪造。今考杜光庭此文，是糅合《灵枢·经水篇》，《淮南子·天文训》，及《大集日藏经》书等而成。黎民寿仅知随文敷释，但对十二星宫却无一字提及，盖由亚拉伯传入的天文学，非医家所素习，故无从注释也。

考西洋的占星术，萌芽于美索不达米亚埃及等处，到了纪元前，才移植于亚力山大里亚，后来又转移于罗马、印度等处。因巴比伦民族，夙擅星数之学，而天文学，与医学发生关系，也滥觞于巴比伦民族。希腊医家如希波克拉提斯（Hippocratis）、格林（Galen）等也用星象以诊疾患的吉凶，惟尚不用十二宫的星象名称而已。

我想回回历法的传入中国，当较回教传入时为早。所以我敢断定十二星宫说，在第六世纪末年早已传入了。但杜光庭的《玉函经》有一部分是袭用《大集日经》之说，其接受时间已较晚了。到了元末明初，即洪武十五年（一三八二年）由政府命当时西域（回回）人海达儿明史作黑的儿。及回回大师马沙亦黑马哈麻等，将从元代政府中接收过来的西域书中有关天文、阴阳、历象的文字、次第译成天文书四卷，及明西士穆尼阁天步真原等书，都有很多用十二宫星象，来预测疾病的根源和吉凶的。

但这些占星术，都早被阿维森纳所排斥了。

六、理学疗法

在理学疗法方面，阿维森纳的医典第一卷第四章中，即有叙述灌肠、罨法、刺络、吸角、水蛭、烧灼等的疗法。此等疗法，虽为古代希腊罗马医家如希波克拉提斯达米松（Themison）罗马之方法这派中人活动于纪元前五〇年顷。格林等之著作中已有记载，但是阿氏乃一极弘伟的医家，他的学问，包涵希腊罗马埃及印度中国等国家精粹之医学，兼收并蓄，不名一家，所以不能说阿氏此等理学疗法，绝对与中国没有关系。因中国对于此等疗法，如放水穿孔术之见于《灵枢》四气篇，吸角法（郁血疗法）已见于《肘后方》、甄权《古今录验》、《外台秘要》卷四十引。李绛《兵部手集》《大观本草》卷十三苦竹叶。及《苏沈良方》之治久嗽角法。萨德弥实《瑞竹堂经验方》、《济急仙方》之竹筒吸毒法等。水蛭疗法，即唐宋侠《经心录》所称之蜞针，日本丹波忠雅医略少引。而陈藏器之水蛭吸吮痈毒之法，言之尤详，宋后亦见于陈自明《外科精要》等外科书。至于刺络放血，则《灵枢》等书所言亦不一而足。若灌肠术自《伤寒论》及《肘后方》，《龙门古药方》《医心方卷》十六治内瘘方。等书并有记录，而以《古今录验》疗关格大小便不通方见《外台》卷二十七引。叙述更为详尽。他若烧灼之法，则《千金方》用烧灼以治猘犬伤。独冰罨法方书较罕见，惟宋司马光《资治通鉴》卷二百八十六载契丹主患热病，以冰罨贴胸腹四肢，但亦终至死亡。

以上所述，都不能断定谁受谁的影响。但有数事，不能不特别提出的，那便是葛洪、孙思邈等用烧灼治猘犬伤，方书之刺络放血法及灌肠法等。

（1）用烧灼法治疯狗伤　西方史家，用烧灼法治疯狗咬伤，说是阿维森纳第一个使用的。但中国医家如葛洪、崔知拂、孙思邈诸人书中对此并有用火炙灼创口的疗法。见《外台秘要》卷四十治狂犬咬人方引。葛孙诸人都是第三世纪和第六世纪左右的人。阿维森纳的医学，既然是集欧、亚、非三洲医学之大成，那末，在时间方面和那一时代的历史背景而言，阿氏之用烧灼法来医治疯犬伤，很可能是由中国方面传过去的。

（2）刺络放血　这是中国自《灵枢经》以下的方书所恒见的治法。但在第七世纪的末叶，也可能有东罗马医家在中国以此法治愈唐高宗之病。据《资治通鉴》唐鉴第十九说，弘道元年（六八三年），秦鸣鹤治高宗风眩疾，头目不能见物，因召秦鸣鹤来诊治，鸣鹤刺其百会、脑户两穴而愈，并见《太平广记》二百十八秦鸣鹤条引《胡璩谭宾录》，宋周守忠《历代名医蒙求》下等书引之。据桑原骘藏诸人推测，秦鸣鹤很可能是大秦人，大秦即今之东罗马，那时也是亚拉伯人势力所及的地方。考唐杜环《经行记》杜佑《通典》卷一百九十三引。亦言大秦人“善医眼入痢，或未病先见，或开脑出虫”。所以我以为刺络放血这一疗法，在第七世纪时，中国与亚拉伯两地区在医学上很交互流传的可能。

(3) 灌肠术　如前所述，灌肠疗法，中国自第二世纪张仲景《伤寒论》以下的医书所习见的一种疗法。而明清以来，亚拉伯医家的灌肠法，据清初袁枚所述，其法是与中国蜜煎导滞法不同。他说：

“回回病不饮药，有老回回能医者，熬药一桶，令病者覆身卧，以竹筒插入谷道中，将药水乘热灌入，用大气力吹之，少顷腹中汩汩有声，拔出竹筒，一泻而病愈矣！”据日本今村亮《医事启源》引。

这是今日西医通导大便所用灌肠法之滥觞，西洋之灌肠术，实阿维森纳所创用。而那位老回回所用的，却很像中国方书上竹筒通便法。

七、外科手术（上）

在外科手术方面，华佗的医术，其神奇的传说，唐后仍由波斯的商人传播到亚拉伯那些国家去。《三国志·华佗传》中所说的麻醉剂之“麻沸散”一方，因其亡佚，久成历史上的悬案。

由于华佗名字的特殊，所以在二十年前，中国有名的历史语言学家陈寅恪先生，作了一篇三国志曹冲华佗传佛教故事，发表于清华学报六卷一期，疑华佗乃印度耆婆的蜕变，其后某君又暗袭其说，作了一篇华佗医术传自外国考，以为华佗真是印度人。陈先生之误，我早已把它指出来了。但从文献上看来华佗的医术，倒与亚拉伯人有关系的。据元周致中《异域志》木兰皮国条说：

“其国乃阳盛之方，生物甚旺，在大食国西，有巨海。国之西有国，不可胜数，可至者惟木兰皮耳。……胡羊高三四尺，尾大如扇，春则剖腹取膏数十斤，再缝而能复活，药线之功也。华佗之术出此。”卷上。

《异域志》一书，《四库全书》入于存目，以其说之简略也。其实多有依据的，如此条除了末名“华佗之术出此”一语外，他是根据周去非岭外代答卷三木兰皮国，和诸蕃志卷上木兰皮国之文而来的。末句虽属周致中所附会，但他的附会，也有根据，他是看了周密《志雅堂杂钞》及《癸辛杂识续集》二书的。说见下。

从来研究华佗的外科手术，多注意他的麻沸散一方的内容。其实麻沸散之麻沸二字，乃煎药煎茶时水沸的情形如鱼眼蟹等名称，麻沸者是指水沸如乱麻之状而已，曾记方书及茶经中有麻沸二字的名称。并没有研究的必要。其值得研究的，是华佗当时究用何种麻醉品？关于此事，《志雅堂杂钞》中有涉及亚拉伯人在医学上所用麻醉剂——“押不卢”的记载：

“回回国之西数千里，地产一物，极毒，全似人形如人参之状，其名“押不卢。”生于地中深数丈，或伤其皮，则炉毒之气，着人即死。取之之法，则先开大坑，令四旁可容人，然后轻手以皮条结络之，其皮条之前，则系于大犬之足，用杖打犬，犬奔逸则此物拔起，犬感此气即毙，然后别埋他土中，经岁后，取出暴干，别用药以制之。其性以少许磨酒饮人即通身麻痹而死，虽刀斧加之，不知也。然三日别以少药投之，即活。盖古才华佗能刳肠涤脏治疾者，盖用此药也。闻今时御药院中有二枚，此神药也。白廷玉闻之卢松崖云。”卷八医药门又《粤雅堂丛书》本卷上 按《癸辛杂识》续集亦载此事文互有出入又元白珽湛渊遗稿卷中续演雅十诗之第二首即咏押不卢并据周氏之说。

我们可以看出《异域志》中“华佗之术出此”，是从杂钞“华佗行手术时，盖用此药也”一语而来的。

关于木兰皮国，张星烺先生谓即今北非之摩洛哥。张先生说：“木兰皮乃亚拉伯文 Maghrib el Aksa 首一字之译音，其义今之‘泰西’也。亚拉伯人征服摩洛哥后，称以是名，由此而欧人讹作摩洛哥，诸蕃西部亦在内。”《中西交通史料汇编》第一册古代中国与欧洲之交通 P. 232 又第三册古代中国与非洲之交通。今详西士艾儒略职方外纪卷三，称为马逻可。而外纪利未亚总说上言：“其地产一异羊，甚巨，一尾得数十斤，其味甚美。”马可·波罗游记亦有此说。见李季译本。所以我说《异域志》的话，是有它的根据的。

“押不卢”一物，星烺先生亦以为亚拉伯的译音，即今蔓陀罗华。他说：“押不卢”乃阿拉伯文 Yahrh，或 abrh 之译音。波斯人称之曰 jabruh 今代英文曰 mandragora or mandrake，日本人英文字典上译曰“蔓陀罗华”。《中西交通史料汇编》第三册古代中国与阿拉伯之交通。

据李时珍《本草纲目》所载曼陀罗花别名风茄儿、山茄子，盖本借释典法华经天雨蔓陀罗花之名而译的。而明魏濬峤南琐记云，一名“闷陀罗”。其实司马光“涑水纪闻”

已言：杜杞在广南以“曼陀罗酒”诱杀宜州蛮数千人。考其事在周密所说之前，恐此物很早已入中国了。金张子和《儒门事亲》卷十五，及元《御药院方》卷十一，都有曼陀萝花一药治病的记载。则金元以来的医家，已知使用蔓陀罗花了，不过北非地产的“押不卢”，还不是中国医家所知的。所以时珍《纲目》把“押不卢”和“曼陀罗华”分为两物，而明王肯堂的《续医说》据清陈端履重论文刘斋笔录卷一引。也仅能转引《志雅堂杂钞》的话，以广异闻而已。

据中外史家的考证，中国在纪元前二三世纪已与西欧及北非各国通商，那么中西文化的交流的史实，也应随而存在。在第二世纪时代华佗使用西方的麻醉品，也非不可能之事。不过中国医家很早已知“闹阳花”及“莨菪”等药，是具有麻醉作用的，所以无须采用生迢远地区的押不卢，这是想象的到之事。但反之，据西欧鲁氏世界药学史中的话，倒是亚拉伯地区的医家知用麻醉品的知识，是吸取中国的希波克拉提斯——华佗的医术的：

亚拉伯医家知用一种吸入麻醉剂，恐从中国人学来，称为中国希波克拉提斯的华佗，很精此种技术。其方法为用Aconite，曼陀罗华 Folia hyoscymus 等调合而成。世界药学史。

西氏的话，虽然还不能算是十分正确，他推测那时麻沸散是用“曼陀罗华”等药合成，也于史无征，我想他是从“押不卢”这一故事演化而来的。不过中国亚拉伯医家在外科学的麻醉药方面，也如其他医学一样，有过交互的历史，那是毫无可疑之事。而“曼陀罗华”一药，在阿维森纳书中已有记载了。

八、外科手术（下）

元代亚拉伯人，不仅在商业上掌握了海运霸权，就在那时政府中亚拉伯人的地位，也较汉人为高。在卫生医学机关中，“广惠司”是他们集中的地点，在那里有不少亚拉伯的名医。关于外科跌扑方面，要以广惠司卿聂只耳为第一了。《山居新语》云：

“元统甲戌（纪元一三三四年）三月二十九日，螭在内署，退食余暇，广惠司卿聂只儿原注也里可温人。言去岁在上都有刚哈剌咱庆王今皇姊之驸马也，忽得一证，偶坠马，扶起则两眼睛俱无，而舌出至胸，诸医束手，惟司卿曰：‘我识此证。’因以剪刀剪之，剪下之舌尚存。广惠司者，回回人隶焉。”卷一。

按此事《辍耕录》卷九奇疾条亦载之，“也里可温”即基督教中之一派。

《辍耕录》又述回回医官及老回回割治病人和医治马疾之事：

“任子昭云：向寓都下，时邻家儿患头痛不可忍，有回回医官用刀划开额上，取一小蟹，坚硬如石，尚能活动，顷焉方死。疼亦遄止。至今藏之。夏雪蓑云，‘尝于平江阊门，见过客马腹膨胀倒地，店中偶有老回回见之，于左腿内割取小块，出不知何物也。其马随即骑去。信哉，西域多奇术哉！’”卷二十二西域奇术条。

文中所说回回医官割治小儿，或系当时亚拉伯人所行穿颅术一类的手术，所谓取出小蟹，那不过从中国“出蛇走獭”那一类的神话，而又杂糅波斯人识宝一类的传说附会而成，其实绝无此事。至老回回之割治马疾，则在中国的亚拉伯人，亦有知兽医者，元重马政，想当时所谓“天厩”之中，必少不了此辈回回兽医担任治马的工作也。

九、流寓中国的亚拉伯医家

唐宋以来，亚拉伯人流寓中国者，不下数十万人之众，其中当有不乏精习医家之言的波斯医。但他们的历史，多为时间所吞没，有百无一存之慨！此处仅能举李珣、爱薛、拉施特三人为例。实则此三人中，一属诗人而兼习医学者，并不是纯粹的医家。此与元代回回文人丁鹤年相似的，但鹤年没有医学上的著作。其他为政治家，而兼领星历，医药二司而已。

(1) 李珣　李珣字德润，是土生的波斯胡。为公元第九至第十世纪时人。其祖上因黄巢革命破了长安，跟从僖入蜀，他便生在四川的梓州，故有土生波斯之称。弟玹字廷仪，妹舜弦，一家都擅诗词。珣的声名最大，与当时尹鹗、牛希济、欧阳炯等齐名。据蜀何光远鉴诫录说，有次被他的词友尹鹗开了一次玩笑：

宾贡李珣字德润，本蜀中土生波斯也，少小苦心，屡称宾贡，所吟诗句，往往动人。尹校书鹗者，锦城烟朋之士，与李生常为善友，遽因戏遇嘲之，李生文章扫地而尽。诗曰：

异域从来不乱常，李波斯强学文章；假饶折得东堂桂，胡臭熏来也不香！卷四斥乱常。

其实李珣的文章声价，并没有被这位娼门才子——尹鹗所贬损。珣的妹被王衍选为昭仪，所以他为那时的宾贡，玹为率府率。他的集子名《琼瑶集》，本草的集子名《海药本草》。《琼瑶集》，一卷。宋后已佚，但散见于《花间集》及尊前集宋王灼碧鸡漫志和清康熙历代诗余中，尚存五十七首，其词以南乡子一调为多。《海药本草》宋后亦佚，惟《大观本草》时引其说，尚可辑为一书。

(2) 爱薛　爱薛拂林（东罗马）人，祖不阿里，父不鲁麻失，乃回回的基督教徒，希腊圣而公会会员。精于西方各国语言，对于天文、历法和医药无不研晓。初事定宗，敢于批评时政，那时元世祖尚在藩邸时，已很看重他。中统四年（一二六三年），命掌西域星历、医药（京师医药院）二司。到了至元十年（一二七三年）正月，改“医药院”为“广惠司，”仍由他主持。给在京的疲癃残疾和穷而无告的病人，加以治疗。生于宋宝庆二年（一二二六年），卒于元至大元年（一三〇八年），年八十二岁，死后封他为拂林忠献王。有子六人、四婿、三孙，皆为大官。有一子名鲁哈，仍袭他的余荫，做广惠司提举。

(3) 拉施特　他是波斯人，宋淳祐七年（一二四七年）生于波斯之哈马丹城（Hamadan），祖为犹太人，崇奉回教，少年时即习医学，故以医侍阿八哈法（Abaka khan）及继任诸汗，极得宠幸，位至首相。在位颇与诸朝上不睦，被人所嫉而去职。后因鄂尔介都（Ojtaitu）有疾，群医毕集，药石杂投，拉施特亦群医之一，独排众议，而用泻药，鄂尔介都终于经他治死了。所以被其他的医生所讪笑，又进谗言，说是他的小的儿子伊伯拉希姆（Ibrahim）进毒之故，因此儿那时适为宫中司膳长官，于是先杀他的儿子，而后腰斩拉施特。这是延祐五年（一三一八年）的事。拉施特是位多才多艺的人，精通波斯、亚拉伯、蒙古、突厥、希伯来诸国语言，所著史记汇编，极有名的多桑（D’ohsson）蒙古史根据拉施特史记的。略据中西交通史汇编第四册古代中国与伊兰之交通，波斯人记中国事情第四十五节拉施特。

十、在中国做卫生行政工作的亚拉伯人

在元代掌握卫生行政的，有一部分是亚拉伯的基督教徒。因为元代好用色目人，那时回回人占很大的势力，也有他们自己的医药卫生行政机构，其最显著的例子，便是“广惠司。”这“广惠司”是回回医家的大本营，所以杨瑀《山居新语》说：“广惠司者，回回人隶焉。”我们不难揣测那时“广惠司”中的亚拉伯人势力之大了。

“广惠司”之前身为“京师医药院，”是至元十年（一二七三年）改组的：

“至元十年春正月……改回回爱薛所立‘京师医药院’名‘广惠司。’”……元史卷八世祖纪五。

我们再看那时“广惠司”的组织是这样的。元史职官志说：

“广惠司秩正三品，掌修制御用回回药物及和剂，以疗诸卫士，及在京孤寒者。至元七年（一二七〇年）始置提举二员。十七年（一二八〇年）增置提举一员。延祐六年（一三一九年）升正三品，七年（一三二〇年）仍正五品，至治二年（一三二二年）复为正三品，置卿四员，少卿司

丞各二员。后定置司卿四员，少卿二员，司丞二员，经历知事照磨各一员。”卷八十七百官志四。

这里的“广惠司”的主要职官，已不下二十人之多。由于都是回回的药品，所以自然都需要亚拉伯人职掌了。

到一二九二年大都和上都，成立了两所“回回药物院”，后来先后并入“广惠司”了。《元史百官志》也有记述它的组织和归并经过：

“大都、上都回回药物院，二秩，从五品，掌回回药事。至元二十九年（一二九二年），始置。至治二年（一三二二年）拨隶‘广惠司’。定置达鲁花赤一员，大使二员，副使一员。元史百官志四。

我们从上述的文献看来，元代的亚拉伯人在当时政府中的卫生机构中之所以占极大的势力，还是由于当时的统治者，对于亚拉伯的药物异常看重。这许多由亚拉伯国家来的“外药”，自然需要亚拉伯地区的卫生人员来管理了。这样我们不难了解那时亚拉伯人在中国卫生行政方面的地位的重要，同时也可衡量中国与亚拉伯地区，在医药方面的交流关系是如何的密切！此外，《元史》称：月举连赤海牙奉命修曲药以疗师疫而获赏。见本传。这也是回教徒的医事。

十一．亚拉伯人的方书

在中国的亚拉伯人有关医学的著作，现在尚可考见，似仅有二种，一为王蜀时的李珣《海药本草》，一为不着所撰人姓氏的《回回药方》。又如宋人安文恢《万全方》、元人萨德弥实《瑞竹堂经验方》，也可能属于亚拉伯人所撰的医方。但前者仅见王尧臣崇文总目，后者原书虽存，但究不知他是否为回回人。

(1)《海药本草》六卷　王蜀李珣撰。此书最先被医家所引用的，为掌禹锡《本草补注》，而为簿录家所著录的，则首见于宋《郑樵通志》卷六十九艺文略医方类本草之属。李时珍《本草纲目》叙历代诸家本草，以掌禹锡《补注本草》称述《南海药谱》为《海药本草》。并云："唐人李珣所撰。珣盖肃代时人，收采海药，亦颇详明。"可谓巨谬。《南海药谱》，据禹锡说，仅有二卷，并说"不着撰人名氏，杂记南方药物，所产郡县，及疗疾之功，颇无伦次。"政和本草卷一。是《海药本草》与《南海药谱》明为两书，此其一。《通志艺文略》于《海药本草》下，又着《南海药谱》七卷，卷数虽与禹锡所见者不同，其为二书则一，此其二。即二书内容而论，则《大观本草》卷十三木部中品龙脑下，先引《南海药谱》，复引《海药本草》之文，此其三。有此三异，则时珍说《南海药谱》为《海药本草》是绝对错误的。至说李珣是唐之肃代时人，则海药时引懿宗进之段成式《酉阳杂俎》，那很显然珣并不是肃代二宗时的人了。

《海药本草》久佚，但它尚散见于《大观本草》等书中，据我的辑本，仍有一百二十多种的药物，其中多半是波斯的药物，但所引文献，却全然是中国人的。

(2)《回回药方》三十六卷　不著撰人。现国立北京图书馆所藏的，为仅存四卷的残本，计存：目录下一卷，计五十八页；第十二卷，计六十三页；第三十卷，计六十三页；

第三十四卷，计四十九页；明红格抄本。其中药物，亦有用中药，余多为亚拉伯译音，并明有回文，故虽属汉文，但除了有注释者外，很难了解它是中国的哪一种药。至其学说，间有袭用液体说的。

（见《医史杂志》4卷2期1952年）

医学史

13. 中华医学史（一）

绪　论

一、医学缘起

地球自有生物，即有疾病。生物因有生存本能，故即有医学，医学历史亦即开始其时。盖近自生物学说昌明以来，医学二字始有新之定义；所谓医学，乃一匡助生理以恢复机能正常之技术而已。汉许慎《说文》亦谓：医，治病工也。案：工与巫同意，皆以技巧得名。故班固依刘歆《七略》而为《汉书·艺文志》，以医学居方技之首，其义至当。《隋书·经籍志》序云，宋王俭别撰七志，六曰艺术志，纪方技，则知仍据刘班二家之例，此医方当厕其列。《隋志》又云，梁阮孝绪七录，五曰术技录，纪术数，则以医方与五行星占之籍互糅，然自范晔后汉书以下，诸家方技传，胥以推卜相诸技混于医家，盖以医之本体言，固比拟失其伦类，以医之学理言，则恰如其分也。夫病与健康，迄今犹无准则，细菌性发炎，吾人知为病也，然其恒见之证象为疼痛，发热；不知二者，悉有益于病人之反应。原疼痛之反应，为不使动作与外物触犯，俾保息白血球等所筑成之城堡，以锢毙之；否则细菌游窜他处，则旧病未已，新病复起，至发热可减少细菌之发育与繁殖，以其在高热时，能发生抗毒素、免疫体、凝集素、溶菌素等也，又骨折，吾人知为严重之损伤也，然苟将两端衔接后，结缔组织细胞，先行发展推进，以填补断骨罅隙，如架一索桥，随即有造骨细胞接踵而至，重造新骨，至复旧观而自止。此骨伤由本能治愈之技术，周密而正确，虽巧如元化，不能至也。良以病之进行，多循自然之定律，乃生理前进程序，而非病理前进程序；此生理前进程序，亦即吾人本能修复愈合之技术也。故美国克莱丁宁（Logan Clendening）氏尝以本能为最聪明之良医，其言绝非夸诞。如每一疾患，必待人为治法发明后，始获拯救，吾恐地球上不仅无人类，且无生物矣。正惟如此，昔之巫师，得售其欺，后来医家，因要上赏，不知许多自愈之病，与巫医所投之药石，漫无关涉，且有以愈为居矣。故克氏又曰，医学是技术而非科学，故不能无误。尤为率素之言。而病人之康宁，多赖自身匡复，不全恃医家之技术，亦较然矣。

观夫近代人类，本其祖先狡猾智慧，仗用科学利器，时窃取或无意发见此等生物本能之一二神秘，而发明匡助人体生理，以恢复机能正常之术，如自血清疗法，以迄最近问世之抗生体疗法等，皆由观察生物本能现象而始获成功者。虽然，今日人类，固自诩有洞视一方之X光线，与无微不显之显微镜等，犹未殚悉其幽微窈眇之境，故今后医学之演进，仍将不出观察生物本能技术之一途，以讫地球之毁灭。

由是言之，医学为起始于生物自身之本能，而非造端于人类，以吾国言，更非起自神农黄帝之伦，故其缘起远近纷论之说，均属词费，可弗论也，由医学发展途径言，今虽为人类之医学史，亦不得不循生物进化之途，而先事诠次生物医学之概况焉，以人类医学知识，固多由生物所禅也。不然，岂人类医学为天坠地踊，抑真为属于本身可疑之神农黄帝乎？

至人类自有文字记录之医学言，其远不越五六千年，在吾国有医方本草可考者，又不逮三千年；人类学家有言曰，自有人类以迄今日，已有五十万年之历史。故即以人类之医学史言，此有文献可以考核之区区二三千年历史，可谓近在眉睫之事矣。虽然，此不满二三千年之历史，因史有阙文，反多失实不详，故为援古证今之说，有不尽可凭者矣。

自下级生物，进化至高级生物，而猿人而原人，其年岁不知纪极，在此悠长岁月中，其捍御疾病方法，因天赋之感觉、反射、刺激与传授等而得之，其始为本能之发动，或偶然之机遇，其后渐成习惯与知识之行动；此等行动，不论有脊椎生物，均已有之，故人类所能观察之生物医学，为自昆虫到于鸟兽之医学也。

二、竞争中之医学

曲礼曰：饮食男女，从之大欲存焉。孟子曰：食色，性也。此云性与欲，即保持生命与种族之本能也。夫生物有两大本能：一为生命之保持，一为种族之绵延。保持不得不次于饮食，绵延种族，不得不有牝牡配合之事，而世间一节争端，从此而起，世间一切文化，亦从此而出，此竞争之说所由来也。故二者亦为一切哀乐之源，世界无尽，哀乐之事亦无已时。虽然世变纷纶，罔知所届，而终亦万变不离其宗者，厥为饮食男女之事而已。医固文化之一端也，故亦发轫于饮食男女之间，此其起源，属于外铄者。

夫生民之初，既如一切生物之不能不资食；食者民之本，民以食为天。遐荒之世，其所取以为养者，必资于渔猎。有云曰去今五万年人类已知能阱杀大兽，则渔猎之时代必更在其前，此时虽已能任智而不恃力，然终无猛兽大鱼爪牙之利，难免不为所伤，于是外伤之医学起焉。然未有火化，腥臊多害肠胃，于是内伤之医学出焉。当彼渔猎时代，食不资于草木，故有病亦以动物为治；而人类所用之药物，则动物也。吾国最早记录医事之书，当推《山海经》，其中所用药物，动物居其大端，外内两因之病，多资动物为治，非如后世见本草之名，遂望文生义，横议医之用药，原于本草也。本书以后称谓本草，悉仍旧称。故余恒谓渔猎时代所用之药物，以动物居多，而原始经录，当以动物为开宗明义矣。

然岁月逾迈，生齿渐繁，禽鸟已不敷生民之资，因穷而变，乃尝试草木之可食者，以为日用之需；然草木多毒，于是民有中毒者，而解救之方出焉。若此情状，多历岁年，治病之药，每于尝试百草中得之，如病积而遇去实之药，感风而遇发汗之方，厥疾用瘳，深记默识，铭之舌端，传为口实，遇族类朋侣而有是疾者，用之亦霍然愈矣。于是口耳相传，期不失坠，其后则结绳为号，劀骨为记，以垂久远，斯盖本草书之前身也。此因资生而尝百草，盖在渔猎时代之后期，为肉食粒食并用之时，礼运篇所谓食草木之实，鸟兽之肉也。

迨由渔猎时代，进而为畜牧时代，复进而为农业时代，民多粒食，遇毒之中，亦稍杀矣。然尝草治病之事，已深镌初民脑室。当其族类朋侣遇病，闻其哀恫之声，动其良知，遂本草木可以治病之经验，与禅承其先天动物医学之本能智识，乃披寻草木而治之，其不验固多，然于万千案中，偶有一验而获济，亦事理之恒也。如是验非一人，时非一日，有人焉，集思而广益之；执为专业，医之辞汇，于是富矣。而后世史家，将尝草治病之业，托始于神农，何其厚诬古人乎？且尝草之事，为各民族共有之传说，彼漠北鲜卑之族，亦曾有以尝草之功，推为单于矣。事详古逸丛书本广韵卷三第十四页上虏字。若今流传之神农本草，以丹石冠于上品，并丹鼎派道士之伪制也。

当火化未明，其民随地理而生活，山居则食鸟兽，近水则食鱼鳖螺蛤，茹毛饮血，腥臊多害肠胃，此时易发之消化器疾患有二：一为器质之病，一为寄生虫病。载籍所见寄生虫病，以蛊病为首出，盖与恙病同为古人最先注意者。但自有火化之后，二者遂渐少焉。他如灸焫疗法，亦为有火以后之事。至吾国能知火化之事，据近人在周口店所发见之北京猿人，谓此猿人在四五十万年前，已知用火矣。详张孟闻我国生物学之始萌见“真理杂志”一卷一期。

饮食中与医最有关涉者，莫如酒之发明。详《世本国策》诸书，谓酒为仪狄或杜康所作，此犹火食始于燧人，稼穑尝药始于神农之说也。然斯说也，晋人已不信之，庚阐断酒戒曰：盖空桑珍味，始于无情，灵和陶醖，奇液特生。《艺文类聚》卷七十二食物部引。江统亦据传说驳之，其酒诰曰：酒之所兴，乃自上皇；或云仪狄，或曰杜康。有饭不尽，委余空桑，郁积生味，久蓄气芳；本出于此，不由奇方。《北堂书钞》卷一百四十八酒部引，二条合并。久字孔刊本、曹栋亭抄本并阙。据六砚斋三笔卷二补。此皆谓酒为无意中发明者。书钞并引酒经云，空桑秽饭酝以稷麦，以成醇醪，酒之始也。同上〇案秽饭孔刊本作秽饮据涵芬楼影印本《太平御览》卷八百四十三改。其说较为后起，至其与医有关，已散列于篇。

医学之事，其起始与发展由于饮食者半，已略如上述矣。由于男女之事者亦半。今复诠次如下。

易辞下曰：天地絪缊，万物化醇，男女构精，万物化生。疏曰：絪缊，相附着之义。又曰，唯二气絪缊，共相和会，万物感之，变化而精醇也。其解似伤抽象，变化而精醇，又为何义？详动植物皆有其生殖细胞，此种细胞，具有绵延种族之本能，但此等细胞之机能，不论任保阴阳牝牡之生物，多待气候而显著，所谓字尾期是也。是则二气化醇之说，似近以太（Ethler）作用，不但动植两界如此，近更有岩石亦有内分泌之说。此据某科学杂志所载，顷忘其名。若吾人类，亦必有类似以太之能媒作用，以为两性歆合媒介者，物云何，则舍荷尔蒙之生理作用外，余尚未能有更满意之解释，其显著之行动，则求偶是矣。至易称男女构精，万物化生。则吾医学乳医、带下医、小儿医之业所托始，其初或为女子所执之役也。

孟子云：人少则慕父母，知好色则慕少艾，颇能道出童蒙期及思春期之性心理状态。昔向秀难嵇康禁欲之书曰，感而思室饥，而求食，自然之理也。其说仍不出饮食男女，与食色性也之义。至男女相悦而不得之病，经方史书，虽有载之而颇寡，则以中国儒家除丧礼守制为短期禁欲外，无强迫禁欲者。案妇人丧夫不醮，多困于环境，礼亦无强迫守寡事，其真有柏舟之操者，又多断指撒钱，仅而获济。僧尼亦终身禁欲，虽有戒律精苦者，然其私行不可问者多矣。大师如北凉昙无汗，以淫行放逐，亦终以淫行诛死。道士有妻室，可勿论，然如长春真人邱处机一派之道士，则为绝对之禁欲者，又当别论，至医书之论及治疗禁欲而得之病，当数旧题南齐褚澄《褚氏遗书》，内有专文论之。因能与时消息，故横决之事少也。

人既获食物之满足而生存，因而遂发展性能，人类之争攘多由此而起。最能发展性能机缘之人物，已往惟有帝王，故多父子推刃、兄弟加兵之事。刘宋汝南王邵，隋炀帝广皆因衽席之事而躬行弑父。世传魏文帝丕与弟陈思王植争甄后，植不胜几死，其事近人已辨其诬。然如唐文帝世民之弑兄建成元吉，宋太祖匡胤之暴崩，遂有斧声烛影之案，而疑太宗匡义所弑杀。凡此祸皆起于衽席。盖既贵为太子亲王，绝不为饮食之事而骨肉互相摧残。古来帝王除梁武帝外，多由穷侈极欲而亡身失国，即在位亦多年事不永，或做种种变态性欲行为，所以裸逐宫廷，聚鹿别馆，臊声布于朝野，丑音被于行路，亦不衈也。梁武帝佞佛至笃，在位四十余年，绝欲三十余年。其敕责贺琛有曰，朕绝房室，三十余年，无有淫佚。朕颇自计，不与女人同屋而寝，亦三十年云云。然亦终陷极害，可称例外。若宋徽宗在位二十六年，共御室女六千余人，远过黄帝御女成仙之数。其子高宗荒虐有过于父，侍婢多死者。盖为淫虐狂之类，昏德重昏之丑谥非无故也。至陈后主不怀九庙之主，独抱艳妃奔人碗井，李后主辞庙不哭，而独挥泪对宫娥，皆不失为性情流露之人。又明季福王监国南都，除夕不乐，诸臣方以兵败谢罪。良久曰：朕未暇虑此，所忧者后宫寥落，意欲广选良家耳。又以复国大计，廷争未决，而福王忽起曰，不如大婚去也，其联则有万事不如杯在手，百年几见月当头，此以酒色之事，较复国为重矣。其他帝王淫乱之事，明郎瑛七修类藁卷四十九已言之，不赘。以知古来帝王自称宵旰忘食，昧旦求衣，非真为字养生民，而伐罪之师亦不尽为吊民计也。至穷窭之民，无力营置家室，亦多铤而走险，为淫虐之行者，则以小小匹夫，祸仅及于其身也。然此而犹可谓因帝王有重权擅作威福，故能虐用其民，以逞大欲，若夫旧日忠臣孝子，于性之能事亦有不可抗者，观彼雪地吞毡，墓隅守制，辞庭汉妾，陷虏文姬，皆经娶妇生儿，辱身非所，为世所讥，是其力且有过于饮食名节矣！益知陵谷可以易体，性能无可移者。

此种沛然无能为御之性能，在后世礼防高筑之日，犹时被冲决而出，况彼茹毛饮血，裸体无衣，逢女而偶，不假良媒之杂婚时代，必横决而益无忌惮。以近世优生学格之，则其人种必趋窳劣。又以宣泄无节，则其体又必早衰，不任疾患之侵袭，以致于死。人类考古学家之记载，曾有许多绝种之人类，吾恐其因除地震、洪水、疫疠外，斯或其一端也。

初民为食而争，亦为偶而争。案汉唐以来，用宫女或公主为和亲之策，深中侵略者之弊。故涉血之仇，每起于此。有割剥敌人头颅，贯为项饰，以为勇士之徽，而做媚偶之具者，其事今犹见于苗荒之域。故原世创伤之病，亦不止一端。案疾病之疾字，已见龟甲文，像人被矢伤卧于板片上休养之意。则疾为起于矢伤专用之字，其后借为病之通称。又疒为人倚板片之义，人病则着床也。其疒所填音义之字，即表何病着床矣。

然媚偶之事，复非一端，其于异性有以魁壮见幸，有以秾艳被怜，在生物已如是矣。若云有关医学，当推媚药，原民多以媚药诱惑异性之爱恋也。夫纵欲之鹿，事后尚知为偶衔草以振疲，原民之智，固已高于兽族也，岂有不知媚药之事？故媚药亦居原始药录中之地位，其中有不少强壮之剂，至今使用不废。

余曾捜集数十百种媚药之文献，推核原始之迹，盖不出数端，而以香、色、象三者为多，香以催淫，色以诱惑，象则取譬，象征也。而用味之物较少，香为文麝之类，色为花蝶之类，象为锁阳之类。其中象征之例，为用至宏。产后来如东汉郭玉医者意也之说所取法，为医家拓展义理之论据。

其说已别有专篇记之。

酒醴未有之前，香类实具兴奋之催淫作用，信为媚药中不可少之物矣。自有酒后，香类在媚药中，遂降落其位次，盖酒不仅有兴奋之催淫作用，且有悦口之味。扑鼻之香，遂为媚药中之将帅矣。酒色二字成为连类之词，亦职是故也。自有底野迦（鸦片）出，则酒又退居于亚军。

原始媚药之术渐进，遂成为房中之学，盖圣人悯初民之纵欲败度，思为之节文也。故班固汉志房中类中叙之曰，房中者，情性之极，至道之际。又曰，乐而有节，则和平寿考。知其术初与西方性心理卫生学为同族，而秦汉以来方士道教之流，视房中为成仙之一途，人以为诲淫之技，遂耻闻其名，学以晻昧焉，不其惜乎。房中，汉志居方技之一，隋志与医并为一类，唐孙思邈《千金方》及《翼方》，王焘《外台秘要方》，北宋日本康赖《医心方》等，并收其书。盖自隋后已入医家矣。往者，西方在四五十年前，性心理学亦为医学所不齿，自英人霭理斯病瘏口极论以倡导之，医者始多感寤而研习焉，霭氏之力也，今霭氏且被誉为世界最文明之人矣。若吾国此学虽随后已入医家，至今医者已不复知其义理。与之言，则嗫嚅焉若不敢出诸口，斯真小丈夫也。

盖情欲之事，其来也，则五岳所不能障；其衰也，则六龙所不能换，故既壮以后，随体貌以俱衰壮者老，老者不能复丁，造物公平，初不因人而异。汉谚曰，虽有黄金，不如少年。《述异记》亦曰，虽有神药，不如少年，皆惜时之譬也。曩者，帝王虽尽四海之富，极声色之娱，而耄耋及之，无能为力。苟能复其丁壮，则冕扆不足尊，山河不足重也。方士洞明其弊，挟技以荧惑之，谓海外之药，能使长生，房内之方，可多御女；既尽情性之至乐，复可驭龙而成仙，惬意快心，无过于此。秦皇汉武暮年咸为所惑，终生悔吝，有由然矣。

是知服食之事，兆端于初民，而圣人节之。中弊于方士，耆欲之主，交受其害，虽为世笑，而覆车相寻，至今无绝，则耆欲之中人也深，故魏晋以来之寒食散，唐宋之金丹，明之秋石，红丸，清之鸦片，其祸不仅殒其躯命，墟其宗社，且弱其种姓。今之盛用荷尔蒙制剂，虽未承石散鸦片之弊，然其原意有能轶出媚药之畛域乎。

庄生有云，人之所取畏者衽席之上，饮食之间，非惩往失，不能言也。然天下之事，祸福相倚，得失相参，未可因噎废食，坠水弃舟，当择其善者而从之，如尝草而获治病之药，媚偶而得强壮之方，固为令人所托命者，然中历戕生害性之事何可数计？故挈长校短，未可一概论也。如淡秋石取于尿液，紫河车原是胎盘，今荷尔蒙制剂，有得之于尿液者，有得之胎盘者，岂非壮生所谓道在屎尿。又曰，化腐臭为神奇乎，盖一则基于精灵观念，一则基于科学观念也。

三、经方与医经

动物医学禅至人类复从其生存竞争中获其医学智识，遂成为经验医学。在人类茫无宗教时代，亦即未有巫官祭司等人物时，此经验医学，甚偏行也，故此经验医学，既无理论，更无神秘，余姑名之为天真之医学，实则与本能医学，无何分别，仅较本能医学范畴略广而已。自后，人智渐启，鬼神观念渐萌，宗教之说以兴，以病为鬼神所祟而巫医之事生，因种族繁衍，与生存关系，渐成部落，其中乃有事神治人之酋长。一部落中拯治病患之务，亦由酋长行之；以酋长具有事神与治病之智慧，从巫而化也。

太古之时，曾有氏族社会，而以女子为大酋，故女子亦知巫事。说文巫字云，女能事无形吕舞降神者也。又觋字云，在男曰觋，在女曰巫。许慎注《淮南子》说山训云：医师，在男曰觋，在女曰巫。可知古之女酋，曾执治病之役，此非徒中国如此，即稍治古希腊罗马医史者，亦知有女巫执行医事之一段史程。中国史家限于礼教，于此类史材多所刈落，无可稽证，然如《山海经》十巫采药，中有巫姑之名，合许说知女巫曾有为医治病之事，后世惟乳医多用女人耳。

又因其疗病之方，多行巫术，遂启索隐行怪之途，而成魔法之医学。虽然，此酋长固多施用验方，托巫术以蒙世者。同时经验之医学，仍流传于各部落间也。惟巫术与经验医学，亦自是而混矣。

由是而进，医学遂入哲理时代。夫人类赋有求知之心，既有事物，自有求知之念；当时巫师或酋长，既为智识之保有者，于此有关一部落生死问题之医学，自及欲明其究竟。乃以人类幼稚心理，浅薄智识，以解释其原理，故医学之理论，与一般之哲学同时出现。医家之自然哲学时代，于焉成立。

考吾国医学发展之迹。经验与哲理二者，实可苞举无遗。前述《汉志·方技略》中之医经、经方两类，适可代表此两时代。所谓医经，叙医学原理之书也，经方，叙见证用药之书也。汉志以此区为两类，弥有卓识，惟前人颇重形上之学，医经穷理之书，故居经方之前；经方致用之书，故次医经之后，揆以医学发展之序，固为倒置，而时人所尚，实不误也。兹为史家之书，故互易其位，而挈经方于前，尽不经方时代、医经时代。案旧题南齐褚澄《褚氏遗书》，论《素问》云：由汉而上，有说无方，由汉而下，有方无说，殆以不见汉以前之经方，故如班氏倒置耳。

盖自生民以来，下逮载史之文，固可称为经方时代，而医经时代居其后，然不能谓哲理医学，始于载史之文之后，其事当起于旧石器时代，即人类学家所称为智人（Homo Sapiens）也。其时盖距今三万五六千年以前，实为人文之开始，人类考古学家，以宓牺略当旧石器时代之人，而人世冥灭，无文字可为左验。虽然，世所流传之周易，其中卜辞，旧传为宓牺所创，固不足据；而移置殷代以前之人所作，似无大过，总不失为吾国所留最古之哲理书也。况今发掘之殷墟甲骨文，多属卜辞之类，且有病名可考者乎？则商殷以前已有以占卜求病之事，昭然可据者也。夫人类有智慧，即有哲学，初不必待文字之兴。特有文字后，可以传世行远，哲学始渐弘恢耳，医经时代实萌蘖于其时。今更校以蛮族，其于医之情状，尚有与商殷以前相类者。

四、巫医之变动

惟医学与当时文化息息相关，故每随时代而蕃变。老子曰，至治之极，邻国相望，鸡犬之声相闻，民各甘其食，美其服，安其俗，乐其业，至老死不相往来，此实洪荒之世，索居独处之未有部落时代也。此时医学，仅有原始之经验而已，且不能与外交易其知识，故其时之经验医学，为保守者。

然人种繁衍，部落不成，民食不足，侵犯之事以起，此时一部落中必有杰出者之巫师为之长。此事神治人之酋长，至此而事繁，乃有部分职之举，古代巫官，即由此出。其要者盖有三种：一纪事之巫，即史官，一为占卜之巫，一为治病之巫。巫医即巫官中之一职也，盖其始但有治病之巫，而无治病之医之名，故医字晚出，尚书犹不见之，殷代以前，犹无是名也。后之称述殷以前之医事用医，盖追述耳。

清钱谦益序喻昌《尚论篇》云：上古之世，未有儒也，所谓通天地人者巫与医而已。今寻说文，通天地人者曰圣，则谦益固以巫医为圣人之列矣。然以巫与医为并出者，犹未明医出于巫之事。盖部落单小，史、祝、医诸事，一巫固可兼任，然谓儒出于巫，医先于儒，则有卓识，盖儒亦术士之通称也。刘光汉古学出于官守论云：则古代之时，仅有巫官，医卜诸官，咸为巫官所兼摄；厥后医卜之官，与巫分职。“国粹学报”丙午年分十四期。亦似犹未达一间。案巫有官陛，部落非小，必有巫师为之酋长，所立者当非仅一巫官而已，必先后已有记事之史官、占验之卜官、治病之医官等，盖巫官为史官、卜官、医官等之总称也。惟光汉据其先祖伯山公之说，谓医官之学，流为道家。同上。其说甚谛，足证班志道家出于史官之缪也。至《素问》有鬼臾区与黄帝论难之说，则有卜官而知医者，又世本谓巫咸以鸿术为帝尧之医，则有巫医之官而辅弼元首者。

医既出于巫，而因巫之才智与权力日进，医亦随而变易，案医古作“毉”，尔雅释文此巫以祝由治病者，故《素问》有“移精变气”之论，说苑有苗父刍狗祝病之术。许慎说文亦云：医，治病工也，而先儒谓工疑即巫之讹文，亦可证医古作"毉"之理。今《素问》尚有上工、中工、下工、粗工之词，则以工、巫二字，说文互通也，其术自昔行于南方，《论语·子路篇》云：子曰，南人有言曰：人而无恒，不可以作巫医。《礼记·缁衣篇》则云：子曰，南人有言曰；人而无恒，不可以作卜筮，盖荆楚尚鬼，故巫术盛行认其地，至孔子有巫医，卜筮之异词，犹世本既有巫咸以鸿术为帝尧之医，而初学记引世本，艺文类引谯周古史考，俱有巫咸作筮之说，凡此一人一书之异词，适可证为古代卜与医犹属巫师所掌之遗迹耳。

以上所举巫医，除巫咸外，似多以糈藉求福祚，或以祝延人之疾者，经巫之本职然也。然其后于无意中有酒发明，则部落中有举善酿酒之巫师为长，故据字义言，酋长之职，盖为有酒以后之事。酋，说文本训为绎酒，后以酋为酒官。酒不仅悦众，且持以事鬼神。事神用酒，讫今无绝，古有茜礼，亦为此设。故犹不脱巫之行径，而医学之事，亦因酒之发明而变易巫之旧法，故毉从酉作医。《说文》云：医者性然，得酒而使，故从酉。王育一说曰，酒、所以治病也，此为毉字易巫为酉作医之迹，其时之酋长为人治病，已不单用祝由糈藉，而以酒为主治之物矣。今《素问》犹有汤液醪醴之论，《扁鹊传》有汤液醴洒之法，《汉书·艺文志》有伊尹汤液经法之书，且《周礼》有医酒之职。则以酒治病，几有夺旧巫以祝治病之席矣。

五、巫医之治术

虽然，巫医之术，固不仅赖巫祝拯疗病患，亦有自始即兼用药，特假巫祝为名耳。故陶弘景云：虽曰可祛，犹因药致愈，巫医用药治病，其显者有《山海经》群巫采药之事。《海内西经》云：开明东有巫彭、巫抵、巫阳、巫复、巫凡、巫相。郭璞注云，皆神医也。又《大荒西经》：大荒之中，有灵山，巫咸、巫即、巫盼、巫彭、巫姑、巫真、巫礼、巫抵、巫谢、巫罗十巫。从此升降，百药爰在。郭注云，群巫上下此山采之也。此盖洪荒之世，巫医用药治疾，逮周犹然。周书大聚解云：武王既胜殷，乡立巫医，具百药以备疾灾，详夏殷尚鬼，武王所置巫医，疑沿殷之旧制也。然则，殷周以降，巫医固用药治病也，至汉巫与医并重，淮南子说山训云：病者寝疾，医之用针石，巫之用糈藉，所救钧也。石针糈藉，皆所以疗病，求福祚，故曰救钧。由此更知秦汉以还，巫之治病与医之治病，已有分职而不相混；然两者虽同掌治病之职，而巫地位之重，已远不及医。其说别详于篇。

六、巫医相混及其摇落

巫在春秋之季，志医犹相混不分案：左传成公十年，晋侯之疾，先召桑田巫视之，继召秦医缓治之，缓之言，犹未越巫之畛阈。又，昭公元年，医和诊晋侯之疾，对赵孟之言，亦是巫术家事。而《史记·扁鹊传》中记扁鹊视赵简子疾，其所云云，竟难辨其非巫。且记述扁鹊受术于长桑君事，亦惝惚迷离，竟是梦语，岂真医家授受之事邪，实左道之托词耳。盖扁鹊受于长桑君者，乃禁方与上药，所谓禁方实禁咒之术。晋葛洪《抱朴子》中屡言之，为巫医正统之学也。至云饮其药当知物矣，司马贞索隐谓当见鬼物也，竟是墨家明鬼之事。其说见后。就其全传观之，亦介于巫术与医术之间，先秦以前医之情状，固如是也。然则，春秋时代号称两大良医，其术固犹未越巫医樊篱，而六气国祚修短之说，实启后世运气及太素脉之渐。

东周以后，神鬼之说渐衰，其功不得不归孔老之徒。盖战国时宋有墨翟者，倡兼爱与明鬼之说，孟轲丑诃诋其，序其人于禽兽之列。及春秋之季，道家之说与，道家不信鬼神，老子曰，以道莅天下，其鬼不神韩非复伸老子之说，其解老篇所言，可证其轻信鬼神也甚。他庄列诸家，均不信鬼神能为人害。

当杨墨之说盛行，学者不入于杨，则逃于墨，医之质性与墨最近，以墨与医，其先皆为巫官也，且其说与医相通，益可证当时医家者，并不入于杨而实逃于墨也。若儒者固视医为贱技小道，未尝引为同流，且其说多为政治而设，巫医亦无从仰攀以为重也。然墨家之说，既为二氏所败，惟黄老之道本出于医，医至此遂依于道，犹祖祢归于云礽也。然未几，墨家之学，已为天师道所摄收，故名亡实存，且天师固以老子五千言，涣汗于天下者，故无意之中，医乃与之为缘矣。

故鬼神之说，盛于战国而衰于战国，而巫与医之分界，亦兆于战国，秦汉以后，立言之士，荐绅之流，巫师之说多不道也。故治黄老家言之太史公，于扁鹊传后案之曰，信巫不信医，六不治也。《素问》亦言，拘于鬼神者，不可以言至德，此皆道家轻恬鬼神之精神也，是以正统之巫医，至战国而失势，至秦汉而摇落；易词言之，疾医至秦汉始莩甲而出，然终不脱巫师之命蒂。此其故亦有可言：夫病患为人之最苦者，医又无每病必愈之技，穷而呼天，迫而事鬼，乃人之恒情，医又以随俗为变为能事，有此鉴空逃虚之境，夫何不欣然蹴之！故巫医虽摇落矣，而终不殊绝。知乎此，始解医家讫清季如雷丰之流，其《时病论》中，犹著祛疟之咒之故也。

虽然，疾医至秦汉始莩甲而出，而犹未能舒芽生长、矫然自立，与巫绝缘者，除上述原因而外、又有二事厄之：一为西京董仲舒之阴阳灾异说，一为东京张陵之天师道。董生虽云儒家，其阴阳灾异说，本出巫道末流，与由巫蝉变未久之疾医，同为一家眷属，故极易歙合。道陵自云取老子五千言为教义，然观其行事，恰与老子相反，老子以道莅天下，其鬼不神，而天师道以劾鬼驱魔为业；老子以患在有身，而道陵居黄鹤山修道，以延历久视为务，乃谓天师道出于柱下史，其谁信之，夫闭门驱鬼，惟见墨书，延历长生，则秦汉以来方士事也。故天师道虽托始老聃，其术实出墨子，而终袭方士与释家之事功；故天师道非承一流而成者，后又云出于儒家且秦汉之方士源出于巫，类能为医，医乃方士之一类，而道士又须习知医事，故彼自愿与医为缘，两者殆犹水之就湿，火之就燥，体性相近，有不期然而然者。墨子之学为明鬼、技巧、博爱等，俱与医家相近，本书别有专篇论之。

魏晋以来，道教寖盛，胜流如王义之父子，郗愔昆季悉溺其术；医家如葛洪、陶弘景之徒，亦承其绪，洪深嫉老庄，独天师道之说，则顶礼奉之，葛陶二氏之学，影响后世医家弥巨，此亦巫与医不能绝缘之一因也。

七、医学与杂术

鬼神之说，为道法二家所厌闻，但此不过指立言之士，与缙绅先生之流而言，彼在社会传统关系，巫祝之事，仍为恒人所钦望，术数中之占验如蓍龟等，固巫觋之嫡裔也，其事多混于医家，《素问》有鬼臾区之说，复有择日斋戒等，皆术数家事也。《素问》亦非一家之言，故其说亦多互相攻伐。至阴阳五行说，尤为自《素问》以下穷理诸书之纲领，而五行生克之义，余观历世学人，多未明起始，至读梁沈约宋书而始明。宋书历志上史臣日，且五德更生，惟有二家之说，邹衍以相胜立体，刘向以相生为义，下复举胜生之例，知胜生即生克之义也。生克为后起之词，考《素问》诸书，犹多作胜生。然沈实据《张华博物志》之说，以是知五行生克之说，至西京而始备，因推《素问》一书，必成于西京以后，为确然无可疑者。

夫阴阳之说，固班孟坚所谓假鬼神以为助者也，而五行与占蓍等，《汉志》又胥入数术略中，故大略言之，中国医学，其理学实出于巫，宜其后虽缘饰道家，顾何能换其胎骨哉？况汉自用董生，侈陈灾异，而悉以五行阴阳变动之现象准之；百家之说，名法而外，胥受影响，医其著者。

鬼神既为所敬畏，初则祷之如武王之为周公祷，子路之为孔子祷是也。继则咒之，如苗父之为众人祝，于吉之为江左人祝是也，祷有哀恳之辞，祝有敕勒之义，前者近于宗教医学，后者近于魔法医学，《灵枢·贼风篇》所谓先巫者，因知百病之胜，先知其病所从生者，可祝而已也，此与《素问》移精气之论可以互证，而可了然于魔法医学之遗迹。外此更有以物厌胜之，亦魔法之医术也。案：《山海经》每以动植诸物服之，云可已病防疾，如日佩之无瘕疾，食之无肿疾，佩者，服也。今饮药犹称服药，仍其旧称，而昧其原意矣。后世符录，实同斯义。

古又以阴阳变化之谓神，符瑞之说，遂起于其间，进而有谶纬。谶与纬本异术，而纬书多记谶说，故聊为一词。其说起于秦项而盛于哀平，竟与律家为缘。《后汉书·律历志》宋刘昭补注引易纬，以释二十四气，其言气候当至不至，未当至而至，均后眚戾疾痗。更上溯其源，又与星历有缘。考《史记·天官书》有星体变动而生疾疫之说。类此者，若唐开元占经，所记尤繁，胥为后世医家五运六气所本。金元诸师，又扩运气之说，而自成一家之言。至明初熊宗立，旁杂日者之说，而以人之年命合病日，而为伤寒运气全书。则又为运气说中之别支矣。

爨骨为兆，折为象，其事古矣，今之易书，有谓当时所贻者，已如前说，而卦象河洛图书，又为宋元理学家所宗。理学影响于金元医家，已非细事，然犹未闻以之作为专集者，迨清乾隆时上海金理作医原图说，道光时茅松龄作易范医疏，各以河洛图书卦象，用作疏通证明人体、经络、脉证、脏象、本草等，撰为专集。其书固以理学为宗本，然竟以河图原医，以周易范医，其鉴空逃虚，有过于理学家者，医之不竞，有由然矣。若更上溯其源，实未逾原始巫术之家数也。

两汉时又有三事与医有关，弥可记述；一为以相术决人夭寿病患，如术者相周亚夫、邓通，以饿文入口，豫决二人必饥死。余因治医史，于风鉴之学，亦稍游其藩，知其术除揣摩人意外，亦能略解医家旧说。盖其初原取法于医家，后医家反取法于彼，故二家之说多通耳。意术者知周邓二人有消化器病，或以政治关系，逆知二人必饿死，而有是验乎？然墨子有非命篇，荀子有非相篇，俱斥星相家之疏谬，自左国以下诸书亦屡载相人之说，知其术甚古。迨汉后始多涉于医耳。医家望诊，或师其术，如扁鹊之诊齐桓侯、淳于意之诊舍人奴，皆望诊知病况生死也。东汉郭玉，能持脉以别男女。史家俱称之，北齐马嗣明，诊候一年前知其生死。李百药为良医，斯实太素脉之滥觞。唐后乃有名太素脉以脉决人寿夭菀枯之事，则更由望诊而至切诊，于是医家诊术，与风鉴家揣骨之术，竟无所分。

一为东汉时张衡郎顗诸人，造为风角九宫之说，医亦交受其弊，案《内经》、《灵枢》有九宫八风之文，所言悉属占验之术，此为九宫风角入医家之始。由是《灵枢》一书，又可决其成于东京以后也。其术于医藩衍颇广，及于产家。《外台秘要》载崔氏产书，有推日游法、借地法、日历法等。又《隋志》有产书九家，厕入五行类，不与医同科。而推日游法等，宋后《和剂局方》以下诸书，犹缀载不绝。若九宫风角更无论矣。此医与巫术家之机详小数，讫宋后犹未绝缘之证也。

又一为稍后张郎诸人，有筮学大师管辂，以卜筮风角之术诊视病患，其事推及朽骨，实为后世堪与家以形法决人疾患良恶，人口消长之滥觞，恒人多有迷而不复者。若金元以下伤寒运气诸书，屡有棺墓之说，则又取义于日者之说耳。

学术之事，多互为影响，医亦与消息而渍染时尚，详术数与神仙，自昔已相混不分，神仙之事，虽为东周以后所有，然鬼神之事，洪荒时代即已有之，殷犹尚鬼，至战国齐威宣间，驺衍唱终始五德之运，至秦始皇时，齐燕迂怪之士，如宋毋忌、门子高辈，为方仙道，形解销化，依于鬼神之事。此鬼神与神仙合一之始，而今传世之神农本草，犹有其形迹可寻。

墨子明鬼，其徒至汉末有刘根者，作墨子枕内五行记。此书或作枕中记抄，或作墨子五行记。余据《北堂书钞》、《太平御览》、《本草和名》等书辑为一卷。其书盖言仙家烧炼变幻之术，与刘安《淮南万毕术》同族。据《后汉书刘根传》，谓根能呼召亡鬼，令人见之，其人亦费长房、左慈之伦，固天师道之一族也。是墨家与道教之丹鼎派合一之始，故晋后墨子入于神仙家，而葛洪实为此派嗣人。

符录出，古代厌胜之术，而《抱朴子》谓符出于老子，隋志亦有老子石室阑台中癞符一卷，《太平御览》方术部引黄帝出军诀称黄帝于梦中得符于西王母者，胥托词也。此等符录古仅用单字，如重午以雄黄书王字于小儿之额，以警鬼邪之类，犹古之遗。其后则用复文，汉末太平经多用复文之符，令人吞服治病，惟复文为日既久，人不见奇，复创为草书复文以蒙人意，故《抱朴子》五符之文，已难通解，况后来又合十数草字为一符乎，宜俗有鬼书符之诮也。实则皇古相传，苍颉造字之初，已有鬼夜哭之事。见淮南子本经训，并许慎注，及说文序。故以字为厌胜之物，其来旧矣。其后以单字缀成文字，仍不失其厌胜之用，如道士之咒文，密宗之经典，皆其者。汉郑玄，竟以《孝经》退妖贼黄巾，齐顾欢，以《孝经》治邪病，陈徐份诵《孝经》以祈疾，唐杜甫又有驱疟之诗，古人皆视为文字之效也。今医家祝由科，犹用符录与咒文治病，乃其云乃也。符录治病所以偶有获效，除心理作用外，则因符上朱砂为汞之化合物，故虫疾用之，或有微验，有斯二者，故其术历千百年而不斩也。

医家能承符录丹鼎两派之绪者，惟葛洪与陶弘景。洪深嫉老庄，然好仙道而重烧炼，亦信符录。逮于弘景，亦治符录丹鼎之学，与稚川同术，二人深受天师道之影响。惟葛本儒家，陶喜玄理，并好释氏之言，以是为别耳。符录之学，吾无取焉，丹鼎之学，为医家实验之阶，使无其学，亦不复有进步之医学矣。故中国医学盛于五朝，五朝医学葛陶二人实为中坚，使无二人，虽非万树无花之景，然亦减却春色之半矣。

14. 中华医学史（二）

八、医学与宗教

术数、神仙二者，本出中夏，惟自汉明帝时，象教东流，吾国旧学亦蒙其影响；太平经本多道家及术数家言，为后来天师道之圣典，实黄老之绪余，巫师之云礽也，亦互有影响。案汉楚工英对黄老浮屠并重，有尚黄老之微言，浮屠之仁祠之语，而桓帝时襄楷上桓帝疏，亦可为对道佛二氏并无歧视之证。考太平经成于桓帝以前，故其书亦有承负守一诸说，似有窃取佛经之义，然犹不甚显也，惟如下文所述，殊难谓其不受西方影响：

汉自熹光以来，有三种妖贼多与此书有关；一为张鲁，一为张修，一为张角。鲁之祖陵为天师道之祖，在蜀鹄鸣山中造作道书，《后汉书》六十五刘焉传，鹄鸣山作鹤鸣山，道书作符书。陵子衡，衡即鲁之父也，故三代均传其术，太平经不著撰人，疑为陵辈所为，凡受道者出五斗米；其教义为各教以诚信，不欺诈，有病自首其过。其阶级初名鬼卒，继号祭酒，最高为治头大祭酒，自号师君。又云：诸祭酒皆作义舍，如今之亭傅，又置义米肉县于义舍，行路者量腹取之。以上略据《三国志·魏志》张鲁传，及注引典略，修之术与鲁同。

角即黄巾贼也，为太平道，以符水治病，其治病之法，为使病者处于静室思过。又为病者请祷，其法书病人姓名，说服罪之意，并作三官手书，使病者家出五斗米，号曰五斗米师，以上并略据魏志张鲁传注引典略。《后汉书·刘焉传》注引典略，又云：初钜鹿张角，自称大贤良师，奉事黄老道，养弟子跪拜首过，符水咒说以疗病，病者颇愈，百姓信之。《后汉书·皇甫嵩传》以知三张之术，大抵相同，张鲁传亦谓鲁与黄巾相似，典略言修之五斗米道，竟与鲁无殊。盖当时妖贼作乱，以此为筹饷之计，故五斗米道颇为盛行。修亦以其道领袖一方，后为鲁所杀，疑其同业见嫉，不全为略取城池已也。裴松之谓张修应是张衡以议典略之失，或传写之误，过矣，岂有弑父之行见之教主耶？

三张而外，同时尚有道士于吉，据《吴志·孙策传》注引江表传云：吉先寓东方，往来吴会，立精舍，烧香读道书，制作符水以治病，吴人多事之，亦助军作福医护将士，又注引志林云：初，顺帝时，琅邪宫崇诣阙上疏于吉的得神书于曲阳泉水上，白素朱界，号太平青领道，凡百余卷。考宫崇献神书事，襄楷传亦言之。李贤注明言所献书即今《太平经》，然则后汉时《太平经》一书为道士所奉之圣典，而亦莫不依其术以治病也。然其使病人自首其过，静室思过，说服罪之意，则佛家忏悔之义也。置米肉于义舍，则佛家布施之义也。烧香，则释家礼佛之仪也。上举数端，后世道士为病家祈福者多行之。其中置米肉于义舍事，除布施外，疑尚有收揽人心之意。

道士在当时又有为病人拜斗禳灾延寿之事。案《吴志·吕蒙传》称：蒙疾后更增笃，权自临视，命道士于星辰下为之请命，云云，盖即张角教养子弟跪拜首过之术也。而原于《太平经》，《太平经》有云：得病且死，不自归于天，首过自搏叩头，家无大小相助求哀，积有日数，天复原之；假其日月，使得苏息。涵芬楼影印道藏本太平经卷百十四第三十四页。今世俗有病，尚有延道士拜斗步罡事，盖由来旧矣，然则，其事亦不外佛家忏悔求哀之义也，后世医书尚多载之，而昧其缘起矣。

至援佛家之说以入医学，盖始于上题西晋王叔和撰次之金匮玉函经叙例。陶弘景亦好其说，其补葛氏《肘后百一方》，即袭佛家百一之义。至隋巢元方《诸病源候总论》，唐孙思邈《千金方》、《翼方》以下诸书，并多载之，盖天竺本有五明，医方明居其一也，隋费长房历代三定记有医方明一卷，莲社高士傅亦有记医方明之事，则其学隋以前已传入矣。《千金方》食治中，乃有引五明经之说，此医方明之文之仅存医家者。

然印度传入之医方明，无宁谓为婆罗门教之医学，《隋书经籍志》所录之胡方十余家，其中固有属于中土医家所托者，其为属于婆罗门教一系之医学无疑。盖所谓仙人，治鬼之词，能仁之教所弗道也。占卜巫咒之术，亦佛所痛斥也，婆罗门教承吠陀之余绪，所谓长命，神仙，咒术等，今均见于优婆尼沙昙全书（奥义书）中，此书固备载诸吠陀之说也，所谓敝衣行乞，或执巫医占卜之术，见诸沙门者，则为轶出常轨之邪命外道，大违世尊之教也，故就婆罗门教之教义而言，其芳臭与天师道较近，其符录长生之说，二者当有合流矣。

下逮李唐，西域诸教，岔然并入，唐室俱优容之，其初阿剌伯人即将回教传入，其占星术家所用之十二宫兽带说，亦随历法而传入。其为医家所称引者似首见于旧题《广成先生玉函经》，广成先生唐人也。其人虽属道家，但书属医家，且宋时刘元宝曾注之，遂为医家之书矣。此阿剌伯学说最早为医家所采用者，又有景教，亦于其时传入，并有医人践吾中土，但于固有医学无所受染，迄明万历初年，天主教始重传入，其后有命郑玉函人身说概，继有罗雅谷等同译之人身图说，此为欧洲医学传入之始，于明清间旧有医学，亦略有影响，清自嘉道以还，海通大开，西国基督教徒及其商人，拥入国门，近世医学始入中国，于是世所自夸之农黄医学地位，为之丕变，而岌岌焉不能自保矣。

历观前世医学，虽每随当时学术而蕃变，然所谓学术者，不论中外，强半由巫觋所蜕变。医与巫同出一族，故同声相应，同气相求，无甚主圆柄鉴之弊，此旧有医学所以罕与当时学术，格格不入之事也。惟咸同以还，欧洲医学，早已脱离僧侣祭司之手，而基于生物、物理、化学等学科之上，与犹尚未脱术数家理论之医学，自难强为调和，虽有才杰之士如汪仁俊之流，自作调人，以求幸存者，徒为识者所笑，故穷理之学，已不为通人所齿。其或能自存而有发扬光大之望者，盖在致用之学也。

九、医权之解放

经方者，原乎人类之本能，而积验相承，遂有斯学，历巫觋之手而入王官之府，与百家之学，同其锢蔽焉。自老聃写书征藏以贻孔氏，于是王官之学，始下庶人，民之能专习斯业者，始于其时乎，惟经方上药，自昔所秘，绪言余论，视为玉版，藏之金匮，斋戒始敢受之，方士之故为珍秘，亦已至矣！是以其学仍未广也。中遭秦氏坑焚之祸，虽医药卜筮种树之书不与，但无一卷流传，此马端临叙文献通考时已有此慨矣，良以其书之藏于故府者，遭项氏咸阳之炬，尽被燔灭，民间短小方书，又不为通人所重，故晌即烟弃，汉兴，虽改秦之败，大收篇籍，广开献书之路，惟建元以还，又尽黜百家，民间惟有五经，自余竟无传者。虽论语犹须师授，刘以藩位之学尊，犹求《史记》于汉廷，仅乃得之；则当时之学又入官守矣。其后王莽颇重医学，至成哀间已有十八家著于《七录》，赤眉之火，又灰烬焉。

惟吾医学，亦复如是，汉初淳于意虽少喜医方术，犹不能得黄帝扁鹊之脉书，至位在公乘之阳庆处始得受其学，足征当时医家得书之难。而汉与至哀帝二百余载，天府之书，医经不过七家，经方不过十一家。此据汉志方技略。且此十八家书内，医经托名黄帝扁鹊白氏者三人，经方托名神农、黄帝者二家，余不著撰人，竟无一汉人之冤，虽或如淮南子所谓为道者，必托诸神农、黄帝而后人说之例，有不免为汉人所托者。然此二百年间，无卓卓之医家，固为不争之事矣！盖其时医学犹未远离草昧之期也。仲景自序云：汉有公乘阳庆及仓公，下此以往，未之闻也。案二人均秦之遗献，阳庆入汉已老，意亦在壮年，且受学于庆，俱不得谓为汉时之医。虽谓汉兴二百余载，无医家可也。至二人之医，犹未越术数范畴，案意本传云：殷曰，意好数，其人圣儒，则意固方士而知医，长桑君更方士之俦耳。《汉志方技略》所载十八家书，除可疑之《内经》外，均已散亡，其中九家托名神农、黄帝诸人，以现存《内经》核之，亦不越方士之说。盖秦皇汉武，既崇饰方士，医与方士，犹未有显著之分，故其□非粹然医者之说也，况简策繁重，传布非易，虽越二百年所，天府之备，亦仅此数，民间之医策难得，重在口授，故仅能各承家技，终始顺旧而已，然则谓其时医学尚未还离草昧，非过言矣。

然汉自元帝以还，信任儒术，学不锢于官守，医经本草之学，民有多习之矣。至平帝元始五年，有征通知方术、本草等人之诏，而至者多至数千人，其间医家，当不在少数。时有楼护应诏，护少诵诸医经、本草、方术数十万言。吾人固疑其是否能诵习此数，又其中所诵医经、本草，究占若干，俱无从推断，但可推知元成以来，民间于医经、本草，已多有专习，而护所记诵最多，故名独显耳。然护长以游侠名世，非医家也。

考平帝享年不永，仅一十四龄之童竖耳，此诏必王莽所拟发。盖建始以来，王氏已执国命，莽既服习六艺，事惟师古，故为平帝发此诏事，其后莽以外戚篡承汉统，于天凤三年捕得敌党王孙庆，使太医尚方与巧屠刳剥其尸，度量五脏，意在昭明医学，非全为报复也，此为中国自有帝王以来不肯为之事，而莽坦然行之，可称吾国医史上最具实验精神者。世徒以残忍目之，吾不知古刑中之凌迟、炮烙方之，其意义孰大也？吾尝推莽为帝王中之最有学问者，故刘歆、杨雄等，均北面为臣，而论史者，辄以莽国师、莽大夫嘲之。夫莽亦炎黄之胄，吾不知当时之天下，为何必须属诸智昏菽麦之丰沛余裔？论顺逆乎，则刘邦曾为嬴秦亭长，灭项之后，当以其位还之秦氏。论得国之正乎，则刘邦以刀剑刳杀数十百万人得之，曷若莽假行禅让不血刃而有其位。至班氏谓莽之无道，为书传所无，则以改革者之口，何所不至一信如莽传所言，亦不若武帝巫蛊之祸之惨也，读者其以余言为剧秦美新者乎。故按造往史，莽实倡导医学最力之人，《汉志》之有十八家医书，莽之力也。使新室灵长，必能绍隆斯绩，惜自践阼以来，戎车岁出，以至覆败，无暇制作，重以赤眉之火，长安为虚，六籍烹灭，又非医之一途已。

然据本传称，莽暮年日与方士涿郡昭君等，于后宫考验方术，纵淫乐焉，案医与方士，古多混称。此云方士，当亦知医者，其云在后宫考验方术，纵淫乐焉，令人最易想起方士考验者为房内之术，实则古之方术，医术亦在其内，是房内之术，虽非不在考验之列，而医术当亦在考验之中。明李日华乃以新莽信方士苏乐言，而嘲莽横作神仙想者，事详六研斋笔记初集二。则又曲证故事矣。

要之，莽自执政以迄新室之亡，不仅提倡医学，且亦实地考验医学，是有往史可为稽证者。

考核《汉志》所载惟经方为可贵；其书虽佚，然循名责实，经方者治法之书也，即叙证用药之方书也，以其书杂出众手，故《汉志》不著撰人姓氏。夫医之所贵，在求愈病而已，经方乃治病之术，然病情万殊，非一人所得周致，虽以仲景之哲，犹云勤求苦训，博采众方也，虽然《淮南子》有云，好方非医也，盖谓聚众方不足以治病，必先知病理而施治之，始乃有得，非薄医方也。

闻之本草起于单方，故自神农本草以迄验方新编，皆经方之类也。案《汉书·平帝纪》郊祀志以下，多举医经本草之名，又《汉志》

经方中有神农《黄帝食禁》七卷，长沙叶德辉以为即日本康赖《医心方》所引本草食禁之书，而为《汉志》所载者。其说虽不尽可从，但可断为同类之书，以知汉时之云本草，犹经方之别称。然其中并非每方皆为有效，但每方或曾为病人经历使用耳。此类经方，大多来自民间，而医者使用于人或结为专集时，皆不免有所藻饰也。此外又有以药之形状颜色而定其所用，即由医者意也而来者，斯则不复基于经验矣。

经方之鼎盛与衰落

吾国医家苟能循经方之学，沙汰玄言，持其名实，庶可远乎鄙倍，西京以前，医犹未远于巫，东京以还，始近平实；晚乃有张仲景方，俗以为经方之祖，而华佗之术，世亦夸其踔眇，历魏晋以迄齐梁，经方之学，于兹为盛，推校其因，盖有多端。

一为丹鼎派道士之兴起，秦皇汉武皆为求长生神仙之雄主，然二主所信之方士，其求长生，与神仙之阡陌，不尽相同，徐福卢生之徒，求药于海外，李少君栾大之徒，则更求药于炉灶，亦颇解物理，故少君以斗旗小术，取信于武帝，如《淮南万毕术》、刘根《墨子五行记》等，皆此类方士之杰构；前者如徐福一流之方士冥求动植，药汇以之增广；后者李少君一流方士，炫于金丹可以成仙之说，遂成实验精神。魏晋以来，丹鼎派道士如魏伯阳、葛稚川之流，守道弥笃，终身以之。当其焚炼金丹时，绝无偷惰之容，成败固当别论，其实验精神，拟之近世科学家，良无惭色，而此派道士与医家多互为表里，且求仙必须知医，为其必守之金科玉律也。故魏晋以来，医家不尚理论而重证象及药效之叙述，是以治病亦重试验，郁为经方鼎盛之期。

15. 中华医学史（三）

一为巫术之贬抑　汉自武帝巫蛊之狱后，巫术之事，深为缙绅先生所厌薄，案太史公史记扁鹊传案语云：信巫不信医，六不治也，亦感时伤事之言。亦有学者以此为扁鹊语。恐误医惩世变，亦不敢肆行其术。且医与巫渐成水火之势，立言之士，多所诋排，故仲景自序有嗤鄙世士钦望巫祝之语。惟危迫之病，仍不免告穷归天，而行其术者，如产蓐之病，多杂用巫觋也。

一为崇尚刑名　汉宣帝颇以刑名绳检天下，而不善太子元帝之柔仁好儒，自后诸帝，多禀元帝之风，由是名实眩乱，而汉终以是失国。献帝以来，权臣柄国，崇尚刑名，刑名之学，循名控实，俘剪不根之说。晋后士大夫尤善持名理。夫秦汉以来，百家悉蒙阴阳五行之毒，独名法能远绝之。观荀卿之讥子思，韩非之疾虚妄，可为左验。惟魏晋以后之医家，亦颇濡染其风，阴阳五行之说，既少衰矣，巫术则已脱焉。此言其大略耳，非真谓巫祝之术，已全绝也。宋羊欣之饮符水，徐秋夫之针鬼，并以医名而行禁术也。秋夫缚茅针鬼，大类印度关婆吠陀，余别有说。详医经之学，既满纸阴阳五行，与名法大相违迕，故不为魏晋以来之人所重，如黄帝《素问》至齐梁间始有全元起其人起而作注，虽仲景伤寒论名为经方，亦以其论杂有阴阳五行诸说，故亦沉霾至唐中叶之初，孙思邈为《千金翼》时，始获见之。《千金方》谓江南诸师秘其书不传者，伪言以为重也。惟经方之学，旨在实效，与循名控实之名理相符，故魏晋以迄齐梁，经方本草之学独盛，而医经之学，几不为医家所知，独针术与经方并重耳。故藏象之学，颇为时人所习，盖针学必先了解人体、藏象、经络、血脉、流贯之原委，然后始可下针砭也。

一为士大夫综习医学　魏末何平叔夏侯太初之伦，侈陈名理，逮于晋氏，斯风大扇，于时医学而为士大夫者，有高平王叔和、安定皇甫玄晏二人。观叔和《脉经》及所撰次之仲景书，皆粹然医家者言，虽阴阳五行之说，未能尽湔，然其陈述故言，亦未尝张皇其说也。及为养生论，则颇持名理，玄晏所次《甲乙经》，则亹亹陈言，无所发露，然甲乙所述藏象、血气、形相之说，犹不远于事情，惟所为解寒食散方，则尚名家之法也。洎永嘉之乱，褰衣南渡，冠带之伦，多妙解经脉，二殷如渊源仲堪，胥位在分陕，并善经方，其事著在方策，不可诬也。至若颍阳范法，句容葛洪，于医尤戛戛独造。二殷与范，皆以善方著于当世；独葛憎嫉清言，以事验为归也。

故崇实验，绝巫祝，持名检，三者为发皇经方学之主因。盖以士大夫之综习医事，使承学之士，悱愤有作，故自晋宋以迄齐梁，名医辈出，规制大备，此五朝医学所以琼绝千古，盛极而无以为继也。

此外医家门第之盛，亦以晋宋齐梁为最；自晋人齐梁，江表取人，多以世族，医之枋柄，亦归世贵，草泽之医，盖罕闻焉。如宋之徐熙徐文伯、齐之徐之材徐嗣伯等，位列清显，或侯或王，并以父子昆仲叔侄云乃之行知医；他若姚菩提、姚僧垣、姚最、王安上、王显、李亮、李修、李元孙等，亦各以父子孙曾兄弟知医，且均翺翔云路。盖世不徒以三世之医贵之，亦由魏晋以还，人重门第，晋宋又以孝治天下，人子必当知医，如殷仲堪以父病耳聪，娴习医术，为世著闻。然医重门第，其弊乃至不肯降志为贫贱持脉；殷浩有常所给使母病，给使恐浩不肯为母祝病，乃叩头流血以求之。事详世说新语术解篇，案：章炳麟太炎文录初编一，五朝学，以为殷仲堪事，误。后世医家诊病犹存贵贱贫富之见，盖非无因，虽世利为人所恒有，其来未始与晋宋门第无关，宜后人著以为戒也。

余常以中国医者多末学肤受之士，以各承家技为能事，宜范晔降医于星卜之列，不豫儒家齿数，颜之推于父母疾笃始拜素日所贱之医。颜氏家训风操篇云：父母疾笃，医虽贱虽少，则涕泣而拜之，以求哀也。至医官之贬抑不齿于文臣之列，则始于北宋也。楼钥《攻愧集》卷十五序王作肃《增释南阳活人书》。故其中罕有通人，其著者又多不以医为素业者也。岂非以其言之无文，行之不远，故不能保世滋大者乎？独五朝之世，医家具有前述之长，故能远轶姬汉，下视金元，郁为斯学之巨观也。其中且有一二巨人长德，可与西欧诸哲互争雄伯者，寻西欧医中圣哲均推希波克拉提斯、亚里士多德等，惟吾土亦有葛洪、范汪诸人，较挈长短，彼竟无以胜也。案彼土于医，生理解剖，最所专擅，而详述证候，使用方剂，彼竟有不及，葛氏又以烧炼为化学之长，乃希亚二氏所不知，亚氏固以哲学为彼土之雄，惟范氏亦善名理，推为当时清言眉目也。至希亚二氏论医不离四行，而葛、范二人述证候用药，于阴阳五行之说，多所脱略，此则为长。彼土史家又以希亚二氏撰述弘富相夸，今姑不论如希氏全集多为后人窜附为托，即真为希氏书，亦无以胜；考葛氏《抱朴子》自序，计其著述，不下千卷，内医书有百余卷，故吾国史家，亦谓洪著述之富，江左绝伦。范汪所撰医方、礼制、基品诸书，亦不千卷，然则固有超乎希亚二氏矣。世徒以不睹葛范二氏之全书，而轻为优劣，岂不过乎？

惟晋宋以来之俗，亦有二弊；北朝崇佛而迷于报应，有灾祈之寺门，有病祈之寺门，以冀玄感冥通，稍有征验，即以为佛力所致，纷纷劖刻岩石为像，以酬恩愿，故云罔伊阙，尽是当揭佞佛遗迹。贻至隋唐，其风未衰，南朝崇尚玄理，士大夫如郗愔兄弟、王羲之父子之流，虽降志于缡泫，然实溺于天师道，王氏父子并耆服寒食散，至呻吟枕席而不自痞；郗愔吞服符水，致有符纸为癥之疾。详世说新语术解篇。其后羊欣亦以符水治疾，秋民以针茅治鬼，皆天师道也。盖自张陵以来，天师之符水，晋后已混于医家，历千百年而未绝，俱巫术之类耳。惟纯粹之疾医，取之不过略备一格而已，固未尝如前古巫医用为治病之具，此其所异也。

五朝医学，亦如文学之穷于天监，盖中国医学，至梁已骏极不可上矣，何则，以梁以前之医学，各门不仅已备，且已臻瓜熟蒂落之境，隋唐以后，非无医学也，然其意境不越刘梁，隋唐以后诸师，仅有引伸而已，衍其绪余而已。彼巢元方、孙思邈、王焘之伦，俗固推为隋唐医学之巨子，然《巢源》、《外台》，体制类于书抄，思邈之书，偶缀案语，亦杂糅道释，至天师道荣解劾治之术，一再盈于卷轴，何其鄙倍耶？下至《圣济总录》诸书，并沿其失，巢氏之书，惟录五朝以来诸师之病候，亦杂用道教内丹之说，王氏外台，方证兼取，并著书名卷数，义例最为醇谨。三书搜缉繁富，同为经方之宝藏，言中古医学者，多取资焉。实现存五朝时代经方之结集，非尽隋唐之医学也。自唐至宋，不坠其学，至和剂局方而臻其极。其时适有鼠疫大发，医者睹此前古未有之患，自不胜其周章狼狈之概，于是金人张元素之流，乃倡古方不能治新病之说，经方遂不为人所重，于是经方之学，与关洛陷于完颜。

十一、医经之勃兴

经方衰息之原因，厥为鼠疫，因狞猛之鼠疫，经方不足以收拾之，故立新方以求治，而求其学理于久为人所忘怀之医经，此与十六世纪欧洲因鼠疫之横行，而令当时医家废然舍去中世医学，而重拾格林诸人之坠绪者相似，惟彼则弃虚求实，吾则即伪去真，此吾国医学不竞之转折点也。

今世所传之《黄帝内经》、《黄帝八十一难经》，前者见于《汉志》，后者见于仲景伤寒论序，皆不失为汉人所为也。此外今所见汉人医经尚有《黄帝虾蟆经》、《黄帝明堂经》等书，并多残缺。二书余均有缉本。然《素问》至齐梁间，始有人为之注，《灵枢》则唐初杨上善作《太素》时，始合《素问》缉而注之，然《难经》在吴赤乌二年太医令吕广已为之注，视注《素问》者且早二百许年；疑《难经》先行吴会，《素问》后入南方。否则，时人岂以《难经》重于《素问》耶？至《灵枢》原名九卷《针经》，皇甫谧刺取此书《素问》、《明堂》等，次为《甲乙》，唐后始有其名，而显于世者，则又在北宋耳。

惟《内》、《难》之学，自汉至宋，其间注者，虽有数家，然千百年间，未闻学统；自金聊摄成无己始注伤寒论，亟称引其书，始重于世，重以金天眷皇统间，鼠疫发于岭北，延及燕蓟，大鼠疫新病也，不能以古方为治，故张元素倡“古方新病，不相能也”之说，斯固有感而发也。然自元素片言，经方时代，倏焉告终，而医经时代遂尔奠立。

然古方固不能治新病，而治新病又必须有其学理根据，在宋金理学最发达之时代，自极易构成一种新病之学理，以为处方之准则，此种学理，亦必须如当时理学家之援证古说，乃求其病因于《内》、《难》、仲景诸书，以此为天地之戾气，而五运六气之说，北宋时已为沈括诸人所倡导，此杀人如麻之鼠疫，适可视为岁运太过之故，而获其论证矣！然当时犹无学统之见也。

自成氏首以内难岁运之说，注解伤寒，后人又以运气之图，附其书以行，刘张朱李诸师，既生于理学发达之时代，丹溪且承白云之学，自易受理之濡染，而理学家又惟知自立坛坫为名高者，金元诸师，尤而效之，故医至金元，始成学统。

自北宋周敦颐作太极图说后，至朱熹而事学始克完成，以道家之说，饰以易卦，尊孔孟而薄汉儒训诂章名之学，未几而门户朋兴，于是遂有各家学统。其太极、无极、动静、阴阳、五行、八卦诸说，与医学五运六气之说，最易沆瀣一气，医者亦效宋儒尊周易孔孟诸书者，以尊《内》、《难》、仲景诸书，而薄魏晋以来之经方，其旨则不仅古方不能治新病已也。然周、程颢、邵雍、张载所尊者，皆孔孟之道，而主敬、主静之说不同，遂分濂、洛、关、闽诸统。刘张朱李诸师，皆主《内》、《难》、仲景诸书，其所记诵方书，不出三五种之外，其所摘发，又不出一卷之内，而主寒、主热、主攻、主补，亦各不同，即偶有引证他书，又必以合其所主之说为准的，其后学统既成，河间既薄易水，东垣又议戴人，彼此纠弹，递相疮痏，是又何异朱程陆王之争耶？

惟金元诸师，既以内难诸书为议病论药之准则，使学人有所依据，学者犹科学时代之帖括，必遵其程式，无复骋其逸足，而能求经验于内难诸书之外也。因此，其所被尊之经方，如仲景诸书，亦用阴阳五行之说，以明其理，故经方之学，至是而入医经之域。

夫既有学统，即有偏狭之见，彼金元诸师，主寒、主热、主攻、主补，皆褊狭之见也。然医家褊狭之见，不自金元诸师始，《千金方》已有论之，及宋蜀人石藏用，余杭陈承，并以医鸣于宣和间，石喜用热药，陈喜用寒药，而皆愈病；时人为之谚曰：藏用担头三斗火，陈承箧里一盘冰。见方勺泊宅编下。二氏用药虽持极端，特未立学说耳。其立说者，则有同时钱乙、陈文仲，钱陈二人并以小儿医鸣北宋，其治痘也，钱主用凉剂，而陈主用热药。金赵秉文赠张子和，亦引初虞世说，谓吴越之地颇喜温热之药，然初未有学统之见也。至元初朱彦修横议其间，于是宗朱者，遂以朱之优劣为优劣矣。

元明以来，医家门户之见益深，学者亦以其学统之盛衰而定其优劣，初不计其病之情伪，药之寒热，与其所持之议论相合否也。自明季以迄清初，颇崇朴学，医家于门户之见，固未尽泯，而亦一二振奇之士，不为金元旧说所囿者，为东吴吴又可、苏人徐大椿、玉田王清任、山阴陈远公等，颇多刊落陈言，别创新境。大略则不远于经方，独吴阊叶桂，虽言宗仲景，而方案以侧媚取容，披猖江左，余风历数百年而未已，然实亦取法金元，惟知逞意立方也。

十二、医学之窒息

由上观之，中国医学，其历史有可异之点，即致用之经方，至第五世纪已无进境，穷理之医经，至东汉已臻成熟，然邈无绪统，虚悬千有余年，始有学统可稽，此其史迹，与他国迥殊，尤与西洋医学之史迹相反：

案希腊之四元说，由层累而成；达雷士主水，亚诺芝曼德主土，亚曼芝曼尼主风，气也。赫拉克里特士主火；至恩比多立出，始折衷四家之说，而以万物由地、水、火、风四元素之离合聚散而成，故四行之说，非创于一人一时也。诸创说者，俱在纪元前五六世纪左右，即吾国自周襄王至周元王时之人也。此与中土始则五行并重，终则重一行以平衡四行者，其离合之迹适相反也。然亦有相似之处，欧洲自纪元四七六年西罗马帝国之亡，迄一四五三年东罗马没落前之一千年间，称为黑暗时代，医学亦沈霾于四行液体说，且医之人物庸俗猥琐，竟无学术可言，至文艺复兴时代，始革除旧命，而复格林诸人之学说，自后即步上科学坦途。而吾国医学，自十二世纪初以迄清之鼎命沦胥，约七百余载，俱浸淫于金元诸师之说，长夜不旦，又与欧洲文艺复兴以前之医学同矣。

虽然，学术之道，多分虚实两途，明理之道，虚也，而属于学；致用之道，实也，而属于术。医经明于学而不详于术，经方明于术而不详于学。惟金元诸师，能代术以学，于学中求其术，即先从原理中定一法则，更从法则中求一治法，在学术之方法言，金元诸师实较以前医家为进步，惟吾国因自然科学之不进步，医学岂能独前，虽翻破《内》、《难》、仲景之书，又何能救其空疏之弊？是以金元医学，虽有学统可纪，正惟因有学统，不免师范故言，故摘索不出一卷之内，驰骋不越胜生之外，盖惟离经叛道之是惧焉，虽更历千万年，其于旧说理论，或更圆莹，然于治病之实际，宁有毫末之补哉？

尝观近世西洋医学之特征，固亦代术以学，然其学理，能与实际疏通证明，不凭思辨之臆说，与经验之缘由，依自然法则之趋势，而次第进展焉。盖其所凭者，为物理学中之显微镜，生物学中之解剖等；而金元诸师所凭者，除《内》、《难》诸书外，为周易之八卦，道家之无极、太极等，故终成土饭尘羹之局耳。盖虽用同一方法，然一为形下者，一为形上者，故同途而异归。

抑余观金元诸师，依傍理学，溺志玄言，循虚责实，期反古初，欲于旧说中求新法，而糟粕前人历经试验之方，家自以为卢扁，人自以为张华，踌躇满志，不复他求。皇甫玄晏曰：非生而知之，试验亦其次也，金元以降诸师，既无生知之圣，何又下视试验也？

今依吾国医学发展之迹，史前医学而外，次经方、医经为两时代，用为全书纲领。医经为穷理之学，经方为致用之学也。吾国医学，自有史以来，年岁虽邈，著述虽繁，寻其绪言，犹未越此二途也。

（以上三篇选自《医史杂志》1947～1948年）

16. 与余云岫先生论医史学书

云岫先生：前由宋大仁先生的介绍，幸获识荆，快慰无量，因见面礼尊处候诊者甚多，所以只好立谈，即行告退，谈次曾有言及先生在江苏医政学院讲的医史学与医学前途之关系（见医事公论三卷七期），那篇文字，略有鄙见，尤其先生对医史学的解释颇欠明晰，拟欲略贡数言，以备采择，但因为时间的关系，所以我只好说回来再写信给你，后来又因过的是变态的生活，精神十分散漫，一搁笔竟至数月，想来益觉抱惭！

真是医史学的历史，到现在还不过三四十年光景，这门学问在我国更觉生疏，可说至今没有人介绍过。我看到的，是日本台籍廖温仁的支那中世医学史的第一章序论中，曾引各家的学说，来解释这名词，但他的话，竟不知说些什么，大概廖博士的中文不行，西文也还不十分熟悉罢。还是富士川游在《现代医学大辞典》中的第廿三卷医史学篇说的较为明白，他说："医史学者，就是以史学方法研究医学知识的发展（广义的包含病理学及治疗法的历史），医家地位的进步，疾病，尤其是国民病之变迁等的学科，都可称它为医史学。"那我们更概括地说：医史学是研究医学史的一种学科而已，它是属于专史研究法之一种，所以医史学也是一般历史研究法的一环。先生说甘伯宗的《名医列传》、《李濂医史》等书只可称为医学史，这论断自有相当理由，但我还以为这些书与其说是医学史，还不如改称医学史的材料较为适当，既然是材料，它就没有称整部医史的资格；因为它仅是我们研究历史的开始入手的对象，这些材料，有的是伪的，有的是错误的，我们首得用考订等的工夫。譬如后者近人陈邦贤先生的中国医学史，这是先生认为"已有一点进步"的医学史，但它有许多错误，竟连现在的小学生都有不相信，在他的书中第二章第四节疾病史下，把姜嫄见巨人履而生弃，有娀氏吞玄鸟卵而生契，以及陆终氏的妻孕而右肋出二人等神话，竟归入"胎产"之类，已觉咄咄怪事。他还有较此更可怪的笑话，他竟把《十药神书》认为是葛稚川作的，而列入两晋至隋的疾病史中。稚川是葛洪的字，《十药神书》虽说是葛可久作，其实也为伪托的，可久是元人，你看一个任侠负性的葛根孙，竟会倒转去变为烧丹炼药的葛稚川，闹出这样弥天大笑话，所以他这部书不但没有做医学史的资格，它就是做史料的价值也还是很低微的，因为陈先生的工夫，还比不上"兔园摘比"呢。但他这部书出版已十年了，十年时间多么久远，可是除了称赞它的人以外，批评它的错误的，我倒没有见过。

先生说："医史学就是现代的医学史。"衡以上文解释医史的定义，似觉错误，医史学不过做医学史的手段，而医学史才是医史学的目的。先生接下又说："现代医学史，更以科学的方法来组织，研究过去怎么样；现在怎么样，并推想将来怎么样，这是现代医学史和从前医学史的分别，我们要详加辨认的。"

诚然，历史之广义解释，普通指曾有之事而言，说"研究过去怎么样，现在怎么样"，实是研究历史之正法，固不仅医史为然，但说"用科学方法来组织"，和"并推想将来怎么样"那就有可商，因为过去历史，很难求它本身完全，也可说它是一面跌破了的镜子，不能凑得完整的。法国古尔诺 Cowrnot"不以历史是科学，它不能建立科学公式"，所以不是正真科学，它是属于过去之时间和空间的产物，是"个别的"而没有"共同性"，所以不能建立公式；它是具有环境性而永恒没有再现的，我们不能如物理学那样把它捉进实验室去直接实验，我们只能把过去遗留下来的直接史料如古物等，及间接史料文献等来探讨它的真相，而后者又不及前者真实可靠，因这些材料都经过他人之手留传的。当然有不少有意作伪，及无心的错误，所以法国瑟诺博司 Ch. Seignobos 说："无疑的，有许多极重要事实，完全而且永久逃出我们的知识范围以外。"就是以今日留传我们的史料，多残破不全呢！不过历史学上的探讨，与物理学上的实验，功用是相仿的，它的手续繁难，方法严格，在工作时，当然少不了有批评的科学方式，所以历史不能完全合于科学的，写出的历史之不能完全与实际历史相同的原因，即在于此，但也有认历史为一种科学的实证派的孔德 Comte，不过他的话已经过去了，所以先生说用科学方法来组织一部医学史，也是不可能之事。

再先生说"推想将来怎么样"，这也不是历史家事，它是预言家之事，用在历史上是错误的，黑格尔 Hegel 的历史哲学上也用未来的推断，他顾现在，惟马克思、孔德、斯攀格勒 Spengler 诸人均有历史家可以预见将来的话，但是马克思和孔德诸人是指社会学而言，而历史学和社会学方法又是不同的，斯攀格勒既然说了历史可以预见的话，而一方又说"偶然事与个人的地位极大"。我们不能不说斯氏矛盾极了，而且他们的预见，都没有事实证明，主张历史不能预见将来的，除黑格尔外，还有古尔诺和拉公布 paul lacombe、施亨利 Henri Se' e 诸人。古尔诺说："假使科学的发现不是依次相承的，我们只能写出它们的年表，写不出它们的历史。假使它们的固定的次序，我们只须给它一个进步的公式便够了，更不必有什么历史。"他的话多么合逻辑！拉氏公布对主张历史可预见的学者，也有深入的批评，他说："历史是个复杂到极度的学科，个人影响如此之大，我们不能希望有不败的预见，尤其是详细的预见。"这话是很对的，施亨利也同意拉氏之说，“历史不能定定律。还有一个证明，就是它不能有预见。”

就仍说医学罢，当欧洲文艺复兴时代，他们的解剖学已发展到登峰的地步了，那时的学者，如齐文达那些人自己也感到相当的满意，可是依我们现在的目光去批评它，仍觉它们有许多未决的问题，但是那时人确已尽智慧，又竭目力了。自从葛利略 Galieeo 发明了显微镜，于是从前人所想不到的、看不见的地方，都给它照出原形，陡变原来医学上的面目了。我想在十八世纪以前医史学家，他虽具有如何惊人的想象力，但无论如何，预见不到有这样的新奇的世界，因为他不知道有这样突变的事情。欧洲近百年来发明的事物太多了，所发明的又多与推动医学有关，医学的面目，时时给发明家涂改了，我们相信，如能起五十年前之人于地下，他将怎样地惊奇这世界的现状呢！更谈我们本国的医学罢，譬如流行用香燥药的局方时代，它的主要原因，是在唐后西域香药大量的输入；但我们相信，假如隋唐间如有负良史才的医史学家，他无论如何推想不出有这么划时代的局方时代出现。

虽然历史家也有不少爱说预言的，如以著《世界史纲》而闻名的韦尔斯，他曾预言一九三六年中国必与日本开战，并说最后的胜利是归我们的，现在一九三六年还剩半年了，他的话验否，还要看这半年。

又先生说“古时只有巫能医病”，这话也有可商，巫术的起源，不过才近数千年之年，从前的人以为人类只有五六千年的历史，但到了现在，因有了人类学的探索，如人类的过去，实有几千万年的历史了，因而医史学者就把它分为前医学 Vormedizin、原始医学 Vrmldizin、民间医学 Voldsmeedizin、魔法医学 Zaubermedizin。所谓前医学，是动物因生存避免危险之本能医学，其例我前于拙著《中国医学变迁史》(此稿与民国廿十一年冬呈政，施蒙先生赐以著余氏医述皇汉医学批评及其他零著多种)。中略有例证说明了，依人类进化论而言，原始医学是原人时代直接继承了动物的医学，所以我们也可说原始医学，仍是一种本能医学，而民间医学除了有部分本能医学外，各本个人有经验而互相流传，它的历史到现在仍未间断。我国较可靠的验方，并不是一般人所认为超人智慧的圣贤什么“大家”所创造，却是从“民间”来的，它的价值比一班逞臆立方的医家高明得多。刻读明人冯梦龙的山歌(此书专录苏州一带的民间私情的歌谣)自序说：“且今虽季世，但有假诗文，而无假山歌，则以山歌不与诗文争名，故不屑假，苟其不屑假，而吾籍以存真，不亦可乎?”过去的民间医学也是如此，逞臆立方之医家，原意非为医病而争名，惟其争名，所以为假；民间方但以愈病为目的，故亦不屑假也。我国自金元以下医家，他们还不争名而立假方吗！不过民间医学之开始，是有了社会组织以后，在人类“块然独处”时代，很难将文化传播的，至魔术医学，是有了巫祝以后的事。巫医是巫的一部份事业，巫是古代的酋长职权之一，所以我们还往往看到有酋长代自己部落的人民治病之事，今日的喇嘛教，尚保留这种遗风。不过在人智未启的民族，他的宗教思想是很淡薄的，巫是宗教的起点，所以在那时候，巫医是不会产生的，因此要研究医学渊源，Anfange der Medizin 的话，对于人类学、民俗学、宗教学等都不可不费相当时间去修养的，当然哲学也是不可少的，因为它主要的是要解释实体，有时我们竟难分别它是历史是哲学，所以古尔诺说

“历史一超过叙事文的时候，将先成为哲学而非科学”。基于上述各点，人类的医学是不能说劈头从巫医掉下来的，它以前还经过很多的阶段，才演化而为巫医呢！至山海经上操不死之药的巫医，它最早不过是战国末年之事。因战国末年，才有神仙之说。

至先生说的巫，巫医，医的演进，大致很对，不过我们若详细研究它，巫医的历史生命至今未断，而巫医也从来没有绝对的分离；就是以现在旧医来说，他们的理论，他们的用药，都还有巫的气息。

由此我们可见医学的起源是多元的，演化的，但先生还信神农尝药这话；要知古时一件发明的事都归功于帝王，历史上不乏其例，这是一班汉代儒家托古的伎俩。说神农尝药，等于说燧人氏发明火食一样的荒唐，因儒家以五行配五帝，也就把当时当令的什么赤帝黄帝为某事物的发明家，但当令的什么帝失时了，这班无聊儒家也就把从前发明某事物的什么帝取消了他发明家的头衔，而另以这发明事物的冠冕给予当令的什么帝了，所以一件事往往有挂几个人的发明头衔。例如皇甫谧《帝王世经》说：伏羲氏……乃尝味百药而制九针，以拯夭枉焉（《太平御览》卷七百廿一医引）。

这是说尝药始于伏羲，伏羲是苍帝，但木德衰退息了，炎帝神农起而当令，所以又把尝药的发明归他。

炎帝神农氏长于江水，始教天下耕种五谷而食之，以省杀生；尝味草木，宣药疗疾，救夭伤人命，百姓食用而不知，著本草四卷（同上）。火德衰了，土德又是兴旺起来，又把尝药的发明归给当令的黄帝轩辕氏。岐伯，黄帝臣也，帝使岐伯尝味草木，典主医病，经方本草、《素问》之书成也焉（同上）。

这里虽说岐伯尝味草药，但既是黄帝叫他的，就无异黄帝知道尝药的事。这是汉儒依邹衍"五德始终说"玩的把戏，他们把发明的事当"传位"看。不过邹衍的"五德始终说"是从黄帝起，那时似乎还没有伏羲的。说伏羲、神农、黄帝尝药的话，我可肯定的说是始于汉代，但是先生在这篇演说中引淮南子说："神农尝百药之滋味，一日而七十毒，由是而医方与焉"的话，今检淮南子并无此语，《淮南子》卷十九"修务训"只说：

"于是神农乃教民播种五谷，相土地宜燥湿肥硗高下，尝百药之滋味，水泉之甘苦，令民知所避就。当此之时，一日而遇七十毒"，不知先生所据何本？"一日而遇七十毒"，古人已有不相信它是事实，这当然是没有的事，不过修务训的话正可证明先生引的陆贾新语那些话。昔扬朱有云："三皇之事，若存若亡，五帝之事，若觉若梦，三王之事，或隐或显，亿不识一，当身之事，或闻或见，万不识一，目前之事，或存或废，千不识一。"很可做我们史学家疑古的精神，神农之名见于孟子，孟子以前不见也，孟子也只有说"为神农言者许行"，而不及医药，神农有无其人，我们都应该存疑，更不可信后来附会那些话，但古人作伪的似乎已看穿我们崇古的心里，所以淮南子说，"世俗多尊古而贱今，故为道者，必托于神农黄帝而后入说"，这话确可玩味的。

医史学在西方也还不过三四十年历史，他们也没有什样惊人的成绩。就以驰誉当世之日本医学史著者富士游博士，他的日本医学史我没有看到，因每部需价四五十元，但他的日本医史学纲要我是看过的，事实远不如闻名，他这部史纲仍是列传体，成绩平凡的很，至廖温仁博士的支那中世医学史，那更不成话了，他除剪译了大部份的陈邦贤中国医学史外，其余多抄了桑原隲藏等人的论文及医籍考的目录，自做的很少，但他还觍然地说，他那部著作是费了十余年的工夫。

我们中国一切文化都落后，对此新起而不易成名获利的医史学，当然更没有人去注意了，去年王吉民先生等在中华医学会提议组设医史学会，已通过而成立了，这确是值得注意的一件文化事业。真的放眼海内，其留意于此者确不多见，原因是没人提倡。今得先生大力倡导，必有闻风兴起，以新学术界之耳目者，我对这门学问也素感兴趣，略有所蕴，复感于先生平生诲人之殷，故敢草草妄陈所见，以候明教！并或能恕"此魔之辩护"也。

（选自《中西医药》1936 年）

17. 中国预防医学思想史（一）

一、绪　言

甲　奴隶主君主地主及帝国主义者所留给人民的灾害

今日中国预防医学的中心问题，首先在如何很快地来消灭各种重大的传染病？问题从有文字记载而言，已有几千年的历史。实际这问题自从有了人类便已存在了。——虽然预防医学的含义并不限于消灭几种传染病，但无疑地消灭各种传染病是预防医学的中心问题，所以本篇文字的重点也就放在这里。

人类自从有了传染病，即已有消灭它的意图，我们知道从原始共产社会中即已发生鬼神观念的历史，一直到了悠长的封建社会制度，和近百年来半封建半殖民地时代，人民自己都向这一方面进行的。这过程中由于奴隶主、君主和地主等严重剥削及破坏，极大多数的人民，得不到必须有的健康，整村整户的人民的生命，都被这些凶横的传染病所吞噬，我们只要读第三世纪初陈思王——曹植说疫的那篇文字便可明白了。他们在这样悠长岁月中，同病魔斗争所留传下来的成绩，除了极小的一部分外，只有一堆一堆的迷信，可知他们的预防医学的历史，始终停留在迷信这一阶段的。到了第十六世纪末年才有鼻苗，和在鸦片战争前三十年牛痘传入中国之后，才有足叙的预防医学的历史。但也由于从那时起中国封建社会被帝国主义打破了一小部分，成为半殖民地的缘故，这种预防天花的历史范围，是仍有限度的，这就是说限于东南及河北数省和比较重要的几个省市的少数人民才能受到种恩惠，因封建制度的君主和地主，只能在剥削人民的膏脂中，抽出极微小部分来办理这种防疫工作，以资点缀。至那些侵略我国主权的帝国主义者的臣民，又以此作为传教和做生意——文化和经济侵略的工具，或为实际的策动侵略者，也不是真为中国人民解决此病的威胁而来的，所以牛痘传入中国已有一百五十年历史，但天花至今始终没有绝迹。举此一例可概其余。

中国也和其他的国家一样，自从原始共产社会到封建制度社会的广大农民，成为这些奴隶主、君主、地主的剥削对象，除了对他们剥削之外，他们的疾病痛苦是漠不相关的，有时由于这些会说话的生产工具失去生产力的缘故，用残忍的方法去消灭他，如蒋介石反动统治时期，广东的麻风病员会被他们骗集中一地加以枪杀便是一例。

本来贫与病是割不断的链索，何况又加上一个愚字，更把这链索拉得紧紧了。中国广大的人民，在这悠长封建社会中受奴隶主、君主、地主和近百余年帝国主义者所赐的贫、病、愚三个字磨折而死的何可胜计！其罪恶真有“罄南山之竹，书罪难穷，竭东海之波，流恶无尽”之概！我们更由此明白他们的痛苦，绝不是单纯疾病的痛苦，他们由贫穷而发生疾病，由疾病而加深他们的贫穷，又由于他们的贫穷得不到教育，以致愚昧和加上封建时代农民的保守性，他们应付疾病始终徘徊于迷信这一道路，所以他们的死亡，并非单纯由于疾病的原因，他们的致死率，不能用今日的医学上的致死率去衡量它和确定它。

历史告诉我们，传染病足可亡国的，罗马亡于疟疾，埃及亡于血吸虫病，中国也有金、明、两个朝代亡于鼠疫。若中国古代南方的民族（蛮族）本来是一强大的民族，后来渐渐被北方民族所征服了，我很疑心他们是被一种传染病所消弱的。自晋室南迁，南方原有的民族，仍是火耨刀耕，当然都是农民，因为要供奉那些“南渡衣冠”——贵族淫侈的生活，他们生活也比例地益发恶劣了。到后来史书上似乎只提到王谢诸家，因他们是重门第的，他们忘了养活自己的劳动阶级，所以连人民影子都不见了。

历史上所见的蛊及瘴疠，乃南方最严重的地方病，《山海经》中且有“蛊疫”这一名称。蛊后来有种种不同解释，但多指腹中虫病，似乎也了解蛊胀这一名称的由来。后来臌胀则从象形得名的，蛊胀很可能多属末期的日本住血吸虫病。我们今知长江流域及闽广滇蜀等处，有二千万以上的人民（绝大多数是农民）患着日本住血吸虫病。在解放前，友人吴云瑞教授等在宝山之杨行等村庄诊疗日本住血吸虫病时，很多农民都患着严重的住血吸虫病，有的村庄因此病而没有人了。这病我们知道它早已存在的，绝不是日本藤井于一八四七年在日本片山地方才发见此虫而有的病。这犹埃及纪元前已有此吸虫病，到纪元后一八五一年（Bilharz）氏才发见此虫虫体一样兼以南方疟疾向来十分猖獗，云贵等地，在二十年前尚整村整村的人口被疟疾所毁灭，弄得城郭空虚。我很疑心原有南方民族的衰微是由于日本住血吸虫和疟疾这两病所造成的。历史上许多治病和预防传染病的迷信，多在南方，特别是防治蛊疾和瘴疠最为详细。巫也，以南方人做的最多，这在《论语》、《山海经》、《荆楚岁时记》等书中已经明白告诉我们了。我们可以拿它来证实古代南方民族的衰微是历史上一大悲剧，是北方统治者及士族——封建地主所造成的。它也影响到政治，例如东汉马援征交趾遇疫而归，我们知道它是疟疾，但在二〇八年三国时，率领水步八十万人攻略孙吴的曹操（魏武帝），败于赤壁，和二二一年伐吴连营数百里，败归白帝城的刘备（先主），这两次的失败，史书都说它由于周瑜、陆逊用火攻而得胜，其实是与疟疾一类之病有关的。（注）这两次失败比起南方民族的衰微，自然是两个小悲剧，不过曹刘之败与十五世纪时法王加尔第八 KarlVIII. 征意大利围攻那不拉斯时，军中忽发生“性疫”——梅毒——而他惶解围宵遁的情形，却很相似。

乙 巫术的两面——迷信的科学的

中国比较有正确文字记载的历史一般都推到商代，而近来一般学者又都同意殷代尚处奴隶社会时代，到了西周便入封建时代了（有的人以为周秦仍是奴隶社会，如郭沫若先生等主之)。在生产力和生产关系说起来，奴隶社会的文化水平，固然要比原始共产社会来得高，但又不能和封建社会来比拟了。不过近代医学的进步，开始于资本主义时代的劳动人民，因为那时已发明显微镜等，用此利器，能探微窥隐，若单靠他们那时才能谋得温饱的奴隶社会和封建社会的技术，对于这类肉眼所看不到的细菌及原虫，侵入构造奥妙的人体中而发生不同的疾患，这显然超出那时人智慧以外的，于是他们只好仍旧依赖过去那一套骗逐鬼神的手法，来防止可怕的传染病了。因为他们认为病的原因，是由鬼神作祟。

本来人们对于未来的灾害，是永远怀着恐怖的心情的。他们总是想尽种种方法来逃避这种人人可以碰到的灾害，因而构成了他们趋吉避凶的心理。但由于知识的限制和恐惧的心情，那时（包括原始社会和奴隶社会）的技术解决不了季节性的传染病及一般传染病的蔓延，于是便从他们所认为已经明白传染病的原因——鬼神——这一问题上着手，而发生种种迷信的举动。

到了封建时代，他们对于病情虽有若干了解，治病也积了若干经验，本来可以进一步去研究的，但由于封建时代的专制和广大农民的保守性，技术上限制它不能向这方面发展。残酷的统治者，蒙蔽了人民的智慧，他们因势乘便，又借了具有浓厚的原始鬼神观念的人民做出表面上为迷信，而实际上有时近于科学的方法，这方法我们通常叫做巫术，也是广大人民所共有的，作为预防医学，如骗傩（打鬼）之事，又如四时纂要《岁时广记》卷十七引。说：“在清明前二日鸡鸣时，取炊汤沥井口饭瓮四面”，说是可“辟马蚿百虫”。这其中都有一部分是合理的。但古之统治者犹沿用神权时代的巫术以申其禁，这里《淮南子》汜论训说得最为明彻：

“夫见不可布于海内，闻不可明于百姓，是故因鬼神禨祥而为之立禁，总形推类而为之变象，何以知其然也？世俗言曰，‘……相戏以刃者，太祖軵其肘；枕户橉而卧者，鬼神跖其首’。此皆不著于法令，而圣人之所不口传也。”

按：御览七百三十九引《风俗通义》：“俗说卧枕户砌，鬼陷其头，令人病癫”。这是《淮南子》引用俗言的根据接着即说明定立的原因：相戏以刃，太祖軵其肘者，夫以刃相戏，必为过失，过失相伤，其患必大，无涉血之仇，争忿斗而以小事，自内于刑戮遇者所不知忌也，故因太祖以累其心。枕户橉而卧，鬼神履其首者，使鬼神能玄化则不待户牖之行，若循虚也入，则亦无能履也，夫户牖者风气之所从往来，而风气者阴阳粗捔者也，离者必病，故托鬼神以申诫之也。行准案，《医心方》卷三引《录验方》略谓：古洛阳市有一土贴家，每一货主周年必病死，遂成空废；后来有一乞儿发见货主坐的背后有一虫大的空穴，风射得病死的。即把它闭塞，便不再病了。疑即据此演成。凡此之属皆不可胜著于书策、竹帛，而藏于宫府者也，故以禨祥明之。为愚者之不知其害乃借鬼神之威以声其教，所由来者远矣。而愚者以为禨祥，而狠者以为非，惟有道者能通其志。

这真拆穿封建时代君主以神道设教的内幕情形了。我们从《山海经》所食所佩的事物，和后来的季节所载的事物，并不能说它完全是迷信，他们不过利用迷信的手法而已，所以几千年来传染病与鬼神成为一件分割不开的事情。古代预防医学，便尽情地向这方面发展，所以他们对传染病的预防，多重于禁禳。这禁禳后来多流行于荆楚诸地——即长江流域，和闽粤及珠江流域——我们也可以从这方面体会到传染病流布的地域了。不过后来这些地区都渐渐开化，这许多禁禳办法，也渐渐地发展而为娱乐的事情了。

当然，由于人类固有的本能，和中国医学历史的悠久，这种本能医学和广泛而悠长的历史经验相结合，它是有若干近乎科学的预防医学的原则的。譬如春秋襄公十七年（公元前五五六年）传说："十一月甲午国人逐瘈狗，瘈狗人于华臣氏，国人从之。"唐孙思邈《千金方》猘狗说"凡春末夏初，犬多发狂，必诫小弱持杖以预防之"，也是这个理由。猘是疯狗，它要害人的，人自然要从本能上去消灭它。至怎样能知它是疯狗呢？这里《淮南子》卷十三氾论训已说了："狂马不触木，猘狗不投河。"狂马怕木，我不知道，但猘狗不投河是怕水，因为患狂犬病的人怕风怕光，怕声，尤其是怕水的，所以狂犬病一名恐水病，就是这个理由。关于狂犬怕风中国医书上也有记载，如清人《洗冤录》详义拾遗补经验方类有用蒲扇向病人扇之，以断其是否为患狂犬病。

但在预防医学上最值得大书特书的那便是天花的接种法之发明，其次便是狂犬病的防治法了。近代免疫学的发端实以英人琴纳的牛痘接种法为首功，而法人巴斯德发明的疯犬病接种法后，免疫学才正确成立。这两大免疫学上的历史，中国人早已有了，前者天花的接种，中国似乎在十六世纪末，已有鼻苗种痘法从印度等地传入（一说十三世纪已有此术，于史无征，很难置信）。至狂犬病的接种法，远在东晋即第四世纪时葛洪的《肘后方》已有杀犬取脑敷于创口之方，这几乎全与巴斯德疯犬接种法相同的了。但因中国自然科学的不发达，此引而未发的免疫学上的功绩，不能在世界医学史上首占发明之席，我们研究历史的人是感到一种十分惋惜的事。

注　魏武帝在建安十三年（公历二〇八年）赤壁之败，由于疫疠，而不是败于周瑜的火攻，实有历史的根据。按陈寿《三国志·吴志》周瑜传注引江表传，载曹操给孙权的信说："赤壁之役，值有疾病，孤烧船自退，横使周瑜获此虚名。"我们知道江表传是吴人的宣传品，对曹魏多有丑词，但这却是事如此。周瑜传也有"时曹公军众已有疾病"的话。再证以《魏志·武帝本纪》说："公至赤壁与备战不利，于是大疫吏士多死者，乃引军还。"又十四年（公历二〇九年）七月辛未令曰"自顷以来，军数征行，或遇疫气，吏士死亡不归"。这是指上年赤壁之役遭疾而还的事。又《魏志·贾诩传》裴松之对此也十分惋惜地说："至于赤壁之败，盖有运数，实由疾疫大行，以损凌厉之锋，凯风自南，用成焚如势。"又将济传说："建安十三年孙横率众围合肥时大军征荆州，遇疾疫，唯遣将军张喜单将千骑领汝南兵以解围，颇复疾疫。"都可证明那年曹操赤壁之败，是由于疾疫（疟疾?）的。又刘备之败，先主与陆逊二人之传，虽不言军中有疾疫之事，然《魏志·夏侯尚传》固言黄初三年（二二二年）伐尚与曹真共围江陵，城未破，因大疫而还的话。黄初三年，便是刘备伐吴的一年，备兵止今之宜都，距江陵不甚相远，疑其败也，与大疫有关，刘陆二人之传未载，亦史之阙文。至于鼠疫在金天眷皇统间（公历一一三八年～一一四九年）已闹得很凶了，到了"天兴元年（一二三二年）五月辛卯大寒如汴京（开封）大疫几五十日，诸门死者九十余万人，贫不能葬者不在数。……六月辛未，后修汴城以疫后园户、僧、道、医师、粥棺者擅厚利，命有司厚征之，以助其用"（据金史哀宗纪上第十四至十五页），那时的鼠疫凶恶得使统治者的捐税加到僧道医师头上，可是不久金源便因此病而亡国了，这与明末鼠疫的流行而亡国，先后如出一辙。我另有中国大疫记一文将在本读发表，故不多赘。

二、结不成胎的预防医学

甲　由趋吉避凶而来的预防医学的思想

如前所说，人们对于未来灾害，是永远怀着恐惧的心情的，那自然要发生趋吉避凶的预防思想了，中国人对于防患于未然的观念，当然不会例外而早已存在的。《汉书·霍光传》中引用了一件故事说："曲突徙薪无恩泽，焦头焙干额者为上客耶?"这一动人故事，就充分说明中国人对于预防灾祸之不当忽视。所以古人对于预防灾害的思想，是早已存在的。如易下经：

君子以思患而预防之。既济。

这是"预防"二字在中国经书上首次应用的历史。对于防止祸害未萌的思想，秦汉以来的人都有伸说的，如管子说：惟有道者，能避患于未形故，故祸不萌。

汉贾谊谏政事疏也说：贵绝恶于未萌，而起教于微眇！汉书贾谊传。

这都是古人对于预防一般祸患的思想，是十分明确的。然疾病乃人之大患，他的思想很自然地会结合到预防医学这一原则的。淮南子说：良医者，常治无征，故无病；圣人者常治无患之患，故无患也。卷十六说山训。

文中子亦云：北山黄公善医，先寝食。按宋邵博闻见后录卷四，引司马文正文中子补传，作"先饮食起居"，而后针药。卷八魏相篇。

宋邵雍作的下面这首诗，我以为是从文中子的话而来的：爽口物鑫终作疾，快心事过反为殃；与其病后能加药，孰若事先能自防！《厚生训纂》卷六引。今匆检伊川击坏集，及邵氏闻见前后录，均不载此诗。

这类的思想，或者都从道家方面出发的。它仅有消极的个人卫生思想，而没有积极的公共卫生思想，而且这思想成了空洞的原则，故寻不出具体的办法来。因而中国预防医学的思想，遂停留于此而不能复进了。反之，在巫术方面，却有若干实际而近乎科学的办法出来。这巫术是从历史很久的广大人民那里保存下来，这功绩是不属于医家的！

乙 名实不副的预防医学

在中国医书本身方面说来。它的预防医学的思想，也从未真能应用到实际上去，虽然，看了下面引用的几条文献，表面上似很合乎预防医学的原则的。《素问·四气调神大论》说："是故圣人不治已病治未病，不治已乱治未乱，此之谓也。夫病已成而后药之，乱已成而后治之，譬犹渴而穿井，斗而铸兵，不亦晚乎？"参杨上善《内经·太素卷》二顺养篇。

《素问》这话的思想，好像从《淮南子》而来。不过我以为它实际是含有五行生克的思想的，因为不治已病治未病在《灵枢》、《金匮要略》、《八十一难经》等书，都有大致相同的话。《灵枢·顺逆篇》说：上工刺其未生者也……中工刺其方袭者也……故曰上工治未病，不治已病，此之谓也。

《难经》第七十七难也有这话，今不具引。怎样能证明它原意是出于五行生克的呢？且看《金匮要略》的话吧：夫治未病者，见肝之病传脾，当先实脾，四季脾王不受邪，勿即补之；中工不晓相传，见肝之病不解实脾，惟治肝也。卷一脏腑经络先后脉证第一。

程林注云：

“治未病者谓治未病之脏腑，非治未病之人也。”

程氏这话说得很对，足可表达他的原意。因为《金匮》原文的意是说肝病传脾，是木能克土的意思，治未病就是趁肝木未凌克脾土之前，先充实脾脏，那就是预防脾脏出毛病，这才算得是上工，工即巫字，古医巫并称了。这些都只能说是早期治疗，而不能说是预防医学，很显明的！

中国最古方书治未病的伎俩，实际是不符合预防医学的原则的。因为病已上身，不能说它是能预防病毒之不侵入，所以它们所说的上工治未病，仅能说它提倡早期治疗而已。这原则是与《史记·扁鹊传》中所说扁鹊见齐桓侯的话是相同的。扁鹊说：“君有疾，在腠理，不治将深；……君有疾，在血脉，不治恐深；……君有疾，在肠胃间，不治恐深。……后五日扁鹊复见，望见桓侯而退走。……今在骨髓，臣是以无请也。后五日桓侯体病。……桓侯遂死。”

这一治腠理的病易愈，治腑脏的病难瘳的原则，医书上所说的也多根据这里的。如《素问·阴阳应象大论》说：故善治者治皮毛，其次治肌肤，其次治筋脉，其次治六腑，其次治五脏，治五脏者半死半生也。

王叔和撰次的《伤寒论序例》说：“时气不和，便当早言，寻其邪由以时治之，罕有不愈。患人忍之数日乃说，邪气入脏，则难可制。”

丙　为什么不能在封建时代建立预防医学

这里有二个主要原因，其一细菌学未发明不可能有符合完全预防医学的原则，这暂且不说。其次便是封建时代不能产生出这种医学，因在那封建时代的王侯贵族要叫他们在未病前防病，实在是做不到的事情，所以司马迁记了扁鹊诊视桓侯的医案之后，感叹地说：使圣人豫知微，能使良医得早从事，则疾可已，身可活也！因而将“骄恣不论于理”那句话列于病有六不治之第一项。《灵枢·师传篇》也说：且夫王公大人血食之君，骄姿纵欲，轻人而无能禁之！

我们看过社会发展史的人，都知道医生在奴隶社会中，也算奴隶成员之一。这些医生，在初期封建时代，还没有脱离奴隶社会的气息。虽然你手中拿了牛痘苗、霍乱苗或卡介苗那一类的预防药品，封建主们是不易接受的。但不论封建时代的医生和资本主义的医生，他们确实多数是爱钱如命，否则中国古时已有“破家求医”的话是哪里来的？所以在扁鹊告诉齐桓侯有病退出之后，桓侯便愤然对他的左右说：医之好利也，欲以不病者为功！

这虽是寓言，但也可证明在那时社会中人，对于一般医生嗜钱若命的印象，的确已深刻到鄙夷的程度了。也不知何人在鹖冠子中托庞暖对卓襄王的话造出下面一个寓言：

暖曰：“王独不闻魏文王之问扁鹊曰：子昆弟三人，其孰最善为医？”扁鹊曰：“长兄最善，中兄次之，扁鹊最下。”魏文侯曰：“可得闻邪？”扁鹊曰：“长兄于病神，未有形而除之，故名不出于家，中兄治病，其在毫末，故名不出于间，若扁鹊者镵血脉投毒药，副肌肤间，而名出闻于诸侯。”世贤第十六。

这样在不能不要钱而能生活的封建时代，和又在那些“骄恣不论于理”的王侯贵族之门的医生，哪个肯做扁鹊的长兄、中兄呢？当然个个医生都要想做名利双收的扁鹊了。我以为在那时的社会，医生多敲有钱有势人的竹杠，并不算是一件坏事，问题是他也用在贫穷人的身上去，那真是为有钱人服务了。

在那样社会中间不要说预防医学建立不起来，就是早期医疗都不能推行无阻！所以要从中国医学历史上说，在医生本身方面他们对预防医学，是从未建立过一个原理的。因为事实上，虽对未来灾害有恐惧心理，足具建立为预防医学的因素，而因环境时代关系，不许他们有预防医学的结胎和产生，何况那时以病人为生活来源的医生，他们根本不想建立预防医学，以自绝生路。这里可拿英美等资本主义国家如英美等国家的医生作证：他们多是桓侯口中说的“欲以不病者为功”的好利医生，所以他们多反对公医制度，也自然谈不到彻底的预防医学政策了。

三、人民自己创造的预防医学

甲 《山海经》中所记载的预防医学

在中国医学史上说，从医家本身方面去观察，寻不出预防医学的史迹，是毋庸讳言的，但我们如其依照一切人类文化不是帝王将相所创，而是劳动人民所创造的这一原则，那末中国如其有预防医学这一史迹的话，既不是神农、黄帝、岐伯、卢医、扁鹊等人所创造，更不是张仲景、王叔和、孙思邈诸人所发明，自然应该归功于劳动人民的。——虽然这类史迹，有的也从医书那方面来的。以今日言医家固然也，算是脑力劳动者，但在古代医书方面他们不过裒集了广大人民的验方而已。所以张仲景伤寒论自序中说“博采众方”那句话是真的。但医书中的验方，大多是搜集了广大人民的经验，这点与金元医家自已所造的医方一无相同之处，也可证明医生是根据人民自己创造的经验的。我们只要翻检北宋以前的方书和北宋后除了后世医家所侈言的“金元四大家”那一系统的方书外（注意：凡一入那类系统的名医，根据他们理论组织的医方，即无实际治病的价值），在治疗方面，都有研究价值。

中国方书最古的要算《神农本草经》了，但其成书年代，不出东汉人收集以前群众遗留下来的各种经验方药，而加以方士化的书，已不能算是完全的朴素医书了，比较神农本草经更古的以药防治疾病的专书是没有了，但我们如从《山海经》中去寻求它的防治传染病那类方法，材料反而较神农本草来得丰富和具体，而且这方面的用药，多是巫术一类的。《山海经》一书大概是周秦遗留下来的传说，而经西汉刘秀那类方士式的儒家所裒集的；虽不能说它是完全上古时代的遗书，但多少还可考见较原始社会流传下来的广大群众防治疾病的方法。这书内容庞杂，近似中国最早的百科全书。它在医学方面而言，可说是占中国医学史上最重要的地位，尤其在预防医学思想史上，它是占更重要的地位的。因为近于原始时代的中国广大人民预防医学的方法，在此比较可以得到一个具体的概念，虽然，它的方法是属于巫术而且经过西汉如刘秀之流有所改动的。今将有关预防医学方面的方法列做一表：

《山海经》中的防病药物

防　蛊＊＊

其中多育沛，佩之无瘕疾。	南山经 1b
有兽焉，其状如狐而九尾，其音如婴儿，食者不蛊。	南山经 4b
其名曰鯥，冬死夏生，食之无肿疾。	南山经 3b
有兽焉，其状如狗，席其皮者不蛊。	北山经 3b
其兽焉……名曰耳鼠食之之睬，又可以御百毒。	中山经 2b
帝基之石所以祷百神者也，可以御兵。	中山经 25b
其中多鮥鱼……食者无蛊疾，可以御兵。	中山经 26b
有木焉名曰亢木，食之不蛊。	西山经 8a
其中我三足鳖，枝尾，食之无蛊疫。	中山经 44a

＊＊北山经云："有兽焉，名曰耳齿，食之不睬"。○郭注："睬，大腹也"○疑或蛊胀之属○

防　疫

其中多箴鱼……食之无疫疾。	东山经 2a
其中多鳖鱼……食之无疠（郭注：无时气病也）。	东山经 5a
有乌焉……名曰青耕，可以御疫。	中山经 43a
其中多三足龟，食之无大疾（疑疫字之伪）。	中山经 24a

强　壮

其名曰鵸鵌食之无卧。	南山经 4a
其中多鲐鱼……食者不睡。	中山经 24b
有木焉，其状如谷而黑理，其华四照，其名曰迷谷，佩之不迷。	南山经 1b
其音若阿，名曰灌灌，佩之不惑。	南山经 5a
有木焉……其名曰蒙木，服之不惑。	中山经 23a
有草焉，名日莔草……食之不愚。	中山经 26b
其中人鱼，服之无痴疾。	北山经 13—4
其上多橿多枥……其实如楝，服之不忘。	东山经 10a
有草焉，其壮如韭而青华，其名曰祝余，食之不饥。	南山经 1
其上多丹木……食之不饥。	西山经 16b
其中有乌……是名曰鹛鹛，食之不饥。	北山经 4b
有木焉……食者不饥，可以择劳，其名白蓉。	南山经 13a
爰有嘉果，其实为桃……食之不劳。	西山经 16b

上有木焉……名蓊柏服者不寒。	中山经 28a
有草焉……其名曰薞，服之不夭。	中山经 28a
有草焉……其名曰牛伤……服者不厥。	中山经 23b
其名曰猼訑，佩之不畏。	南山经 4a
有乌焉……曰橐𩇯，冬见蛰，服之不畏雷。	西山经 6a
其中多飞鱼，服之不畏雷。	中山经 9a
其上有草焉……其名曰嘉荣，服者不霆。	中山经 24a
其名曰类，自为牝牡，食者不妒。	南山经 3b
其上其木焉……其名曰栯，服者不妒。	中山经 25b
其上有木焉。其名曰帝休……服者不怒。	中山经 25a
有乌焉……名曰鵸鵌，服之使人不厌。	西山经 29a
有草焉，名曰鬼草……服之不忧。	中山经 3a

＊据郝懿行山海经笺疏，光绪还读楼刊本。表中数字表示页数，a 表页之上面，b 表页之下面。

防五官病

其乌多当尾……食之不眴目。	西山经 30b
有乌焉，名䳋鸓，食之不瀶。	北山经 17b
是多冉遗之鱼……食之使人不眯。	西山经 33b
有草焉，名曰植楮……食之不眯。	中山经 2b
有兽焉……名曰龙蚳，食之不眯。	中山经 6a
其中有乌……名曰鸰䳭，其名自呼，服之不眯。	中山经 17a
其名曰䔄草。服之不眯。	中山经 26a
其名曰旋龟，其音如判木，佩之不聋。	南山经 3a

防皮肤·外科诸病

其中多赤鱬……食之不疥。	南山经 5a
其中多鲎鱼……食之不骄（郭注或作骚骚臭也。）	北山经 10a
其中有虎蛟……食之不肿。	南山经 11a
多䲉鱼……食者不痈。	中山经 24b
有乌焉……名曰鵸鵌……食之不疽。	北山经 12b
其中多鱃鱼……食之不疣。	东山经 9b
者革焉员叶而不实曰无条，服之不瘿。	中山经 22—3

防脏器诸病

其中多鳖鱼……食之不糟（郭注孚谓反，止失气也。懿行案：广韵云糟同屁，气下泄也）。	东山经 10a
其一有木焉名曰天楄……服者不哩（噎）。	中山经 23a
帝台之浆也，饮之者不心痛。	中山经 44a
有兽焉……其名曰獜……食者不风。	中山经 13a

避　孕

有草焉……名曰台蓉，食之使人无子。	西山经 7b
其上有实焉，名曰黄棘……服之不字。	中山经 22b

防 兽 病

其中有流赭，以涂牛马，无疾。	西山经 3b

乙　可注意的上古预防日本住血吸虫病的史踪

从《山海经》中摘出防治的药物而言，它有两项最可值得注意之处：一为蛊病，一为目眯。蛊字在殷墟甲骨文已著录了，所以我们已知最迟在纪元前十五六世纪已发现此病。易有蛊卦，周礼的庶氏就是掌除蛊毒之官。所谓蛊究是什么病？解释纷纭，但据我个人所知的文献而言，大概不外二途，一为精神方面的变异，此说是根据周易蛊卦而来的，成为后来巫术之一种，汉江充造的巫蛊案可归这一系统。一是腹中虫病，它是根据许慎《说文》而来的。在医书如《巢氏病源·蛊毒诸病候》所说的，似又合二者而 之，以既言腹中虫病，同时又说患者精神上如何变态，它的病原和症象说得神奇怪诞，莫可究诘。

其实蛊乃多属日本住血吸虫病，医书中的臌胀本作蛊胀，多指此病（当然由疟疾，和姜片虫病等也有此症的，不过较少）。为今日流行于长江流域和闽粤滇蜀最烈的原虫病。但《山海经》记述的事迹，多西北地理，东南方面比较少。今住日本住血吸虫多在东南江河湖沼之处，西北比较少见。我想这因为地理变易之故，易称“天以一生水，故气微于北方而为物之先也”。语本郦道元水经注序。这证以墨子兼爱篇中和尸子的话都说在禹没有治水之前黄河由晋而北，并不经过今之河北、山东、河南诸省的。后来经过悠长时间才渐变为后来的河道而西北水源干涸了（如春秋时八百里浩瀚的去梦湖早已湮没了，而今日六七百里大的洞庭湖，在当时尚系浅濑呢）。这真应《诗经》所说“百川沸腾，山冢崒崩，高岸为谷，深谷为陵”那句话。由于古代西北方面多江流池沼之故，便成为日本住血吸虫病发祥之地了。后来河道迁革，北方氏族向南侵占，这病也就逐步向南移动，而北方高旱之地，当然不容日本住血吸虫托足了，《山海经》虽为西汉时人所裒集，而其传说实起于上古，所以《山海经》中对于防治蛊病，防治其他的传染病特别多而积极。我们从《山海经》、《中山经》中所说“蛊疫”两字，足见那时西北方面日本住血吸虫病流行的惨烈了。

大概日本住血吸虫病在秦汉以前西北方面，是很严重的，所以《周礼》设有庶士氏、剪氏作为专掌预防毒蛊的官衙，它的防治之药，便是嘉草，一说即蘘荷。《史记·封禅书》“磔狗以防虫灾”，这虫灾即蛊疫，汉《应劭风俗通义》卷八引“太史公记”说：“秦德公始杀狗磔四门以御蛊。”案风俗通又有东门鸡头以御蛊的话，知不尽用狗。这都是秦汉以来政府在每年正月预防蛊毒——日本住血吸虫病的证据。到了晋宋六朝蛊毒在黄河、长江的二江南北流域已闹得更凶，如在晋时有虫行病的谣传，见晋书五行志。这可说明它的背景为蛊毒的流行，干实外姐夫蒋士先中蛊毒，后来以蘘荷做席子才知是张小所下的蛊毒。据搜神记及玉烛宝典引。这种传说疑与《山海经》所说“有狗焉，其状如狗，席其皮不蛊”同出一源。隋代因这蛊毒，屡演惨案。隋文帝之妻献独孤皇后因那时的蛊毒流行得很厉害，而闹猫鬼案，这案着实害了许多人。事见《隋书·独孤陁传》文献皇后传猫鬼就是蛊的一种，见《巢氏病源》卷二十五。据我的考证独孤后乃患更年期的脏躁证。后来文帝的第三子秦王俊，他是一个奢纵好色的青年，后来患痨病死了，也诬指杨俊的妃子崔氏行蛊，因而赐死。这样我们不难推测那时民间对于蛊毒的情形，宜乎当时御医巢元方做《诸病源候论》时，把它连篇累牍地记载，但遗憾的是多把它变做妖异的怪病了。唐宋以后从各家文献所记载观之，蛊毒已由长江流域蔓延到福建两广、云贵四川等地，而蛊的名目繁多，有金蚕蛊、蜣螂蛊、疳蛊、肿蛊等一二十种，其中金蚕蛊一名，自宋徐铉《稽神录》记载后，传播尤广。

其次《山海经》中说到防止目眯的方法也很多，我们都知西北高旱，自古为风沙之地，沙尘最易眯眼，这在出外旅行的人，是一件很苦恼的事。所以汲冢周书也有“奇干善芳，头若雄鸡，佩之令人不眯”的话。不过目眯的眯，其义是否仅有沙草等物入目的眯见《说文解字》，韵英（慧琳一切经音义八十八引）广韵庄子天运篇文子上德篇新序等，及与梦魇的眯字同义的眯，见《庄子·天运篇》淮南子粗神训。的两种解释。我以为眯字或指砂眼一类之病，这病也以朔漠之地为多。据今天的调查，西北那些地方的人民，患着百分之百的砂眼。但这里却一时找不到证据，无征不信，只能作一假设而已。

丙　季节方面的预防医学

《礼记·月令》记四季的流行病，说多由气候的反常。诚的，传染病的流行，与气候很有关系。例如冬季的白喉，夏季的痢疾，秋季的疟疾。这因为细菌的繁杀，与气候及人的饮食起居，都很有关系的缘故。所以《周礼·天官》说：四时皆有疠疾，春时有痟首疾，夏时有痒疥疾，秋时有疟寒疾，冬时有嗽上气疾。

这话是不错的。我们皆知古时人民，由于每年经常在某几个季节中患那几种病，而得到经验的教训，更从统计的观念上求出如《周礼·天官》中所说的四时那些疠疾的结论。

因为先民得到这样的结论，每年遂有种种预防方法。他们所用的方法，是迷信的，也是巫术的。古人所谓时节的节，含有关节之意，过节犹过关，故每逢时节必举行种种仪式，它的原意是辟灾求祥，而实际多是对于传染的预防。我们都知民间每逢元旦、端午、重阳、除夕等四大季节尚流行各种不同的仪式，总之，这许多仪式，对杀灭细菌，有的是起一定作用的。

（一）饮食　元旦：饮椒柏酒、屠苏酒、桃汤、五辛盘。端午：雄黄酒，艾叶酒。重九：茱萸酒、腊酒、椒酒等。这是以酒类避疫之例。这类的例子很多，我不想多所征引。也不想把每一事物的典据写在这里（下同）。

（二）焚烧　元旦：烧丁香，放爆竹（除夕同）。端午：焚废药（除夕同。案午日后来多焚苍术、白芷一类辛味芳香的药）。除夕的烧皂角，烧骨骴，焚辟瘟丹等。

（三）厌胜　这里我姑引用如下几事为例：（1）埋石与

悬砖鸿宝毕万术说：埋圆石于宅四隅，追桃核七枚，则鬼无能殃也。《岁时广记》卷四引。

按这礼节是用在每年的除夕的。梁宗怀楚岁时记说：“十二月暮日，掘宅四角，各埋一大石为镇宅。”大概即据鸿宝毕万术的。古人认为传染病是鬼神作祟，埋石四隅使鬼无能为殃，当然便是辟疫的意思。

与上面法术用法相反的，则有唐人陈藏器《本草拾遗》说：

“正月朝早，将物去冢头取古砖一口祷咒，要断一年无时疫悬安大门也。”政和本草卷四引。

(2) 象征　巫术中有同类相感的法术，这在民间也很盛行的，它是与吕望射丁侯的意义相近，看下例自明《岁时杂记》说：

京师人以面为蛇形，又以炒熟黑豆煮熟鸡子三枚，于元日四鼓时，用三姓人掘地，逐件以铁钉各钉三下，咒曰：“蛇行则病行，黑豆生则病行，鸡子生则病行。”咒毕遂掩埋之。《岁时广记》卷五钉面蛇条引。

这种巫术真是“匪夷所思”的。他们创造这种厌胜法，以为如其要把疫病流行的话也要把这面粉做的蛇炒熟的豆子，煮熟的鸡子三件东西活起来才行，他们这种向疫鬼要挟的条件似乎也太无赖了。

(3) 符咒　符咒也是民间很普遍流行的防疫法，如上术许多季节时使用咒的；它的起源很古，《史记·扁鹊传》中已有禁方、越方的记载。符，通常是用字厌胜的方法，最初是用单字的，汉时天师道的《太平经》中便是这样，后来才用双字和数字相并的草字。已经是那些骗钱为业的野道士的色当，民间还是用单字的多，譬如民间除夕那天门上多贴“天行已过”四字于门楣或猪圈上，据说是可以防止人畜的瘟疫的，且看《法天生意》的记载：

除夜有行疫使者，降于人间，宜以黄纸朱书“天行已过”四字贴于门额，吉。《月令广义》卷二十引。

又云：“贴于猪圈棚栈间，吉。”这是想用诡诈的手段来欺骗行疫使者，以期达到预防人畜传染病的符术之一。

至于禁术，也有多种，其中以行气持想的方法，在东汉时术家台左慈徐登赵陋之流最所专擅。《抱朴子·至理篇》已引仲长统昌言的话，说“行气可以不饥不病”，又说，咒法可以免疫与病人同床。《抱朴子》论持想行气之法，是这样的：

仙人入瘟疫秘禁法，思其身为五至，五至者随四时之色，春色、青色、夏赤、四季黄、秋白、冬黑。又思冠金巾思心如炎火大如斗，则无所畏也。又一法，思其发散被身，一发端辄有一大星缀之。又思作七星北斗以魁覆其额以罡指前。又思五脏之气从两目出，周笛如云雾，肝青气、肺白气、脾黄气、肾黑气、心赤气、五色纷错，则可与疫病者同床也。

按古人有云：“思之思之，神鬼通之”，又管子“心术篇”说：“故曰思之，思之不得，神鬼教之。”又管子内业篇亦有相似的话。那些话，便是这里行气持想的根据吧。行气持想法，有时在某种场合，可能得至生理上的变化，但如《抱朴子》所说那样大的防疫功效，尚待研究！而王充论衡、王符潜夫论、荀悦申鉴诸书所说，知道两汉时民间男女都习于巫事，所以这里持想行气的防疫方法，那时或已家喻户晓了。

丁 燎火和桃木

(一) 燎火

火是人类文明的原动力，它的发明，当在十万年以前，是偶然发明的东西。其初或击燧石，或钻薪木，或森林被电击燃烧。因此不能仓卒取火，必须时常保持火种。如偶然被水冲灭了，依然要过茹毛饮血的生活的。因火能燃烧，能改进人的生活，同时也能毁灭生物的东西，所以古有以为它是有神主持的，因而各国都有崇拜火神的传说，它在预防医学的历史上是居重要的地位的。

保持火种，尚流行于现在没有开化的民族中间，在中国有换火那类礼节。我想当初必是流行于民间的，到了封建时代，才由统治者设官专掌其事。据《周礼》说：司爟掌行火之政令，四时变国火，以救时疾。夏官司爟。

唐贾公彦的解释：

“四时变国火以救时疾奔者，火虽是一，四时以木为变，所以禳时气之疾也。”

这种变火是以五行的木色不同而异的，其说本出时战国的邹衍，详见《论语·阳货篇》，词繁不录。这种变火，两汉犹是流行，我们看了汉丙吉奏改火表详《居延汉简考释》卷一第三页（重庆版）。证明那时政府已不甚注重它。据隋王劭说：到了晋室南渡，尚带它的火种渡江南来，到了隋初此爟火之礼几于废绝，所以他在请火表上根据《周礼》的话说：

“火不数变，时疾必兴；圣人作法，岂徒然哉。”隋书王邵传。

我们现在尚知清明的寒食节，便是改火的一种遗迹。它的历史根源与晋文公纪念介子推焚死绵山，是不相涉的。

由于这种改火防疫的礼节，渐次误会演成民间寒食节这一故事。据后汉周宣光的吊书和魏武帝禁止寒食的手令都说，北方严寒的地区，老少羸弱的人，因不堪冷食而死的很多，这是多么残酷的迷信。

关于民间以火为防疫之举，除夕照虚耗，和打傩时的火把烟火、爆竹及至今流行的香火、生盆等多少对于消灭细菌及取暖方面有若干作用外，在丧家也多有用之，颜氏家训风操篇说："丧出之日，门前煞火，户外烈灰，祓送家鬼章断注连。"《洛阳伽蓝记》卷二龙华寺下说：崔畅听到亡儿涵回家，便"门前起火持刀"。是与颜氏家训所说同一意义的。至风操篇的"章断注连"的话赵曦明和卢文弨二家的注也，未注出。案日本源顺倭名类聚抄卷五调度部（曙社本 P. 466）引作"注连章断"，狩谷望之，也没有把它笺注出来。详倭汉《三才图会》卷十九说："神前及门户引张之，以辟不洁，其绳用稻藁，每八寸许而出本端，数七五三茎，左绹之，故名。"知它是宗教仪式上用作圈地，和挂在神社或有家入口处不使邪鬼进，草绳一类的东西。那么叫人不要进入停留死柩的地方，于防疫上说起来，它是有意义的东西。火能消灭细菌，丧家之门前煞火户外烈灰，虽没有今日消毒方法的周密，但在那时代这种迷信毕竟有它的意义。在十七世纪欧洲传入一种用火爪灭鼠疫的文献，也是值得一提的。据明季西士艾儒略职方外纪说：

"亚细亚之地中海有岛百千，其大者一曰哥阿岛，行准案：盖即今法属之科西嘉岛。曩国人多患疫，内有名医依卜加得，不以药石疗之，令城内外遍举大火，烧一昼夜，火熄而病亦除矣。盖疫为邪气所侵，火气猛烈，能荡涤诸邪，邪尽而疾愈，亦至理也。”卷一地中海诸岛条。

这里所说的疫显系鼠疫。我们读过欧洲医学史的人，都知欧洲在十四世纪中叶鼠疫大为流行。一三四八年，法王路易下诏防此恶疫，曾在街道焚火为预防法的一种。中国在十三世纪鼠疫已很盛行了。记得抗战时，日本没有人性的军阀，他们悍然违背人道，用细菌战争，在宁波放散百斯笃菌，因之鼠疫大行，那时，宁波尚在反动政权手里，就放火把疫区房屋付之一炬，后来其他地区也有类似情形。反动政府用这种落后无能的、消极的治法，固觉可耻，尤其是日本的细菌战犯所虐杀中国人民的仇恨，更是百世难消！

（二）桃木

桃木可以厌鬼的历史最早出于《山海经》，后来变成桃符，以至今流行的春联。论衡订鬼篇引《山海经》说：

“沧海之中，有度朔之山，上有大桃木，其屈蟠三千里，其枝间东北曰鬼门，万鬼所出入也，上有二神人，一曰神荼，一曰郁垒，主领阅万鬼恶害之鬼，执以苇索，而以食虎。于是黄帝乃作礼以时驱之，立大桃人，门户画神荼郁垒、与虎苇索，以御凶魅。”参《续后汉书·礼仪志》，《太平御览》九百六十七，《风俗通义》卷八并引之，文有同异。

此外《风俗通义》引黄帝书今本风俗通无此，据《艺文类聚》八十六引。也有此说，它用的时间是在腊月除夕那天的，这自然是比较后来的画神荼郁垒便是后来的门神。他们俩是用苇索缚鬼的猛神。但以上还仅有桃人、神荼、郁垒、苇索等事，到了括地图所说的，又将鸡收入了：

桃都山有大桃树槃屈三十里，上有金鸡（玄中记作天鸡）日照入，此鸡则鸣，于是晨鸡悉鸣，下有二神，一名郁，一名垒，执苇索以伺不祥之鬼，得而毁之（玉烛宝典卷一，“荆楚记”引。又引“玄中记”文稍异。御览廿九引括地图文亦有异）。

《玄中记》又说：“今人正朝作两桃人立门旁，以雄鸡置索中，又以此象勇也。”

第一图　居延汉简木人图式　黄庆乐摹本

第二图　敦煌掇琐九十三　护宅神历卷　潘　壶摹本

他们以为这种桃木做的人，是能镇鬼的，后来渐由桃人做桃板了，如《淮南万毕术》说“造桃板著户”便是此意。这种桃板据今天所见汉人在居延地方遗直的木简，许多木简牍上画着狞猛的人物。敦煌掇琐第九十三所收的“护宅神历卷”，据陈槃先生说，也是桃符的一种。其上有神荼郁垒，有鸡首，在神荼、鸡头、郁垒下，都有山鬼，似含有厌胜之意。山鬼即山魈，使人患寒热病的恶鬼，也可用爆竹逐它（今日之爆竹，即起源于此。详《荆楚岁时记》、《神异经》及《大观本草》卷十三引李畋《该闻集》）。如其我们更参考括地图玄中记二书，便更可明白这桃符的真相，它在古代，人民视作一种重要的防疫工具。

但到了《荆楚岁时记》的作者梁宗懔所见的文献，又添上火，而把灰炭的事除掉，用鸡的方法也不同了，而且十二月用这种桃符的意义，是专于逐疫的，《岁时记》说：

魏时人问议郎董勋云：“今正腊月门前作烟火、桃人、绞索、松、柏、杀鸡著门逐疫，礼也?”勋答云：“礼。十二月索室逐疫，衅门户，磔鸡。汉火德行，故作火助行气。

桃，鬼所恶；画作人首，可以收缚不死之祥。”《御览》卷二十九引。

据此，知此等桃符逐疫的风俗是在西汉火德说行之后。因为汉是火德，所以不用苇赤那东西了。这点，我们知道封建时代的统治者，已知把民间风俗之事，与当时政治结合起来了。至“画作人首”，那即是“护宅神历卷”中的人首了。

关于桃木所演变的事，是很多的而且是很古的，《战国策》上也有土偶桃梗的话，宋王观国学林卷四说，这桃梗就是《山海经》的桃人。而《礼记》檀弓的桃茢，左传的桃弧，《汉书·王莽传》的刚卯，《续后汉书·礼仪志》中的桃印，都是以桃有驱鬼作用而用它的。所以丧家更为常用，北魏杨炫之《洛阳伽蓝记》卷三有洛阳鬼崔涵母魏氏，手把桃枝，临门拒涵人家的记载。又“桃汤”原是元旦辟疫的饮料，而“伽蓝记”所载也，有以“桃汤”为人名的，如卷一永宁寺条有河内太守元桃汤，卷四宣忠寺条阉官王桃汤，这好似王猛的孙以五月五日生名为镇恶之义相似。又好似信佛的名僧弥，信基督的名约翰若瑟。

桃符到了五代面目又变了，蜀主孟昶太子亲题符曰：“天垂余庆地接长春。”见江休复《茅亭客话》卷一蜀先兆一条（按《宋史》五行与四把这联语作“新年纳余庆嘉节贺长春”与客话不同），似乎已不画上山鬼鸡头那一套，而代之以吉庆字句，渐成装饰物而人的风雅之途了。不过事实上桃符这类的遗风至今还是存在的，我们不是还时常看到人家门前挂着画有虎头的木板叫做虎牌吗？它尚是《山海经》度朔山的遗风呢！

至于荆楚记又加上松、柏枝的事，那是与方书唐人“延年秘录辟温方”中在正旦取东行桑根悬门相同的。详见《外台秘要》卷四。按此盖本《汉书》息夫躬传咒盗的故事而来的。它若《荆楚记》和《苏氏演义》的元旦挂杨柳（按今在清明），陶隐居决的佩楝叶，《政和本草》卷十四引。《续齐谐记》之插茱萸御览二十三引。等，不一而足，这都有去恶辟疫之意义的。

18. 中国预防医学思想史（二）

四、在神道设教下的预防医学

甲 隔离

要想避免传染病的蔓延，在预防接种法未发明以前，与病人隔离虽然觉得有点消极，但不能不说是最彻底的预防法。我们今天所能使用预防接种法的，仍觉有限；除了天花、霍乱、伤寒、鼠疫、狂犬病、白喉、结核病、百日咳、赤痢等几种传染病外，其他的传染病几乎都没有方法为之预防。所以能做到与病人隔离两个字，在今天说来，仍属重要；何况今天尚未有普遍使用上述各项接种方法的地区，和没有预防接种的人民，则与病人隔离的办法，仍占头等重要的地位！

预防接种的免疫法，当然是近代才有的事，但这就不能说从前没有合乎隔离防疫的原则的方法之存在。由于人类的本能，对于趋吉辟凶之事，已成了本能的行动；对于许多杀人如莽的凶恶疫疠，固然避之若浼，即对一般不十分严重或与生命没有什么出入的传染病，也借了各种迷信的手法，以达到隔离的目的。

诚如本文绪论中乙项所引《淮南子》氾论训的话，今日一般人所认为迷信的举动，很多是觉得可笑的，但研究历史的人，便不能与他们同一的看法，把它一笔抹杀，必须和氾论训所说的那样辨证的看。因每一事物的发生，必有它的历史背景，它往往能结合到日常生活或当时实际情况；到了"约定俗成"，便通行无阻，在历史这方面而言，不能不说是它的好处。虽然，在这方面，固然也有许多毫无意识的迷信，譬如龙鱼图案鱼下疑脱：一"河"字。说："以卖马钱娶妇，令多恶病。"御览卷五百四十一引。便看不出有何防病的意义了，所以我们必须把它分开来看。

但反过来说，这类迷信，在那时的预防医学上，固然也起过一定的作用，可是后来有了比前更进步的方法，由于封建时代的"约定俗成"之故，要他们"移风易俗"，采用更进步的预防方法，也相对的感到困难了，但无论如何，它过去是尽过预防医学这一任务的。这一功绩，我们当然不容抹杀！

由于古人对于神权观念极具深厚之故，有识者对于有危害大众生活的事物，就利用神权之一观念，想出种种办法来提倡禁忌，这里的禁忌，包括日常生活的触染和逃避，这在总的方面说，是合于今日隔离传染病的原则的。

乙 从禁忌上看古人对传染病的隔离法

怎样叫人与传染病隔离？就是上文所说的古人对于日常生活，都有种种不同的禁忌，这种禁忌，在表面上看去，都披着迷信的外衣，而在实际上，有不少的禁忌，是很合于今天的隔离传染病的原则。我们知道禁忌是古代阴阳家（巫）所侈言的，他们原来的意义，亦是以避免危险为目的，所以极易与隔离传染病的原则相结合，这是我们研究中国预防医学思想史上所不应忽略的问题。这里姑举下面几种记载为例。

（一）择吉除爪

大家皆知十个手指是创造人类文化的功臣，没有它，便不能由猿变人。但同样的世界上一切罪恶之事，也都是这十指所造成，所以它也是闯祸胚子。别的不说，单在人类的十个指甲而言，它是藏垢纳污之所，也不知藏了多少不同的细菌，中医书所谓疔疮、发背，和被人视作不足轻重癣疥之疾，十九由它而来；所以人类被自己十指的动作而丧失生命的，真是巧历难计。这种祸事，古人亦早见及此，而以宜忌为迷信方法出之。《杂五行书》说：

“前（剪）手脚爪，皆有良日，此月四民多因沐浴剪之。”《玉烛宝典》卷十十月条引。

爪甲既是藏垢纳污之地，故宜勤加修剪；但徒托空言，人不见重，于是由阴阳家创为剪甲宜忌之说。古人对于剪除手脚爪甲与沐浴等，都按一定日期实行的，其说见于五行一类之书。我们更从现存最古的历本上看来，也都有明文规定。如后唐天成元年（公元九二六年）残历，其中虽无除甲的吉忌日，但澡浴、洗头的吉忌日却是有的，因为这是残历，不能断言没有除爪的吉忌日。再证以后晋天福四年（九三九年）残历，除有沐浴日之外，即有除足甲和手甲的吉日。而宋淳化元年（九九〇年）残历也同天成元年残历有沐浴日而无除爪甲日。以上残历并据敦煌石室碎金本。但宋宝祐四年丙辰岁（一二五六年）会天万年具注历宛委别藏本。却有除手甲除足甲的吉日，而且除手甲足甲的期限，定得行短很密，有的仅隔了一天便是除甲的吉日，甚至定出了接连剪除爪甲的吉日。这些在后世的阴阳家固然真以为剪除手爪脚爪，都应“视历”而行，但推其原意，并不如此。宋庄绰《鸡肋编》卷下。也有“历日中有载除手足甲，又有除手足爪甲爪之异，必自有说，而未能辨之者”。这是季裕不懂得这一禁忌本意之故。但他又把爪甲分为两物说：“或谓附肉为甲，则甲何可除也?”实则爪甲同属一物，不过因部位不同而异其名称而已。

《杂五行书》接着又说剪下的爪甲如何安置的办法，据说应把剪下的爪甲以绛裹之埋于户内，否则，如被鸺鹠拾去，相其吉凶，那对爪主便不吉利了。这种无稽之谈，《杂五行书》、《博物志》、“纂文”并《玉烛宝典》卷十引。感应经《太平广记》卷四百八十五引。唐刘恂《岭表录异》等书，并载之，而鸺鹠即庄子秋水篇。之鸱鸺也。其实为恐鸺鹠把人们剪下的爪甲拾去以相吉凶，而有埋爪的传说，与人发为狐魅所截的传说，都相类似的。考其原意，多少与卫生有关。因为我们知道人们丢了的爪甲，都是不洁的东西，不能随意抛弃。例如人的弃发，随便丢了，容易混进食物内，巢源已有“发瘕”的记载，便是发能致疾之由。我想这是不会有的事。但古书如

《风俗通义》、《洛阳伽蓝记》、《魏书·灵征志》等，都有狐魅截发的话，以为警诫。

（二）不共一器洗手

这也是有关防止由手传染疾患的禁忌。《风俗通义》说：

“俗说：二人共澡手，令人斗争。”《御览》卷四百九十六引。

这很显明地是叫人们不要两个人同在一只盥器内洗手。因为人的手总是不洁的，或者知道对方的手有传染病的，或知对方的手比自己的手来得脏，但又不好明言，因借斗争之禁，以免互相传染，这可说是很好的隔离方法。可是《风俗通义》接着又说了下面的话：

“良无异器，共当澡者，其祝曰：‘人相爱，狗相啮。’言狗斗时洒之以水，便自解也。”同上。

便觉得有点扯淡了。不过如其为了洗一次手便要举行这种仪式——祝——且把他们两个人贬低做狗，我想他们是不乐意这样做而宁愿不洗手的，那末它的结果仍可达到不同一器洗手的目的。——虽然，不洗手不一定是卫生，但不致彼此传染却是确定的。

（三）日蚀和月蚀时的饮料迷信

在日蚀和月蚀的时候，也正是人们在这时的行动，必须特别仔细的时候。古人多假迷信的说话，来达到防止这时所发生的事故。他们在饮水方面，特别提高警惕。《风俗通义》说：

“俗说：日月薄蚀，而饮令人蚀口。”《御览》卷八百四十九引。

在日月薄蚀，则天地失明，水之清浊，目力难察，所以对饮食必须谨慎，以免吞下虫毒之物。所说“蚀口”，就是在这时汲取不洁的饮料以致口生疮疖一类之病，当然更容易发生其他的传染病的。但应劭对当时的《俗说》作这样解释：

“日月太阳之精，君之象也。日有蚀之，天子不举乐。俚语：‘不救蚀者，出行遇雨。’恐有安坐饮食，重慎也。”同上。

这解释，完全没有表达民间相传救蚀的本意。至民间遇日月薄蚀时即敲打钲鼓的“救蚀”行动，盖其初必因防止行路时互撞倾跌，故击敲相警，犹今在江河城市舟车相遇时，各鸣笛相告之意。这种“救蚀，”后来便变成村童的戏耍，全失当时本意了。

（四）辟煞

辟煞，乃是一种很好的传染病隔离法。是古时北方很流行的风俗。在南方亦有流行，惟不若北方之甚，有的地方丧出之日，其家人麇集一室，屏息片时，算是辟煞，仅可说是爱礼存羊而已，说不上辟煞了。当然更说不上隔离传染病的作用。南方且有接煞之举，其说《清翟灏通俗编》卷九接煞条已详之。南方接煞，多由道士行之，又在浙东丧家多请道士手执桃鞭和敲击法器，说是遣煞，通常亦在殡出之日晚上行之，小孩未生齿而死者则无煞。“遣煞”即驱逐“煞鬼，”似较“辟煞”来得积极，但已没有隔离传染病的意义了。古时北方辟煞的记载，据《魏志·陈群传》载：群谏谥皇女淑平原公主疏中，已有“辟衰”之说。“辟衰”即“辟煞”也。其事颜之推家训有云：

“偏傍之书，死有归煞，子孙逃窜，莫肯在家；书瓦画符，作诸厌胜。”卷二风操篇。

颜氏家训的作者是五世纪末六世纪初之人，书多记北方风俗，而没有说到此俗起于哪一时代，宋俞文豹《吹剑录外集》也说：

“辟煞之说，不知出于何时。”

今考清庐文弨（弓父）《龙城札记》卷二煞神条引，周礼春官司巫说是周时已有，但弓父的话非常支离，我以为这是民间早已有了的风俗，在记载方面较为明白的，则见诸汉人书籍。王充《论衡》说：

“鬼者甲乙之神，甲乙者，天之别气也。人死甲乙之气至矣。假令甲乙之日病，则死见庚辛之神矣。何则？甲乙鬼庚辛报甲乙，故病人且死，杀之至者，庚辛之神也。何以致之？以甲乙日病者其死生之期，常在庚辛之日。”卷二十二订鬼篇。

按仲任的话，盖本之俗说，而此用五行相胜之义，为世俗七七说之所本。因为十干中的甲子，到了第七日为庚午，甲与庚相克，又十二支之一日，子至七日午为冲，一日子到七日未亦冲。且阴阳家以人初生七日为腊，人死七日为忌，一腊而一魄成，故七七四十九日而七魄具；一忌而一魄散，故七七四十九日而七魄灭，这是七日一煞说的来源，但后来辟煞的日期别有推算的方法，不与此同。按浙东有许多地方尚以七日为一煞，盖犹存汉代之风。

一个人如其患了传染病而死，室中当然留下很多的细菌，古人不知细菌，当然不知消毒，但假了人畏鬼神的心理创造辟煞之说，便“子孙逃窜，莫肯在家”了。而且有许多死过人的房子，永远空着，这也是成为凶宅原因之一。又我们读过各国古代民俗文化史的一类之书的，往往可以看到有的民族亲属死了，便弃室他迁一类的事情，这类事情在中国古代也曾发生过的。《隋书·理地志》说：

“汉中之人，质朴无文，不甚趋利。……好祀鬼神，尤多忌讳，家有死人，辄离其宅。崇重道教，犹有张鲁之风焉。”

后来被阴阳家之道教所利用，便约定俗成，而有辟煞一事。——至少成为辟煞一事的背景。

以上所说的是举家辟煞的历史和产生这历史的背景。可是举家辟煞，后来人事日繁，当然有所不便，于是阴阳家又想出折衷的办法，即何日死的人，则限属于某些甲子和形色或姓氏的人应当辟煞，这种有条件的辟煞，对于丧家在人事方面说来，是很有便利的。《吹剑录外集》说：

“安唐太常博士吕才百忌历载丧煞损害法：如已日死者雄煞，四十七日回煞，十三岁女，雌煞，出南方第三家，煞白色男子，或姓郑潘孙陈，至二十日及二十九日两次回丧家；故世人相承，至期必避之。……而俗师又以人死日推算，如子日死则损子午卯酉王姓人，犯之者入殓时，虽孝子亦避之。”

其事与颜氏家训“子孙逃窜，莫肯在家”的严重情形，已比较的缓和多了。把死过人的病室空闭了三五十天，我想对于病菌的减少是很可能的。何况一般丧家回来后，照例有打扫一番的工作呢！

但由于人文的进化，人们对于鬼神观念已渐渐淡薄下来，对于死人也不甚可怕，这是韩非所说轻恬鬼神之故。因而有繁缛的礼节，所谓吊丧问疾那一类的事，日益加剧。人多了，则传染病的传染旁人机会也多了，聪明的阴阳家，但从时日生克方面想出限制办法，因有“批书”一类的勾当。这类批书通常在殓尸入棺之日揭于殡宫的墙上的。以减少含有看热闹一类的吊客。这类批书，吕才的百忌历似乎已有规定了。到后来有号称白鹤先师者又造作《六轮经》一书，它规定得更明白。《六轮经》说：

“凡子日死者，煞伤北方三十以上四十以下之男子，甲子日死者，殓时煞伤辛丑年所生之男子。”李杕讲真辨妄第五十九篇辟煞条引。

这类规定，今民间尚有行之，即丧出时，俗师批出属于某些生肖的人必须避之，这样可以减少不必有的传染，对于预防和隔离病毒的意义，是相当重要的。所以在那个时代说起来，我们真不忍斥责他们这种举动是迷信的了。至于唐宋以来书中对于煞神的形状，叙述得象牛鬼蛇神般的吓人，以今日观之，固觉荒唐可笑。但我们也可这样地解释：他们的原意，不过叫人提高警惕而已。

可是这类辟煞的风俗，颜之推在家训中已有“儒雅之罪人，弹讥所当加也”，拉长面孔的骂算是卫道的了。到了宋元那班理学先生眼前，更看不过去，做了长篇大论的文字来反对辟煞之事。这里又用《吹剑录外集》的话作证：

“越人赵东山希棼，（淳祐庚戌十年，公历一二五〇年）丁父会稽郡王忧，其居丧有可记者三，不避煞，有用僧道，不信阴阳。因参稽前哲之言，推广三者之说为世鉴。”

在今天看来，赵希棼的见解，是很正确的。但在那个尚没有严密消毒方法的时候，我还是赞成少到停尸场所的，“辟煞”这一迷信，较为妥帖。我这见解，真不免如庄子所说的“绝圣弃智”的了。

此外，在丧家又有“门前煞火，户外烈灰，”及“章断注断”那类消灭细菌，和限制生人接近停过尸柩的地方，这在环境卫生方面说来，可谓十分重要的。这事前文已有提及，所以不须再说了。

丙　从禁忌上看古人对急病的预防法

(一) 五月不上屋

夏天是多病的季节，传染病固不必说，就是器官方面的疾患，也以夏天为多，如消化器官的肠炎，排泄器官的痱子，是最恒见之病。这些也都各有它们迷信的传说作为预防，但都无性命关系。独中暍之疾，存亡定于呼吸，所以今天也把它列入急救医学范围之内，故即举中暍一病为例。《风俗通义》说：

“五月盖屋，令人头秃。”据补学记卷三十，《御览》卷九百十八引。

这是治人对于五月忌上屋顶的说法，这里仅说到五月上屋令人头秃而已，到了唐代，问题似乎更加严重了。段成式《酉阳杂俎》云：

“俗讳五月上屋。言五月人蜕，上屋见影，魂当去。”卷十一广知。

这似乎暗中已说出中暍的原因了。因古人以魂魄为人的知觉本体，魂魄失落了，人当然要昏倒的。不过，五月非酷热的天气，何以禁其上屋？为不可解耳。此或古时偶因有人五月上屋而突罹中暑昏倒之事，遂立此禁。我们今知中暍的原因是人在干燥高亢之地，日光照射，致脑中枢神经失去了控制而突然昏厥的。屋顶原是高亢而无遮掩之处，如逢天热久旱，较在他处容易构成中暍之证。古人深知其事，故假五月上屋令人头秃，或人蜕失魂之说，以为预防中暍耳。

其实古人暑月的禁忌，原不止此，《四时纂要》说：“三伏嫁娶伤夫妇。”又“阴阳大忌”云：“伏日切勿迎新妇，犯之大凶。”并据月令广义卷十一引。伏日忌婚媾，至今无改。

今浙东之俗有“五月不娶妻，六月不孵鸡”之谚，如根究它的思想渊源，在汉已然了。而宋温革《琐碎录》此书陈振孙书录解题作陈晔撰。又以“立秋日不可浴，令人皮肤粗燥，因生白屑”据《风时广记》卷二十五引。的话，或因暑后骤入凉水，易致感冒诸疾，而假生白屑之症，以申其禁乎？

（二）防止倾溺

由倾跌和沉溺而得伤寒，也是今天急救医学范围的要目。关于这类禁忌的迷信，北魏郦道元《水经注》已有言之：

“翁水口已下，东岸有圣鼓杖……横在川侧，虽冲波所激，未尝移动，百鸟翔鸣，莫有萃者；船人上下，以篙撞者，辄有疟疾。”卷三十九洭水条

这是禁止船人不要用篙击圣鼓杖，以防坠水。但如其真这样坦白地说，人家反而不注意，乃以使人害怕的疟疾，以申其禁。

同样防止倾跌的，又有出之以另一形式。本来倾跌除了小儿外，比较的以年老人最易遭遇。但小孩大多有人照顾，老年人除了有钱者之外，其熏洗也比较地孤独而寂寞者为多。所以古之封建时代的统治者，就有钦赐鸠杖这一类的恩典。《后汉书·礼仪志》：

“三老五更杖玉杖，八十赐玉杖，长九尺，端以鸠为饰。”据玉烛宝典卷一引。

这话大致不错的。但《礼仪志》接着解说：“鸠者不噎之鸟，欲令老人不噎”，那就错了。这里还有一种传说，据《风俗通义》的话，杖端所以用鸠为饰的原因，是因鸠会救汉高祖的性命之故，《风俗通义》大致是说，高祖被项羽打败了，逃到丛密的树木中，而项羽的追兵因鸠鸣其上，便以

为其中没有人了，高祖因而得脱，后来他做了皇帝，便做鸠杖以赐老人。原文详见《水经注》卷七、《艺文类聚》九十三、《御览》卷七百十又九百二十一、《太平环宇记》卷五十二引《风俗通义》，但与《玉烛宝典》所引之文少异。似乎寓有纪念之意。但这些话连《风俗通义》的作者应劭也不相依，他引用《周礼》有罗氏这一官名专掌献鸠养老之职作证。不过汉时不设罗氏之官，所以只有做鸠杖以扶老了。至《玉烛宝典》引董勋以鸠安聚人民至老的话，那也是根据《风俗通义》少皞五鸠的话而来，这些都不是原来的意义。

其实老年人执杖而行，原是很古之事，礼王制已有“六十杖于乡，七十杖于国”的话，不过杖端以鸠为饰的鸠杖之名，或起于汉亦未可知，但说老人用了此杖可以预防噎病，也不过是“医者意也”的那一套玩意而已。

19. 中国预防医学思想史（三）

环境卫生在预防医学史上的地位

子　水源的卫生

要把预防医学搞好，当然先要把公共卫生搞好不可。但是中国对于公共卫生一类的方面，非常贫乏。比较可以当得上公共卫生历史条件的，似乎只有二点，一为饮料，一为死人的安置，此外则为粪便等的清洁而已。大体说来，这几件事对于预防医学是很重要的，即在今日公共卫生方面而言，依然归于要政之类。

水源对于传染病的关系，是十分密切的，因为许多传染病多从不洁的水源中得来。我们知道印度之俗，人死了，先把尸体在恒河里洗了一个澡，然后把它火葬；所以过去恒河流域的传染病如伤寒，霍乱等特别多，亦即此因。中国人死了，虽也有浴尸之礼，但在室中举行，且“弃水于坎”，见礼记大丧礼。所以中国人对于水源清洁，比较的注意，有时且有道德为之维系，这也可算是风俗醇美之一了！

中国人日常食用的水源大概分为河水、井水二类。北方因水源缺乏，多凿井而饮，故从口而入的传染病较少。南方地势卑下，河流纵横，随处可汲饮料，这也是南方传染病比较多的原因之一。虽然，事实上南方的村落中，仍以凿井饮的为多。所幸中国自古以来，即好以沸水为饮料的好习惯。自第一世纪以来，又有饮茶的习尚，汉·王褒《僮约》：《吴志韦曜传》并有茶事的记载，案《尔雅》已有荼字，有人以为即是茶字，然尚未有定论，而山谷杂记引晏子春秋的“茗菜”，今检原书实为“苔菜”之误。而世说又载王蒙好以茶待客，客厌其烦，因有水厄之说。到了第五世纪北魏王肃又把南方吃茶的风俗传到北方，故《洛阳伽蓝记》卷三亦有苍头水厄的谑言，及唐之陆羽、宋之蔡襄辈提倡茗饮甚力，其风遂遍于国中，旋传于海外。今知茶中所含的成分，虽没有杀菌的作用，但茗饮既成为一种风俗，那末对于危害人类的细菌，自然可以减少传染的机会，这不能不说对于预防方面，可起一定的作用的。

中国在纪元以前二世纪时，已知水源与疾患有关，如

《吕氏春秋》说：

“轻水所，多秃与瘿人；重水所，多尰与躄人；甘水所，多好与美人；辛水所，多疽与痤人；苦水所，多尪与伛人。”

这里自有不可解的地方，但如水质缺碘的地方，多罹甲状腺肿（瘿），《千金方》卷二十七道林养性，也有久饮坞水能作瘿病的话。如西北诸民族间有不少的人因缺碘而患此病的。今政府正用碘质掺入盐中，此病可望消灭了。此外《巢氏病源》已有三吴水毒之候，可知已注重水的传染病了。

丑　订立水源安全的护井公约

中国人民很早地已知凿井而饮，所以广大地区的人民，都是依赖井水生活的，凡有烟火之处，就有它的踪迹，我们可从这些地方明白“乡井”二字用意的真切，同时也可印证人类很早即已聚族而居，过其集体生活了。

井既是每一居民饮料所依赖的场所，必须保持清洁，据魏刘熙释名，井的本身便是清洁的场所：

“井，清也。泉之清洁者也。”

井的水不但要清洌，而且要经常保持清洁，必须订立共同遵守的公约，所以中国的刑法，按刑本作荆，从刀井。《春秋元命苞》引《说文》曰“刀守井也”，今通作刑，刭也，非本义。即由此而起。易说：井者，法也。据《许慎说文》井部，及晋司马彪《后汉书·五行志》卷十三五行一引。

《风俗通》又伸其义：

“井者，法也，节也。言法制居人，令节其饮食，无穷竭也。”《徐坚初学记》卷七地下井第六，《御览》卷一百八十九居处十九井条引。

今按应劭的话盖本诸《春秋元命苞》：

“刑者侀也。《说文》曰：‘刀守井也。’饮水之人，入井争水，陷于泉；用刀守之，割其情也。”《初学记》卷二十刑罚九引。

这正是《易说》和《风俗通》诸书所说刑字的起源于人们争用井水，故立法令，并有持刀者在井旁执行这一法令，以节制用水之人。近儒章炳麟文始亦主此说。但清段玉裁《说文解字》注五下，对于“元命苞”的话有所怀疑，他说，“夫井上争水，不致用刀。”其实井上争水，在后世亦是恒情，如高士传载管宁处理所居争井的故事，但在八家一井《御览》一百八十九引《说文》。案八家一井，亦古之井田制。和墨子所说二舍合一井的太古时代，争井的事恐不会多，用不到持刀守井的人。其初所以出人执刀守井者，必是为了保守井水的清洁与安全，因为古人已明白井水的清洁与否，能影响那一氏族人民的安危很大，且在氏族的部落时代，彼此都是聚族而居，难免与邻族斗争的行为。他们既知水源为人类生命所托，如能把敌方的井水加以破坏（包括放毒），即可立置敌人的死命，这也可从古代流传下来的兵书中得以证明。所以说文诸书：“荆刀守井也”一类的话尚可反映原始时代保卫水源安全的情形。

我们从《易说》和《刘熙释名》的文字而言，不难推测在很古的时候中国人对于饮料，已有订立保障水的清洁，和防止邻敌对井水的破坏的两种任务之人——持刀守井者——井又成了“刑”的原始名称了。

所以今天的“刑法，”实际滥觞于那两个时代的“公共卫生法令”——护井公约。

寅　护井的工作

井水既然为每一部落中的人民重要饮料来源，他们很早已订立保养井水的安全公约，成为大家遵守的法令。我们今日固然不能详知他们那时代订立公约的弘纲细目，然而这公约的精神，想来不外于如《周易》所说那一类的事情：

“井泥不食，旧井无禽。”案禽有狄字的意义，无禽谓井淤了，无水可汲。

“井渫不食，为我心恻。”

“井甃无咎。象曰，‘井甃无咎，修井也。’”

“井冽，寒泉食。”以上并出《周易》下经，巽下坎上卦。

《应劭风俗通义》又把《周易》这些话，加以具体的说明：

“久不滞渫，涤为井泥；不停污曰井渫；涤井曰浚井；水清曰冽；井甃聚砖修井也。”《初学记》卷七，《御览》卷一百八十九井条。

这里是包括了浚井、修井、和澄清井水的三种工作。我想这都是护井工作中最重要的目标，他们的公约上也该有这几项条文的。或者周易的文字，竟是摘了那时这公约上的条文，亦未可知。

上面所推测的几种护井公约中的浚井一项，后来又被封建时代的统治者，通过神道设教这一类仪式，由政府号召，每年在一定时期，普遍加以浚井工作；这浚井工作，当时叫做“改水”。《后汉书·礼仪志》云：

“夏至日浚井改水，冬至日钻燧改火，可去温病。”御览卷二十三夏至日。

又管子说："当春三月，荻室熯造，钻燧易火，抒井易水，所以去滋毒也。"禁藏篇。

又云："冬尽而春始……教民樵室钻燧，墐灶泄井，所以寿民也。"轻重己篇。

这里的荻室即是樵室，造即灶字，熯即墐字之讹，所谓墐灶就封灶，抒井泄井，就是淘井。王念孙读书杂志管子第九，反谓墐乃熯之误，可谓巨谬。据宋苏轼梦中诵参寥子诗有："寒食清明都过了，石泉槐火一时新"之句，宋时清明尚有淘井的风俗，可知当时这种"改水"之礼是与"改火"之礼并重的，这其间当然还含有原始时代"拜水"的意义。至说"改水""可去温病"，"去滋毒"，"寿民"，我以为尚有若干可取的地方，不能因它是迷信而贬落内在实际的价值。因为挖去了污泥，连带那类原虫和细菌，也多被消灭了。所以"改水"虽是迷信，但有它历史上的地位。又据宋吴自牧《梦粱录》所载南宋都市中已有专门淘井之人了。

卯　以道德来维系水源的安全

但是上文所说的这种保持井水清洁的公约不免"日久玩生"，于是有心人便假道德两字来维系它。唐苏鹗的《苏氏演义》说：

"金陵记：江南按九家集注杜诗卷三十六，分类集注杜工部诗卷十三并引作日南，盖形近而讹。计吏止于传舍，及时变路，以马残草泻于井中，而谓已无再过之期。不久，复由此饮，遂为昔时莝刺喉死。后人戒之曰，'千里井，不泻莝。'"卷下。

上面故事如非有心人编造的话，我想这位计吏，诚是充分暴露损人而不利已的恶少行径；所以到头还是自食其果。

这“泻莝”的故事时已有不同的解说，除了苏鹗引杜诗“千里不唾井”，注：谚云，“千里井，不反唾”，疑唾字无义，治作莝，谓“为莝所哽也”外，唐李匡乂（济翁）《资暇录》亦言：

“谚云：‘千里井，不反唾。’盖由南朝宋之计吏泻剉残草于公馆井中，且自言相去千里，岂当重来。及其复至，热渴汲水遽饮，不意前所弃草，草结于喉而毙。后因相戒曰，‘千里井，不反剉。’复讹为唾尔。”卷下。

济翁的话显然与金陵记同出一个传说，而稍加入放大和纠正当时已有“反唾”的话。但这里济翁也有两点错误应予指出，一、此故事发生的时间；二、泻莝而不是反剉。金陵记不知何时人书，而资暇录谓系刘宋计吏的故事。那这故事当发生于第六世纪，但如其确实“反唾”乃“反莝”之误的话，则在第二世纪时已有此故事的流传了。因为陈徐陵的玉台新咏已有魏时刘勋妻王宋见出，在路上做了二首诗给她那位薄幸的夫婿——刘勋。其第二首诗有云：

“谁言去妇薄，去妇情更重；千里不唾井，况乃昔所奉。”卷二杂诗二首之二。案苏氏演义作曹植代刘勋妻王氏见出而为之诗。

按刘勋字子台，琅玡人。中平末为沛国建平长，后为庐江太守，建安四年（一九九）降于曹操，他曾因对魏武帝劝进而有功，他的女儿膝疮生蛇，也曾经华佗治好的。据玉台新咏本诗序说，勋悦山阳司马氏女，以王宋二十年来无子女的罪名而被出。其夫原一个很坏的人，他在建安四年齐王宫中与优人淫乱，故终以骄纵被诛。据《吴志·孙策传》注引江表传的话，孙策克皖城获袁术和刘勋的妻子，不知这位王宋是否已被遗弃？要之，“不泻莝”的故事，必在第二世纪已见流传，故为这位弃妇之诗所收。

至莝，说文解做“斩刍”，而徐铉说文系传引诗小雅说：莝是饲马的草，若剉便无此义。虽顾野王玉篇“以剉草命细喂饲牛马”的话，见《慧琳音义》卷六十引。亦以叠文而言，终非本义。今详莝之误唾，盖为形近而误。莝篆文作䔒，而唾作“𠾤”，王宋诗中所以用反莝的故事，是心中极为悲楚，希望她的良人收回复水，勿要像这位计吏那样鲁莽，遽尔泻莝，把这口好井坏掉。否则，唾了一品涎沫在井中，何致引起人们这样严重的谴责？但自玉台新咏作“反唾”之后，唐人诗中多引用之，如李白平虏将军妻诗有“古人不唾井，莫忘昔缠绵”！分类补注太折诗集卷二十五。杜甫在风疾舟中伏枕书怀三十六韵奉呈湖南亲友诗中也有“畏人千里井”见九家集注杜工部诗集卷三十六。之句，盖并本王宋之诗也。

井，是应当保持清洁的，不论“泻莝”和“唾井，”都是破坏水源的清洁，而妨害群众的卫生，确应加以严重的谴责和警诫的！

由于后来一般人公德的堕落，及军事上的化学战争的破坏行为，人们对于井水溪流的安全，时刻引起警惕，而神经衰弱者如唐李蟠之徒，遂有“锁井而饮”之事。见国史补卷中。若佛家又以施人美水与覆井泉，避免毒蛇坠井为功德事。见法苑珠林卷四十五引正法念经。这都是古人在环境卫生中的饮料方面公约失效后，道德起而弥缝的史迹，它的背后，当有说不完的阴暗故事，江南计吏被莝结喉而死的悲剧，仅其一端而已。

附　造疫的迷信

古人不知传染病多由原虫或细菌等原始细胞生物作祟，推过于不能捉摸的鬼神，他们既认为井水与人的生活，是一日不可断绝关系之物，所有疫疠的发生，亦多疑其病源由井水而来。当然这里所说的病源是指鬼魅，既然是它，他们以为就有方法可以驱逐它。下面几个例子，多是在一定时间行之：

（1）椒豆撒井　《养生要论》曰：

“腊夜令持椒卧房床旁，无与人言，内井中。除温病。”《齐要民术》卷四种椒第四十三引。

《龙鱼河图》曰：

“岁暮夕四更中，取二七豆子，二七麻子，人家头发少许，合麻豆着井中。咒井‘敕使其家竟年不遭伤寒’！辟五方疫鬼。”

《杂五行书》曰：

“常以正月旦，亦用月半，以麻子二七颗、赤小豆七枚，置井中，辟疫病，甚验。”并《齐民要术》卷二小豆第七引。

（2）种茱萸于井上　术曰：案此术曰当指淮南万毕术。

“井上宜种茱萸，茱萸落井中，饮此水者，无温病。”同上卷四种茱萸第四十四引。

如从上引的文献而言，他们在除夕或元旦所用为厌胜之物，不外椒、豆、麻、发、与茱萸等物，认为这些东西都能逐鬼，而这些疫鬼偏又多匿在井内，所以便把这许多东西撒在井中，或种在井边；他们自以为既有这许多鬼魅所警畏之物，遂油然生太平观念！然而事实却正相反，因为这些椒、麻、赤豆及茱萸叶之属，如撒落井中，容易腐化，反而把井水搞溷，且作为细菌一类下等生物的培养基了。若头发之类，不慎落井中，人们汲水饮了之后，说不定，要重演江南计吏莝草结喉而死的惨剧。迷信之害人，即此点亦可证明！

为什么岁时令节井的厌胜法术，会这样多呢？我想这或出于旧题蔡邕独断所说的颛顼氏的三个孩子逃去做害人的疫鬼一类传说的故事：

帝颛顼有三子，生而亡去，为鬼；其一者居江水，是为瘟鬼；其一者居□水，是为魍魉；其一者居人宫室枢隅处，善惊小儿。卷上。今按：后汉书礼仪志上刘昭注补引汉旧仪文稍异。其□水作若水。

大家都知颛是古时圣王之一，而他养出这群孩子，何以这样刁钻古怪？不知颛顼在古时传说中，是南方酋长之一，又是一个大巫师所以他养出这群淘气的孩子，正是为他们的父亲做帮手。我们如其读过《吕氏春秋·知接篇》的人，常之巫卜齐桓公之薨日，有这样准确，便知古代巫觋之验，实际多是他们手下所养的一批暗杀的特务，准时活动的结果。像颛顼的孩子这样四出捣乱，正不难窥见古时术士行径之一斑，所苦的是人民每逢时令节，不能快快活活地享受，而必要做些麻烦的勾当，反而真的造出瘟疫来，遂令这三个竖子成名，无数人民遭殃。我想千百年来，在撒豆、种荚等风俗中，不去注意水源的清洁，与失去研究有效防疫方法的时间，真不知牺牲多少人的生命。这在预防医学思想史上，是必须秉笔特书的一件事！

辰　古代的下水道

在城市环境卫生方面，据历朝都邑考之，也以市民汲取井水者为多，在下水道的历史，则几无可考。我们今知印度在公元三千年前已有砖砌的下水道，而罗马在纪元前六世纪，也有良好的砖制下水道，在五世纪中，且有铅制水管能每日有三万万加伦之水，以供市民之用。

（一）石制下水道　然中国载籍虽无下水道之名，而早有其实，礼月令郑注云："古者沟上有路"，蔡邕月令说："水行地中曰沟渎"，玉烛宝典卷三引。这都指阴沟无疑，即下水道也，且阴沟而外，又有阳沟，约在纪元前二世纪左右，已有人砻石为沟的记载。《三辅黄图》说：

"未央宫有石渠阁萧何所造，其下砻石以导，若今御沟，因为阁名。……"

这种以巨石砻成的沟渠，实即今日所说的下水道，其坚固远胜砖类结成的。我们推想公元前本世纪秦始皇造而尚未完成的阿房宫，规制弘丽，当时必有很好的沟道，否则必不能排除那样大的建筑物之潦水的倾泄。不过中国的阳沟，亦有数说，《三辅黄图》又云：

"长安御沟谓之杨沟，谓置高阳于其上也。"

此即阳沟也，为晋《崔豹古今注》所本置作植，阳作杨。但古今注对于御沟又别有解释，他除引用《三辅黄图》原文之后，又说：

"一曰羊沟，谓羊喜抵触垣墙，故为沟以隔之，故曰羊沟也。"

可是五代马缟的中华古今注除引了崔氏古今注之文外，又添了下面一段文字：

"亦曰'禁沟。'引终南山水，从宫内过，所谓'御沟'。"卷上长安御沟条。

似乎长安的御沟，又不仅排泄地道污水而设的下水道了。然五代时邱光庭的兼明书对崔氏古今注作了如下的解释：

“明曰：凡沟有露见其明者，有以土填其上者，土填其上者，谓之阴沟；露见其明者，谓之阳沟；言阳以对阴，无他说也。”卷五杨沟条。

光庭的话，可说直截了当。七修类藁卷四十一沟鸡宗。对中华古今注的话，也有批评。按荀子之“央渎”，明方以智以为即“阳沟”，见通雅。卷三十八宫室门。“阴沟”二字，实首见汉王延寿鲁殿灵光赋。今俗犹有阴沟、阳沟之称。我想当时长安的御沟——也可说御河，或者亦如今日北京故宫中的金水河，它的水源是从西山来的，这情形恰好与马氏古今注所说“引终南山水从宫内过，所谓御沟者”相似，但这种御沟不一定都是阳的，也不都是接承山水的，同时也必为从宫中各处阴沟所排出污水的尾闾。因此，我们可以了解宋计有功唐诗纪事诗所载唐天宝末（公元七五六年）和宣宗朝（公元八四七～八五九年）的二位宫娥的题诗。其宣宗朝的宫娥诗云：“水流何太急，深宫尽日闲；殷勤谢红艰，好去到人间！”卷七十八。或为好事者所托，未必实有其事，但它已画出一群久被封建的暴君禁锢深宫失了自由的宫女，因性的饥饿，急切找寻出路的呼号景象。而唐宋以来御沟之有明有暗，和沟水的湛湛地流，亦得此诗而证明。基于吕览“流水不腐”的话这种御沟的作用，不仅可以宣泄都市中各方面阴沟流出的秽水，而且对于蚊蚋一类的害虫，是大可减少的。所以我以为这类的沟道，在环境卫生方面的贡献，未必远逊于单纯的下水道。

（二）铜铸的和巨石砻成的水道　然而到了十五世纪后，中国却有傲视印度和罗马的下水道出现，那便是明宫廷内有生铜铸成的和巨石砻成的下水道。清昭梿《啸亭杂录》说：

“明代岁入币金不过数百万，然其国用十倍于今。……其宫殿一切鸠工取材，皆倍于今。……又康熙中（公元一六六二～一七二二年）通沟浍，其沟皆以巨石筑之，其中管粗数尺，皆生铜所铸也。”卷十，明用度奢费条。

（三）砖结的下水道　方以智说：“今以砖墁下沟曰阴，明作沟曰阳。”通雅卷三十八。据近日苏联专家调查北京的下水道，知是用砖结成的，尚系明代的建筑物，距今已五六百年了。经过苏联专家下去看察，研究砖的侵蚀程度，证明再使用几年，也没有问题。详一九五一年十月二十八日《亦报》苏联专家在北京。我想明以前都市下水道，恐也用砖石结成的。以上所述，都是限于都邑和宫廷方面的记载而已。

（四）下水道的通浚　古代政府，对于沟渠的通塞，也很注意，故每逢雨季之前，就命水利官员加以疏浚，以免泛滥。《吕览》说：

“季春之月……明月也，命司空曰：‘时雨将，下水上腾，循行国邑，周视原野，修利堤防，道远沟渎，无有障塞。’”卷三季春纪，又礼记令月同。

根据《礼记·月令》郑注与蔡邕月令对沟渎二字的解释，在都邑中沟渎的通浚，与原野上堤防的修利，是并重的，至都市中的下水道，实在很容易被淤塞，这事在南宋的临安，政府也每逢春节，例雇专门通阴沟的人，疏浚一次，我想这尚虽《吕览》诸书所说的遗意。《梦粱录》说：

“遇新春街道巷陌，官府差顾淘渠人沿门通渠，道路污泥，差顾船只搬载乡落空间处。”卷十三诸色杂货条。

最后关于沟渠的通塞，也知与传染病有关，故中国人很早已注意这一点。《周书·秘奥造宅经》为了防疫，指出沟渠必须通浚的话：

“沟渠通浚，屋宇洁净，无秽气，不生瘟疫病。”《居家必用事类全集·丁集》宅舍条引。

这书并以神道设教的手法，警诫人们：“勿塞沟渎，令人目盲。”在那时候，我同意这种说法，但那时相信这种说法的人，我想不会多。

巳　路上尘埃的防御和垃圾的扫除

许多传染病，多从尘埃中得来，最著的如结核、砂眼等，在朔方之地，风沙尤甚，所以古人以“风尘”两字，来形容行路之苦，而“洗尘”“接风”又都是慰劳亲友远道回来之词。我们在书本上看到尘尾，是用马牲之行民扎成大鹿一类尾巴形状的掸子，专为拂拭尘埃之用的。只要读过《世说新语》的人，都知道它也是那班有闲阶级清谈时所用的一种工具。

据宋周辉清波杂志的话，我们才知唐宋以前男女服饰和饮食的特别，多是为了避免风沙之故：

“士大夫于马上披凉衫，妇女步通衢以方幅紫罗障蔽半身，俗谓之‘盖头’。盖唐‘帷帽’之制也，笼饼蒸饼之属，食必去皮，皆糍地风埃设。”卷二凉衫条。

又云：

“亦尝用纱为‘眼衣’障尘，致反闭闷。”同上卷五朔庭苦寒条。

这“眼衣”很像今日西洋女子所用面幕似的。但此为美观而彼为防御沙尘，其幕布必密，故用时感到“闭闷”。

风沙胶扰，使行路者为之裹足，那么路上的灰尘应用水洒之，使尘埃不扬，以减少行旅之苦，同时尤可防止一般由沙尘传染疾病的危险。这事据《后汉书·张让传》所载，灵帝三年（一八六年）掖庭令华岚所造的“翻车”和“渴乌”二车，是为喷洒路面而设的：

“又用翻车渴乌，施于桥西，用洒南北郊路，以省百姓洒道之费。”

这位毕岚，就是十常侍之一，后因共杀何进而被袁绍所诛。“翻车”据李贤注云：“设机车以引水。”“渴乌”李注：“为曲筒以气引水上也。”据此，则翻车为今之“引水车”，而“渴乌”似为今之“抽水机”，合之作为“洒水车”，惜固定而不可移动耳。

据清波杂志的话，当北宋的汴都（开封）凡中贵出行，车前是有人洒水的。《清波杂志》说：

“旧见说汴都细车，前列数人，持水罐子，旋洒路过车，以免埃壒蓬勃。洒南阶衢皆甃以砖，方不侔。”卷二凉衫条。

其实即今之南方柏油马路，晴时还是尘埃扑面，须要洒水车洒水的，不过没有像北方那样尘埃迷天，定须洒水的。总上面所看到的文献而言，中国在第二世纪，都市里已有洒水设备，虽然车是固定的，但它在环境卫生的意义上，也是相当的重要的史迹。

此外特别值得一提的，那就是梁时遂安县令刘澄，为了叫百姓清除城郭街道的垃圾，沟渎中水草虫秽而丢了官，《南史》说：

“刘澄为性弥洁，在县，扫拂郭邑；路无横草，水剪虫秽，百姓不堪命，坐免官。”卷七十一何佟之传。

在今天看来，刘澄实为一位注重环境卫生的好县长，但在那时却因此丢了官。据《佟之传说》：澄为人“甚贞正，善医术，与徐嗣伯埒名”。那他不仅是一位好官，而且是一位良医。在南宋临安市：“亦有每日扫街盘垃圾者，每支钱犒之”《梦粱录》卷十三诸色杂货条。的记载，这不会南宋时才开始的事。此外太平天国有“营盘内，俱要洁净打扫，不准任意运化作践，有污马路”的禁律，见《太平天国野史刑法志》。

午 沐浴

沐浴的含义，通常是指洗头和澡浴，而这里是侧重澡浴一方面的。沐浴的功能，我们都知它有清洁皮肤，促进血行，和使新陈代谢机能的加速。除了冷水浴有预防感冒，及海水浴使皮肤抵抗力增加，温泉浴有防治许多皮肤病及神经衰弱外，其他的沐浴似乎对于预防方面，没有什么重大关系，至佛教徒盛夸“七华之水，八德之池”，以为“洗沐是清升之本”，与除诸种病苦，因而激劝世人多造温室（浴室），说详温室经，十诵律阿含经僧只律。并见《法苑珠林》四十五洗僧部引。那么，中国人的好浴，一部分或受印度影响。

但中国人对于沐浴，向有弹冠振衣的习惯，所以有“新沐者必弹冠，新浴者必振衣”。语本楚词渔父。实际，新浴者必更衣，不止振衣已也，我们现在已知许多传染病有不少是从虱子而来的，最著的如牢狱热（斑疹伤寒）、回归热，至由鼠虱而来的鼠疫，那更不必说。至沐浴为扑灭虱子的良好机会，故《淮南子》有“汤具而虮虱相吊”的话。以一般而言，历史上斑疹伤寒、回归热等病，多流行于无产阶级的贫民区。不过，中国的历史上，有一时期，虱子猖獗于士大夫阶级之间，那便是第三世纪左右的魏晋名士中之服寒食散者。

（一）沐浴的时间　关于沐浴，古时我国政府曾制定一定的时间的。诗云：“予发曲局，薄言归沐。”这“归沐”是后来“休沐”的滥觞，也与今天“星期日”相类似。今之星期日乃犹太人之安息日。只是诗尚未言日数，据礼内则：大概汉以前是每三日为“归沐”之期：

“五日则燂汤清浴，三日具沐。”

这是古代政府以三天定一休沐期的文献，休沐的日子也不能说它定得太疏——虽然澡浴已是五天一次的。到了汉代，这三日一休沐的例假，已有改为五日一休沐了。汉律说：

“吏五日一下沐，言休息以洗沐也。初学记卷二十政理部假第六引。史记日者列传注引汉官仪说‘五日一假，洗沐也’。”

唐刘禹锡诗“五日思归沐”，即据诗与汉律的话的。汉律所以改五日为休沐者，据天香楼偶得之言，说内则的休沐假期定得太密：

“汉制朝官，五日一下里舍休沐，三署诸郎亦然。其义盖本取《礼记内则》三日具沐之义。以三日太密，故加二日为五日耳。”

这种休沐的期限仅是政府定的休息假期，实际亦未必真能每一休沐洗浴也。但中国很早的时候，沐浴与剪甲已同入阴阳家的宜忌的圈子了（按礼玉藻所载的沐浴仪式，已有点近乎迷信）。论衡讥日篇引沐书说有“子日沐，令人爱之，卯日沐，令人白头”的话，这是劝人在一定时候宜沐之意。衡论既引沐书，那汉时已有沐浴宜忌之说了。南齐书简文帝纪有沐浴经三卷，《隋志》有沐浴书一卷，今方书中亦杂有这类宜、禁的话，而现存各种历书各有这类沐浴宜忌的记载。到了清代因有剃发之令，故自《协记辨方书》以下的历本，又有剃头宜忌之说。——虽然论衡也有“浴亦治面”，与颜氏家训“剃面”的话，但剃头是没有的。古人所以沐头，除了去垢而外，还含有长发的作用，故韩非子引古谚“为政犹沐也，虽有弃发之劳，而有长发之利上也”可为证明。

（二）浴室的设备　澡浴的方法很多，而中国通常所见的约有三种，一为冷水浴，一为热水浴，一为温泉浴。冷水浴一般多在川河中不须设备。而温泉之浴，在中国秦始皇时已有记录。秦汉以来这类文献很多，这里限于篇幅，故略而不详，只说及室内汤浴的设备。大概汤浴很早已有记载，这因为沐浴是人们生理上的需要之故，所以古时已有关于浴室的设备。据《礼记》说：

“五日则湢汤清浴。……外内不共井，不共湢浴。”内则。

郑玄注云：

“湢浴室也。”

据明罗颀物原之说，湢是高辛氏造的，这是后人据礼内则文字而附会之说，不足据为典要。大概封建时代帝王宫内都有浴室的设备，自秦汉以来，略可考见。如礼内则：王之寝中有浴室，逸周书王会篇为诸侯而设之浴盆。唐之长安武德西门为浴堂门，内有浴堂殿，又有浴堂院。见宋敏求长安志卷六，宫四，东内大明宫章。

（三）浴室用具　上文所说的，是指浴池。这里必须说到当时澡浴的用具，盖浴池乃固定之器，其初或仅有浴盆。《邺中记》之“玉盘”，即玉制的洗澡的浴盆。据魏武上杂物疏中有容五石的铜制澡盘，大概盘多用金（铜）玉制成的。宋王楚（黼?）宣和博古图所载，也有铜制的浴桶但也有用木制的，叫做杅，礼玉藻“出杅，履蒯席”。《说文》云，杅，浴器也。今叫做“浴桶”。《荀子·劝学篇》亦有“杅圆则水圆，杅方则水方”的话。一般人民澡浴的工具木桶的，《梦粱录》载，临安市有桶出卖。至其他用品，礼玉藻中已备言之。

（四）封建时代的暴君浴室　从文献上所能看到古代帝王浴室的华丽，似推晋陆翙《邺中记》所说石虎之后的浴室为第一，石虎金华殿后有虎皇后浴室三间，徊及宇，栌檘隐起，彤彩刻镂，雕文粲丽。四月八日，九龙衔水，浴太子之像。又武殿前沟水注浴时，沟中先安铜笼疏，其次用葛，其次用纱，相去六七步断水不。又安玉盘受十斛，又安铜龟，饮秽水出后脚，入诸公主第，沟亦出建春门东。

又显阳殿后，有皇后浴池，上作石室，引外沟水注之；室中临池上有石床。御览卷三百九十五引

又《王子拾遗记》也有关于石虎浴室的记载：

“石虎于太极殿前，又为四时浴室，用瑜石、珷玞为提岸，或以琥珀为柄杓，夏则引渠水以为池，池中皆以沙谷为

囊，盛百杂香于水中。严冰之时，作铜屈龙数十枚，各重数十斤，烧如火色，投于水中，则池水恒温，名曰‘燋龙温池’。引凤文锦步障，萦蔽沿所。……浴罢，泄水于宫外。……”

从上面二书的记载，我们知道那时的浴室中的水，已知用纱葛一类之物滤过的，故水很莹洁。又有铜的龟龙一类奇异制作，以为换水设备。在冬天入铜的火龙浸于水内，以保持它的温度。这种燋龙，有如今日的热水汀。至于水中浸以香药，虽大载礼有五月五日浴兰汤的记载，但赵石是佞佛的，他们浴池中放置香药，恐受佛教香华浴佛的影响。事详譬喻经。见法苑珠林卷四十五洗僧部引。这些药有无消毒作用，未能悬断。总之，像石虎的浴池，是够得上卫生条件的，至其规制的弘丽却远非唐时骊山华清池所能比拟了。

虽然有这样合乎卫生的浴池，也仅限于淫暴的帝后一二人所享有，广大人民是没有份的，所以它的意义藐不足道。但这里我们必须提起的，是过去建造这种浴室，还是我们劳动人民的功绩，不应把它埋没。这种先民的智慧，可说超过同时任何的西方民族。

（五）释典所载外国的浴室　据《十诵律》说：

“外国浴室，形圆犹如圆仓，开户通烟，下作伏渎，外出内施，三擎阁齐人所及处，以瓨盛水，满三重阁，火气上升，上阁水热，中阁水暖，下阁水冷，随宜自取用，无别作汤，故云‘净水’耳。”珠林卷四十五洗僧部引。

这里所指的外国，不知哪一国，也不知中国有没有这种浴室？查了藤浪刚一的东西沐浴史话，也无所见，只好留待将来的考证。

（六）寺院的浴室　古时凡是有寺院和学校的场所，多有浴室设备的。尤其释家以穿井与造浴池为福中七法之二法，见佛说福田经，据法苑珠林卷四十四与福部引及譬喻经。同上卷四十五据《伽蓝记》所载晋时的宝光寺中的井与浴堂遗迹，至拓拔氏的时代犹存。《伽蓝记》说：

“隐士赵逸曰：‘晋朝三十二寺，尽皆湮灭，唯此寺（宝光寺）独存。’指园中一处曰，‘此是浴室。前五步应有一井。’众僧掘之，果得屋及井焉。井虽填塞，砖口如初，浴堂下犹有石数枚。”卷四宝光寺条。

据北宋释惠思所作于潜明智寺的浴堂记，自嘉祐癸卯到治平丙午（一〇六三～一〇六六）竟作了四年，这几间浴室才告完成，备述堂庑之明丽鼎器之周备（详见临安志辑逸四卷）。

（七）学校的浴室　南宋时的学校，也有浴室。《周密癸辛杂识》云：

“贾似道之为相也，学舍纤悉，无不知之。雷宜中长成均也，直舍浴堂久圮，遂一新之，或书其壁云，‘碌碌盆盎中，忽见古盎洗。’雷未之见也。一日见贾，语次忽云，‘碌碌盆盎中’，雷恍然不知所答，深用自疑；久之，入浴堂见之，乃悟云。”别集卷上成均浴室条案成均古时大学的通称。

这是当时的学生以校长雷宜中的姓名作谑，从谑语中可以探知当时的浴池是用砖石累砌而成，与《伽监记》赵逸指出宝光寺中的浴堂之用砖石结成者相同。

（八）都市的浴室　都市中因为商旅无家可以入浴，于是遂有人开设浴室俟人洗涤。此事未知起于何时，但据宋吴曾能改斋温录之言，在宋时已有浴室，又凡浴室门前，并有挂壶为商标：

“今所在浴处必挂壶于门，按周礼挈壶氏掌挈壶以令军井。……乃知俚俗所为，亦所有本。”卷一浴处挂壶于门。

宋而得翁都域纪胜吴自牧《梦粱录》并以浴室为香水行。《梦粱录》又有浴室门前卖面汤事。卷十三天晓诸人出市条至明中叶，此风犹在。见七修类藁四十四肆辟鬼。

（九）浴室擦背人 据宋苏轼如梦令之词，则宋时浴室中已有代客擦背的人：

“寄语揩背人，尽日劳君挥肘。”褚人获《坚瓠集》卷四净浴词条引。

这浴室中的擦背者，金元以来，依然存在的。金元裕之《续夷坚志》说，泽州有一针工，为救一走卒送他洗浴的钱，叫他不要往濠中洗澡：

城中有浴室，请以揩背钱相助。详见卷二溺死鬼条。

我想浴室中的擦背者，他们之成为这种职业，并不偶然的；是从礼教中演变出的人物。《礼内则》说：“其间面垢，燂潘清靧，足垢燂汤清洗。少事长，贱事贵，其帅时。”而僧徒也有为其师揩背之事，见僧吸律。珠林四十五引浴室中的擦背者，原来在奴隶和封建社会中的奴隶或孝子，代他们的君父洗涤身体而来的。到了浴室发展为商业之后，他们便出卖这种劳动力来维持生活了。

其实这类浴室伏侍浴客的揩背者，在封建时代的豪门，他们正雇有很多这种人员来伏侍他。明谢肇淛（在杭）文海披沙说：“宋资政蒲传正有大洗面小洗面，大濯足小濯足，大澡浴小澡浴。小洗面，一易汤，用二人颒面而已。大洗面，三易汤，用五人肩颈及焉。小濯足，一易汤，用二人踵踝而已。大濯足三易汤，用四人膝股及焉。小澡浴，汤用三斛，人用五六。大澡浴，汤用五斛，人用八九。每日两洗面，两濯足，间日一小浴，又间日一大浴。”卷八洗浴条

按传正名宗孟阆州新井人，《宋史》卷三百二十八有传。据本传，他原是一个贪污的酷吏，用度奢汰，荒于酒色。本传也载他大小洗面濯足澡浴之事，而不及在杭之书详备。据本传之言，伏侍他的是侍婢。这种四肢不动专以剥削别人劳力的人，他的勤于洗澡是为求快乐，并不为了卫生，但可反映出浴堂揩背者这一职业历史的背景。

（十）浴室的按摩　商业的浴池，到了清初，扬州等地已有按摩的了。十八世纪末年，张斗的扬州《画舫录》亟称扬州浴池之盛：浴池之风，开于邵伯镇之郭堂，后徐宁门外之张堂效之。城内张氏复于兴教寺效其制，以相竞尚，由是四城内外皆然。……并以白石为池，方丈余。间为大小数格，其大者近镬，小热为大池，次者为中池，小而水不甚热者为娃娃池。贮衣之区，环列于厅事者，为座箱；在两旁者为站箱；内通小室谓之暖房。茶香酒毕之余，侍者折枝按摩，备极豪侈。……卷一草河录上

《画舫录》不仅说明扬州浴室之构造和等级，而且还说明浴后有侍者折枝按摩等工作人员。这与过去在帝国主义统治上海租界时代的“土耳其浴室”情形，似乎没有两样。

（十一）藏垢纳污的混堂　浴池发展到商业化后，一般有“水淫之癖”的，和行旅之人，多以浴池为消遣之地，但他们或因经济关系，只要价廉，池水的清浊，可以不问，惟利是图的商人，就在这种客观环境下来应会浴客，于是有所谓“混堂”的出现。这名称一直为今日上海人所熟闻，

但它至少已有三四百年的历史了。明郎瑛（仁宝）说：

“混堂天下有之，杭最下焉。有好事者借喻为记，颇得箴规之义，录以告不知耻者。记云：吴俗甃大石为池，穹幕以砖，后为巨釜，令与池通，辘轳引水，穴壁而贮焉。一人专执爨，池水相吞，遂成沸汤，名曰‘混堂’，榜其门则曰‘香水’。男子被不洁者，肤垢腻者，负贩屠沽者，疕者，纳一钱于主人，皆得入澡焉。旦及暮，袒裼裎而来者，不可胜计。苟蹴之则泥滓可掬，臭其体秽气不可闻，为士者每亦浴之，彼岂不知其污耶？习俗而不知怪耶？抑被不洁者，肤腻者，负贩屠沽者，疡者、疕者，果不相免耶？抑经其浴者，目不见，耳不闻耶？呜呼！趋其热而已也。使去薪沃釜，与沟渎之水何殊焉，人孰趋之哉？”七修类藁卷十六义理类混堂条。

从仁宝引的这篇混堂记而言，原作者是为讽刺人们趋势附热而已，但从这篇混堂记中，可以看出种这低级浴池的存在，还是经济关系，他们并不是不爱清洁，而无力更求高尚的浴池。至混堂门前榜曰“香水行，”已见都城纪胜梦粱诸书，盖自宋已然。

但由于当时都市尚没有公共卫生的机构，对这类有传染病的浴客，自然无法取缔或检查和管制。像混堂记所说的吴越地区的混堂，简直都是皮肤传染病的媒介地，与为了清洁而到浴室去的目的恰好相反。

（十二）病态的好浴者　历史上有许多好洁与不好洁的人，好洁的当然勤于沐浴，但从历史上看来，好洁的人他们的沐浴，未必便是勤劳的人，他们只开了一句口，侍从们便为他们安排汤沐了，如北宋蒲宗孟之流即可为例。然如南齐何佟之、庾仲文、殷冲及明倪瓒等，他们对于净浴，简直成了病态的了。云林好洁，大家所知，可以不说，如南史何佟之传称“佟性好洁，一日之中，洗涤者十余过，犹恨不足，时人称为水淫”，又南史殷仲文传亦称：“仲文素无学术，不为从望所推，性好洁，士大夫造之者，未了户辄令人拭席洗床，时陈郡殷冲亦好洁，小史非净浴新衣不得近左右。士大夫不整洁每容接之。仲文好絜（洁），反是，每以此见识。”

惟何佟之传中的刘澄他是那时的遂安令，据说，为了清除街道而“免官”已如前文所述。佟之传中虽没有说出刘澄的好浴，但他扫除街道，扑灭虫类，对于公共卫生是有益的行动，不像庾仲文、蒲宗、孟倪瓒之流，只知拿别人的劳动力，来洁其一身者，是不可同日而语。

（十三）成为风尚的浴者　魏晋的名士，多落拓颓废，他们对于浣衣和净浴，大有忘记了这回事之慨！这流人物，我要首推嵇康（叔夜）及王猛二人为代表。叔夜他虽做过养生论，照理应知清洁的重要，但他在读书的时候，连小便都不愿意起来排泄，更不必说沐浴了。王猛往看桓温时，居然当他面前“扪虱而谈”，当然也是一位不净浴主义的代表者。

但当时名士还有一种吃药（服寒食散）的风气，他们吃了药例行冷水淋浴习惯，可是虽浴而并不更衣，因为他们服药后发热，皮肤容易被衣服擦破，所以那时人的衣服，多是裹衣敷带的，而且还欢喜穿旧衣；洗过和新的衣服，因为容易把皮肤擦破，故不为他们欢迎，虽在新浴之后，也是如此，《世说》称桓仲浴后拒穿其妻送他的新衣，就是这个原因。旧衣不洗，当然容易生虱子，鲁迅说那时“虱子的地位很高”，这话是不错的。我想那时万一发生斑疹伤寒或回归热，怕这类吃药的名士，将无噍类了。

（十四）礼教上的禁浴　还有一种礼节上不净浴的人。如唐柳公绰因他的母亲崔氏之丧，竟“三年不沐浴”。风旧唐书卷一百十五新唐书卷一百六十三文稍异。

古代的丧礼，真是吃人的。

（十五）由于水源缺乏而不得常浴　许多地方，因水源缺乏，所以在客观条件上对于澡浴之事，不能如濒水地区洗浴之便利。明陆容（文量）《菽园杂记》有此事的记载：

“礼不下庶人，非庶人不当行，势有所不可也。……又如内外不共井，不共湢浴。不共湢浴，犹为可行，若凿井一事，在北方最为不易，今山东北畿大家，亦不能家自凿井，民家甚至令妇女沿河担水。山西少河渠，有力之家，以小车载井绠出数里汲井，无力者以器积雨雪水为食耳，亦何常得赢余水以浴?”

像文量所说的山东山西缺水的地方，要叫他们如南京和苏州等处有闲阶级者下午“水包皮”的情形是不可能的。

（十六）风俗习惯的不浴　不过有许多地方，因风俗习惯之不同，对于沐浴一事，并不怎样重视，与水源的盈绌，是无关系的。

据《癸辛杂识》说宋时的四川人，一生仅有二次沐浴的机会，就是生一次，死时一次：

“蜀人未尝浴，虽盛暑不过以布拭之耳。谚曰：‘蜀人生时一浴，死时一浴。’”续集一上。

这与断发文身一天多在水中过活的吴越之民恰居相反。

我想公谨引的蜀谚，或有过甚其词之嫌，但也可反映那时的四川人不勤于沐浴的事实。像这种地方，阴阳家沐浴的吉、忌日，对他们是不会发生关系的。

末　豪侈者的陈设物——唾壶

中国人对于痰唾，向少合理的处置，所以有“随地吐痰”的情形。在封建时代宗法社会中，父母唾洟不见，礼内则。似乎要儿女来处理的。虽然在纪元初，有用唾壶来收拾痰涎的记载，如汉官仪和孔藏与子琳书中，夸耀他的徒弟安国替妆时帝王执痰盂罐为无上光荣，据《梦粱录》说，南宋时统治者出巡时，犹有执金花唾盂的侍从。那时的统治或贵族们所用这类唾壶，多用金玉制成的。例如魏武帝上他的傀儡皇帝——献帝的杂疏中便有“纯金《北堂书钞》卷一百三十五作纯银。唾壶一枚，漆圆油唾壶四枚，纯银参带唾壶三十枚”。详见御临卷七百三。《西京杂记》也有汉广川王发魏襄王之墓，得玉唾壶一枚的记载，而《王子年拾遗记》屡言玉唾壶为那时统治者的宠姬们承唾之物。

其次有以铜为唾壶的，《马融遗令》见《御览》七百三引。及《续齐谐记》、《高倍传》卷三。等书并载之。至于瓦唾壶那是贵族们的殉葬物，故晋贺循葬礼及修复山陵故事并见御览卷七百三引都记得很明白。当然金玉一类的唾壶在那时的陵寝中也有，如前文所述广川王发魏襄王墓中所得之玉唾壶，但较为少见而已。

据我们今日所知，唾壶一物，虽说在中国第一世纪时已有较明白的记载，但或非吾国原有之物，我很疑心它从波斯那些地方传入的。据《交州杂事》说：“太康四年公元二八三年。临邑王范熊献紫水唾壶一口，青白表唾壶各二口。”御览卷七百三引。梁书也载天监中，五〇一～五一九年。中天竺奉表献琉璃唾壶五枚。见梁书天竺国传。所以我很疑它为外来之物。据近人韩槐准先生所说，唾壶是南洋那边土人嚼槟榔时承唾其渣必用之器，在中国南方也很流行。详见《南洋杂志》第一卷第一期《波斯古唾壶发现记》。

这许多金玉水精琉璃做的唾壶，无疑的都是帝王贵族的陈设品，在那时平民所不能看到的，而他们却可随便把它拿来殉葬或当乐器来打破它。按晋王敦在失意时，“每酒后咏魏武帝乐府歌曰‘老骥伏枥，志在千里，烈士暮年，壮心不已’。以铁如意击唾壶为节，壶边尽缺”，见《晋书·本传》及世说新语中之下。

因此，中国虽然很早已有唾壶的记载，但在防止结核病蔓延这方面，除了有时真为用作承痰的如《高倍传》所说床的唾壶外，似乎没有发生过什么大的作用，充其量不过在帝王那里或许有微小的作用。若言在一般人民中间对于痰的处置，只好如粪便一般的“随地吐痰”了。

帝王贵族所用的唾壶，他们根本在于摆设赏玩，与防止传染病如肺痨病等观念是不会发生联系的。据宋赵与《旹宾退录》说：“谢景仁居宇净丽，每唾必唾左右人衣。”卷七。好洁这种以奴仆的衣服来做痰盂已觉怪事了，但有更甚于此的，试看下面二个“肉唾壶”的故事即可为证：

“苻坚从兄朗，初过江……谢安常宴请之，朝士盈坐，并机褥壶席，朗每事欲夸之，唾则令小儿跪而张口，既唾而含出，顷复如之，坐者以为不及之远也。”晋书卷一百十四苻朗传。

到了明代，那位穷奢极欲的权相——严嵩之子世蕃较苻朗更进一步，却以美人之口为唾壶了。清姚驷之《元明事类钞》引《明杂记》说：

“严东楼唾吐，皆美人以口承之。方发声婢口已巧就，谓之‘香唾盂’。”卷十七美人条。

东楼世蕃号也，这种“肉唾壶”、“香唾盂”比起唐杨国忠在冬天以肥妾为“肉阵”详见天宝遗事。按遗事又载申王的“妓围”，亦类此。的作风，自然来得更下作了。他们放弃现成精好的金玉唾壶不用，而偏要小儿的或美人的口为“痰盂罐”，以示夸耀，在我们今日观之，可说是十足的恶少的行径，但那时人反而是服其奢纵，播为美谈。

总之，在封建时代，一切好的东西，在他们的手里，有时便变为无意识的东西，甚至变了质面浴场主播传染病毒的厉阶。像苻朗、严世蕃那种以人口为“唾壶”的，简直是奴隶主对待奴隶的残酷行为了。

申 粪便的处置

许多传染病多从粪便痰涎等物而来，而古代对于粪便和痰涎的处置，极少记载，但事实上这种秽物必然有它处置的方法。今案太平天国野史刑法中颁有“不准在无羞耻处润泉”原注：此是禁人在热闹处小便。的禁律，这确是空前的德政。不过在封建时代的统治者，他们家中，倒设有这一类官衙为之执掌的。周礼卷二玉府“掌王之燕衣服、衽席、床第、凡亵器”。郑注：“亵器，清器虎子之属。”

（一）奴隶社会流传下来的清洁员　据应劭汉官仪之说，汉代的侍中一官，使是职掌帝王这类排泄物的：

侍中左蝉，本奏丞相史，往来殿内，故谓之侍中。分掌乘与服物，下至亵器虎子。武帝时孔安国为侍中，以其儒者，特听掌御唾壶，朝廷荣之。御览卷二百十九职官部侍中。

我们诚想不到千多年来今古文论争的古文之祖——孔安国，字子国。竟执此贱役，还有人以为光荣的而羡慕他。这大概封建主免了安国不供亵器之故，所以安国的从兄孔藏，给他的儿子琳的信上得意的好像沾了很大光荣似的说：

“侍中子国……故虽与群臣并参，见待崇礼，不供亵事，犹得掌唾壶，朝廷之士，莫不荣之！此汝所亲见。”孔丛子连丛上，《艺文类聚》卷五十五引。

观此，孔安国之为武帝掌过唾壶（痰盂）的事，是千真万确的。这本来是奴隶之事，竟烦一代大儒为之，在后人看来，是不可索解的。但从社会发展史上看来，并不足怪。本来在封建社会的酋长，其初臣妾，都是俘虏过来的，所以说文的臣字，像屈服之形，而春秋传称：“男为人臣，女为人妾。”详见章炳麟的文始卷三，阳声真部乙。又据章炳麟说，宰相原来是由厨子蝉变过来的。详见间炳麟太炎文录卷一，五朝法律索隐，专制时代宰相用奴说。那末叫孔安国执痰盂以从，并没有小觑了他。案郝懿行证俗文卷三以执唾壶为孔光事，误。

所谓亵事，就是亵器，即机窬总名；槭音威即虎子，今马桶之属也。虎子之得名，见《西京杂记》。见李广兄弟射虎毙之，铸铜像其形为泄器也。窬即周礼郑注之清器，亦即行清，《说文》云，“槭窬亵器也。”《史记》万石君传，及汉书石奋传，并载石建取父亲的里衣洗之。又为父亲涤厕牏。倭名类聚抄六引《说文国语》注窬并作，窬牏并音投，三者字异音同，实一物也。而自来学者对于厕牏，有不同的解释，详见宋王朝英靖康湘素杂记卷七群碎录卷二，胡侍真珠船卷五，清段玉载《说文解字注》六上，郝懿行证俗文卷三。大概说来，以《汉书·石奋传》注引贾达解周官以“厕行清，圊一作清窬中受粪函者也”。可知厕牏是马桶一类之物无疑了，但段玉裁以为虎子专为小便用，行清专为大便用，郑司农以行清为路厕那末虎子是尿壶，行清是坑缸了。

（二）宫内的公坑　但周礼别有匽字，据郑众之说，这是宫中的路厕。《周礼》：

“宫人，为其井匽，除其不蠲，去其恶臭。”卷二天宫蒙宰下。

郑司农云：

“匽，路厕也。”

据王念孙《广雅疏证》卷七上之说，井匽之误，故燕策有使待屏匽的话，并、屏、庰古通，“井匽”亦即广雅的“庰厕”也。匽又与偃通，详庄子庚桑司马彪注并参孙诒让周礼正义卷七（万有文库本第三册 P. 100）。唐书百官中掌匽厕的，为校署令丞。从上面这许多文献看来，古人入置大小便的方法，在家则有尿壶、马桶，路旁则有公坑了。不过如《论衡》所说：“如厕之室，可谓臭矣”的话看来，则以前室内已有固定的排泄大小便坑缸一类的设置，是毫无可疑的。如《史记》汲黯传“上踞厕而视之”的厕，据如淳另一说，就是床边的茅坑。那连卧室中也有厕所了。

（三）都市中的公坑　自汉晋以来，都市中已有公坑了，据后汉邯郸淳笑林曾记某“甲买肉过人都厕”按鲁迅辑笑林（《鲁迅全集》古小说钩沈本）改作“甲买肉过都入厕”，误。盖校者不解都厕之义所妄改。失肉的笑话。魏志司马芝传也有“有盗官练，置都厕上者”。这“都厕”便是都市中的公坑。唐宋以来，“都厕”这一名称，已入诗家，大概是很普遍的了。

（四）佛教徒所说的公坑　释家以行方便为号召，这在中国的社会事业上，有许多可以值得提及的。如病坊、卑田院等可不说，即以环境卫生方面而言，他们在那封建时代，也有若干有意义的措置。据唐释道蕊《法苑珠林》说：

“昔有母子三人，常做三事，一、作大船，置于河中，以渡百姓；二、于都市造立好井，以供万民；三、于四门各做圊厕，给人便利。”卷四十五引譬喻经。

今按北凉昙无谶译大般涅槃经已有这类记载：

“须达长者，七日之中，成立大房足三百间，禅坊静处六十三所，冬屋夏堂，各各别异，厨坊、浴室、洗脚之年，大小圊厕，无不备足。”卷二十七师子吼菩萨品第二十三之三。

这是寺庙中佛教很早的已知环境卫生之重要了，但却以宗教的意义出之。

（五）清洁　厕所是应该清洁的。所以说文“厕清也”，与释名释井同一的解释。而圊也本作清。毕沅《释名疏证》：“圊亦俗字，扭一切音经义御皆作清。”再看释名释厕的本文：

“厕杂也。言杂厕在上，非一也。可或曰溷，言溷浊也。或曰圊，言至秽之处，宜常修治使洁清也。”卷五释宫室第七

这样，在卫生方面说来，古人对于排泄大小便的场所，不论尿壶、马桶、坑缸，尤其像释名所说的厕所——好似公坑的场所，都知应当力求清洁，这是大可注意之事！

（六）南宋都市已有清除粪便的行业　这也是对都市环境卫生方面值得大书之事。据《梦粱录》的话，南宋的杭州，已有专门向都市中包办粪便这一行业之人。《梦粱

录》说：

“杭州户口繁伙，街巷小民之家，多无坑厕，只用马桶，每日自有出粪人瀽去，按学海类编本瀽去作收去，此据知不足斋丛书武林掌故丛书本。谓之‘倾脚头’。各有主顾，不敢侵夺，或有侵夺，粪主必与之争，甚者经府大讼，胜而后已。”卷十三诸色杂货

上述的话，与今天各大都市处理粪便的情形，仍然是相同的。过去上海在帝国主义统治的租界时代，也有类似的以清除上海市的粪便起家，称“粪大王焉”。且亦有因包办清除便粪而兴讼，其情形又绝类宋之临安。足见南宋的都市在卫生上，对于粪便的处置，已很注意了。

在南宋之杭州，不仅有人包办粪便，而且还有专“倒泔脚”的人，《梦粱录》又说：

“人家有泔浆，自有日掠者来讨去。”同上

“泔浆”即“泔脚，”今都市各里弄中置有陶瓮破器，以备里弄中人倒置残羹剩炙或腐败了的食物之用，亦有专人每晨来收去为饲养家畜之用。这类泔浆之有人收去，对都市卫生，也很重要的。

（七）厕所的制作　至于厕所的制作，与路厕不同。据释名说：“厕，或曰轩，前有伏似殿轩也。”王先谦的释名疏谏补引证了孙诒让据后汉书李膺传及论衡幸偶篇的话，并称溷为轩。我们知道轩是没有窗子空气很流通的明敞房子，那么厕屋将也是仅前人屏掩的板片的屋子。不过如据李膺传的话，这种厕所，也有造得很奇巧可爱，所以羊元龙这贪污的郡守，他罢官归里时，连这厕所也“载之以归”了。

（八）豪门和地主的厕所　这种厕所，在贵族家中把它

布置得十分华丽，有如绣闼，简直认不出是一个出恭的地方，晋孔衍的《语林》和宋刘义庆《世说》二书，甚称石崇家中厕所的弘丽，据说有绛文为帐，并人茵缛，藻饰得好像洞府，且烧甲煎沉香一类的香药，以锦囊为拭秽之物，备有干枣以为塞鼻，华丽的新衣，可以更换，其跨有漂亮的侍婢十从人，手擎金澡盘盛水，琉璃枕装澡豆，洗手用的东西。接待出恭的客人。相传刘实和少年时代的王敦二人，曾入石崇家如厕，刘实老实，以为进一石崇老婆的闺阁，惶遽地退也，后经石崇解释，虽勉强进去，屙了半天，依然屙不出来，只好拉着一副苦笑的脸退出另到它厕，才得解决。至于王敦他原是跅弛的人，便不这样了，他面对这群佳丽的侍婢，骄傲地脱了旧衣换新衣，把塞鼻枣子吃光不算，还把澡豆当干饭吃，真把这群侍婢笑死了，她们都说这人必能做贼，他也不顾而出。以上参说林（鲁迅古小说钩沉本）世说（即今之《世说新语》，有燉煌卷子本，此据明袁褧刊本）二书。 此外历史上有名的洁癖者——倪瓒，他的厕所造得十分古怪，据《云林遗事》说："其溷厕以高楼为之，下设木格，中实鹅毛，凡便下则鹅毛起覆之，一童子俟其旁，辄易去，不闻有秽气也。"难道他家的童子，是应该以屎涂手的不当清洁吗？这种建在别人痛苦上的幸福我们应当唾弃的。而历来的文人，品藻云林的人物，好像云中白鹤一样的高洁，而不知他是有名的地主。不过我以为倪瓒的这种厕所，他或是根据陈宛的厕所建造的。据《洛阳要记》说，陈宛的厕所是有槐板覆蔽粪穴的（《格致镜原》卷十九引）瓒则改以鹅毛覆之，觉得陈宛的厕所为最合理。

至于溺器如虎子之属，据诸书所载，后蜀孟昶的溺器，和明严世蕃所用的虎子，都以七宝嵌金装成的。严又有用银铸妇人形的虎子，事见明靳史，元明事类钞卷十七引。而《梦粱录》记载南宋安市上所买的“马子”，当然是木制的了，因这是平民所用之物呢！

像石崇倪瓒家的厕所，及孟昶严世蕃家的虎子，我想他们根本不从卫生方面做出发点的，也失了卫生的本意，正因为这少数人生活的荒淫、糜烂，反映出广大人民连一只木头马桶都办不到，致有“随处大小便”而造成不卫生的情形。

（九）拭粪的厕筹　许多肛门部分的寄生虫病，多由不洁的拭粪之物而来的。例如粗硬之物拭粪，也可为痔疮发生之诱因。我们今日大便皆用纸为拭物，但纸到东汉时蔡伦才发明的，在蔡伦以前，究用何物，文献不足，莫可考索。惟据流下来的文献而言，多用瓦砾的。明胡应麟甲乙剩言说，他的朋友尝客安平，“其俗如厕，男女皆用瓦砾代纸。”据郝懿行证俗文之言，到了清代中叶以后，西北方面的宣化大同和两川的地方，都用瓦砾的。详见证俗文卷三。我想明清以来，纸非难得之物，何以仍用瓦砾？然而依然用之者，除了习惯之外，必是因了生产力和生产关系，即当时纸张的产量不敷大众需要，或人民无力购买草纸。若在富室如石崇之厕，则自有锦囊为厕筹，害得刘实出不了恭。明代宫中，也用丝织品为厕筹，见李虞天香楼偶得引五杂俎。那都不是一班衣不蔽体的广大穷苦人民所能想象的。不过据刘宋时刘义庆《幽明录》的话：“建德民虞敬上厕，辄有一人授草，手内与之，不睹其形，如此非一。”后来才知是死奴与死婢“争进草”之故。这虽是封建时代的小说家，对劳动者残酷的喻挪，但可知民间也有用草为厕筹的，故今尚有“草纸”

之称。

本来所谓厕筹，亦称厕篦、厕简或厕筒子，原是用竹、木片削成拭粪之物，用了可以洗净再用，最为经济，但如洗之不净而与人互用，难免有传染病患之弊。厕筹本是印度拭粪用的，自佛教传入中土。据甲乙剩言说，“三藏律部宣律师上厕法，亦用厕筹。”今见僧只律卷三十四作篦厕，据慧琳一切经音义卷五十八引。所以陶宗仪的《辍耕录》说，“今寺观削木为筹，置厕圊中，名曰厕筹。”见卷十二厕筹条。我们今知南唐李后主他与梁武帝并以佞佛而亡国的君王，据马令南唐书说，他亲为僧徒削制厕筹，工作精细：

“后主亲削僧徒厕简，试之以颊，少有芒刺，再加修治。”浮屠传。

《江南野录》也有类似的记录。郝懿行俗文三，作为齐东昏的事，是错误的。后主削制这种厕简时，居然不异以帝王的“龙颜”，拟僧徒的“谷道”，也可见风流而佞佛的帝王之无聊，和倒尽统治者尊严的架子了。至于帝王也用厕筹拭粪，盖始于北齐宣文帝，甲乙剩言说杨愔曾为宣文执厕筹，看这情形，与孔安国为武帝执唾壶相去不远了。

我们单从厕筹的种类而言，仅可以看出一时的风尚，还可看出一般社会的经济情形。许多贫苦地区的人民，他们何以多罹肛门的疾患，也不难据此以消息之。

酉　尸柩的处置

许多传染病，多由尸体处置失当而来。例如兵燹之地暴尸遍野，往往为疫疠丛生之原因。古人所说的大兵之后，必有凶年，这凶年是应当包括疫疠在内的。古又有丧乱死多门之谚，过去由于疫疠死亡的，较之直接死于刀剑的多得多。于是古人就有掩骼埋胔的仁政，文王葬死骸而九夷顺，这也是泽及枯骨说的由来。中国人对付死人虽风俗不同，但大多如人死后，有面纸、落帐等手续。面纸就是仪礼士丧礼的幎目，通常是用帛的，洛阳《伽蓝记》所说奉终里为专售丧物的店铺所在地，这类面幎亦必有买，但今通用纸了。这与防止细菌的棉栓有同一意义，落帐和焚化尸衣，都有彻底灭菌作用（周书卷五十突厥传有焚化死者服用诸物的记载）。至中国的统治者，他们重视本身死后的尸体，远超过活人之上，例如奴隶主或封建主的死亡，要有成千成万的活人陪他殉葬，虽良臣亦然，故诗有黄鸟之篇。后来比较好一点，他们死了之后，以泥俑为殉，但如其属于他们的宠嬖和近臣，还是逃不了殉葬的命运。

不过以一般而论，中国人对于尸体的处置，还是重视的。他们既不像有些民族把尸体挂在树上，叫鸟啄去吃了完结的天葬；也不把尸体投入江心，给鱼鳖为粮的水葬；更不会把自己衰老的父母，赶他上树而摇撼之，使坠地，与亲友分食其尸的人葬（事见魏觉钟的南荒民族人类中的枭獍——巴克巴克。据恩格斯说：“柏林祖先维拉特人或维茨人，在十世纪时，还有剥食父母的。”（见自然辩证法从猿到人）那末，巴克巴克人的分食父母之尸，毫不足奇）。至火葬最干净的葬法，是值得提倡的，但因为它是浮屠之风，并不流行。中国人很讲究尸体的保全，使它长久不坏，所以棺内多有石灰、木炭、朱砂、雄黄、矾石等或竟置有许多香料之物，其情形大类埃及的木乃伊。按元陶宗仪的《辍耕录》卷三木乃伊条乃记回回木乃伊事，与埃及人制木乃伊的操作不同。据《水经注》卷十五说，浔水之侧，有僵人穴，穴中有僵尸，尸历数百年而不坏。又卷十七有瓦亭水楞僵人峡的话。我想要使成为僵尸的条件，除了在冬天死亡的瘦人和葬在高燥寒冷之地外，棺木的坚固与棺内有石灰等物，也不无关系。这种保存尸体于不坏，在那些搜刮天下的人民血汗以奉一人的封建暴君，多以水银浸其尸体。像春秋时的吴王阖闾墓中重倾水银为池，池广六十步。见《艺文类聚》卷八引吴越春秋。到了秦始皇愈发奢侈了，据《史记秦本纪》说：秦始皇葬于郦山，“墓中以水银为百川江河大海。”但遗憾的是始皇不崩于寝殿而崩于沙丘，且适值暑天，虽兼程而返，到了九原（胜州,）辒车已发臭了，乃不得不与鲍鱼同载，以乱其臭。其实尸身已腐烂了，与齐桓公死了十一日未殓虫出于户的情形没有异样。使这位暴君从即位后即用七十万工人经营了三十六年工夫做成的皇陵，失去意义了。但秦始皇墓中之有水银，据魏皇览所说，“关东贼发始皇墓，中有水银”，御览卷八百十二引。也可证明是有这一事的。至于元之喇嘛杨琏真伽掘发宋陵，把理宗之尸倒悬树间，沥取水银，还把理宗的颅骨拿去帮钵盂。事见宋遗民周密癸辛杂识别集上杨髡发陵条，而清万斯同的南宋六陵遗事言之尤详。

我想尸棺中有石灰、雄黄、水银等物，是有杀菌的作用的。如其葬在濒水的坟场和水路交通方便的地方，多以船只载去官尸柩的时候，对于饮料方面，当起若干有益的作用。此上中国人对于尸棺也很注重，棺的种类很多，我别有中国的棺史一文，故不细赘。

中国史书上对于安置死人这一方面留下的文献，非常贫乏，只有为活人面子打算的礼记那类的书，在政府和社会方面，我们知道汉元初二年（公元一一五年）已有义冢，唐大历初（七六六年）有乡葬宋元丰间（一〇七八~一〇八五年），又有漏泽园，作为掩骼胔一类的机构，这些行动，都以安慰死人、讨好活人为出发点。甚至为了个人来世福德的打算，才有这种行动。自然也有能体会到这样做法，对于防止疫疠是有很大作用的。他们利用社会的心理，以宣扬仁政和道德为手段，而期达到防止疫疠的目的。

不过自有形法（风水）之说以来，子孙为了希望福禄于壤的枯骨，故或浮厝丙舍，或暴棺原野，这对公共卫生方面，非常有害的。远的不说，即以过去在上海的郊区而言，尚见尸柩纵横，塞于阡陌，此最为陋俗，是应及早革除的。

20. 中国预防医学思想史（四）

五、避疫与检疫

甲　避疫与检疫的关系

避疫，是避免与病菌接触，为最彻底的防止传染病的方法。检疫，是检查病疫的来源而隔绝之，使它没有传播的机会，二者并居预防医学史上最重要的地位，而且有着相互的关系。但在发展的历史上看来，却有先后之分。

所谓“避疫”，乃人类一处趋吉辟凶的本能行动，“检疫”则人类文明进化到一定的程度之后才有的一种制度。这制度在中国较晚，约在十七世纪时才有检查天花的制度，但西洋则在十四世纪因鼠疫的流行而立此项制度。它往往是遇到狞猛疫疠后的产物。

乙 避疫

避疫，确是人类最原始的趋吉辟凶行动之一。人类亦赖此最原始而理智的行动，对生命保全上起巨大作用。当疫疠发生时，目击同类死亡枕席，他们自然带着原始的恐怖情绪，和当时实际情况，经过一番理智的分析后，只有出于逃避的这一条路了。

中国最早而且有毁灭性的传染病，如鼠疫、天花、真性霍乱等，都是外来的传染病。所以逃避传染病的情绪，还没有那些原发地的民族那样强烈。但很早的传染病如疟疾、伤寒、麻风等，都有避之若晚的心情。如前所述，中国的瘴疠，多数属于疟疾，此病在夏秋之季最为流行，例如有名的重九（重阳）登高佳节，实际是一段集体避疫的故事。

这种避疫的故事，可谓史不绝书，大抵文化较低的民族，最为多见；而在封建社会中，这种行动，却受到若干的遏止了。我们只要看了晋庾衮隋辛公义二人不避疫的故事，不难反映那时人对疫病的逃避，是如何的纷扰。（详第六章）。同时由于封建社会的伦理观念的发达，医家乃倡造许多完全无效的避疫法（包括药物及符咒等）。

丙 痘疫和霍乱诸病的避免

如前所说，中国的传染病史上，很难找到具有闪电式的毁灭生命的狞猛传染病如天花、鼠疫、霍乱等传染病。

这许多传染病，本质上是非常凶恶的，当它流行到从未到过的新的地区时，那地区的人民因丝毫没有抵抗力，所以它的死亡率最高，而不能不使他们发生无比的恐惧。在这里我们可举许多地区人民对逃避天花的恐怖情形做为例证。明萧大享《夷俗记》说：

"夷人原不知禨祥之说，其所最忌者无过于痘疮。凡患痘疮，无论父母兄弟妻子，俱一切避匿不相见。调护则付之汉人，如无汉人，则以食物付之他所，令患痘者自取之也。至若夫妻之患痘也，必俟闻雷声，然后相聚；不闻雷声，即终年避匿如路人。然其地寒，患痘者少，视内地若火宅，不肯主留，虑患痘也。"禁忌。此所指的夷俗，即今之绥远及山西毗连地区的风俗。清李心衡《金川琐记》则记新疆地区患痘者亦往往被弃置山谷：

"夷人终身不出痘，间有一二患此者，辄里娄月糗粮，弃置荒僻岩洞中，父母兄弟曾不一顾，惧缠染也。在故，患痘者十死八九。……"卷二痘症。

此外，如清初章楹《谔崖脞说》也有"建平县西有村堡曰诸葛城。其中居民生儿俱不出痘，痘证行时，外人或携儿避入堡中，辄无恙"。据重论文斋笔录卷一引。又云贵少数民族，对于防止痘疫，则在受孕之后：即禁绝绸缪。清陈鼎滇黔土司婚礼记云：

"苗中婴儿，最忌种痘，痘必死，百无一二生者。其气又易沾染，即壮夫染之，无不痘，痘无不死，常因一儿痘而祸延一乡，竟绝噍类者。其不痘，无如一受孕，即不与男子同处，则他日所产儿决不痘矣。故大家有'室老'之设，专护其事。小户其姑即严护之。其孕也易识，今夕受胎，明晨妇眉间即有一缕红丝，隐隐而现，大家妇每早必参见‘室老’，‘室老’一见，即知曰，‘若有孕矣，毋与男子同处’！立为移置别室，夜必扃钥。‘室老’日夜提防，至七阅月胎成方可解严，盖关系非一人一家故也。”

盖痘为外来之病，又是比较其他传染病更容易传染之病，所以避痘的传说，也较其他的传染病更多。总之，此项避疫法在接种没有发明之前，虽有点不近人情和迷信的成分在内，但在那时却是必需的。

至中国用科学方法的避疫法，大概始于光绪年间亚细亚真性霍乱流行之时。日人中野太郎用中文写成的避疫法大意稿。其说有云：

“避疫要略，别为二种，曰各自避疫法，曰官衙避疫法。又各别为三段：一曰防之未然，二曰救之已然，三曰绝之将来。皆为切要，而其最置重者在第一，何者？防之未然，如果周到，则第二第三可以不用。”

此为仅有五页的小册子，是一种宣传品。它有述及当年汉口患痧疫（即霍乱）之事。虽有说及“痧疫病源为一种幻微生体”因“各人饮食之不良而发生”的话，但还没有说及苍蝇为传染此病的媒介物。惟道光初，汪期莲的瘟疫汇编中有说及蝇蚋是瘟疫的媒介物：

“忆昔年入夏，瘟疫大行，有红头青蝇千百为群，凡入人家，必有患瘟而亡者。”……卷十诸方备用“逐蝇祛疫法”。

据他说，凡用“逐蝇祛疫法”的人家，青蝇远避，即不染瘟病了。在那时有这种观察，确也值得表扬的。至于他的驱蝇法，未必有用。

丁　隔离病院的设置

许多法制的规定，往往是结合实际的，由于人类趋吉辟凶的本能，逐渐成为理智的，终于发展为一种制度，此事可引用晋书王彪之传的话作证：

“永和末（三五六年），多疾疫。旧制：朝臣家有时疾染易三人以上者，身虽无疾，百日不得入宫。至是百官多列家疾，不入。”卷七十六。

当时百日不得入宫的台制，疑与第三世纪时病假不得逾百日的台制有关。见《三国志魏志》卷《九夏侯尚传注》引《魏略》。此制直到赵宋时，事实上仍存在的，所以庆元条法事类卷六十九尚载此项条款。但这种“旧制”，有时却被那班封建头子的忠实走狗所动摇而被取消了。所以接下又说：

“彪之又言：‘疾疫之年，家无不染，若以不复入宫，则直待顿阙，王者宫省空矣’！朝廷从之。”并王彪之传。

这话，大得宋后理学家朱翌之流所拥护。然则庆元条法事类的话，或者尚沿晋时旧制。

不过消极的避疫固可以防止疫区的扩大，但对已传染的病员，如不加以收容医治，那仍不算一种完密的扑灭传染病的办法，这便需要隔离传染病院了。《汉书平帝纪》说：

“元始二年（公元二年），郡国大旱蝗……民疾疫者，舍空邸第，为置医学。”

这是公立时疫医院的滥觞。后来隋辛公义安置州民之病疫者，于厅事而调治之，亦是此类，在第二世纪行军遇疫时，又有野战病院的设置。《后汉书皇甫规传》说：

“延熹四年（一六一年）冬，三公举为中郎将。……明年，规因发其骑，共讨陇右，而道路隔绝，军中大疫，死者十三四，规亲入庵庐，巡视将士，三军咸悦。”卷六十五。

此庵庐据阮元在释汉龙虎铜节铭文“王命命惠赁一‘槢’饮之”说：

吴侃叔云：“槢”，古文庵……盖行军遇疫，故王命赁一庵以栖军之病疫者，而为糜药以饮之也。《说文》：赁，庸也。积古斋名鼎彝款识卷十。

自佛教传入中国后，对于传染病的管理，也起一定的作用。南斋书文惠太子传言“太子与竟陵王子良俱好释氏，立六馆以养穷民。”再检竟陵王传亦有“子良于贫病不能立者，在第北立廨收养给衣及药”的话，但都未言及传染病事。惟唐释道宣续高僧传曾说那连提黎耶舍收男女之患麻风者的“疠人坊”之设：

“又收养疠疾，男女别坊，四时供承，务令周给。”卷二。

据本传说耶舍卒于隋开皇九年（五八九年）八月二十九日，所谓疠人坊，即今日之麻风病院也。道宣高僧传又载释智岩在今之南京地区说法，看护麻风病员，而终于疠所：

“释智岩……后往石头城，疠人坊住；为其说法，吮脓洗濯，无所不为。永徽五年（六五四年）二月二十七日终于疠所。”卷二十五。

再详《唐会要》卷四十九病坊条，引开元五年（七一七年）宋璟奏章，《资治通鉴》卷三百十四，开元二十二年（七三四年）条及胡三省注文，旧唐书武宗纪等记载而言，则自武后以来，疠人坊并属僧徒管理，惟武后时已有遣置领导此类麻风病院的行政官吏，所谓“置使专知”是也。这类病坊，宋元以来，都有设置，在清代末叶，广州地区设有“疯塾”，以聚麻风病员。竟有那些丧失天良的鸨母，骗取“疯塾”中的麻风女来做妓女之事。详见两般秋雨庵随笔卷四麻风女条。

戊 检疫

据说满清未入关之前，满人尚无天花，但当入关后，这不识好歹的痘疫，即向当时的战胜者扑来，那时的战胜者，即迁怒于当地患天花的老百姓，专门有人到处检查，如果发见患天花的人家，即被他们强迫驱逐到四五十里之外，所以清人对于天花非常恐怖，它的措置也非常严峻的，故很快地便设立“查痘章京”一官，来专门检查痘疹。《癸巳存稿》说：

“国初有查痘章京，理旗人痘疹，及内城民人痘疮迁移之政令。久之，事乃定……”卷九查痘章京。

其事当在十七世纪的中叶。存稿又说：

“西洋地气寒，其出洋贸易回国者，官阅其人有痘发，则俟平复而后使之入。盖其气始于南洋，今遍及也。”……同上

今证以嘉庆时谢清高海录的话，是确有其事的：

“凡有海艘回国，及各国船到本国，必先遣人查看，有无出痘疮者，若有则不许入口，须待痘疮平愈，方得进港内。”大相洋国条第四十页。

这是中国最早记录西洋港海检疫制度的文献，其导源似起于到中国学种痘的俄罗斯人。

中国古时已有关津之设，其所检查的，多限于防止间谍及税收。所以自汉以来，虽有“过所”（即通行证一类之物）的规则，但从没有说起检查传染病的规定。自清朝以来，对于妓馆，已被警局抽税了，所谓“花捐”是也。但对于他们

感染花柳病毒的痛苦，却丝毫不管。拟那时有娼门才子作一首妓捐诗，送经抽纳妓女捐税的官吏，内有一联云：

赖有皮毛全国计，暂将涓滴报皇恩！见缪秋孙《秦淮广记》卷一之二

在封建时代的人民，对于统治者的敲剥，也仅能作这样的俏皮的反抗！其实“花捐”是资本主义国家所创始的，中国的封建主，不过效尤而已（那时广州已设花捐局，盖受英葡诸帝国主义影响）。到了宣统初年（一九〇九年）似乎才有建立检查娼妓花柳病制度之议：

羊城报云：东关大沙嘴与大沙头，仅隔一衣带水，去年东兴公司拟在东堤开辟商场，将大沙嘴建筑妓馆，现闻有人条议：仿外国公娼之制，由官圈沙嘴任妓居留，附设检查院，实行梅毒检查法云。《医学卫生报》第七期P23宣统元年闰二月出版。

这种建议，后来有无实行，仍不可考。纵使实行，也不过对妓女多一种剥削，对于制止花柳病的传播，其效力还是很小的，倒不如取缔娼妓来得彻底。像清初所设的查痘章京，完全为统治者自己安全打算。但它的规模是窄小褊狭的，所起防疫的作用，也是很小的。

至宣统二年东北鼠疫的检查，已有陈垣奉天万国鼠疫研究会始末一文，故不赘。

六、预防医学史上的反动思想

甲　由伦理上出发的反传染思想

在封建时代，人民一切利益，都要随统治者个人的需要

而牺牲，这可在中国预防医学史上得一证明。本来趋吉辟凶是人类一种本能的行动，在疫疠横行，死亡枕席的时候，逃避这种传染病，乃是人类一种自然的行为。这行为不论在已未开化的民族中间，是数见不鲜的。即在今日文明人的中间，也是如此。只有在某些伦理观念较深的士大夫阶级中间，反对或否认疫疠有传染这一事实。这种伦理观念，又往往在封建制度完密下而产生。

因为人类智力发展到某一程度后，便发生一种同情心，即伦理学上所说的“良心”。当他们看到同类被歼的时候，这种同情心更容易发生，一般说来在亲属方面尤其如此。到了封建时代这种同情心便更加深了——至少表面上这类的行为。在中国的封建时代，儒墨之流，及宋元的理学家，他们有时教人以牺牲一己为快乐的“心安理得”的心理。这种反动心理，造成在君、臣、父、子、兄、弟、夫、妇间之孝、悌、忠、信、节、义、和、顺的那样巽顺的伦理学，叫人没有选择地忠于他们的统治者，这也是中国儒家向人夸称的纲常名教，当然这其间也含有若干奴隶社会制度中的奴隶心理。

不幸，这类反动的纲常名教，也应用在医学上，除了亲病刲股医疗和亲丧过礼，杖而后行，结果因破伤风，和营养不足而致死亡者外，也竟在预防医学史上造成反动的思想。

由伦理学上良心和封建时代的忠君思想为出发点的否定，或反对疫疠有传染，造成预防医学史上反动思想的诱因，则为有人适在某几种传染病有先天或后天和暂时的免疫性，遂说一切疫疠没有传染，而医家又复加推波助浪，造成一种极端反动的无传染的学说。这里有下述的几个例子：

（1）出于孝悌　中国史书第一次疑心疫疠不会传染的记载，似乎始于第三世纪末叶的庚衮。他侍兄毗病疫，而己并不感病的故事。晋书庚衮传说：

“庚衮字叔鉴，明穆皇后伯父也。……事亲以孝称，咸宁中（公历二七五～二七九年）大疫，二兄俱亡，次兄毗复殆。疠气方炽，父母诸弟皆出次于外，衮独留不去，诸父兄强之，乃曰：‘衮性不畏病’。遂亲自扶侍，昼夜不眠，复抚柩哀临不辍。如此十有余旬，疫势既歇，家人乃反，毗病得瘥，衮亦无恙。父老咸曰，‘异哉此子！守人所不能守，行人所不能行，岁寒然后知松柏之凋’。始疑疫疠之不相染也。”卷八十八

（2）出于忠义，由于第三世纪时人见庚衮侍兄病次无恙的经验。其后遂有不少相同的例子，下面二例出于忠义的。《隋书·辛公义传》说：

“辛公义陇西狄道人也。……从军平陈，以功除岷州刺史，土俗畏病，若一人有疾，即合家避之，父子夫妻，不相看养，孝义遂绝，由是病者多死。公义患之，欲变其俗，因分遣官人巡检部内，凡有疾病皆以床舆来安置听事，暑月疫时，病人或至数百，厅廊皆满，公义亲设一榻，独坐其间，终日连夕，对之理事，所得秩俸，尽用市药，为迎医疗之，躬劝其饮食，于是悉差。方召其亲戚而谕之曰，‘死生由命，不关相着，前汝弃之，所以死耳。今我聚病者坐卧其间，若言相染，哪得不死，病儿复瘥，汝等不复信之！’诸病家子孙惭谢而去。后人有病者争就使君，其爱无亲属，因留养之，始相慈爱，此风遂革，合境之内，呼为慈母。”

按本传言公义以平陈之功，除岷州刺史，创安置病人于

听事者，当为隋开皇八年（五八七年）之事，这很像今之时疫医院。不过公义以死生由命，并以自己不曾被着，来证明疫疠并无传染，规劝岷州的老百姓，居然“此风遂革”，博得“合境之内，呼为慈母”的声誉。我想如果真是这样的话，岷州老百姓因病而丧其亲友以致“呼天抢地”之声，一定高于“呼为慈母”之声的。再看明宋琰不避疫的故事吧。明焦竑《玉堂丛话》云：

“宋琰居乡勇于行义，时疫在作，姑家尤甚，人皆远避，无至门者，公曰，‘若此，噍类尽矣！患难不恤，何以亲为？’遂宿共家，躬治汤药，以全活之。……乡间为之感化。”卷一。

我想庚衮、辛公义、宋琰等人，处身疫疠之乡，而厥身不染，或由于他们有先天的或后天的和暂时的免疫性之故。

不过我们如分析上面几个例子，那都有它们时代的背景的。疫疠之患，人不论文野，都知它有传染性，但何以疫疠不会传染之说，在晋初才开始呢？这我们可以看庚衮入于晋书孝友传，而辛公义入于《隋书忠义传》，便可明白了。

庚叔衮所以侍兄而不避疫，我想他或者是争取孝悌之名，鲁迅分析孔融、嵇康等被当时统治者所杀，是借不孝之名的。他在魏晋风度及麒麟竭与药及酒之关系中说：“魏晋是以孝治天下的。……为什么要以孝治天下呢？因为天位从禅让，即巧取豪夺而来的，若主张以忠治天下，他们的立脚点便不稳，办事便棘手，立论也难了，所以一定要以孝治天下。”这可说明叔衮之流所以看护其兄，效死不去，虽或出于天性，期间也不无争取孝悌之名的。晋宋以来许多名士殷仲堪、李密之流所以学医，其出发点也多出于争取孝名。我别有五朝医学一文，详言其事，这里不再啰嗦了。

但隋之辛公义，他不避疫的背景，便不这样了。我想凡读过晋书的人，晋自八王之乱以来，不论华胡，每一统治者的历史，都是父子推刃、兄弟加兵作为结局，孝友两字已谈不到，于是他们又提倡以忠治天下了。隋书的辛公义入于循吏传，亦即此义，所谓循吏，便是当时统治者的忠实的鹰犬，所以他们在这时便又"移孝作忠"了。至于宋琰，我想恐受庾叔衮及宋元理学影响，有"忠孝两全"的企图。

乙　预防医学思想史上的反动者——程迥

预防医学到了宋代，它也不免受了理学影响，而且在这一时期，前人疫疠无传染的观念，已由偶然的经验演成一种理论了。约在第十二世纪的朱翌，他对于病疫之家至亲绝迹的行动，以为非常不人道的。他说：

"江南病疫之家，往往至亲皆绝迹，不敢问疾，恐相染也。药饵食饮，无人主张，往往不得活，此何理也？死生命也，何畏焉！使可避而免，则世无死者矣。"猗觉寮杂记卷下。

这不能不说朱翌挟了道学家眼光来决定疫病不一定能传染的谬见了。我想他一定也看至过庾衮、辛公义一流人的故事，但他又远引晋室王政之失以为厉阶，所以他又说此事其来已久，引了晋书王彪之传"旧制，朝臣家有时疫，染易三人以上者，身虽无疾，百日不得入宫"的话之后，感叹地说：

"国家且如此，况民间乎？此令一下，至今成风，不仁哉！人臣仁于朝，其可一日不见君，谟谋辅弼这臣，使百日不入见，其为国也，亦疏矣哉！"同上这是封建时代士大夫忠君爱国的思想，而否决了疫疠有传染性的话。但朱翌也仅能从世道人心出发，若把它发展到成为一套疫疠无传染的理论，则有待南宋年间理学家的程迥。

这时以理学发家的沙随程迥，他的《医经正本书》是为了疫疠无传染而做的，可算是中国预防医学史上最具反动思想的一部书。这书丹波元胤《医籍考》卷三十一虽着录，但云已“佚”。今有光绪间钱培名小万卷楼丛书本，陆心源十万卷楼丛书初集本。其初是仁和劳权得江都郑堂影宋抄本，朱绪曾据以传录，寄金山钱宾之培，刻入万卷楼丛书中而重显于世。详见开有益斋读书志卷四。它在宋时以专论伤寒无传染而知名的。陈振孙《书录解题》说：

“《医经正本书》一卷，专论伤寒无传染，以救薄俗骨肉相弃绝之敝。”卷十三。

全书一卷共十四篇，附一篇。虽不是专论伤寒无传染而作，但其中确有半数以上文字阐扬此说。按程迥在淳熙三年（一一七六年）自序《医经正本书》有云：

“至有举世谬误伤风败俗，殒绝人命，而医家俯首和附，莫敢指其非者，如至亲危病，妄言传染，遂相弃绝，古之人无有也，医经不道也，嫂溺不援，比诸豺狼，顾君子之为政化，亦置此事于度外，使天下民日益聋瞽，冤魂塞于冥漠，余窃悼之，此《医经正本书》所由作也。医经者黄帝岐伯之问答，方书之本也。本正则邪说异论不能摇也。”最后，他自述这书宗旨，是为风教之助：

“是书也，脱或达于君子之前，察其稽考之久，见于试用之勤，开喻氓俗，务广传布，庶为风教之助云。”

迥于翌年（一一七七年）六月在松阳偶遇《三因方》的作者陈言出示此书，所以此书有陈言的跋，也无非说此书有益于世道人心的话而已。以上也是《直斋书录》所根据的地方。今考本书论伤寒无传染者，有“辨伤寒温病热病并无传染之理第三”，“辨五运六气感伤名曰时气亦无传染第四”，“辨四时不正之气谓之天行即非第五”，“辨方士着书乃采俚俗洽医经者第十二”，“记仲景事实第十三”，“与内弟襄陵许进之论医书第十四”等六篇。而第三、第四、第五等三篇，尤反复争辨伤寒温病等无传染之说。其论据不外自叙中所述之《素问》仲景等书。总观迥在这几篇文字，所下的结论如下：

（1）以各时触冒寒毒所致，不是猝然传染的。（第三）

（2）主客胜复，郁发，亦随脏气致病，初不能相染。（第四）

（3）疫疠之发皆由气血中感此异气，绝对不是传染。拟有的并不和病人在一处而感疾的，有的与病人同床共舍居然不病的，从这一点也可证明它是不会传染了。此下他并引证了隋辛公义北宋侯可的事作证。（第五）

（4）以方书既有屠苏酒、雄黄圆避疫一类的药物，何以服用过的人依然染疫疠呢？（第十四）按他在这一条中似乎攻击《外台秘要》一类之书。

他这样不惮烦地反复推论疫疠之不会传染，诚可说是“缪用其心”了。再从程迥本人的历史，来分析他这种反动思想的根源：按迥字可久，应天府宁陵人，家于沙隋，学才称沙隋先生。靖康之乱，徒绍兴之余姚，登隆兴元年（一一六三年）进士第，历杨州泰兴尉训。知上饶，进贤县等职，在官颇有政声，与尢袤同受学于严陵喻樗之门。樗字子才号湍石，故学者称为湍石先生。详见《宋史》卷四百三十七本传，黄宗义宋元学案卷二十五龟山学案。我们知道湍石是杨时龟山的门人，而龟山原以立雪程（颢）门知名的。杨时的事，详见《宋史》四百二十八本传，宋元学案二十五龟山学案。则沙隋在学问上亦远有端绪，乃龟山的再传弟子，而明道的曾孙了。

详明道在官视民如子弟，凡有事到官者，必教他们以孝悌忠信，有孤茕残废者，即责他们的亲戚乡党收容；行旅出于其途而患疾病者，都有所疗养。详见《宋史》卷四百二十七本传宋元学案卷十二明道学案上。这样，便不难了解程迥反对伤寒温病有传染说的思想来源了。试更引一例为证。迥说：

“本朝太原侯可，至和中（一〇五四～一〇五五年）调巴州化成县，巴俗尚鬼而废医，惟巫言是用，虽父母之疾，皆弃而弗视。可诲以义理，严其禁戒，或亲至病家，为视医，所活既众，人亦知化。其事见吾家明道先生文集。”《医经正本书》辨四时不正之气谓之天行既非传染第五。按侯可为关学之先，也是知医的，详见宋李元纲厚德录卷二，宋史卷四百五十六，宋元学案卷之六土刘诸儒学案。

这事不能说与程迥反对伤寒温病有传染的思想没有关系的。我们对于亲属染病弃置勿顾，在人情方面固然说不过去，而事实上对传染病做消极的隔离，有时也有困难。然而强调地说疫疠没有传染，因而借用风教之说，使他们的亲属受不必要的牺牲，这不能不说是礼教作祟，其害甚于率兽食人了。

所以我说对程迥《医经正本书》中的话，是代表中国预防医学史上最典型的反动思想！

丙　反传染思想的调停者——朱熹

程迥的疫病无传染说，诚足耸动当时一般士大夫阶级的耳目，也贻祸于当时一群崇拜士大夫阶级的无知人民。后来元人谢庭芳《辨惑论》中，也以避疫为“伤风败俗”之举，详见《说郛》卷七十四引。未始与程迥之说无关。然而疫疠之具有普遍的传染性，又是铁一般的事实，它这样冷酷而无情地打击程迥那一流的惟心论者。所以程迥的《医经正本书》问世不久，理学家之综合学派的创始者朱熹，不得不出来调停其说。他在《漫记疫疾事》一文中有云：

“偶俗相传，疫疾能传染，人有病此者，邻里隔断，绝不通讯问。甚者，虽骨肉至亲，亦或委之而去，伤俗害理，莫此为甚。或者恶其如此，遂着书晓之，谓疫无传染，不须畏避，其意甚善矣。然其实不然，是以闻者莫之信也。予常以为诬之以无染而不必避，不若告之以虽有染而不当避也。盖曰无染不须避者，以利害言也。曰虽染而不当避者，以恩义方也。告之以利害，则彼之不避者，信吾不染之无害，而不知恩义之为重，而不忍避也。一有染焉，则吾说将不见信，而彼之避者，惟恐其不速矣。告之以恩义，则彼之不避者，知恩义之为重，而不忍避也。知恩义之为重，而不忍避，则虽有染者，亦知吾言之无所欺，而信此理之不可违矣。”《新安文献志》卷三十二。

案朱熹字元晦，一字仲晦，徽州婺源人。父松仕闽，宋建炎四年（一一三〇年）生于闽之尤溪，庆元六年（一二〇〇年）卒。以父临殁嘱其受学于胡元仲、刘致中、刘彦冲三人之门。而幼年实已出入于伊川龟山两派的伊洛之学，及后又受其父同门友李侗之门，故能贯穿莲溪横渠康节明道诸家之说，复辅以佛老之书，遂巍然为南宋理学之宗。所以全祖望在晦翁学案下说：“杨文靖公（杨时）四传而得朱子，致广大精微，综罗百代矣!”详见《宋元学案》卷四十八四十九。其事略又见《宋史》卷四百二十九本传。诚非溢美之词。

我们看了朱熹的事略，知他的年齿稍后于程迥，他的学说，与程迥之学，也近出一源，所以在他的文集中，还时可找出他与程可久的书。但他这里说“或者恶其如此，遂著书晓之”，显指沙随和沙随的《医经正本书》。晦翁的话，在表面上看来，很为通达，但因与沙随之学近出一源之故，所以他说了疫疾无染为诬的话之后，终于拖出下面的一条尾巴：

“抑染与不染，系乎人心之邪正，气体之虚实，不可一概论也。吾外大父祝公，少时邻里全家病疫者，人莫敢亲，公为煮粥药，日走其家，遍饮病者而后归。刘宾之官永嘉，时郡中大疫，宾之日遍走视，亲为诊脉，候其寒温，人与药饵，讫事而去，不复盥手，人以为难，后皆无恙。”同上。

这里所说，又是庾衮、辛公义和侯可诸人类型的故事了，晦翁之学，既属综合诸家之言，自然有取中庸之道，而采调停之说的。他所说“染与不染，系乎人心之邪正，气体之虚实”，与程迥立言旨在扶持风教的话，并无两样。他又明知疫有传染，而不设想有何预防的方法，只是仍一味劝他们不离开有病的亲属，他这样硬性规劝病家的亲属不要逃避，与沙随的以疫疾不会传染的诳话，并为吃人的礼教作怪，结果使疫疠蔓延，当然也是相同的。推晦翁所心明立疫疾不染，与亲属当护视病人说，盖以晦翁之学主于“诚”，

“敬”之故。诚则不欺，所以人不说疫疾无染，以诳世惑俗。敬则恭顺，所以不主张亲属有病，自已逃避他往的行为。

总之，不论沙随主张疫无染说与晦翁有条件的主张疫有传染说，不从本身设法消灭传染病，而各从风教之说牺牲他们的亲属，使传染病蔓延开去，在预防医学的原则上而言，程朱二人的思想，都可说同样是反动的。

七、中国免疫学的史迹（上）

甲　免疫学发生的年代

据说“免疫”（Immunity）一词，原出拉丁，含有免除军役之义。中国之用此名，似译取日本。其实中国在十八世纪左右，已有李□□免疫类方一书的名称，所以“免疫”一词，是中国固有的。

近代免疫学，实开始于十八世纪英人琴纳（Jenner 1749~1823 年）所发明的牛痘法。也可说是人工免疫法的开始。它在预防医学史上，是件惊天动地之事。因它的发明，保全无数人类的生命，所以在生命统计学上，有无比的价值。其后法人巴斯德（Pasteur 1822~1895 年）继此而有更大的发明；它不仅用在预防上，而且进而用在治疗上，自那时起，直到今天许多免疫学上方法进步，如自动免疫法、被动免疫法等，其原理无不依据琴纳的种痘法的。

但一件事物之形成，绝不是天上掉下来的，必有它的根源。远在琴纳未发明种痘法之前，据说印度在纪元前已有种痘法，并于十一世纪时，已传入中国，不过这类传说，我至今尚未找到正确的文献，所以也仅能疑以传疑而已。

印度在纪元前已发明种痘法的传说，至今既没有正确文献可资引证，免疫学的最早历史，仍不能一于中国的历史中求之，因中国在第三世纪末，已确有这类免疫学的思想及其方法也。

乙 几种属于接种法的史迹

用人工改变细菌或微子的品种，及利用菌毒，作为服用或注射生体，因而引起免疫作用的叫做万克辛（Vaccin），今天我们最常见的牛痘、伤寒、霍乱、卡介苗、鼠疫、白喉与破伤风等疫苗，就是属于此类，同时，也用作医治的，如疯犬病接种法，白喉血清，及各种万克辛治疗法等，中国在第三世纪以前，医书中已有类似关于后者的记载，此可举如下的几个例子：

（1）狂犬病接种法的前驱，由于巴斯德根据培养病原的生活体使它感染家兔，渐次降低了毒性而制成疫苗之自动免疫法，这一原则的发明，在历史上是可永垂不朽的。但在中国第三世纪以前已有同样的记载，如葛洪《肘后方》说：“疗猘犬咬人方：仍杀所咬犬，取脑敷之，后不得发。”卷七治卒有猘犬，风所咬毒方第五十四。

今之《肘后方》，一般说来，都不能说是葛氏的原书，但此方唐王焘《外台秘要》卷四十引崔氏疗狂犬方及孙思邈《千金要方》卷二十并载之。《千金》作：“治猘犬毒方，取猘犬脑敷上，后不复发”，是根据葛氏方的。葛氏卒于东晋成帝咸康八年（三四二年），是第四世纪时人。他的抱朴子成于东晋建武元年（三一七年），而《肘后方》的序已见于抱朴子，《肘后方》是集第三世纪以前之经验而成，所以也许在第三世纪以前已有这种医方了。至于《外台》所引的崔氏方，即崔知拂的纂要方，知拂是与殷仲堪同时人，而稍后于葛洪。那末我们知道以狂犬脑敷贴创口的方法，至少在第三世纪末叶已经发明，是毫无可疑的。

至于葛氏方所载此方的价值，这里似应稍加说明。据刘永纯先生说，“以疯犬之脑及预防瘈病，巴斯德所用者不外乎此。其毒性已减低，而注射于人之皮下，可无害而有益。中国此法，以大量之瘛毒与创口接近，以常理度之，非特不能阻止瘛病之进行，恐将促成瘛病之早现。但吾之提出此法者，为其似可表现中国古时医家，亦曾揣度瘛犬之脑中含有抗瘛毒物质之故。按瘛畜脑中含有抗瘛物质，已为巴斯德所证明矣”！见刘氏：瘛狗病之史观及其诊治方法的初步检讨。原文载医史杂志一卷二期。我以为中国方书中用狂犬脑以治狂犬所咬的创口方法，或者似在“以毒攻毒”和“以类治之”的原始思想下所产生的。可惜由于自然科学的落后，不能很早把它引到科学的路上去。否则，预防医学史中菌苗接种方面，中国早在秦那巴斯德诸人之前而捷足先登了！

关于防止瘛狗病复发的方法，中国方书中也早有记载，其主要的方法为用蟾蜍和毒蛇二种，以蟾蜍为防止猘犬病之再发，似首见于第四世纪晋“陈延小品方”：

“若重发者，疗之方：生食蟾蜍脍绝良，亦可烧炙之，不必令其人知。补得啮，便为此，则不发。”外台卷四十狂犬咬人方。

据方后注文，知《肘后备急》，《千金》，《随身备急方》等书，并载之，《千金方》本于北周姚僧坦集验方。法用蟾蜍剥皮作脍吞服，而新效方更加班毛（斑猫）了。说见“朝鲜医方类聚”卷一百六十八兽伤门，及明宣德八年，朝鲜俞老通，庐重礼，朴允德等撰“乡药集成方”卷四十九虫兽伤门。今按蟾蜍即虾蟆，刘宋沈约宋书张畅传载：张收被猘犬所伤，医劝食生虾蟆脍治之。大概此法在晋宋时已流行了。

与此同一意义的，那是用蛇脯防止猘犬病之再发。引方亦见《千金方》：

“治狂犬啮人方：蛇脯一枚，炙，去头；案外台作去头炙。捣末，服五分匕。日三。”外台作日二，千金卷二十五，外台卷四十。这是用蛇脯炙制内服之法，据《朝鲜乡药集成方》引千金此方下注云：“一方：烧令燋末纳疮孔中。”这种由以毒攻毒思想出发的医方，对于防止猘犬病的复发，在学理上的价值，据刘永纯先生说，它大约是根据虫蛇之毒与瘈毒同原而来的。刘先生于指出它的错误外，又此证了法国学者卡默特 Calmette 及费沙利 Phisali 二人的试验，证明二者确有关系，据说卡氏实验为交叉性的，以狂犬疫苗接种犬类，或兔类使之免疫，完成了免疫后，取出血清在玻璃管中与蛇毒混合，可以看出中和作用，如把狂犬毒的血清先注射动物体内之后，再注射蛇毒，便可阻止中毒现象的发生。卡氏双证明对蛇毒免疫之兔，若于眼前室中接种瘈毒，而兔不病，一似对瘈毒已经有了免毒的样子。

至于用虾蟆脍来防止瘈毒的再发，也有科学上解释。刘先生又引用费氏之说，以红色虾蟆皮肤分泌液，或单用致死量以下之蛇毒，注射兔静脉中，经若干时后，对于瘈毒可以免疫，但它的免疫时间，也仅有二个多月，过此便没有抗瘈力了。

费氏又用蛇毒和瘈毒混合后，瘈毒之致病性为蛇毒消灭，但抗原性不灭，故可做狂犬病疫苗之用。所加蛇毒分量应在动物致死量之下，因此，可发生蛇毒免疫作用。而抗原性不减，所以可做狂犬病疫苗之用。

我们看了卡费二氏之说，中国方书用蟾蜍和蛇脯来做防止瘈病之再发，虽有合于科学上原理，但不应忘记：在使用的方法上，大有出入。例如：用蛇脯而须炙焦，用虾蟆而竟活剥生吞，分量上也没有合法的规定，那末纵用这两种具有科学原理的防治瘈毒的药物，在临床使用时，能够获效和能免流弊否？仍有问题的。

作成此两方面思想的出发点，我以为除了“以毒攻毒”的原则之外，尚有杂糅生克厌胜的思想在内。治猘犬伤何以用蟾蜍？或因淮南子精神训及说林训，论衡顺鼓篇，及史记龟策传等书，并言月中兔、和蟾蜍二物的消长，而俗又有天狗吃月传说之故。按《太平御览》卷四月蚀条引抱朴子云：“黄帝医经有虾蟆图，言：月始生二日，虾蟆始生。”这样我们可了解虾蟆是克服天狗吃掉月亮的东西，那么用它来治猘毒，是含有制胜作用的意义的。至于用蛇脯治猘毒之又一原因，为蛇属木，而犬属土，木能克土，故用蛇脯以治狂犬之毒。总之，蟾蜍和蛇脯治猘犬伤的原始意义，有一部分或与用虎骨治狗咬伤的相制原则下所产生的。

因此，从它产生治疯狗病的原始意义而言，它在历史上不能有过高的评价。但在经验而言，它往往成为科学家发明事物的楔子，所以它在科学上仍有一定的地位。

（2）斑疹伤寒一类接种法的前驱　伤寒和斑疹伤寒的接种法：还是最近三四十年中才发生的事情。在中国则第三世纪年代，已有这类方法的出现了。《巢氏病源》云：

“江南有射工毒蛊，一名短狐，一名蜮，常在山涧水内。……大都此病多令人寒热，欠伸，张口，闭眼。此虫冬月蛰其土内，人有识之者，取带之溪边行亦佳。若得此病毒，仍以为屑渐服之，夏月在水中者，则不可用。”卷二十五射工候。

巢源诸书又把它分做射工、沙虱、溪毒，实则一病而强把证候巧立名目而已，据友人王玉润先生说，从一种名为沙虫的小蛛传染的，名为“丛林斑疹伤寒”。因巢源所述传染此病的证象，完全符合恙虫病斑疹伤寒的。今详巢源此论与《外台》卷四十射工毒方引《肘后方》相同。那末，此法在第三世纪以前已发明了。它虽然是治疗而不是预防，但从服用的方法而言，它和万克辛的操作原理相同，它的治法意义也与免疫万克辛治方相似，所以在免疫学上而言，它是可以卓然占一地位的。但迄未有人表而出之！

我们看了以上二个例子，它的原来的思想虽依然用“以毒攻毒”，或“同类治之”的原则下所产生。损伤方法亦远不及今天那样周密，例如用猘犬之脑，仍猘犬之创，和刮取有蛰藏着射工之土等，都难免因增加毒害，及杂有其他细菌而引起重大祸患的危险。但这都只能说它方法上未臻妥善，在原则方面，与今天的免疫学，并没有什么差异的地方。

21. 中国预防医学思想史（五）

九、中国免疫学的史迹（下）

甲　人痘接种法

（一）天花传入中国的年代问题

要述种痘的历史，应先了解天花传入的年代。详天花发源于印度诸地，《肘后方》说此病乃建武帝中于南阳击虏所得，“仍呼为虏疮”。《肘后方》云：

“比岁有病天行发斑疮，头面及身，须臾周匝，状如火疮，皆戴白浆，随决随生。……

疗得瘥后，疮瘢紫黯，弥岁方灭；此恶毒之气也。世人云，‘以建武中，于南阳击虏所得，仍呼为虏疮’。”……《外台秘要》卷三天行发斑方。

又《外台》载言仲陶氏有云，永徽四年，此疮从西域东流于海内。……同上。

按此两段文字，今通行本《肘后备急方》缀为一方。而建武永徽二个年号，并有问题；十多年前我已疑永徽乃元徽之误。它是刘宋废帝年号，元徽四年即公元四七六年。而建武年号有六：一、东汉光武年号（公元二五年），二、西晋惠帝年号（三〇四年），三、东晋元帝年号（三一七年），

四、后赵石虎年号（三三五年），五、西燕慕容忠年号（三八六年），六、南齐明帝年号（四九四～四九七年），我们很难断定哪一朝的建武，自明万全倡痘乃马援征交趾带归，更附全为南阳击虏所得，遂定天花在第一世纪初已入中国，不知秦汉的南阳，即河南的南阳县，与交趾（越南）相去悬绝；且南阳为光武帝乡，《后汉书》亦无遗马援用兵南阳之事。惠帝的建武称号，仅五月即改元元康，元帝建武，也仅有一年改元大兴；至赵石慕容两朝的建武，并属僭窃，葛洪、陶弘景身在南朝，必不屑提。剩下只有明帝的建武了。考萧齐用兵南阳，南齐书明帝本纪不载，惟魏虏传略载房伯玉守南阳抗拒拓拔南侵事。按魏书高祖马称："太和十九年（四九五年）五月己巳，城阳王鸾赭失利，降为襄王。"太和十九年，即建武二年也。赭阳为堵阳别名，属南阳郡，今河南之方城，古称裕州。据魏书卢渊传中的话，知当时魏主拓拔宏略赭阳，目的在于南阳："诏渊进取南阳，渊以兵少粮乏，表求先攻赭阳以近茱仓（今河南叶县）故也。高祖（拓拔宏）许焉，乃攻赭阳。萧鸾遗将垣历生来救，渊素无将略，这贼（指萧齐）所败"。阳城王鸾传，李佐传并有此类记载。按南齐书明帝本纪载：建武三年诏称："去年索寇边，将士有临阵及疾病死亡，"即播此年击虏之事。由于北魏这次攻略南阳的失败，在太和二十一年（四九七年）六月，魏主集了二十万兵，以备南侵。九月攻赭阳，和南阳并不克。次年（四九八年）正月赭阳失守，二月南阳也终于沦陷。然天花在四九五年拓拔氏第一次侵略赭阳时，已在浙东嵊县地区发见了（见后）。

然即定葛氏《肘后方》的建武，属于萧齐明帝的年号，那末葛氏卒于东晋咸康八年（三四二年），何能预见一百五十年后的建武时天花的流行？盖葛氏之书，隋后已有亡缺，虽王焘纂《外台秘要》时，已不见其原帙；即弘景补阙肘后百一方，王氏似亦未睹其全书，所以《外台》此处仅从文仲随身备急方转引陶氏之文。今通行本《肘后备急方》有元段成已引陶氏说："用着百一方疏于备急之后"，可证也。陶书成于齐永元二年（五〇〇年），上距元徽四年适为十九年。若建武四年，则相距仅有四年，近在眉睫之事，故有"比岁"之说。

自元徽四年天花由西域传入中国后，时有散发性的流行。盖自刘宋末年，鲜卑族的拓拔氏，奄有中原，南临江汉，与刘宋争夺于淮泗之间。因此，天花即乘战争的机会，经鲜卑人传播江东地区，故弘景百一方有"永（元）徽四年此疮从西域东流于海内"的话。但除此而外，我尚未找到有关当时天花流行的文献。惟元徽四年后之十九年，即公元四九五年浙东地区确有天花以见了。《南齐书·孝友传》云：

建武二年（四九五年），剡县（嵊县）有小儿八岁，与母俱得赤班病。卷五十五剡县小儿传。又南史卷七十五隐逸传上同。所谓"赤班病"，既百一方中所说的状如火疮的"赤斑疮"。据《医心方》康赖的按语说：在日本天平九年（中国唐开元二十五年，公元七百三十七年）六月廿六日，下诸国官符（政府的通告）中，也以天花名"赤斑疮"。医心方十四治伤寒豌豆疮方第五十七。俱可说明"赤斑病"是天花的最初名称。这可证明弘景引世人传说建武中击虏所得"虏疮"之直接史料，也是中国史书上记录天花最早的文献，为过去研究天花史的学者所没有注意到的。于此又可证明建武二年五月，萧齐因抵抗北魏侵略南阳的那次战役中，战士带归的天花，已在嵊县发见，事类基督教与回教之战，后来军队把天花传到欧洲相同。我疑萧鸾在建武三年的诏语中追叙建武二年“将士临阵及疾病死亡”的疾病中，已有患天花的将士了。

那时北方天花流行的情形，虽不能详，但观卒于武平三年（五七二年）按北史作卒于天统末年，今据北齐书。的北齐崔赡，因患天花而得遗留症（麻皮）的记载，也可约略得其仿佛。《北史·崔赡传》云：

“崔赡字彦通，洁白善容止，神采嶷然。……赡经热病，面多瘢痕。”

这种遗留症——“麻皮”，明叶子奇草木子亦称“天黥”，又见明人木增云薖淡墨卷二。盖寓有天刑之意。时人以其罕见，故犹以赡之麻面为奇，史家遂秉笔特书。因此，我想当时天花在北方尚未流行也。

万全造马援征交趾带归天花的谎话，看了以上的史迹已可充分证明它的不可靠。宋人如庞安时、朱肱诸人伤寒书中，也有研究天花传入的历史问题，虽没有天花是马援征交趾带归之说，但说魏晋时已有天花。故南宋人“疹豆论”所说，即概括庞朱诸人的话：近世医流议者云：“豆疮始于魏晋，脚气肇于晋末。”宋刘昉幼幼新书卷十八疮疹论条一引。

又云：“余历究诸古今方，自魏晋以前，疮疹之说，经方不载，惟扁鹊有油剂，仲景有数方，悉已备录。昔宋之秦承祖，晋中书令王珉，各有一方，亦见于后。”同上

“疹豆论”又载张仲景论，以地黄汁点初生儿口，可至壮年不患疮疹之方。而《幼幼新书》卷十八，并有秦承祖、

王珉二家之言，盖即“疹豆论”之引文。承祖方用蝉蜕治疮疹，不能决其为天花。王珉伤寒身验方用桦皮治伤寒时气热毒疮，似乎晋时确有痘疮了，但伤寒身验方唐后已佚；“疹豆论”是据唐人陈藏器《本草拾遗》的。宋嘉祐补注本草掌禹锡引陈藏器云：

“晋中书令王珉伤寒身验方中，作樌字。浓煮汁冷饮，主伤寒时行热毒疮，特良。今之豌豆疮也。”大观本草卷十四桦木皮条引。

按“今之豌豆疮也”六字，非藏器之按语，即禹锡的缀方，因从文气上看来，可断定绝对不是王珉的原文。时行热毒疮，不能即决定为天花的原始名称，而“疹豆论”误主阑入正文，宋郭雍《伤寒补亡论》卷二十，亦载禹锡本草引王珉此方，而信东晋时已有此病，并属有意曲解的。至扁鹊油剂，和张仲景的用地黄汁点初生儿口，以免疮疹，不用说都是后人伪托的以上所说，并不能作为中国在魏晋时已有天花之证。

因此，隋唐方书，除陶氏“百一方”、《巢氏病源》外，仅有《千金方》，《延年秘录》外台卷三引。“新录方”医心方卷十四引。“敦煌所藏唐人药方”以兔皮疗豌豆疮方等，确有论治今之天花。他如古今录验水解散，外台卷三引。葛氏方治时行疱疮方，救急单验方并医心方卷十四引。等书，治疱疮方都不能肯定是天花。就说是天花也都是隋唐时的方书（葛氏方非原书，说已见前）。故宋人说魏晋时已有天花之证，是不能成立的。

（二）鼻苗未发明以前的天花接种法

宋元以后，天花日见猖狂。元明以来，几乎每人都难免此病。到十六世纪中叶，才有鼻苗的发明。在此以前，虽有不少的稀痘方，但都没有科学上的价值，大概此病初入中国，因当时交通关系和人类原始的避疫本能，所以流传未广，在第六世纪时崔赡所患的麻皮，世人犹以为怪，到了唐代痘瘢已属于美容方面的大敌了。五代朱梁时陈黯患痘新愈，余瘢未灭，已被以痘瘢做嘲笑资料。后周慕容彦超因体黑面麻，又尝冒姓阎氏，因有阎昆仑之诨名。陈与慕容，并因患天花遗留下来的黑麻子。足见五代时，大江以北天花已渐流行；宋后此病益见猖獗，所以应时而起的除《太平圣惠方》已有专论痘疹之篇外，有钱乙、董汲之徒，著书立说，专立一书，以究此病。惟预防天花的所谓稀痘方，却仍少著录，元明以后，此法便渐渐多起来了，现在尚见流行的有阴有澜的稀痘方，郭子章博集稀痘方，吴建钮异传稀痘经验良方等，都是十六世纪以后的方书，而实际上却很少有效的。我也先后收集了有关预防天花方面的文献不下百数十种，但内容多凭理想，或竟混入许多迷信，如明郭晟家塾事亲所载除夕小儿滚猪窝的疏痘法那样荒唐的例子。

但其中竟有几乎近于接种原则的牛痘法，如明初谈伦试验方用白水牛虱的免痘法。此方李时珍《本草纲目》卷四十牛虱引“谈野翁方”云：

“用白水牛虱一岁一枚，和粉作饼与儿空腹服之，取下恶粪，终身可免痘疮之患。”

按伦字本彝，号野翁，上海人。明天顺丁丑（一四五七年）年黎淳榜三甲第五名进士，官至总督易州山厂工部侍部。黄虞稷《千顷堂书目》有谈论《医家便览》一卷。可知此方在十五世纪中叶已行于世了。据郭子章稀痘方卷上亦载此方，却用牛虱烧灰存性，和粥饭一切饮食与儿食之，以治痘疮。并载它的本事。明冯时可《众妙仙方》卷一稀痘门，又转录郭氏之书。关于以牛虱防痘，即与谈伦同时的高仲武，在他的《痘疹管见》中，也有怀疑。大概此方于预防痘疹，必有偶然奏效之故。但其先决条件，必须此牛适在患痘，和取用的牛虱，适从叮在牛痘上取下研服，才有作用，如烧灰而服，那就无效了。中国的牛有无染过天花，曾寻了许多兽医的文献，竟找不到有此病例。后来我从南宋时叶真《坦齐笔衡》有牛患痘疹之事：

"东坡在黄即坡之下，种稻，为田五十亩，自牧一牛。一日牛忽病，几死，呼牛医疗之，云不证状。王夫人多智，多经涉，语坡曰，'此牛发豆斑。疗法当以青蒿作粥啖之'。如言而效。"……说郛卷十八引。

大概牛患痘疹，在中国是比较少见，所以虽属牛医，亦有不识者。那么如以无痘的牛虱防痘，可肯定它毫无作用的。不过我们不能因此便说它过去没有服用牛虱防痘，得免天花之事。按宋洪迈夷坚乙志卷五又有鱼病豆疮事，未知有无其事。

由于偶然有效的例子，虽人用牛虱预防天花确实有效的这回事，但因没有科学观察与研究终不能发展到像琴纳发明种痘的那一阶段。这可证明凡发明一件事物，必须有它一定的条件。

（三）第八世纪和第十一世纪初已有种痘术之谜

中国的痘疹从西域传入，而种痘法据说是从印度传入的。印度的种痘法，史家又多说它在纪元前已发明了，以我的管见，这些话都绝对不可相信。因为印度许多医学，在纪元前后，已有传入中国，不应避免威胁人类最大的种痘法，到了第十六世纪中国才有正确的记载。自来讨论中国究在何时才有种痘法，其说有三，一为十一世纪初叶时，峨眉山的神人传播世间的，清朱纯嘏在《痘疹定论》中说：

宋仁宗时丞相王旦，生子俱苦于痘，后生了素，招集诸医，探问方药；时有四川人请见，陈说："峨眉山有神医能种痘，百不失一。……凡峨眉山之东西南北，无不求其种痘，若神明保护，人皆称为神医，所种之痘称为神痘。若丞相必欲与公郎种痘，某当往峨眉敦请，亦不难矣！"不逾月，神医到京，见王素摩其顶曰，"此子可种！"即于次日种痘，至七日发热，后十二日，正痘已结痂矣。由是王旦嘉极而厚谢焉。……卷二种痘论。

此一说也，为《医宗金鉴》以下诸书所据。所谓"神痘"二字名称，即源于此。第二为光绪十年（一八八四年）董玉山《牛痘新书》竟说此法自唐开元间（七一三～七四一年）已传入：

"考上世无种痘，诸经自唐开元间，江南赵氏，始传鼻苗种痘之法。……"种痘源流。

此又一说也。惟一般人多信《金鉴》之说，而于董氏之言竟无提及。实则二说俱不可信，董说可不论，朱纯嘏说峨眉山神医为王旦子素种痘，稍具免疫学常识的人，即无法相信。因初时仅知用痘衣痘浆，并不用痘苗。汴京（开封）离四川的峨眉山有数千里之遥，往返需时，即用痘苗接种，当时也并没有保持痘苗到一个月以上的方法。试问那位峨眉山的神医，如何保持一个月时间的有效苗种？既然说是从北宋第十世纪已有种痘术，为何到十六世纪以前没有人提过种痘术？这都是很显然的破绽。不过从康熙以前，似乎还没有此说。而造此异说的，究是何人？这过去治医史的人也从未探究它；据章次公先生说，造此异说的，盖一明季的遗民医——胡璞。同治重修湖州府志说：

国朝胡美中名璞，以字行，崇祯后（公元一六四四～）弃家而精于医。……时无种痘法，托名峨眉山人创为之，后遂传播。康熙壬辰（五十一年，公元一七一二年）后，不知何往，雍正初（一七二三～）有于金陵见之者。卷八十人物志。这里除了说胡璞活动的时间有可疑者外，还带有乡曲之见。说胡璞因亡国后而弃家习医，至少他已是三十岁左右之人，故有故国山河之痛，到了雍正初，已是一百四五十岁之人。而把种痘的发明权归于他，不知十六世纪中叶已有此术了。但宋真宗时峨眉山人发明种痘术的谣言，当是胡氏所编造散布的。自有此异说后，康雍以来，各地且有种痘仙师之庙，如清初时顾震涛吴门表隐记说，苏州石盘巷中有种痘仙师，庙神为宋峨眉山人，像如纯阳祖师的记载了。

（四）十六世纪中国始有种痘术

如上文所说，朱纯嘏等谓种痘始于宋真宗时峨眉山人固不可靠，而董玉山说唐开元时已有种痘术，更属凿空之谈。但究在何时始有此术？当以长三说明隆庆间最为可靠。据我所知的文献，中国之有种痘术，至十六世纪才有正确的记录。清俞茂鲲（天池）《痘科金镜赋集解说》，种花始于明隆庆年间，即十六世纪的中叶：

“……又闻种痘法起于明朝隆庆年间，宁国府太平县，姓氏失考。得之异人，丹传之家，由引蔓延天下，至今种花者，宁国人居多。……”卷二种痘说。

按俞氏此书成于雍正五年（一七二七年），书中绝无种痘始于宋时峨眉山人之说。然俞虽清初人，其说或仍有影响之谈。请更直接证明人之说，按明周晖《琐事剩录》云：

“陈平事生一子，颇钟爱。……其受用过分，未几种豆夭。”卷三小儿受用过分条第二十八页。

所说“种豆”，即清初王百家天花仁术序中的“种豆”。当是最初“种痘”的名称，因痘字是后来的字，最初称为豌豆疮，唐人径称为“豆”，宋后才加疒为痘了。所以乘录的“种豆”，即是“种痘”之本名。按同晖字吉甫明万历年间秀才，上元人。著有《金陵琐事》正续二续共三集，并作于万历三十八年（一六一〇年），《琐事剩录》六卷，则用于天启间（一六二一～）。按《千顷堂书目》卷六载有周氏金陵霘事四集。（剩录六卷）周星轺文瑞搂书目卷五天启朝小说项下载周氏《琐事剩录》四卷，我所见的是仅存第三卷残本。十年前假自书肆，以此卷多载反天主教事，故书估居奇未买，匆匆录若干条。后闻此残本卖给越南河内图书馆了。但所记陈平事的爱子因“种豆夭”，当是万历间事。此外，明程从周程氏医案载“一儿布痘，痂中生蛆”一案，亦万历中已有种痘之文献。更证以明郑仲夔冷赏种疹的记录，则俞茂鲲说种痘起于明隆庆年间的话，是可靠的。此外，据有人说，明万历间有《医学疑问》，已详载种痘之法，见大公热“中国的世界第一”，第八八条周有尚“种痘”。惜未见其书。

试更引几条旁证的记录为证。张琰在乾隆六年（一七四一年）自序《种痘新书》云：

“余祖承聂久吾先生之教，种痘箕裘，已经数代。”

但我所见的聂氏之书，为仅有痘疹慈航二卷，痘门方旨八卷，《活幼心法》八卷本（道光八年台湾总督府重刊本），内容大略相同，是系增改心法一书而成。惟慈航或近聂氏原书，但都无种痘之说。按同治宁化县志卷三名宦志，尚有聂氏医学，医案痘科诸书，但不载慈航方旨二书。日本内阁汉籍目录尚有聂氏《奇效医述》一卷。检同治新淦县志、宣化县志亦并无聂氏种痘的行谊。其痘疹慈航卷下或问所说，是反对豫解痘毒的，说他提倡种痘，恰居相反地位，原张氏之意，盖指其祖承聂氏治痘之学而已。此外黄右家自叙天花仁术中说：在康熙二十年（一六八一年）到甬上种痘的浦阳人传商霖，他的曾祖思川、祖岐山，始以种痘术闻远近的话。以三十年为一世，则傅商霖的曾祖，当亦是隆万间人，而张琰之远祖亦万历间人。此也可做十六世纪中叶已有种痘术的一种旁证。

附：种疹法

郑仲夔冷赏有记种疹之事：

吉州永宁人种疹，初不服药。当其种时，则群于土神庙，日向神祈请，其疹自愈。或痕重者，取香灰调服之，亦烟次就安。卷三种疹条。

中医书上所谓疹，多指麻疹，即瘄子是。但亦有斑疹连类而言的，如董汲疹论即其例。则广义有时或亦与痘疹连类言而，对于冷赏所言之种疹，方法未明，只有述及迷信方面的仪式，与下文所引董含三冈识略所载种痘说相似。按明末张自烈正字通午集疒部痘字云："又俗呼痘疮曰疹"。则明人固以疹为痘的俗称，盖痘之初发，似疹也。且群冷赏"有痕重者"的话，则所谓种疹，亦即种痘之异称，因疹子一般愈后是无余痕的。至西洋麻疹的接种法，到十九世纪，才由日人传到中国（说见后）。

（五）人痘的接种法

在琴纳未发明牛痘之前，人痘接种法，可说具有科学价值之最早的免疫法。所以有人说琴纳发明牛痘，是与人痘接种法有关系的。

然而所谓人痘接种法者，是包括《医宗金鉴》各种痘法，有以下几种：（一）痘浆法：是浆痘料之净浆，以棉花蘸染即塞入鼻孔。（二）旱苗法：是以痘痂研细用银管吹入鼻内的。（三）痘衣法：是以出痘小儿的内衣，衣于欲种痘的小儿，使其感染。（四）水苗法：是以痘痂调湿，先蘸棉花纳入鼻孔。但从历史发展阶段来看，这四种种痘法，其次为痘浆，其次为旱苗，而水苗最后。这与《金鉴》谓古法独用水苗与近世始用旱苗的先后不同。盖《金鉴》以法之驯暴为前后也，请试言之。

凡事物必先从简易入手，种痘法亦必以痘衣之种痘法为先。据《三冈识略》说：安庆张氏，传种痘法，云已三世。其法先收稀痘浆贮小瓷瓶，遇欲种者，录小儿生辰，焚香置几上，随取黄豆一粒，敷以药，按方位埋土中，取所贮浆染衣衣小儿，黄豆三日萌芽，小儿头痛发热；五日豆长，儿痘亦发；十日而萎，儿病随愈。自信必验。……卷二种痘条。

据董氏《三冈识略》自叙云"凡五年为一卷"，上文出第二卷，卷下有注云"己丑至癸巳"。即清顺治六年至十年（一六四九～一六五三年）。此所记必在一六五三年以前，上距明亡、恰好十年。这是清初人记录种痘最早的文献。其痘衣法，也与《金鉴》以下诸书不同。它把所种的黄豆的生发萎谢为种痘全程的标准，自是原始时代的一种象征的迷信，也可说明种痘二字来源的背景。同时证明那时还没有痘浆及水、旱诸苗的种法，所以董氏文中绝未提及，否则董氏必有补充的文字说明之。

其次为浆苗阶段。按《正字通》午集疒部痘字下云：

“痘疮，方书胎毒也。有终身不出者。种痘法：凡痘汁纳鼻，呼吸即出。”

此指用痘浆种痘法，盖当时虽已有朱纯嘏痘疹定论，而所种者，必流行痘浆种法。张璐之种痘说，亦先举痘浆，次言“旱苗”，而后及痘衣。则以功效不先后。所谓神痘法者，系指其法始于峨眉山神人，及天姥或乩仙，三白真人等所传（见定论、金鉴及种痘指掌等书）。因当时多行其法，故为字书所录。再取康熙十一年陶耀弋阳县志所载黄旻曙徐成吉二人种痘法为证：

“黄旻曙五十三都人，徐成吉五十五都人，得十全神痘法：以棉絮取痘浆之佳者，入鼻内，及愈；有瘢如真，往往灵验。远近皆闻风焉。”卷十。

由旱苗而水苗，这是种痘法进步之一过程。自《医宗金鉴》提倡用水苗后，浆苗之法几废，所谓苗者并非痘浆，而是痘靥，此点已有明确规定。郑望颐种痘方：“夫痘者，取他儿之痘痂也，必要用种出之痘，发下之痂，谓之‘种苗’。……若自出天花之痂谓之时苗。”朝鲜丁若镛与犹堂全书第七集卷六麻科会通引。《金鉴》亦有“苗者痘之痂也”，即郑氏所说的时苗也。《本草纲目拾遗》，于苗花亦有区分：“夫痘靥曰苗，痘发曰花。”卷二藏香条所谓痘靥，即痘痂也。用痘痂为种，在方法上已大为进步，而水苗较旱苗更为进步。它的收藏方法，也很严密，有近于今天牛痘苗的装置，更不是痘衣和痘浆之近于原始阶段了，至旱苗制法，《痘疹定论》已有说明：

"其法以光圆红润四字俱全痘痂研末，纳于男左女右之鼻孔中，一岁之儿女，可用此痂三十粒于净磁钟内，以柳木作杵，研此痂为细末。……"卷二种痘论。

此为旱苗法较早的文献。至水苗则朱氏未有提及，盖其时尚未发明。惟郑氏种痘方，金鉴等书载之，即将痘痂落下后，用纸包好（案：曾鼎《痘疹会通》卷四"用乌金纸包"），记明何日收得，收贮新瓶内，紧护其口。用时以清水研如糨糊，用新弹棉花所调痘屑，捏一小团如枣核大，塞入鼻孔，即得。《医宗金鉴》的"种痘心法要旨"亦多取朱氏之书，但说种一次痘要用痘痂三十粒，不免多得可怪了，金鉴改为一岁儿用痘痂二十饮粒，三四岁者用三十饮粒，尚嫌过多。惟郑望颐种痘方用三四粒，似较近情。种痘方云：

"至于下手种法，尤须详慎，凡种一儿用痘痂三四粒，两儿则六七粒。……"与犹堂全书第七集第六卷引。种痘指掌，谓下药丹数，与人年相配，自一岁三粒，至十八岁十二粒而止的规定，严格说来，一儿用痘痂到三四颗，仍嫌过多，然郑氏方及指掌已较《痘疹定论》及金鉴所规定的合理了。朱奕梁种痘心法，则下苗轻重，视当时痘痂情况而定，他说："厚大之痂，两三颗足种一孩，薄小者二三十颗不嫌多也，大抵孩长而实宜加重，孩幼而虚宜减轻。"用苗轻生似亦较硬性规定多少粒一孩，粗伸缩性。在那时用苗多少，我们诚不忍用今天的学理去评衡它。此外郑望颐对痘师说痘痂之外，尚须加药为引的欺人勾当，亦给以无情的揭露。

（六）痘苗的改进

种痘的好坏，多系乎痘苗的好坏，此点《痘疹定论》，俞茂鲲种痘说、种痘法（并见痘科金镜赋集解卷二）以下诸书已屡言之。但对如何使所种的痘苗毒性减低，这是定论金鉴等书所未注意，也可推测到二书所说，近于原始的。我以为使痘苗毒性减轻的改良方法，其最早的文献以首见郑望颐的种痘方。他是极端主张用“种苗”，而“时苗”则须有条件才可使用：

“至于种法，全在乎好苗。……若自出天花之痂，谓之‘时苗’，此苗之中，有时行之气若不辨而用之，名虽为种实与传染他儿天行时痘之气无异。此时之不可用也。……”与犹堂全集第七集卷六《麻科会通》引。

望颐这些话，诚是十分精辟，他接下又说，如要用此等“时苗”，亦必须有以下条件：

“不知‘时苗’之性，即选上好者，亦必要种过四五儿俱各顺当者，其苗性始和平，方能与‘种苗’相等。”同上。

因此，郑氏对于保持种苗之不断，主张采用如下方法：

“欲觅此等‘种苗’，先访有人家正在种痘际，向彼明言其故，恳求四五粒即可源源而种。或平日于同道种师内，相与一二位志诚老实者议明此互借，则苗亦可不断。”

这确是鼻苗种法之一大进步。因此他更同意某些种师采用如下方法。所以接下又说：

“亦有胆大种师，于五六月中，觅贫家壮实之儿，种之；不惟不索酬谢，反肯津贴银钱，次递传种三四个儿，延至七月，则苗亦可以不断矣！”同上。

那时保持苗种不断的方法，与牛痘初传中国时邱熺之流用果饵之钱，酬谢贫家痘儿，使痘苗不断的情形是完全相同的。可惜郑望颐不知何许人？但书中有引费启泰《救偏琐言》，及据丁若镛麻科会通中列郑氏书于《医宗金鉴》之前，则他可能是康雍时人。

约与郑望同时的俞茂鲲，亦主张用熟苗，而且说苗种递传愈久愈好。据说隆庆间太平府的痘苗，清初为溧阳人所窃传，故极口推奖太平痘苗：

“至近种花者宁国人为多。近日溧阳人窃而为之者亦不少。当日异传之家，至今尚留苗种，必须二三金方得一丹枝苗。买苗后，医家因以获利，时当冬夏，种痘者，即以亲生族党姻戚之子传种留种，谓之‘养苗’。设如苗绝，又必至太平再买。所以相传并无种花失事者。……”种痘说。

俞氏并严厉指斥那些痘师昧去良心，把天行痘痂做苗（败苗）的危险！又据种痘法所说，知其亦用“水苗”，大概俞氏与郑望颐是同一学统的。

由于当时已有“时苗”“种苗”之别，嘉庆以前，在浙中已分出两派种师，即一派用“时苗”，一派用“种苗”——熟苗。朱奕梁种痘心法，在审时熟苗中说：

种痘之派有二：其一为湖州派，其法选时痘之顺者，取其痂以为苗，是名“时苗”，种出之痘，稀密不常，时或有失。起于秋分之后，停止于小满前。盖图利之所为，非仁人之用心也。其一为松江派，其法专用种痘之痂，以为苗，是名“熟苗”。种出之痘，稀密视乎胎毒之轻重，轻者，不过数颗，而毒已尽；即重者，亦不过二三百颗，从无通浆合眼诸苦；虽酷暑严寒，并无妨碍。良由其苗传种愈久，则药力之提拔愈清，人工之选练愈熟，火毒汰尽，精气独存，所以万全而无患也，若“时苗”能连种七次，精加选炼，即为“熟苗”，不可不知。

如朱氏之说，则松江派之种师，属于郑望颐俞茂鲲的学统。此等选用熟苗做种，其原理与今之“卡介苗”相近，盖接种愈久，则毒性愈减，牛痘发明人琴纳之用牛痘接种人身，除了苗原及接种的方法不同外，它的原理与此完全相同，这是中国免疫学历史中值得特别提出表扬的！至湖州派乃宗法《医宗金鉴》的，由于金鉴只知用“时苗”，危险性很大，因此金鉴的种痘，多有择吉下种和禁忌等迷信的条例，如禁在四五六月种痘等。而郑氏种痘方便无此项规定了，这因郑氏选用“熟苗”之故。

嘉道以后，“熟苗”的好处，已为有识者所了解，故那些懒惰不知养苗，只知骗钱的痘师，多加以批评。如王端履在重论文斋笔录所说的，即是一例。笔录云：

“端履见近日痘医，吝惜养苗之费，不复传种。及至种之时，多辗转购买贻害。端履在这里，把不肯养苗的痘医，和那些用‘水痘苗充数’的江湖痘医等量齐观。”从这里我们也可看出：只知选用时苗的那类“御纂”和“钦定”的医书——《医宗金鉴》的声价，在这方面，也大大地跌落了！

（七）痘苗优劣和真伪的选择

种痘也如庄稼的选择种子，有好的痘苗，才可以种出好的痘，当时由于痘苗种类不一，和苗的本身大有好坏，所以选择痘苗，为当时痘医一大苦恼的问题。由于选苗的不善，种后有出有不出，或出而重出之事。种痘虽出而重出，其绝对多数，固应归咎于痘苗；但事实上患过天花的确凿证据，但后来他竟又因患天花而死了。在中国我也找到同样的例子：据十五世纪时人郎瑛说，他的朋友陈敬亭之子，患过二次天花。详见七修续藁卷六痘疮条那时中国尚无种痘之法，郎氏的话属可靠。因天花无终身免疫性，故有再罹的例子。

但由于当时种过痘的而重患天花的例子叠出，如嘉庆十年（一八〇五年）汤公恩述证（见《种痘真传》）说：他第四弟种痘既种而出，后感天时而复出。又说：他的乡人在数十年前种过痘，近有复出的。因其再出，所以种痘的推行便受到阻碍了，这确实多数属于痘苗的关系。也有免疫力容易消失的人，和由于痘医所用的痘苗不同，各是其是地争论着。如前所说，《医宗金鉴》，它是极力推奖“水苗”而排斥其他的苗种的，所以水苗大为风行；这因金鉴是一部“钦定”一类之书之故。但江西派的痘师，却仍固守朱纯嘏“旱苗”之法，对后起的“水苗”，表示怀疑并加以抨击。如曾鼎说：

“……近时竟有一等种痘者，取泄气薄苗，再以药水制去其性，名为‘水苗’。遍游种痘，痘发数粒，十日之内，圆满收功；以此欺人，而取人财物。谁知脏腑之毒，未能发透，每逢天行之年，感而复发；其父母以为种过，不疑其为痘症。……俟痘发出，或作麻疹治之。至于大贯之进，方知是痘，其害大矣！……”《痘疹会通》卷四附取苗种痘法。

曾氏书成于乾隆五十一年（一七八六年）。他的话，可代表当时使用“旱苗”的苗师之立场和观点；他不知“水苗”有它进步的一面：“水苗”必质比较和平，不似“旱苗”得验比率较高，乾隆时民间多数尚仅知“旱苗”。如王应奎《柳南续笔》卷三，也说到种痘而仅及“旱苗”的种法。事实上，“旱苗”的历史，一直延长到民国初年，才告结束。

嘉庆时有一不著名撰人的《种痘指掌》，前有嘉庆戊辰（十三年即公元一八〇八年）黄廷鉴序。于选苗方面，极为重视。它对“浆苗”，仍有好感，说它有百种百发的效率。也重视“神苗”——“熟苗”，而蔑视“时苗”。它又把不可种的痘苗，分做野苗、祸苗、险苗、杂苗、过痘之苗、按即过期失效的痘苗。病苗、毒苗、火苗等。我以为它在鼻苗历史上的选苗方面，已做到能辨别优劣的地步了。

选苗固有如郑望颐种痘方以下诸家所说的那样重要，而中国那些痘师，也正如西谚“黄金，是医家的兴奋剂”一样。许多江湖痘师，他们竟有意地以假苗、水痘苗冒充种苗，来屠婴孩。此事王端履曾视见之：

“……又有黠者，以水痘苗充数，亦能灌浆对靥，诓人酬谢；其父母方以儿痘已出，可保无虞，不知一遇天灾，仍罹劫数，忍心害理，莫此为甚！故种痘以拣苗为第一要事。……”重论文斋笔录卷一。

在那封建社会中，这许多丧失人性的江湖痘师，所做危害婴孩生命的勾当，当时政府既无此项医师管理的法规，除了有心人做了道德上的谴责外，只好任他们无止境地乱干下去了。

乙　人痘接种法的传布与政府推行政策

（一）国人对于种痘的反应

人痘术虽说在十六世纪时已见流行，但流行和幅度不广，似仅限于南方。又因此术在初期时，尚仅知采用“时苗”危险性较大，所以许多胆小的人，包括医家在内，多反对它，如士大夫阶级的董含，在“三冈识略”中说：

“夫痘疹事关先天，生死预定，乃欲以人工夺之，可乎？予终未敢深信。”卷二种痘条。

清初程云鹏（凤雏）说种痘是“诬善为寇”的勾当：

“其未发也，深藏潜伏，声臭俱泯，正如闾阎无事时，未可执人而诛之。曰：‘尔将为寇也’。奈何世有预解痘毒之说者。”《慈幼新书》卷三痘疮总诀。按此即程氏慈幼筏，书估托名张介宾所著，遂妄改此名。

张璐则以种痘多不能顺，因有听其自然的话：

“吾以静眼观之，曷若顺天随时，不假强为之为愈也！”《医通》卷十二附种痘说

关于董含及程云鹏所持反对理由，各家种痘书中多以种痘乃防患未然的话，可作有力的反驳，至张璐之说，那是因痘苗尚未改进之时的话，但自郑望颐等提倡改用“熟苗”后，它的效率和安全，已大为提高了，郑氏在种痘方中，对张璐之流的见解，曾慨乎言之曰：

“假使一庄之中，有百儿出天花，未尝不延医服药，若能八九十收功，人咸称为太平痘矣。甚人极力调治，而损伤儿及一半者，不闻其归咎于医生。……今若种百儿之痘，设或损伤四五个，则必责罚种师，并不容其托足于此一村矣。”丁若镛《麻科会通》引。

按徐大椿在《兰台轨范》、《医学源流论》中，亦有抱着侥幸求全的心理而去尝试的。这也很可理解鼻苗虽在十六世纪中叶已发明，何以天花流行不断的原因之一了。

（二）人痘术的传布概况

人痘术的传播，据诸书所载，并言自南而北。张璐说：

“迩年有种痘之说，始自江右，达于燕齐，近则遍行南北。……”医通卷十二婴儿门下附种痘说。

俞茂鲲亦言："近不种花一道，无论乡村城市，各处盛行。"似十七世纪末叶，种痘术已南北风行，但实际恐很难说了。更参以前引董氏《三冈识略》及弋阳县志等书所述，种师多在南方，尤其江西、安徽两地，很多种痘术发祥地的可能。据纯嘏自述，他的种痘术是由江西而达燕云内蒙等地的。他与他的同乡陈添群二人，首次把种痘术打进北京皇宫。可惜陈氏的事迹不显，没有朱氏那样煊赫。按沈大成《学福斋集》卷二，序《痘疹定论》亦有："康熙辛酉，圣祖仁皇帝命江西巡抚考送善种痘医二人，纯嘏与焉"之说，俱不言陈氏之名，只有他的同乡盱江曾鼎在《痘疹会通》自序中提过他的名氏而已。关于朱氏传布种痘术的路线，王鸣盛在序朱氏《痘疹定论》中，叙述得更觉具体：

"康熙二十年（一六八一年），圣祖命内务府广领教司郎中徐定弼至江西求痘医时，督粮道参政李月桂以纯嘏应诏，命试种痘术有效，遂入大内，为皇子孙种痘，皆愈。"

"又至蒙古科尔沁，治八德马亲王痘，至鄂尔多斯治根都世希牙布贝子痘，于是闻见益广，术业益精，而定论成焉。……"

据康熙庭训格言的话，那时"边外四十九旗，及喀尔喀俱命种痘"。所以实际纯嘏不单是医治那些王子之流的痘疹，没有出过痘的王子，也必有经过拉氏之手而布种的。

但纯嘏被玄烨（康熙）宣召之后，他所服务的对象，不外帝子王孙等贵族统治阶级，老百姓是沾不到丝毫的光的，所以那时满蒙等地虽经常有纯嘏的足迹，但民间天花依然盛行，据方灿自序种痘真传说，他在一七七六年游奉天时，那地方尚没有种痘之法，后来他从崇明施镐学习种痘，才把此法传到关外去：

“……（乾隆）丙申（四十一年，即公元一七七六年）岁，来游奉省，询知北地未闻种痘之法，任其自出，遭殇者，不可胜数。……余深研穷究，种痘之理，始悟于心。复游奉省，至今已三十年矣，所种之痘，无不收效。……”种痘真传自序。至于当时的浙江，可说是种痘术风行地区。据黄百定序天花仁术说：

“迩乃有种豆之仁术，康熙戊申余读书甬上，有暨阳（诸暨）某者，挟此术至，吾友陈夔献笃奉之，号之同志。……”学箕初稿卷二。

康熙戊申（七年，一六六八年）黄氏已看到有诸暨的痘师在宁波种痘了。论时间，他较为那时统治者服务的朱纯嘏，要早十多年。而康熙二十五年，鼻苗已自荆楚传至端州。见张京锺序痘疹慈航。到乾嘉时，浙江的松江湖州两地区，因采苗分“熟苗”“时苗”的不同，而分做两派了。

乾嘉时，流寓扬州的程维章，亦精种痘之术，程氏并着有种痘书，焦循其书云：海上程翁名维章，精种痘之术。……其说极平易，亦极神奇。翁每能豫言种痘粒之多寡不爽，以诘翁，翁曰“自天为之，不可测；自人力为之，何不可测！其测全在于痘母，多之少之，可自母而消息之也”。……雕菰楼文集卷十六。

据焦氏言，程翁豫言痘粒多少，从程氏为他的儿孙种痘时所“目验”的。那末种痘术在乾嘉时已进入另一境界了。按乾隆时扬州李斗，亦有“小儿之生，以种痘为要”的话。见扬州书舫录十二。则扬州在当时因盐筴繁富，人才鳞萃之地，种痘术也较他处为进步。

不过康熙以降，大江南北，虽已流行种痘术，但到了道光八年，尚有许多地区，如湖北、武昌等处，不信种痘之事，所以江南云峰居士在力劝普种痘花法揭贴中有云：

“今福建广东江西江南徽宁地方，向有春夏种痘之法。……余因见嘉庆二十二年秋冬，武汉地方，婴儿遭难者无数。……是以力劝普种。连年春令，早已详述。讵知旧岁冬令，婴儿又复遭难者不少，虽各省士商有家室在楚者，亦有照种。奈未普行，故不揣识浅，而敢再详述焉。”

那时牛痘，虽已流行荆楚，但此处仍称述旱苗种法，我很疑心这种告白出于当日在武汉地区江南种师或书估的广告，不过不论用鼻苗或牛痘，人民还没有普遍奉行，却是事实。故俞茂鲲说“近来种花一道，无论乡村城市，各处盛行”的话，应该大打折扣的。

但自道光后此术重心，又移至湖南、湖北地区了，所以梁绍壬在两般秋雨盦随笔中说，此术以湖广人最为擅长。

（三）政府推行种痘的政策

如前所说，中国种痘术，政府并未有计划地推行，其初只在痘疫地区流行时，及疫情减轻或消灭后，才作亡羊补牢，把它推展开去，所以只能说它的发展是被动的，并不是有计划的推行；到后来才有按照季节去布种，但亦仅限于某些地区。

若说政府对天花的防治，作有计划地推行，实开始于康熙二十年，如前引王鸣盛序朱氏《痘疹定论》所说。而康熙的庭训格言，亦有关于种痘的训示：

“训曰：国初人多畏出痘，至朕得种痘方，诸子女及尔等子女，皆以种痘得无恙。今边外四十九旗及喀尔喀诸藩，俱命种痘；凡所种皆得善愈。尝记初种时，年老人尚以为怪，朕坚意为之，遂全此千万人之生者，岂偶然耶？”第二十五页。

康熙为何对于种痘如此坚决推行？此中实有关于他们统治者的政权得失之故。据清王熙自撰年谱中说，他的父亲福临（顺治）是患天花而死的。自后皇子凡未出天花的，不准继承王位，因此清初王家对于天花的预防非常严格，在康熙自制的文集中，备述他因避免天花的传染，僻处宫外，不敢进宫来看他父亲的病，因而认为终天之恨，这也是顺治患天花而死的一个旁证。至为他服务种痘的，即那位江西痘师朱纯嘏，为那时的统治者工作了三十年之久，《痘疹定论》就是他在皇家服务经验的总结，那时他已七十八岁了。

清代王室自从康熙二十年开始布种鼻苗后，一直是属遵庭训的。那时的统治者，在高兴时，也有劝他的宠臣子妇布种鼻苗。乾隆二十八年（一七六三年），桐城人方承观，在他的《燕香续草》中，曾记其子承弘历（乾隆）恩诏宣医种痘，方氏作了一首携耆儿迎驾的感恩诗，中有：

“造膝几人容抱子，眷怀昨岁诏迎医。”

原注云：

“曾蒙恩诏，谕为耆儿种痘，得奏请御医。”

据日本平泽元恺在他的《琼浦纪行》中说，他曾听到由中国去的一位汪姓痘医，谓中国的贵族阶级中子女，十之八九都种痘的，纪行有云：

余问：“医宗金鉴载种痘法甚悉，此际未的行者，不知中土一般皆用此法否”？汪曰，“种痘之法，由来已久，中土高贵之家，种者十之八九”。

平泽元恺是吉雄耕牛的高足，为中国乾隆年间的日本医家。足见中国在十八世纪时，贵族阶级子女，已多种痘了。

（四）民间推广鼻苗的宣传工作

民间方面，对于推广鼻苗的接种工作情形如何，因为我所知的文献很少。根据现存的文献而言，当时似有痘疫猖狂时，也有人做了劝告种痘的文字作为宣传。多年以前，我从《摘星楼治痘全书》中，得到一张道光八年（一八二八年），江南云峰居士的力劝普种痘花法的揭帖，是用一种黄纸泥金木刻的印刷品。它在当时也用作揭诸通衢的招贴。不过这种宣传，很难发展为一种运动，所以它的作用也有限的。

丙　中国人痘接种法传布国外

（一）俄罗斯派留学生来中国学习种痘

中国的种痘技术，不但在第十七世纪已相当的风行，而且已引起邻国的注意，先后传布俄罗斯、朝鲜、日本，远及欧非诸国，尤其俄国先后派遣留学生来中国学习种痘。

自一六八九年即康熙二十八年中俄两国订了尼布楚条约后，大彼得之帝俄政府，即派留学生来京，学习满汉文字，而八旗子弟，则学习俄文。当时因天花盛行，俄国乃派学生来我国专习种痘法，及检痘法，准备归国后做防治天花的工作。关于此事，清道光时俞理初《癸巳存稿》即有述及：

“康熙时俄罗斯遣人至中国学痘医，由撒纳特衙门移会理藩院衙门，在京城肄业。”卷九查痘京章条。

附：为中国贵族子弟治痘的俄国留学生

在康熙时即有来我国学习种痘的俄国医生，其后当续有派遣，道光时，他们之中，竟有胜过中国的种痘名医，为中国人治病了，此事可用道光时子章贝勒绘哭子诗为例：

十二月二十二日，哭九儿载同，伪题周东村传经图八绝句韵，即以此图为殉：

九月种痘悔误听，腊月死发遍身青；秦公部晚老潘殁，过信庸医读父经。

诗后并有注云：

先是，自三儿载钦痘殇后，儿女皆请老潘种花。今春潘翁没，其第四子于九月间，强与种痘，不出；妄云，“此子无痘”。至腊月初间病，伊又用灶底抽薪法，与克削和解药，盖恐见苗也。至半月病亟，始更俄罗斯秦医名婆尔斐里者，治之以截风油，浴之以芳草，故又迁延七日乃死。

上并出《明善堂集流水编》八。奕绘的宠姬顾氏，好世传与龚自珍闹过恋爱的丁香花案女主角太清夫人，她也有一首哭载同诗，载在天游阁集卷下，不录。由于他们夫妾二人善于诗词，各有诗哀悼那位未满周岁的儿子，所以旧社会的诗人也往往把此事作为题材，如近人冒广生在他的《小三吾亭集》卷三，读太素道人明善堂顾太清遗事辄书六绝句之第二首中的：“秦生晚遇潘生死，肠断天家郑小同”之句，即咏此事。

至此俄罗斯之秦其姓而婆尔斐里其名的医生，咸丰时高邮王同寿自称于奕绘邸是见之。何秋涛朔方血乘卷四十一云：

“在于章贝勒奕绘处，识俄医人，华名秦缓，为俄罗斯官学生，在彼国不知何名，子章贝勒，因其精医，遂名之曰秦缓。其人能为华言，每岁朝来贺，持刺即用秦缓。”

那末婆尔斐里即为官学生，可能原是来中国学习种痘的，且那时他的年龄已相当大了。可惜我知道有关婆尔斐里的历史太少，这要希望研究中苏文化交流史的人来作考证!

（二）日本

中国的鼻苗接种术，在乾隆九年（一七四四年，即日本延享元年），由中国杭州人李仁山到长崎，始把种痘术传于长崎医家折隆元堀江元道二人，盖奉长崎松波前守之命，向李氏学水苗、旱苗的种痘法。仁山先为肥前大村侯领内与大浦处的二十个幼妓种痘。但后来这二位医家到崎阳去种痘，却失败了，因经过这二位医家种痘的小儿，仍出天花，所以当时都说清人吝惜种法的话，也因此而有种痘仍有再出的流言。此为后来长崎潘医绪方春朔种痘必顺辨中所记载的话。其实说种痘失效之事，是毫无可信之处。据说李仁山的种痘法，大抵是依据《医宗金鉴》及张琰“种痘新书”的。《金鉴》成于乾隆七年公元一七四二。乾隆十七年（一七五二年，日本宝历二年）《金鉴》一书，也传入日本。于是，中国的种痘法，在日本流传益广了。

（三）朝鲜

中国种痘法，传入朝鲜，时间似较日本为晚。据堀江元道辨医断的痘疹条说，宝历十三年（乾隆二十八年，一七六三年）癸未季春，朝鲜国大国手李慕庵致南丹崖成尚庵的信札中，有关种痘之事。但实际种痘法传入朝鲜，似乎尚在其后。丁若镛《麻科会通》云，

“始，李参判基让氏，为义州府尹时，得郑氏种痘方归以示余，余逢朴检书齐家氏言之，朴公又得《医宗金鉴》中种痘要旨，传之抱川李生员种仁氏，令以时苗试种四五传，遂如方书所言。李公故心于痘者，入京城，得儿稚与种，法遂得行；此东国种痘之始也。时圣上二十四年庚申，三月。嘉

庆五年苕溪渔者记。”

所谓圣上二十四年，是指朝鲜正宗二十四年，适为公元一千八百年也。所谓苕溪渔者，即丁镛的别号。据丁氏自序《麻疹会通》时在嘉庆（三年）戊午，即一七九八年。那末种痘术之入朝鲜，亦在乾隆末年，似仍由大陆上直接传过去，并不经过日本而传入的。

（四）欧非诸国

至于传入欧洲的人痘接种术，盖先由俄罗斯人之手传入土耳其，以至整个的欧洲。据中西闻见录开德氏牛痘考之说：

自康熙五十六年（一七一七年）有英国钦使曾驻土耳其国京，有国医种天花于其使德贞亦言引种痘之术，传自中华。按此年适值俄王发兵土耳其斯坦，土耳其与俄国接壤，则中国种痘术之传入土耳其，是否在此年以前或即在此年，因一时找不到文献，只好留待他年考定了。不过据诸书所载，北欧各国，于一七二一年始天花接种术，非洲北部突尼斯等处则在十八世纪初叶，已使用此法。疑亦由俄国或土耳其人传去，惟接种方法，已有改变，不用鼻苗而是先将被接种者的虎口刺破，再用痘浆注入包扎，三四日即发。其后亦有种在臂上的（见种痘奇法详悉）。然与中国古医书上刺儿臂去污血即可免痘之法，不无关系。因此我想中国种痘法，对琴纳发明牛痘的启发之功是很大的。自后凡近代免疫学上的自动免疫法，他动免疫法等，并从此出。那么说免疫学发源于中国，绝无夸张之处。（未完）

22. 中国预防医学思想史（六）

九、欧洲免疫学传入中国及其流布情形（上）

甲　牛痘传入中国的年代

在十八世纪的末叶，即一七九六年（当中国嘉庆元年）英国琴纳氏发明了牛痘后，前后恰好十年，这种痘法便由一位在澳门葡萄牙籍的商人许威氏 Hewitt 传入中国了，这是根据英国医生皮尔逊（Pearson）第一期牛痘局报告的：

一八〇五年春，有澳商葡人许威氏，由马尼剌带来“活牛痘苗”。这是葡皇特命专员保管。用很稳妥谨慎的方法，自南美洲运到小吕宋的。

皮尔逊在《新订种痘奇法详悉》中说得更详细：

“……后来相传至大西洋，亚细亚，亚美喇架等国，依法栽种。……此法继传至大吕宋……伊国王不惜万金，特发一船，装载婴儿驶至本国传种此痘，由船次第轮种回返，依法而行，每种必效。随后发谕伊所属国小吕宋，亦遍行栽种。……兹于嘉庆十年四月内由啤道路划船由小吕宋装载婴儿，传此痘种到澳，本国医生协同澳门医生，照法栽种华夷童稚，不下数百，俱亦保全无恙。……”

按会隆行主人郑崇谦序此书的文字（英伦藏本无郑氏序），以及第一期传受此术的梁辉张尧谭国诸人中之杰出者，为南海邱熹（浩川），在他自序《引痘略》中并有相类的话，可知牛痘的传入中国，乃嘉庆十年三四月间的事，是中外一致的。但也有人说首先把牛痘传入中国的是西班牙医生巴尔明 D. V. F. X. Balmis，而终不为学者所承认。

乙　牛痘传入各省年代的概况

牛痘传入中国的最早地区，即是澳门，但很快地传到广州，由当时的“十三行”商人郑崇谦之流，设局布种牛痘。后来各省的牛痘传布，都由广东传布开去的。当时两广总督阮元题赠邱熺的诗有云：“阿芙蓉毒流中国，力禁犹愁禁未全；若把此丹传各省，好将儿寿补人年。”凡是帝国主义者，从来不想做一件好事，就表面上说是做好事，而实际必要符合他们的利益才会去做。翻开他们历史，都是龌龊无耻的。如英国是以贩卖鸦片起家的国家，在中国人民中间种下仇恨，并不因其国人发明种痘而可冲淡它，像阮元这首诗具有调和之意是不对的。所以我们虽对发明牛痘者琴纳的尊敬，但丝毫没有减轻帝国主义者的罪行。关于牛痘分布情形，近人陈援庵先生在牛痘入中国考略中，有扼要的叙述：“粤之乳源，与湖南宜章相比邻。先是，乳源有廖凤池者，得牛痘术，以道光七年（一八二七年）输入宜章，是为牛痘由粤传各省之第一次。明年（一八二八年）香山曾望颜，以牛痘种至皇师，郭尚先叙之曰，L岁己卯，余典广东乡试，闻牛痘说，疑之；即博询之而信，则又怪远夷能于九万里外传之中国，而粤人不能数千里传之都下也。曾卓如编修乃为设一局于米市胡同南海会馆，索牛痘种于粤，道光八年（一八二八年）三月十九日牛痘种寄至。是为牛痘种传各省之第二次。道光间，南海颜叙功宦闽中，闻粤有牛痘种，乃以多金聘痘师陈碧山雇募乳妇，襁负痘童，沿途递种。道光十一年（一八三一年）正月十六日至闽，是为牛痘种传各省第三次。道光甲午（十四年，一八三四年）江南大痘，京江医者包祥麟，乃赴楚购牛痘苗，道光十六年（一八三六年）四月至扬州，并分种于芜湖，是为牛痘种传各省之第四次。道光二十年（一八四〇年），江西痘师刘子堃，由新昌挟其术至省之奉新，是为牛痘种传各省之第五次。凡此皆记载所及，其他年月无考，及记载阙如者，无由叙述也……”医学卫生报第七期宣统元年闰二月出版。

按援庵先生所叙分布时日和地点，是据《引痘略》各叙的，当然不能包括一切。例如他据郭尚先的牛痘局的缘起说，牛痘传至北京，是在道光八年。然吕海珊的《牛痘浅说》云：

“道光元年，有俄罗斯医士在京传种牛痘，俱免天花。”始种牛痘《德贞牛痘考》亦云：

“考道光元年，有俄罗斯医士在京亦经传种于本牛鲁之婴幼，俱获免天花云。”

可知曾卓如的在京传种牛痘，还不能算第一次。他如张崇树自叙种痘书说，“树于咸丰辛亥（元年，一八五一年）旋川，制军黄宪由陕延医度苗至蜀。树即命子纲投当求苗种放”。胡文魁叙张氏书则云，咸丰中叶，黄制军仁寿小儿，乃由燕传至西蜀。而邱熺之子昶，又谓道光二十八年（一八四八年）奉广西孙茶云司马之招，前去种痘。桂粤比邻，疑邱昶在道光二十八年之赴约，并非牛痘初次传入广西。惟当时适值太平天国革命，江南地区，被兵最甚，包祥麟虽有一八三六年赴楚购苗之事，但似止于苏北及芜湖等地。后因战事而乳源中绝。惟江南地区仍留空白，同治九年（一八七〇年）蒯德模序引痘集要说，江南在同治二年（一八六三年）才有痘局之设：

“嘉庆初，泰西夷医以引种痘法流传中国，于是粤东西靡不翕然效其术。既而风行海内，江以北家喻户晓，人习知之，江南则无闻焉，亦无有信之者。同治二年苏垣克复，今方伯吾乡李公设局于省城，数年之间，鲜有以痘夭者，南人始习知有牛痘焉。……”

自后江南各地也纷设痘局了。我以为江南牛痘未能逐步传播或发展的中止，与当时的战争，及一方仍流行鼻苗接种法等不无关系。其实嘉道间之牛痘已传入江南，不过不及江以北之盛而已。至牛痘局之设，固广州十三行首创其事，不久北京、天津、上海、湖北、湖南、河南等处继之。而道光八年北京种痘公局及同治四年湖南牛痘局（见光绪二年李汝霖重刊《牛痘秘书》）。同治七年（一八七五年），长白绍诚在河南省垣乐门设施种牛痘局。（见孙廷璜等辑引痘条约合梓）。张焘《津门杂记》记光绪间天津牛痘局等，各局并订有详细的条约（章程），是研究牛痘史的很好文献。天津的保赤堂牛痘公局，局址在城内鼓楼南。上海的官设牛痘局则初在邑庙围内，由黄春圃施种。租界则有仁济善堂元济堂等单位主持。

丙　初期传入牛痘的保苗问题

嘉庆十年传入牛痘法，已有二种：一即皮尔逊在第一期牛痘局报告所谓“活牛痘苗”法，是指小儿种痘，尚用鲜浆的痘苗，因当时尚未有如今日用制万克辛方法装在玻璃管中可以之故，故须以带痘浆的小孩为接种的痘苗。此事种痘奇书详悉已有说明。

另一种是干苗法，此法便利于携带，种痘奇书详悉也有述及它的制法和用法：

“……若离隔远涉，难取鲜浆，可将象牙小簪，沾些痘浆，俟干了藏于鹅毛筒内，用蜜蜡封固，可能留至两个月之内；如过期，断断不能用矣。务宜于两月之内早种为佳。临种之时，于毛筒内取出象牙小簪，用暖水重润，先将铁扁针刺破皮膜，然后将牙小簪上之痘种，插入刺破皮膜处；少顷拔出。如有微血，勿被衣衫拭出。……”

这种制造痘苗，在形式上是与今天的方法相近的，也与人痘接种法中的水苗相同。但效果却很难说了。这两种牛痘法，在初期时，中国尚仅用“活牛痘苗”的一种，干苗法效力没有鲜浆正确。所以《引痘略》的“首在留养苗浆”中备说牛痘法全在养苗上，以人传人，贵乎连绵不绝。邱熺在洋行会馆设牛痘局时，春夏秋冬四季风雨无阻地接种，以免苗浆的中绝。由于热天很少有人来种，所以每年自四月到九月的这一段时间，来种者酌赐果金，使贫苦小孩获到一点小惠，郭尚先京都种痘公局条约，及滋德堂痘局亦然。其条约中且有专设“苗头”老妇二名，专管养苗之责，这未始不是一种有效的奖励方法，与当法鼻苗法中的种苗相同。至于干苗法，《引痘略》中虽也有“度苗法”一文，但所制多难如初，所以它的效力，连邱熺自己也不敢十分相信。不过如其作为中国的免疫学史来看，这种干苗法的仿造，确亦值得一提的。

在初期牛痘使用干苗法，虽有失效和出伪痘等的缺点，但终不失为一种发展布种牛痘的好方法。中国初期牛痘之分布各地区，多半是依靠干苗法的。例如由粤传到北京的第一次种牛痘，即用此法，道光八年曾望颜自叙种痘法有云：

因阅其书，有所谓传干苗法者，乃扎致李制军李鹿坪先生，暨伍商云都转，属其如法取干苗，由驿而致，果于今春三月十有九日俱寄至。而商云所寄之簪浆，云“是西洋牛痘浆最难得者”，遂将小儿辈依法引种，次第传之于外，无不立效。

簪浆，即后玻璃管浆苗的滥觞。由于此事不平常，故曾氏座师郭尚先在种痘法特书曰：

因书其帙曰，“种牛痘法，传至都下，自道光八年岁在戊子三月十九日香山曾卓如编修始。其年六月朔日，莆田郭尚先序”。

但这只能说牛痘“干苗法”第一次传入北京，而不能说牛痘法第一次传入北京。不过不知怎样，到道光二十七年，北京的痘苗又中绝了，所以邱昶应潘德畬之聘，又挟了其父所授“干苗法”到北京设局种痘，并授徒五人而返。第二到广西种痘，也用“干苗”的。

如前所述，在初时期的干苗法，并不是十全十美的，所以有效有不效。道光十年福州痘疫盛行，南海颜叙功邀请邱熺弟子陈碧山去种痘。结果因陈氏所携的干苗，往返种了几次，都告完全失败。后来改用“活牛痘苗”，才算完成任务：

“……（道光十年）庚寅春，福郡出天花，良医束手，童稚生存，十不四五。……适粤中最先传其术者为邱浩川先生，与余家昆季交善，欲聘来闽，而先生以家事不果行，乃命其徒陈碧山，始以干苗入闽，布种不验，往返数次，辛苦备尝。复以多金雇乳妇，襁负幼童，沿途递种，迟至今春正月十有六日，乃到省垣。凡大宪巨室，莫不信行，已阅十月，历试数百人，无不应手而效。……”引痘略序。

道光十六年（一八三六年）包祥麟亦因干苗屡次失效，乃遣使至楚购浆，延医以巨舰载婴，沿途递种，传浆至扬州。十载之间，分种到芜湖、清江、镇江、仪征、兴化等处（详《引痘方书》包祥麟、陈煦、包国琪诸人序）。

牛痘苗到了同治初年，已有很大的改进。它已接近了二十世纪初年的标准。我们只看了同治十一年（一八七二年）张崇树自序《引痘略》合编的话，即可明白：

“树于咸丰辛亥（一八五一年）旋川。制军黄宪，由陕延医度苗至蜀，树即命子纲投堂求苗种放，而川苗总未若广苗之美。同治庚午（九年，一八七〇年）春，后至粤。……即登浩川先生之堂，而先生已归道山矣。世兄长乐（即邱昶）复继先生之志，能世其家学，且云：‘西洋方来养浆苗管，甚便用，能藏鲜浆二三月之久’。是年，树旋川取鲜苗十支，于辛未（十年，一八七一年）春至舍。将此浆放种，比川苗为佳。……”

序中所说“养浆苗管”，疑即玻璃管浆苗之类。至用玻璃管保存痘苗，不知始于何时，惟光绪七年（一八八一年），吕海珊在《牛痘浅说》中，已有用玻筒收贮痘浆的记载。浅说载：取牛浆藏浆法云：传浆之时，以八日为定期，采取牛浆或人浆以待人，固属便易。然势有不能尽得其便者，是以古法收取痘浆，以便随时施种之用，其法用极细玻筒，每管约长三四寸，将玻管口换贴痘颗出浆处，其浆自上，两指捻住须往后搓动，若浆上至小半截，可向浆水略烘无浆处用手掩住上头其浆自走至中间手指须口津沾湿免致热烫，然后用手揸住一头突出管口三分，向灯火明烧，自然筒口玻溶其口自封矣。此法较旧法以蜡封口者更便，临种时折去两端吹于刀锋或吹于破片则痘浆即出，其传染之力较鲜浆无异，惟收浆于玻管宜藏于阴凉之处。……

按陈垣先生在宣统元年告种痘者一文中，亦有用玻璃管收藏痘浆法，而不及浅说之详。

据郭尚先京都种痘公局条约及河南滋德堂痘局条约所载，并有出贴悬赏寻觅痘牛之意，施德堂痘局虽据京都的，但较京都的详："凡发见小牛乳旁出痘，其色如蓝疱者，即牛痘是也"。送信的酬钱五百文，并酬育牛家二千文，这也是充裕痘苗之一法。

但施用这种鲜苗的痘师，恐亦安于固陋，到了清末，似仍有用人痘接种的。本来清末的牛痘种，多购自日本，这种牛痘苗，能保持二个月的有效时间，可称便利了。但据陈援庵先生告种痘者说，粤中痘师，仍有采取人痘种者：其第五节采取人痘及贮蓄痘苗法中，复有五项忌采痘苗说，足见当时痘师，如何地积重难返？

丁　牛痘的再接种和补种

过去许多人以为患过天花，是可终身免疫的。但从前面所引的文献而言，这话是不正确的。天花既有重新感染的事实，那么初期牛痘接种者，自邱熺以下诸人都相信牛痘种过后，即可永远不染天花。而事实上，种痘而重染天花者，时有所见，这并不是牛痘的无效，而是牛痘并没有使每个人保持终身免疫的抗体。此事据王韬在咸丰三年（一八五三年）以前，即知牛痘须有再种之说：

"……予尝问医士雒颉曰：'牛痘之法固佳，而闻近日西人至中国多有传染时痘毒气而再出者，则此法不足恃也?'雒云：'浆必取新鲜，粒务取明绽，则后日可无此患。故浆不过十日，过十日则力薄不效。又小儿每过二三年必再种一二次。'"沪壖杂志卷六。

雒颉（Lockhart）英国人，其答王韬的话，并不完全符合科学。中有说过二三年必须再种一二次，才是避免再患天花的可靠保障。

鼻苗不出，有补种之说，而牛痘也有补种者。故种牛痘原说已有"若种痘三次不出者，此儿或本无先天之毒，永不出痘"的话。与先天性免疫之说合。方旭蠹存卷下妇婴云："牛痘有初种不出者，不妨再种。亦有出浆不厚者，乃毒未尽泄，次年仍当补种。其有浆已满足而卒不免于天行痘者，乃受毒过深也。如能补种二三次，再无此患矣。"

此外方氏并举有连种三四次并不出的例子，以为毒盛之故。此恐牛痘苗的失效，或适值其人有先天免疫性之故，方说适与种牛痘原说的话相反。

总之，国人到了二十世纪初，已知牛痘每隔数年，须重种一次，和种了不发必须补种；这对推动防止天花的工作，是很好的现象。如王韬方旭都不是医家，已知此等牛痘再种与补种的必要，而并不怀疑牛痘有免疫的功效。这比起民国十六年（一九二七年）嘉定的某一国医，尚诽议种痘的话，真不知要高明多少了。

戊　牛痘传入中国后的不同反应

当牛痘传入中国后，也如其他新的事物传入中国一样，即起一种抗拒的情形。我们明知鼻苗与牛痘在安危上有很大区别，所以那时的士大夫阶级中头脑比较清楚的如梁绍壬之流，对牛痘都很表赞同。他说：

“今西洋夷医哘哈吱，善种痘，法以极薄小刀，微剔儿左右臂，以他人痘浆点入，不过两三处，越七八日即见点，比时行之痘大两倍，儿无所苦，嬉戏如常。夷言要国虽牛马亦出痘，恒有毙者。因思此法，由牛而施之人，无不应验，于是其法盛传。然又必须此浆方得，他痘不能，故互相传染，使痘浆不绝，名曰‘牛痘’。”两般秋雨盦随笔卷四种痘条。

梁氏此说，是很相信牛痘的功效，他当然看过邱氏《引痘略》一类之书的。较梁氏年岁稍后的王韬，他在《瀛壖杂志》卷六中也同梁氏之说。同时萧山王端履在他的《重论文斋笔录》中说，因没有亲自经验，他便用“有姑妄听之而已”的态度来藐视它。道光时，牛痘在江南尚未盛行，所以虽以王氏之博学多闻，尚作此鄙视态度，更不要说一般人了。

我们再举道光七年（一八二七年）宜章周纯熙的《洋

痘释疑》，及道光十年（一八三〇年）吴鰊洋痘可信说的二篇文字，便可明白在梁王以前，一般人对推行牛痘工作，采如何抗拒的情形了！《洋痘释疑》云：

“天下事以习见者为常，罕见者为怪，人情类然，而洋痘为尤甚。洋痘之术，自古蔑有，生斯世者，虽博学通儒，不惟目所未睹，抑且耳所未闻。前序云：传自欧罗巴州，考欧罗巴为海外五大洲之第二州，……其人尚文，学极精巧，国王广设学校，有大学、中学、小学；大学分四科，一医科，一治科，一教科，一道科。四科外又有度数之学。……国王取士，以医科历家为最。历家者姑弗详，详其医，其科无内外大小之分，著有脏图、腑图、脉图、筋骸图、营卫图；凡人身节奥窔，披图了然。而其临症，则有视色、视毫毛、听声、写形诸法。诊脉则有六度九候五气之分；此非海外之神异，而为中国所未闻者欤！洋痘者，医之余技也，其巅末前序备载。……今持是说以与天下争，而信者十之一，不信者十之九，此亦囿于一隅之见耳。请即其易晓者言之：如历法律吕二家，中国有之，究不若外国之精且简；铜壶滴漏，仙器也，洋人则有时辰钟、时辰镖之异制；钟鼓琴瑟乐器也，洋人广其义则有钢丝琴、指环钟之巧音；又况小呢、羽毛之类，其出自外洋者，皆为珍于中国，此固人所共见共闻者也。兹乃于其有资日用者相率以为常，于其有利婴孩者，遂惊疑以为怪，甚至洋烟一事，其贻害于人者，匪浅；且群然呼之吸之，何所不有？凡语言风教，物产技术，其因地而异者，书亦不能尽志，要在审其有利而无害者信之而已。洋痘之术，为法便而收功捷，常也，非怪也；人奈何而不为此！”咸丰五年刘堃重刊引种牛痘方书。

再看吴氏洋痘可信说的话：

“天下绝无而忽有之事，不独闻之者不信，即亲之者犹不信，如洋痘一事是已。……即以痘言之，三代无痘证，自汉马援征武溪蛮，军中始染此症，传之中国，则出痘亦绝无而忽有之事也。及至宋王旦，因诸儿痘亡，求神而得鼻苗法，则鼻苗亦绝无而忽有之事也。洋痘之法，亦犹是耳。然忌此法者，乱言惑众。余……谓马伏波以苗蛮之痘入中国，灾小儿；今英吉利以鬼子之法，入中国，救小儿；皆天道自然之理，无足怪者。欧罗巴人尚文学，精巧思……自明末利玛窦入中国，为我朝颁历法，即浑天仪、量天尺、自鸣钟、千里镜、勾股算旹、测试卜影以及哆啰、哔叽之类，皆非中国所及，牛痘亦洋人巧思之一端也。何有害之洋烟，人偏嗜之，而有益之牛痘，人反疑之耶？……今已由粤及楚，行且由楚及天下，诸大吏必有以其法入告者，我皇上谕满洲蒙古未出痘者，不必来京之旨。……得此法，可使中外同登仁寿矣！”同上。

我们从以上的文字看来，那时中国的人民，由于当时官吏的腐败，和老戒痘师，要将他们固有的技术，维持继续原有的地位，对于外来新的技术，采取抗拒情形，这种斗争，直至延续百余年的时间，无辜的婴儿，被这斗争中所牺牲的，真是无法加以估计。当然中国在那半封建半殖民地的统治阶级止疯狂时代，人民不但不能普遍享受对种牛痘的利益，即种鼻苗的那一点费用都挣不到，一任子女牺牲或为遗恨终身的崔瞻东之流。

不过比起当时欧洲那些政教合一的统治者，对牛痘的推行，还算顺利，这点连牛痘发明者琴纳也感到诧异。因欧洲有些基督教徒，还诬蔑牛痘是一种魔术的勾当。他们生怕因消灭天花流行的死亡情形，失去上帝惩罚人类罪恶的借口呢。

己　牛痘的推行工作

自西医传入中国以后，城市地区，牛痘接种工作，多由西医担任，然乡村仍为中医兼任。光绪末年，中西医学的优缺点日着，于是有科学知识和进步的开明中医，都纷纷设会学习西法种痘。此于推展防止天花的工作方面，当然起一定的作用。所以我们看到光绪三十四年（一九〇八年）十月二十八日通州府（南通）批准通州医学典科申请设立医学会的告示，可视为当时对防止天花的一种有意义的行动。

关于推动种牛痘工作，据吴鰊说满清政府除禁止未出痘之满蒙官吏，来京之谕外，不知当时政府方面有无整个推行计划，此事没有本专科可资引证。但据刘昌埜引种牛痘方书（同治三年刊本）附载长沙府吕太守劝种牛痘告示，则知仅有个别地方政府推行：

“照得小儿种痘，性命攸关。每值天行传染，沿门挨可扬抑；遇有险发之症，即良医调治，保全不过十之二三。小儿何辜？殊堪悯恻，惟鼻絮鼻相沿已久，虽防之于未然，亦不能有顺而无逆。……近唯传痘一法，来至粤东。现已行至京师，历有明了。本府素所深知。今传楚南，医师各处设局传引，合行祟晓谕。为此示仰各处绅士军民等知悉。……”

据周济《新医东渐史之研究》原载中西医药二卷五期。

此外尚有光绪廿四年（一八九八年）富阳汪知县劝种牛痘，勿信鼻苗的布告，并翻刊《引痘略》分送城乡。作为宣传品，至光绪间香山郑官应《中外卫生要旨》说：“不种痘者，易得天花，易传染他人。不但一己危险，尚有害于众人，有治民之责者，必察贫家之儿女尽种痘否？如不愿种者，必依法治罪。如已种而所出不合法，则必再种；此事惟医者可主之。”卷四。此不仅劝告，而且要强制执行了。可惜郑氏不是地方官，仅为对那时的官吏的建议而已。

但在推行种痘中，如道光初，有邓姓痘师在陕西，种痘之外，同时更杂投药物以图利，被秦人所逐，对牛痘失去信仰，不肯接种，致小儿因天花而死的很多。详见道光二十八年长白崇伦序引《痘略》。

庚　新订种痘奇法详悉的流传

中国虽很早已有合乎免疫学上思想的事实，但还没有发展到一种学理上的规律，只有琴纳所发明的牛痘术，才合乎免疫学上的原则。虽然在它之前，已有鼻苗了，但严格说来，固犹有一定的距离。

琴纳种痘术学说的传入，以皮尔逊所撰《新订种痘奇书悉》一书为嚆矢，也可说是近代西洋医学传入中国的第一部书。据皮氏自述撰制此书，系在一八〇五年。他在第一期牛痘局报告中有云：

“有巴尔明医师自谓种牛痘法系彼传入中国。但实际在他到中国之前，我已与在澳门的开业医师，广为施种了。而且我曾作了一小册，口授斯当东（G. Staunton）译成汉文，又在巴氏未到中国数月之前，已刊行了。”

详莫尔斯（T. B. Morse）东印度公司公司对华贸易编年史也说：“皮尔逊于一八〇五年任公司外科医生，著有一书，由斯当东译成中文。”有的说那时皮尔逊正在广州行医，则皮氏似由东印度公司派他来广州搞医药事业的人员。

由于《种痘奇书详悉》一书在中国久已看不到之故，一般医史学家的著作中，从未举出它的原名，也不可能在外国文献中找到它的原名。所以有的称为种痘奇法，有的称为种痘奇书。也有作泰西种痘奇法的。又由于此书的罕见，竟以为这书是嘉庆九年（一八〇四年）刊行的。这由于以皮尔逊在嘉庆九年来中国而致误。皮氏此年来中国见柯为良的《医馆述略》。

就现在原始材料而言，《新订种痘奇法悉》尚存英伦博物馆。全书七页，每半页七行，行十八字，用黄色纸做封面。第一页正面刊书名“英吉利国新出种痘奇书”十字，第二页第一行标题：“新订种痘奇法详悉”。据一八七七年出版的大英博物馆图书目录云：

英吉利国新出种痘奇书，（一八〇五年出版。嗹咘着嗹号哆啉哎）嘶当唹、郑崇谦译。

其实英伦博物馆目录，仅依此书扉页及末页所题的书名，并误以嘅咘为嗹咘，其书名应依正文新订种痘奇书详悉在本书第二页首行标题。为准。今本书原刊末页有如下的人名。式样如下：

英吉利国公班衙命来广统摄大班贸易事务哆啉哎敬订

英吉利国公班衙命来广医学嗹咘敬订

英吉利国世袭男爵前乾隆五十八年随本国使臣入京朝

觐现理公班衙事务嘶当唹翻译与外洋会隆行商人郑崇谦敬书

嘉庆十年六月新刊

这里可证明英伦目录以为嘅咟哆咻哎之名是误的。殴咟即嘅咟，即柯为良医馆述略中的皮沈，亦即德贞牛痘考中的毕尔顺，原注：乃印度洋行公司之医也。按牛痘者原文见中西闻见录第七月。实即今天史书所通行的皮尔逊。他名氏已见道光年间中国文人的著作，叫做哌哈哎，如梁绍壬王端履诸人的笔记中，都作哌哈哎也。不过本书说是哆咻哎敬辑，嘅咟敬订，也是错误的。哆咻哎原名英文为 James Drummond，乃是东印度公司大班，不懂医学，如何能说是他辑的呢？或者因他的地位比嘅咟高，故如此署结，亦如中国官书，多以大臣之名为领衔也。

至斯当哧即斯当东，民国初年刘半侬（即刘复）译的贡使观见记亦作史担顿。据他在乾隆五十八年（一七九三年）代英合吗嘎尔呢觐见乾隆后的亲笔写的谢表，押名作哆吗嘶当东，此适符合他的原名（Sir George Thomas Staunton）。

新订种痘奇法详悉，英国牛津大学图书馆尚藏有一八五八年香港排印的翻刻本。其末页人名已多改变，如哆咻哎作哆咻文，嘅咟作文收臣，嘶当哧作斯当东。向达先生曾有此本跋文，见民国二十五年十一月十九日大公报图书副刊一五七期题作蠏蛤生瀛涯琐读记牛津所藏中文书五蠏蛤生盖觉明先生笔名。所言间有舛误。如以此书刊于一八〇四年等。陈邦贤先生《中国医学史》（商务本）又袭其误。

应当特别提出的，为斯当东是在乾隆五十八年随英国使臣马戛尔尼的副使，来华不到二个月，在离华时，居然能写出这样一篇谢恩书那么他在十九世纪初年，由他的手笔把西洋医学介绍到中国来，可说不是偶然的。由于他从乾隆五十八年来华，到嘉庆十年前后不过十二年，对于中文，尚没有一般人的通顺，致所译的种痘奇法详悉，为那时文人如沈壮之流所不满（见沈氏落帆楼文集遗篇卷一合张渊甫书）。这类半知识的无聊文人，似乎也含有打击牛痘在中国推行工作的恶劣企图。

此外，查此书尚有德国教士罗存德的译本：据 Memorials of Protes tantMissipnaries to the Chinese 一书也载有：

英吉利国新出《种痘奇书》（一书七页　德人耶稣教士）罗存德重译（按苏氏一八四八年来华，一八六二年返国）。

我想斯氏的译本，国内或已失传，苏氏的译本，更不必说了。中国人往往漠视有科学价值的宣传品，如《种痘奇书》详悉一类之书，外国反有保存，要研究它，反要到外国去，真有“礼失而求诸野”之叹！

斯当东翻译的《新订种痘奇书详悉》一书，出版不久，很快的被朝鲜、日本等邻国所翻刻了。据我今天所知，此书传入朝鲜的有道光八年六月北京琉璃厂奎光斋翻印本。朝鲜丁若镛与犹堂全书第七集第六卷，收有斯氏译本全书，惜中多缺字，其全题作：

新证种痘奇书详悉

下有奎光斋刊本字样，其末页有：

道光八年戊子六月重刊

板在琉璃厂桥西路北奎光斋

刻字铺。每本工价纹银二分

等字样标点是我加的，足见此书在道光八年后已流入朝鲜了。此道光八年的翻刻本，据《牛痘浅说》云：“道光九年香山曾君望颜，由粤携其书至京翻刻，故信者益众也。”如所指即奎光斋的翻刻本，那浅说的道光“九年”，当是“八年”之误。

此书之流入日本，据说是在道光二十九年（一八四九年）。由广濑元恭之手校刊而改题为《新订牛痘奇法》。广濑自序有云：

“近顷得斯书于长崎友人某，为英吉利国人嘶当东以汉文翻译，即嘉庆十年所传于彼邦（中国）者。”

虽然，日本在这以前，即一八四一年已由伊藤圭介之手，从皮尔逊原著加以训点。但在日本发生影响的，还是斯当东的汉文译本也。

此外，当时的俄罗斯帝国，似亦曾根据中文本译为俄文的。因道光间理藩院所存俄罗斯进呈书目中，有《种牛痘法》一本。此恐难从“进呈”二字去解释，说是同当时的帝俄传入。因从进呈书目的本身看来，有不少从中国医书中翻译过去的。此外，据《牛痘浅说》的话，道光元年，已有俄人在京布种牛痘的医士，则可能也是来华学习种痘的俄国官学生。此种牛痘法就是他们所翻译的。

（以上六篇见《医史杂志》3卷2、3、4期；4卷1、2、3期　1951～1952年）

医 家

23. 名医传的探索及其流变

一、名医传的改题与撰人的年代

中国医家之有传记，实始于汉司马迁的《史记·扁鹊仓公传》。《左传》和《国语》、《国策》诸书，虽已有涉及医和、医缓及等医家之事，但都算不得传；他们不过叙述政治方面时连带及之，或为寓言而已。

医家的传记，虽在《史记》中已有专传，但集历代以来的医家传记而为一书的，要算唐甘伯宗的《名医传》了。这书始著录于北宋庆历元年王尧臣奉诏撰的《崇文总目》，其中载有：

《名医传》一卷　甘伯宗撰

《新唐书·艺文志》同，惟作七卷。但《宋史·艺文志》、王应麟《玉海》卷六十三都已改为《历代名医录》。《玉海》"历"上有"唐"字，并作七卷。案实仅一卷，作七卷皆据《新唐志》而误的。此种改易书名，似非南宋以后人始，因北宋治平初，林亿等序《伤寒论》时，已作《名医录》了。且宋时许慎斋撰历代名医探源报本之图时所据本也，已改题为《名医录》。明初熊宗立撰《医学源流》时所据之本则为许书，然传录二字，亦无准则；林亿等进呈王叔和《脉经》札子则作甘伯宗《名医传》，而卷数实以《崇文总目》作一卷正；因全书仅一百二十人，传赞简略，亦非每人有图，当无七卷之理，故七字当是一字之误，其误实始于《新唐志》。《名医传》一书，大概在元明时已经不见了，我很疑心伯宗这一卷《名医传》因被宋张杲收入《医说》而不行，所以元明以来的医家，历史家，和藏书家都很少有引用甘氏的书名及他的文字的。

甘伯宗这人的事迹，因为他的书早已佚了，所以现在我们很难考出他的爵里与事状。据现在所知的文献而言，他大概是中唐以后之人。清姚振宗《隋书·经籍志》考证说，梁时甘伯刘或与他为群众（见姚书医家类。梁甘伯刘疗痈疽金创方下自注），这在时间上，是不可能的。一人在梁王俭撰《七录》时的人，决不能活到中唐以后，而他的成书，或在晚唐，那与甘伯刘时代相去更远了。我们对作中国第一部医史传记的人，不能把他自己本身的历史留传下来，是一件最遗憾的事。因为《名医传》成于晚唐，五代时刘煦修《旧唐书》时，尚未著录，这恐是唐末五代，还不大流行的缘故吧！

二、名医传的内容

《名医传》的作者，现在既然无法考出他的事状，而《名医传》一书也因久佚，无从探索它的内容，就是引用引书文字的也很少。据我们现在所知，只有林亿等在治平中序《伤寒论》时引用《名医录》，有这么一段文字：

"南阳人，名机，仲景乃其字也。举孝廉，官至长沙太守。始受术于同郡张伯祖，时人言识用精微过其师。"

除熊氏医学源流间接引用甘书外，此或者是一段仅存的《名医传》中的文字了。但林亿所引的《名医录》在宋时也有与它相同的书名；我曾从张杲《医说》周守忠《历代医学蒙求》、《养生类纂》、《养生月览》，及元人释继洪《澹寮方》，沈从先《暴证知要》与明初朝鲜梁诚之等修撰的《医方类聚》等十数种书中所引的《名医录》缉为二卷。但大多是记宋人的医验，其中有称引徽朝的，则当是北宋末年或南渡以后的人所做，决不是甘伯宗的《名医录》。我屡欲考索宋人《名医录》的著述人而不得；某次，偶检光绪时薛福成的《天一阁书目》，果然给我找到了。在薛目卷三医家类有下面这一条记载：

《神秘名医录》二卷，宋党永年撰

我才知此书是永年所撰的。按《宋史·艺文志》有党求平《摭医新说》三卷（秘书省续编到四库阙书目录作二卷。知绍兴时秘省已无）。而又有党永年摭医新说三卷，当系复出，我想求平或是永年的字，或"永""年"二字形近之误。奇怪的是《宋志》一书复出，而日本丹波元胤《医籍考》并失载。我疑心《摭医新说》是《神秘名医录》的改题，只卷数与《宋志》不符。天一阁所藏此书的卷数，恰与我所缉的本子相同，可称偶合。但原书之名还有"神秘"二字，这更可确定不是甘伯宗的书。但这书在民国二十九年出版的冯贞群编《天一阁书目》中，已不见了。

《名医传》的内容，据我所知的医家中仅有二人提及：一为《医学源流》的作者熊宗立，一为《医学入门》的作者李梴，《医学源流》说：

“唐甘伯宗撰历代名医自三皇始而迄于唐代，绘列成图。”（原书自跋）。

这是我们今日知道提起伯宗书内容的第一人。但熊说“自三皇始而迄于唐代”。虽知伯宗书的断限，而不知所著录的有多少人，据明李梴《医学入门》说：

甘伯宗撰历代名医姓氏，自伏羲至唐凡一百二十人。出《辍耕录》。卷首历代医学姓氏儒医类。

但李梴说：“自伏羲至唐凡一百二十人。”这十一字，实据王应麟的《玉海》。关于元陶宗仪《辍耕录》卷二十四历代医师条下所列的历代医师，我早根据熊氏《医学源流》的记载，就决定它是许慎斋历代名医探源报本之图中的医人姓氏，说它是甘伯宗《名医录》是完全错误的。因《辍耕录》中的历代医师，自三皇时的僦贷季起，至金袁景安止，共一百九十四人，甘伯宗既是唐中叶以后人，决看不见金元的人物，此其一。就依李梴之说，至唐时止也有一百五十一人。多出三十余人，此其二。所以我敢断定，李说是错误的。

《名医传》中的文字，如除了林亿序中引见外，只有熊宗立的《医学源流》了。但熊书所引的也是根据李慎斋的书，可以说是更间接的材料，可是我们得因熊书而知甘伯宗的《名医传》不但有传记的文字，而且还有“图”，有“赞”；只少许慎斋所见的本子，是这样的。大概原书是：图在文前，赞在传后。传后有赞之例，似为班固所创的。

三、《名医传》的存佚问题

《名医传》中所留下来的文字内容，据我现在所知的，只有这一点，可谓所知甚少。要探索它的内容，是无可措手的。那么除此而外，有何方法可以探知它的内容，更进而研究它的流变呢？这不能不使人们从张杲的《医说》一书说起了。因为它是现在留给我们在医史材料方面较富与较古的一部书。——虽然，丹波元胤《医籍考》把它列入宋人方论中。

我很疑心张杲的《医说》第一卷三皇历代名医，是根据甘伯宗的历代名医录而来的，或竟是甘氏的原书而稍加删改而成。这里我们可看下列几节文字。

前面说过，李梴说甘伯宗《名医录》所著录的医人为一百二十人，他是根据《玉海》而来的，王应麟是南宋人，与李杲同时，或当犹见伯宗是书，或据王尧臣总目之叙，皆必确有所据的。清初陈梦雷等撰之《医部全录》医术史流列传、甘伯宗传是据李梴书，但删去出《辍耕录》四字。今详《医说》首列三皇历代名医，也只收到初唐为止，约一百十六人，说一百二十人，盖据成数而言。惟《医说》最后列许智藏、巢元方、玄珠先生、王冰等四人，当非伯宗之文。因巢元方传，《医说》引宋绶《巢源》序文，而王冰传则引林亿序《素问》次注之文。且许巢二人，皆隋人，何得次于唐武后时之秦鸣鹤下乎？其为季明续貂之迹灼然可见。惟吾人亦得赖此而判伯宗之书，尚存于医说，并知伯宗的书，是断限于武后的时代。

《医说》医人传中所引各书，南宋时多已亡佚，拿它同《太平御览》引所书相较，多大不相同。其中也有唐人语气的：如《医说·神农传》引帝王世纪及本草论序多与今本不同。本草论序，即孔志约唐本序载《大观本草》卷一序例中。与唐本序略同的只有“去陶氏之乖违，辨俗用之纰紊”二句，而其中有“逮于我唐统极”这句也不见于孔序，显然是伯宗檃括帝王世纪及本草论序的文字，而自己加进去的。若是季明所作，决不用“我唐”二字。这可与《医学源流》引伯宗书中的“大唐”二字，互相发明。

又以林亿序引《名医录》的张仲景传，志医说的张仲景，仅有详略的不同，其词义并不大相径庭。再详周守忠窠庵的历代名医蒙求后序说：

“愚偶诣医生杨君之舍，话次出示所抄一书，曰《名医大传》，乃与《名医录》殊别。”

我很疑案庵所见杨氏抄本《名医大传》，是甘伯宗名医传的改题，因为宋人也是好改古书的。但《名医蒙求》所引的《名医大传》，仅有李密、伯高、少俞、张机、胡洽等四条五人的传。我现在姑把《名医蒙求》所引的文字，依次录出，与张杲的《医说》相对照：

一、《名医大传》云：

刺使李密，慷慨有志节，母患积年不愈，乃习经方，遂尽其妙；多至全护。由是亦以医术知名焉。《名医蒙求》卷上引。

《医说》云：

“……密方直有至行，母病积年不愈，乃习经方，遂尽其妙；多所全护。由是知名。”案下即崔季舒传注云。《北齐书》，知密传亦出《北齐书》。

二、《名医大传》云：

“伯高少俞，并黄帝时臣也，未详其姓。辅佐黄帝，详论《脉经》，对扬问难，究尽义理，以为经论；故到于今赖之。”《名医蒙求》卷下引。

《医说》云：

“伯高少俞，并黄帝时臣，未详其姓。辅佐黄帝，论《脉经》。对扬问难，究尽其义理，以为经论；故人到于今赖之。”出《素问》。

三、《名医大传》云：

“张机字仲景，南阳人。受术于同郡张伯祖，善于理疗，尤精经方。举以孝廉，官至长沙太守。后在京师为良医，时人言其识用精微过于伯祖。”《名医蒙求》卷下引。

《医说》云：

“后汉张机，字仲景，南阳人也。受术于同郡张伯祖，善于治疗，尤精经方，举以孝廉，官至长沙太守。在京师为名医，于当时为上手。时人以为扁鹊仓公，无以加也。”原注：出《何颙别传》及《甲乙经》、仲景方论序。案可与前林亿引《名医录》互为参照。

四、《名医大传》云：

“胡洽道士，性尚虚静，心栖至道，亦以拯救为事，以医知名。撰经用验方三卷，至今传焉。”《名医蒙求》卷下引。

《医说》云：

“胡洽道士，不知何许人。性尚虚静，心栖至道，亦以拯救为事，医术知名。”此下有徐文伯、徐嗣伯二传，嗣伯传下注云并出《宋书》。

这四条文字，与《医说》对勘之下，便可知其同出一源；尤其林亿节引的《名医录》与《名医大传》二者，可以断定其为一书。《名医蒙求》引的《名医大传》，当然也是节录的。虽有详略的不同，因都是节录的缘故。所以我很疑心：甘伯宗的《名医传》，在宋时不仅改题历代《名医录》，而且有人把它改为《名医大传》的。现在我姑假定《医说》的历代名医，当从《历代名医录》——《名医传》删改而成。至二者文字时有歧异，那不仅因删节时擅加文字以求衔接的缘故，而且做书的人，也往往好改古人成语。这只要做过缉佚工作或校勘工作的人，便可以知道同引一书，其文字也多大有出入的。后举《异苑》载王纂的事，便可证明。所以上文所引的这一点歧异，诚不足为奇。案《医说·历代名医传》中惟一可疑的，那便是隋唐医人的传记，有引唐史的。据我研究，唐史一书曾在言及唐僖宗时候的事，但绝不是宋孙甫唐史记，据《宋史》卷二百九十五甫传，知是仁宗时人，但《太平御览》、《太平广记》多已引用《唐史》一书了。而《御览》七百二十三则引《唐书》。

我们可以说甘伯宗的名医传所依据的材料，大概不出《医说·历代名医传》的材料。那么《名医传》一书虽佚，而它的轮廓我们还大致可以推想得出来。若根据上文所述，做大胆的假设：甘伯宗的《名医传》在《医说》中尚保存它的原本。换言之，《名医传》一书，诚如郑樵所说："名亡实存"了。

四、名医传的流变

甘伯宗的《名医传》，我们现在很有理由的假定《医说》第一卷，便是它的原本。那今天就可依据此点，去考索此书的流变了。

《名医传》第一次改名的，是《历代名医录》，而第二次改名的，为《名医大传》（假定）；由《历代名医录》而称为《历代名医图》的，则见于熊氏《医学源流》自跋。这是《名医传》一书改题的经过。案熊书内时亦有称为《名医传》的，至由《历代名医录》一书所称谓的，有如下几种：

依仿历代名医之名的，则有：

宋党永年的《神秘名医录》后人称引此书的多简称《名医录》。又与《神秘名医录》内容相仿的则有：

（1）宋无名氏的《医余》。予亦有辑本。

（2）宋徐梦辛集医录。见宋楼钥攻愧集卷百八0直秘阁徐公墓志铭，其书虽佚，但与集仙后录同列，当亦名医传记验案之属。

沿历代名医之称的，则有：

（1）宋张杲《医说》卷一，三皇历代名医。

（2）宋周守忠历代《名医蒙求》二卷。今有天录琳琅丛书本。明朱睦㮮《万卷堂书目》，黄虞稷《千顷堂书目》并作一卷，倪璨补《宋史·艺文志》沿之，并误。卢文绍又沿倪氏未改。

（3）元陶宗仪《辍耕录》卷二十四，历代医师。

（4）明熊宗立《历代名医图》姓氏。

据《历代名医录》而扩充医家姓氏的，则有：

（1）宋许慎斋历代名医探源报本之图。

（2）明熊宗立《医学源流》，案元许国祯亦有《医学源流》一书，见徐春甫《古今医统大全》，则清徐大椿之《医学源流》之名，盖三用之矣。又案清毛景义《中西医话》卷五至六为《历代医学源流考》，则假熊氏之书名，而又据陈梦雷的医术名流传而增损之者。

（3）明徐春甫《古今医统大全》卷一历代圣贤名医姓氏。

（4）明李梴《医学入门》卷首历代医学姓氏。原注云：据医林史传，外传，及原医图赞而类编之云云。

（5）清陈梦雷《医部全录》名医术名流列传。

与《名医传》一书之名相类的，则有：

（1）元明人（?）医林列传。附见赵开美原刊仲景全书中的伤寒论之首。赵称所刊《伤寒论》乃覆刊宋本者。然内有成无己传，无己，金时医家也。故知医林列传或为元明时人所撰。

（2）明程伊医林史传四卷。引见《医学入门》。又著录于明赵开美脉望馆书目，殷仲春《医藏目录》，《千顷堂书目》卷十四。

（3）明程伊医林外传四卷。同上。

（4）明程伊史传拾遗一卷。见《医藏目录》，千顷堂书目卷十四，又《脉望馆书目》作《医传拾遗》，疑本一书。

（5）清程云鹏医人传。见兹幼筏自序。案近人张孟劬孱守斋日记曾言夏闰枝拟撰医人传，不知已有程氏此书。

（6）清董恂《古今名医传》十一卷。在乌程董氏所著书内，予求之十余年未得。

（7）清佚名医林续传。见陆以恬再续名医类案引。

（8）世界历代名医传略十卷。清许昭传撰，有宣统元年自序。称：仿畴人传例作名医传。并收泰西合信代至古弗三十九人，盖为中国医传书收集西洋医人最多之书。然玉石纷糅，时代参错，全失著书体要。

以史为名而亦属传记体的，则有：

（1）明王履医史补传。见《古今医统大全》卷一名医姓氏王履传。

（2）明《李濂医史》十卷。川父藏书至富，万卷堂及千顷堂书目并有他的李嵩渚医书目四卷可证，而医史一书至陋，中无一传出子罕见者。

（3）明周恭增校医史四卷。见千顷堂书目卷十四。

（4）清王宏翰《古今医史》七卷。案王为天主教徒，故书中多黜神鬼之说，而申天教之义。

（5）清王宏翰《续古今医史》一卷。清人为托王氏者。

然而从名医传以下这许多的书，只是有扩充或删改的传记，而没有改动他依据编年的体例。我们姑举下列几家史书的分类法，它的体例是这样的：

（一）三皇历代名医见《医说》，无朝代标出。

（二）历代名医探源报本图。《辍耕录》二十四引作历代医师（1）三皇（2）五帝（3）周（4）秦（5）西汉（6）东汉（7）蜀汉（8）魏（9）吴（10）西晋（11）东晋（12）南宋（13）南齐（14）北齐（15）梁（16）后魏（17）后周（18）隋（19）唐（20）五代（21）宋（22）金。

（三）医学源流。（1）三皇（2）五帝（3）殷（4）周（5）秦（6）西汉（7）东汉（8）魏（9）吴（10）西晋（11）东晋（12）南宋（13）齐（14）梁（15）后魏（16）后周（17）隋（18）唐（19）五代（20）宋（21）金（22）元。

（四）历世圣贤名医姓氏见《古今医统大全》卷首所引。（1）五帝（2）三代（3）秦（4）汉（5）魏（6）吴（7）蜀（8）晋（9）南北朝宋（10）齐（11）梁（12）隋（11）唐（12）五代（13）宋（14）金（15）元。

各家朝代的标举，历代名医探源报本之图与《医学源流》相仿，但可注意的那是许慎斋是属于朱子纲目一派的历史观，所以作蜀魏吴，而熊宗立则近司马光通鉴一派的历史观，所以他作魏吴蜀。原不标出蜀代，但以唐慎微、韩保升等置于董奉之下，知漏举蜀代的名号。徐春甫据是熊书的，所以作吴蜀。

不过这几家以朝代记事，虽有详略先后之不同，总不离年为史之例；而特别值得提出的，那是李梴的分类法，他是以类相从，兼有纵横两体的。这是今日研究中国医史学的人应当注意之事。他的分类法是这样的：

（一）上古圣贤　（二）儒医　（三）世医　（四）德医　（五）仙禅道术

他这种分类法，在当时不能不说是一种进步的方法，所以在医史上而言，李梴的分类法，近于马迁《史记》之属，其他都可归于纪年之属。毛景义虽于历代《医学源流》考之外，别立历代医隐一门，仍不及他的完具。

至于周守忠的《历代名医蒙求》以四言为对偶，便于蒙诵，那可归于历史歌括，或纪事诗之属，周李二人的书，可说是名医传之属的变体。此外以一人之传著为一书的，我现在所知，似乎只有朱彦修传。明叶盛录竹堂书目卷五医书类，有朱彦修传一册，不著撰人姓氏。除非它是从戴良九灵山房集中抄出的丹溪翁传的话，那可算是中国第一部医家有人传记的书了。

五、名医著录的升降表

我们现在可以将上列医说，历代名医探源报本之图，医学源流，古今医统大全，医学入门所收的医家姓氏，列表如下，陈梦雷的医术名流列传太繁不录。以便省览，则以姓氏的升降，而略知其人学说之盛衰。

（略）

我们看了上表，不仅使我们略知每代医家升降之迹，但亦发生两种感想：一、他们的取舍，很使我们不解。二、他们对医人时代观念，极忽视，三皇五帝，随意乱填；前者如许慎斋书既著僦贷季与鬼臾区雷公诸人之名，而不著伏羲、神农、黄帝之名，那末僦鬼诸人便是医家的始祖了。后者，同熊宗立在医学源流自跋中，虽有如下的一段话：

虽显名医之名，而无传文可考，未免不有年代差伪，姓名各别之患。如赵宋之王纂，列于南宋，大唐之苏恭，赘于南梁，范汪作“注”，孝崇作“宗”之类，览者岂无憾焉。予不揣庸愚，罔知固陋。窃以前图详加校订，讹者正之，阙者增之。

熊宗立的话虽如此，但他只改正了一半，而一半却是误校误订的。如范汪作“注”，原是篆隶之通行字，此点日本森立之父子在《本草和名》中已详言之，他们并笑熊氏之浅妄。王纂善针石之事，确如《医说》所言，出于《异苑》。《医说》云出刘颍苑叔，盖敬叔之字胡震亨为刘作传云字敬叔，误。今详毛刻本《异苑》卷八载之，为刘宋元嘉十八年事，走獭的故事，就出于此，历代《名医蒙求》卷下，亦引《异苑》，文俱较季明书为详且有不同。惟蒙求所引与《医说》为近，自熊氏误改后，徐春甫，陈梦雷等，承认袭谬，王纂这人，都改作赵宋时人了。至苏恭原为苏敬，避宋人嫌名而改的，他们都还不知。孝崇作“宗”，也不一定是误，《新唐志》有许孝宗《箧中方》三卷。案撰“新修本草”者，有许孝崇，未知即撰《箧中方》其人否？但极可怪的，许慎斋误把北宋的唐慎微，孟蜀的韩保升、孟昶，都作蜀汉人，熊仍而不改，徐春甫承之；陈梦雷因知孟昶与韩保升是五代的孟蜀人，而把真为蜀汉人的李撰，撰《三国志》、《蜀志》有传。与北宋人的唐慎微都拉到五代去了。此外，明汲古阁刊本《辍耕录》引许书以陶弘景与贞白先生为二人，这更是不可恕的错误。今据陶湘刊本正。他如徐春甫书以陈藏器为梁人，刘元宾为唐人等可笑的差误，更不一而足。

六、名医图的探索

以上所说的，都是《名医传》一书文字方面的内容与其流变。现在要探索它的图赞，及它的流变了。

据熊宗立《医学源流》自跋，知道甘伯的《名医传》原是有图，有赞的。图是早已丢失了，赞还有若干首保存于熊氏书中。但据熊说，伯宗书中之图，也曾经许慎斋之手而扩充的。熊说：

"唐甘伯宗撰历代名医，自三皇始而迄于唐，绘列成图。宋许慎斋又录唐及五季宋金数代之人，始通真子刘元宾，洁古老人张元素等，序次以续乎伯宗所作，名之曰历代名医探源报本之图。然究其图，虽显名医之名，而无传文可考，未免不有年代差伪，姓名各别之患。"按熊书时引《历代名医图》，盖即《历代名医探原报本之图》之简称也。

可知甘书原是有图的。而许慎斋的书，仅扩充甘书之图。但却将传记文字略去，赞则仍保留下来。今熊书引的赞文，如韦慈藏赞有曰："大唐药王，德号慈藏。"这赞是甘书的原文无疑。案丹波元简《本草和名》提要引熊书图赞作甘伯宗名医图。不为无见。但据熊书，似乎甘许二书，也并不是每人都有图赞，而许书是人有一图的。

现在甘伯宗的名医，既早已不见了，许慎斋的历代名医探源报本之图，也没有了。考明毛扆汲古阁珍藏秘本书目子部医家类有宋本医家图说一本，不著撰人，不知是否是慎斋书的简称。熊宗立虽学医卜之术于刘剡，却也是明初建阳有名的书估，是很好事的人。他刊星卜一类书，多有图像，独对承袭甘许二家的名医图之《医学源流》，不附一图，是很令人惋惜的，我很疑心我所据的《医学源流》的本子恐有两样，因我所据的二本，都是日本翻刊本。一为日本宽永九年刊本，即明崇祯五年摸刊景泰元年原刊者，是寒斋所蓄之本。一即日本据此重刊之医书大全本。现为伍连德藏书。熊书原刊，尚未看到。

我这推测，果然给我猜到一半。我后来居然看到明万历及崇祯间翻刊的陈嘉谟《图像本草蒙筌》两种本子，实则崇祯刊的本子原是万历原版重印，只添了崇祯改元刘孔敦序文，前后几个字而已。其卷首居然有历代名医图姓氏一卷，收有伏羲、神农、轩辕、岐伯、雷公、扁鹊、淳于意、张仲景、华佗、王叔和、皇甫谧、葛洪、孙思逸、韦慈藏等十四人的书像。这一卷传赞文字，都是写刻体，与正文中的字体，即老宋字。绝不相同。这显而易见：是用另一种版子配上去的。我反复端详，此卷图文与熊刊其他书，绝无异样，我才恍然明白它的来源；原来这一部《图像本草蒙筌》，是坊估先得熊氏第二次成化十二年重刊《医学源流》。《医学源流》附于医书大全之首。的旧版片而改题的。我也见过嘉靖原刊《本草蒙筌》，并无图像，这都是有力的证据。

熊氏医学源流最早的刻本，是在景泰元年，有熊氏自跋可据，但确未说起有图像。日本翻刻的即据此初刊本，至成化十二年，熊又重为翻刻，才有伏羲以下十四人的画像，而且传记的内容，也都有增损改变，尤其熊氏成化十二年跋此书的文字，其后半篇，竟大不相同。如初刻本跋文于“或搜求不及姑阙之矣”以下一百六十七字，成化本则作“或搜求未及而姑缺之，名曰《医学源流》，附载于医书大全之首，斯乃图绘相名，具载传文，余则惟具姓氏而已，名之曰原医图。倘要穷究其出处事实，则详究源流本传云”。下署结“成化丙申春十二月。勿听子熊宗立识”。而初刊本作“熊宗立拜手敬书。时景泰新元庚午岁也”。由此我们知道熊所据的必是许慎斋的探源报本图，而许图当必本之甘书，那末甘许二家之图，虽不见，得熊图固可慰情聊胜于无，或竟“不得中郎，犹见虎贲”，也未可知。因熊书有图有赞，所以也有称它为原医图赞，《医学入门》曾引用之。

自熊氏据许书作历代名医图姓氏——原医图后，直至清初，坊间重刊张卿子伤寒论，始又附有扁鹊以下数图，据我的观察，当是根据原医图的，而粗犷仅具人形。有人说张卿子伤寒论有明刊本，这是错误的，卿子名遂辰，明诸生贡，钱唐读书社中人也。明亡，始隐于医。事详玉几山房听雨集下。仁和县志谓少因羸弱而习医，盖为缘饰之词。至丹波氏医籍考以张氏书为赵开明书，尤为大误。玄度卒于天启四年（一六二四年），张氏尚未学医。今本会藏有卿子书原刊本，无图。远不及熊刊之精美。

寒斋又有清末维扬名山堂梓行的巾箱本《珍珠药性赋》一书，首亦与重刊本《张卿子伤寒论》所插名医图相似，而剞劂更劣，难以入目，我原以为坊估据张氏书摹刻的，但我猜错了。据清初黄氏千顷堂书目卷十四医家类有：熊宗立原医图药性赋八卷。

千顷堂所藏的书，都是明以前的。医书方面大概或和明睦楔万卷堂。今查万卷堂书目医家，十九与千顷堂书目同，世言西亭书没于水，恐未必尽然。清初的在医书方面，可说很少。杭氏补的书目收清初医书，那是例外。那末，翻刻本的张卿子伤寒论名医图，是根据药性赋的原医图，我那部扬州坊刊的药性赋，自然有它的祖本子。

我所看到有插图的医书很少，而绘有名医图一类的书，似乎只有这几种！而且都是同出一源的。我根据前述，可以理出如下的一个系统：

一、唐甘伯宗名医传中所附的历代名医图。

二、宋许慎斋历代名医探源报本之图。

三、医家图说一本。不著撰人。

四、明熊宗立历代名医图姓氏——原医图。按万卷堂书目。有熊宗立原医图一册。

五、明熊宗立原医图药性赋。后来据前书刻入，更后又有重刻者。

六、清张卿子伤寒附名医图。据熊氏原医图药性赋而来。

我们看了这几种书的名医图，水源木本，都属同一系统。甘许两家之书邈矣，我这次捃扯文献，理出这样一种史迹，倘能给读者以“尚能相见”的概念，那我这番工作，可算不是徒劳的了。

七、余论

中国的史书多是有文无图的，此郑樵所以有“实学尽化为虚文”之惋惜！我是向来喜读书本上有图画的人，尤其名知图像及其他所画的故事，是我最欢喜的。所以我在十五年前编辑某医刊时，便登出一则“征求历代名医图像书画手迹启事”，可是成绩非常的坏，没有一个人应征。十数年来，脑子里所知道的医事图画，也仅有三四百件，而且这些东西多数在人家手里，以知单热心搜罗而没有钱，还是不济事的，提倡医史插图，我虽是第一个人，但实行此计划，而中国近来第一部医史有插图的，要推王吉民、伍连德两位先生合撰的中国医史，英文本。有九十余的插图。其后李友松先生用中文写的医学史纲，是一部世界医学史性质的书。其中关于中国部分的插图，也有四十多幅，诸先生的大著，可谓继美前徽了。

关于医史学的历史，也是医学史中不可少的一章，我所看见的日文医史一类的书，远的如光绪三十年即日本明治三十七年（一九〇四年）出版的富士川游日本医学史，近的如民国三十二年即昭和十八年的小川政修西洋医学史。寒斋曾他的泰西医学史，古代中世篇，是昭和六年出版。此是小川氏补撰第三篇所改名的。连篇幅并不怎样多的石川光昭的医学之史的展望，全书共三百十四页索引二十二页昭和五年出版。我国有沐绍良译本商务印书馆出版，仅译至一百八十八页而将以下的附录删去，实在附录是正文很重要的参考资料，而译者弃去，可谓买椟还珠了。也都别立医史学这一章。可是至今我所看见用中文写的几种中国医史，连医史学三字都看不见，不要说有这一章了。有的连甘伯宗名医传一书的存佚都弄不清楚，如有人做的医史，书中既已列名医传已佚，而后文列它为参考书。就是我所看见的几种中国史学中，也没有它的位置。

医史学在外国已不是一门新鲜的学问，在我国一般研究医史的人，却连它的名词都少提及。只有十年前我与余云岫先生讨论过这一问题，后来虽也有人做过《医学史的意义和价值》的专文，而实际对医学史与医史学的意义，却全然不懂。所以我这一篇文字，也算做提倡研究中国医史学的大辂的椎论吧！

三十六年十二月八日

（见《医史杂志》2 卷 1 期 1948 年）

24. 吕晚村在清代医学之影响

一、引　言

清黄宗羲为张景岳作传曰，“二十年来，医家之书，盛行于世者，张景岳《类经》，赵养葵《医贯》”，章虚谷于《医门棒喝》中论景岳书亦云，“或曰，尝见诵景岳者，其门如市”，考之吴阊叶桂，实亦受“景岳”影响，可知自顺治中叶以迄今日，充乎街巷之市医，几尽为此两家之书所支配，其历史将达三百余年而未艾，在中国医史上，其影响之久远，除张仲景而外，几无人可与此二家抗手。

顾此二家之书，有一谜焉，未焉人彻底窥破；今作者幸获新发见之文献，以揭其谜底，不仅使此书造述者之主人翁为谁，表襮于世，亦欲今后有志医史者，以另一目光为之述作，而变更清代医学史之面目也。若发潜德之幽光，扬往哲之芳烈，又其次焉。

自中日事变以来，上邦文物，焚掠无遗，而数百年来沈霾瑶台牛箧之坟籍，亦一时俱出。焚糜之余，又被掠夺而去，自古夷狄祸乱中国，如晋怀之奔迸，靖康之俶扰，典籍丧失，均未有若今之甚者。幸有流入所谓如孤岛之上海外人租界者，乃劫后之孑遗，犹罹难之人民，颠簸而入收容所耳，惟有时此孑遗之物，又为异邦有力者，负之而趋；赤轴青纸，长使栖迟域外，重堪悼惜！余自乱离以来，避地租界，偷息人间，虽长安居大不易，饔飧且朕不继，而犹愈于全祖望穷途当书之时，故仍雪购风藏，如虫鼠之负版搬姜，无殊往昔，且目击祖邦文献之沦丧，惶怖怔营，未安终日，故访求视前益力，终以力薄，未能尽其百一也。一夕于阅肆中获抄本《新方八阵》一书，署“语水吕留良著”六字，验其纸色字体，知嘉道年间人之手抄本也，因忆陈修园谓“景岳全书”，乃出其甥林日蔚之手（新方砭自序），陆以湉《冷庐医话》有“张景岳全书，则以为游东藩之野，而遇异人”。（今按语见《传忠录》下），及元和陆懋修谓“张景岳之新方八阵，全录方壶道人壶天八法，而截去卷尾数方者也”诸语，顾二陆未言明究为何人所作，今兹获此钞本，为代景岳作伪之形迹，遂襮于世，然此犹不过其一也。复有吕氏自假明季赵养葵之名而撰《医贯》，及后又自作《医贯评》以行世者，此则由余从清代禁书总目，及他书旁证而获知也。

夫清代医家，被温补之说所支配者，几二百余年，而其养阴之说，亦由“二家”发挥之力，受其影响者，首为吴中之叶天士，今苏派耳孙小子，尚奉叶为不祧之祖，惟懵然不自知其源头，固可怪矣。而道光年间，又有无锡姚球作《景岳发挥》，（后坊贾因书不售改刊叶桂名）藉以倾排者，尤可哂也。

呜乎，自满清入据中夏，文字之狱大兴，视人士如草苴粪壤，最惨者如庄氏之史案，吾人今日读大狱记，犹有余悸，若时间之久，空间之广者，莫如吕案。读雍正东华录，及清代文字狱档案吕案，无人不为之怆恻也，此两案于中国学术上之影响最大。若庄氏之史案，有关于明季之历史，而吕案则除有关于运动恢复明社历史而外，若理学，若医学，均于清代三百年学术史上，应秉笔大书者，广兹竟因文字狱而晻昧焉（近人梁启超撰中国近三百年学术史，于朱子理学门中，竟未一见吕氏著述之书，而贸然谓吕氏无甚学问），国亡而精神灭，此华族所以受制满人，迄三百年而始光复也，今所论者虽为医史上之问题，而亦寄有哀思国命之意也。

二、吕留良之身世及其时代

甲　吕留良小传

吕留良，字庄生，又名光轮，字用晦，号晚村，亦称东庄，浙江崇德人。先世本为河南人，宋南渡时，其始祖继祖为崇德尉，阻兵不得归，因家焉，祖汉，字南父，号心源，娶城南郡主，官淮府仪宾，心源生二子，长元学，号澹津，万历庚子举人，官繁昌系令，次元启，号空青。元学即晚村父也，娶妻郭氏，生四子，长大良，字伯鲁，次茂良，字仲音，三愿良，字季重，四瞿良，字念恭。晚年又娶侧室杨氏，父澹津卒于明崇祯元年十月，卒后四月，而杨氏生晚村于登仙坊之里第，行五，叔空青，卒无子，以晚村祧焉，晚村长身鹤立，生颖司，八岁即善属文，造语奇伟，即与同邑孙子度忘年交，本习举子业。明亡，晚村才十六岁；二十五岁始出就试，为邑诸生，每试辄冠军，声誉籍甚。

（以上略据其子吕葆中所撰行略，晚村先生墨迹，并参光绪石门悬志入。）

时明末大儒姚江黄宗羲（字太冲，号黎洲先生），以明社虽屋，因素厕身党籍，仍有规复明社之志，后请学甬越间，晚村因与其弟晦木为儿女亲家（晦木之子，庄生寮婿也），钦黎洲风仪，由晦木绍介而执贽其门焉，黄氏本习阳明，蕺山之学，故吕氏亦学焉，吕氏有种族之思想，当以是时始，初非西山采蕨之夷齐也，未几，因与黄氏语言间之龃龉，又同购小山堂祁氏遗书，阻取黄氏选定之书去，南雷大怒，绝其通门之籍，用晦亦操戈相向，除蕺山私淑学案，而托为建安之徒以报之。一云吕氏先与黎洲绝交，自后吕氏终身为朱子之学，性豪侠有至性，所交均为肝胆中人。若姚江黄氏三兄弟（宗羲，宗炎，宗会），甬上高旦中（鼓峰），桐乡张履祥（考夫）等，同邑吴孟举（之振），及侄自牧二人，与晦木知尤早，年三十二岁始与旦中交，即与之论医，未几尽得其蕴，用晦之医，虽受益旦中处不少，而实有青蓝之胜，自弃诸生后，亦为人担囊行药，顾不愿以医名，故不显，自与姚江绝交后，以时文选学，课其子侄生徒，所著述之书，约五十余种，除医学诗文而外，多不出制艺选文之途，盖以此为鼓吹种族思想之工具，固与坊社学究有殊也。当时石门之学，天下靡然向风，晚年屡拒清廷征辟，并愿削生员之籍，假披缁衣，投荒村以自放焉，生于崇祯二年（一六二九年）正月二十一日；卒于清康熙二十二年（一六八三年），年五十五岁，娶范氏金路女，生七子，名多不录，而以长子葆中为白眉，中康熙四十五年丙戌科一甲二名进士，后以雍正十年，因曾静之案，发生文字狱，尤死，旋与父俱戮尸枭示，弟毅中弃市，并籍没焉，所有著述前后销毁殆尽。向所视为有裨民生疾苦之医书，亦骈登禁书之目焉，前代帝王之淫威，殊汩没人性也（以上略据全祖望鲒埼亭续集卷十七，及续甬上耆旧诗卷四十一南雷文案卷二吕氏行略，光绪石门悬志卷七，吕晚村文集，雍正朝东华等书）。

乙　固扰中之吕氏

明之亡也，祸始于阉竖，当天启之朝，丑阉魏忠贤当国，太阿倒挂，一时峨冠博带之流，以仰承阉旨颜色为荣，幸有一二志士如杨涟、黄尊素等，抵死扶植网常，残明龟鼎，赖以不隳，然天下土崩鱼烂之迹，亦愈深矣。后丑阉虽诛，国事已不可问，及洪承畴、吴三桂诸权臣，通敌卖国，朱明之鼎以失，因而黄农遗胄，遂为披发左衽之民矣。虽然衣冠士族，草泽英豪，若张苍水、王而农、黄宗羲辈，借师异域，捍卫东南，落日狂涛，犹奋国事于不可为之日，及其终不可为也，或嘉遁海外，卉服不返；或黄冠草履，歌嚣深山；惓怀故国，以寄陆沈之痛，当时忠臣义侠之士，盛于东南，而甬上又才渊薮。

清人入据中，夏其抵拒最烈者，以东南为最，人民被毒亦最惨；又因士族之鼓励斗争，故与犬羊同视，士人亦耻立其朝，虽至康雍之朝，清人立国将有百年，犹多不屈也。

当时清操自守之士人，多课徒讲学以自盖藏，又以此不足周其衣食，则或隐于医；欲以良医良相以自况，如山西阳曲傅山（青主）即其俦也。明末大儒，其有志节而不屈者，若顾宁人、王而农、张苍水、黄宗羲诸人，皆其选也，而黄宗羲学问道德，固下顾王诸人，顾以尝人之末，又曾勤师王室，故号召力较诸人为大，双善王（阳明）学，故当其讲学甬越间，一时为人望所归，从游甚盛，弟宗炎，宗会，誉望虽不及乃兄，然当时固有三黄之目也，而晦木亦雅善医学，顾业不甚行，亦无医家之言传世，故今日医家无有举其名者，宗羲、晦木、昆仲，皆贫甚，其生活有赖友人提囊行药，以枝梧其家者，友人即四明高鼓峰也。按全祖望续甬上耆旧诗高隐君斗魁传曰：

宇旦中，学者称为鼓峰先生，少有才江右……以国难弃诸生……先生负用世才，虽因丧乱自放，然不肯袖手，是时江上诸遗民，日有患难，先生为之奔走，多所全活，论者以为有贯伟节之风，而都御史父子累濒于厄，得以不死者，先生之力尤多，须长如戟，谈笑足倾一座，江湖呼为高髯。盖先生本以王谢家儿，遭逢阳九，思为韩康之肥遁，而心热技痒，遂成剧季一流，固非风尘中人所能识也。初，先生讲学双瀑书院中，黄先生泽望（宗会），谓其省悟绝人，至是风波渐定，慨然叹曰："乃公病岂可老于游侠，自今当谢绝人世"，由是一意讲学……庚戌（康熙九年即一六七〇年）得年四十有七，病卒，临终赋诗，有"明月冈头人不见，青松树下影相亲"之句，兄弟五人最友爱……先生有子宇厚，别有传。（卷四十一高隐君斗魁传）

至于鼓峰枝梧晦木生活之事，则晚村之卖艺文，及质亡集序中皆有言之，卖艺文云：

东庄（晚村所居地名，因以为号）有贫友四，为四明鹧鸪黄二晦，桥李丽山农黄复仲，桐乡殳山朱声始，明州鼓峰高旦中，四友远不相识，而东庄皆识之。东庄贫，或不能供晨郁，四友又贫过东庄，独鼓峰差与埒，而又有一母四兄弟，一友，六子一妾，乃以生产枝梧其家，而以医食其一友，友为鹧鸪也，鹧鸪贫十倍东庄，而又有一母，五子二新妇，居剡中化安山，有屋三间，深一丈，阔才十许步，床灶书籍，家人屯伏其中，烈日霜雪风雨流下，逵攻其外，绝火种及旬日，室中至不能啼号，鼓峰虽以医佐之，不给也……（吕晚村文集卷八）

又质亡集高斗魁旦中小序云：

旦中聪明慷慨，干才美越，嗜声气节义，尝毁家以救友之死，有所求，不惜脑髓以徇，精于医，以家世贵不行，至是为友提囊行市，所得，辄以相济，名震吴越。（……吕晚村文集续集卷三）

是鼓峰之行医，为黄晦木也，而质亡集中之“尝毁家以救友之死”，亦指鹧鸪先生于顺治七年，被清廷捕录待决，事详鲒埼亭集鹧鸪先生神道表中。高黄二人，诚有死生之交也，然旦中果为晦木、昆仲之窘，托迹于马医贱技之流，而旦中以黄（黎洲）吕之交恶，不肯与庄生绝，遂为黎洲不满（事详南雷文案卷七高旦中墓志铭，及全祖望续甬上耆旧诗卷四十一高斗魁传），而媒孽其短，又岂旦中死后所及料哉！

自古得天下者，即大兴文教，惟科第羁縻人心，使其毕生神智清磨于故纸堆中，前人有云，“太宗皇帝真长策，赚得英雄尽白头”，盖非为文化而为政治也。自清人囊括中夏，至康熙初，天下事固少少定矣，故即大修文教，而当时有气节之士，不立其朝，愿为斋民，且多逃于医，此亦自古已然。昔贾谊有曰：“吾闻古之圣人，不居朝廷，必在医卜之中。”唐陆宣公在忠州，因避谤闭户集方书，范文正公亦云“不为良相，必为良医”，皆贾长沙之意也，是医卜之业，为古时政治家不得发舒时，作为明哲保身之道。若云初愿在于济人盖誓言也，明乎此，方不为古人所欺。

自明代易鼎，迄顺治康熙之初，中国医学，确遭否塞之运，高吕而外，其卓然可称者，惟南昌喻嘉言，新安程应旄，钱塘高世栻及张志聪数家。若喻程数家，亦不过于伤寒论稍有阐发而已，余子若王雄、周杨后之徒，何足齿数？虽然，其时医学人才，以地望而言，实着于两浙。王琦跋张陷庵《侣山堂类辩》曰，“闻之耆老，自顺治康熙之初，四十年间，外郡人称武林为医薮”，实非溢美之词，惟自康熙以来，医学又入录极而复之境，张璐自序《医通》曰：

……壬寅（康熙元年，一六六二年）已来，儒林上达，每多降志于医，医林好尚之士，日渐声气交通，便得名噪一时；于是医风大振，比比皆医，此医道之再变也……

此则自明亡以迄康熙初年，文教即修，天下英雄（?）多入吾彀中，而一般明代忠义气节之士，经过二十余年之斗争，已渐觉故国山河，只有梦魂中见之，然即不愿立于“虏廷”，自必退居莽野，效古人之意，而逃于医，以示“精神”上之抵抗，张氏所谓“儒林上达，每降志于医”，实万有无限河山痛，其时最著者，北方有傅青主，而南方则高吕二人，足可代表，若当时吴中陆丽京，黎洲谓其避身为医人，然名不甚着，青主之医，现所传世者，有男妇科诸书，几皆质鼎，然此类质说，流行极广，而晚村吕氏子书，则嫁名于人，其名于医家不甚显，而其学说，实支配清代医家二百余年之久，故实际青主之医，或已及身而没，在医学上之影响，决无晚村之大，有可断言也，至两人遭际亦不尽同。傅氏当明亡之时，年已三十八岁（据霜红龛集附年谱），而吕氏方在少年，特二人皆不愿以医名，于医并不专心攻究，惟恃其聪明，有生花之笔，人惊其文名之大，并亦惊其医，此其成名，非由于医而得也，若吕氏之为医，据其子葆中作行略所述“自弃诸生后，或提囊行药以自隐晦”之语，足以尽之，是吕氏之行医，由时势环境所造成，固无人可以否认也。

三、吕氏之习医及其著述

甲　吕氏医学之渊源

晚村之医，多得益于鼓峰，故学亦相近，而旦中之医，黎洲谓其有家学渊源又“从赵养葵得其指要”（见高量中墓志铭）此或者为吕氏医书托名赵氏之动机与？按高吕之交往，始于顺治十七年庚子（一六六〇年），由晦木绍介高氏于晚村，吕氏自述友砚堂记中有云：

……有鄞高旦中者，此非天下之友，而予兄弟之友也，庚子（原作庚戌，误）遂与旦中来……（吕晚村文集卷六）

按高鼓峰四明医案之第一案，即记遇吕氏之事，医案云：

庚子六月，同晦木过语溪，访吕用晦，适用晦病热症，造榻前，与之语……（已任编卷四，四明医案）

鼓峰之晤用晦于病中，亦可于东庄诗存（据风雨楼铅印本）中见之，其赠高旦中诗有云：

病中惊寤鼓峰来，
伏枕呼儿候百回，
直是君过消息大，
非关人静梦魂开。

东庄诗存伥伥集赠高旦中，按原有六首此录其第一首。

此皆不过二人初交之经过，而未言吕氏学医于高氏也，据吕氏自述，与鼓峰初遇时，只不过论医而已，其赠旦中诗之第二首云：

不离老友成奇迹，
偶论医方见异才；
坐计耦耕犹未得，
卖文乞食总堪哀。

其他均未有言及学医于旦中者，独晚村老友吴孟举谓晚村之医，乃得之鼓峰，据《己任编》吴氏序云：

……庚子过东庄，意气神合，一揖间即订平生之交，相与讲论道义，流连诗酒，因举其奥，以授东庄，东庄天资敏妙，学有源本性命理学之要，向所研精，因源以溯流，穷本以达末，不数月间，内外贯彻，时出其技以治人，亦无不旦夕奏效……（《己任编》吴之振序，按此据道光十年涵古堂重刊本，其较此本，稍早之有鸿齐刊本及现通行之本，均无吴氏此序）

指吕氏之医，全受自鼓峰，此言亦不足全信。盖吕氏于未遇鼓峰时，对于医学，亦必略有涉猎，因中国儒家，服膺忠孝之说，而欲为孝子者知医亦属其一。如隋许智藏尝诫其子，谓："为人子者，尝膳视药，不知方术，岂谓孝乎？"（语详见《隋书》卷七十八本传。）而朱熹亦有为孝子，必须知医之语。晚村后虽归依朱子之学，而晚村一门皆染肺病，吕氏幼年即有咯血之疾（见行略），晚年又有痔瘘之疾，（《吕氏文集》卷三与吴孟举书）此痔瘘即肛门结核也。其从子进忠，履忠，愚忠等，均以咯血死，死之年，多在二十四岁至二十七岁之间（均详见诸从子圹志），青春时代，为肺病最危险之时期，死亡率亦最高，故晚村未遇鼓峰而知医，乃最自然之事，鼓峰并非其启蒙之师也，况吕氏自述，亦谓于此道本无师承，其晚年复翁卫公书中，言谢绝医药事有云；“某于此事，本无师承”二语，即可证明。

惟旦中自顺治十七年来语溪后，医业大行，据晚村复旦中子君鸿书中有云：

……及庚子至敝邑，弟未尝为尊公标榜也，偶遇死症数人，投药立起，于是一时翕然归之……（吕氏文集卷二复高君鸿书）

所谓治愈死症数人，而门多病人者，当时指高氏游武林，见舁棺者谓棺内人之未死，启棺与以药，果苏。江湖间谓旦中能起死人，求治病者，延请无宁晷（详见光绪三年鄞县志卷四十八物传十五高斗灌下引钱志案）。当时旦中医业之隆，从黄宗羲所撰高旦中墓志铭中，尚可见其仿佛。墓志铭云：

……所至之处，蜗争蚁附，千里拏舟，逾月而不得其一诊。孝子慈父，苟能致旦中，便为心力毕尽，含旦中之药而死，亦安之若命矣。……（南雷文案卷七高旦中墓志铭）

诚所谓“良医之门多病人”矣，惟据晚村复高君鸿君书中，谓旦中在湖上（想是宁波）行医，虽经黄氏昆仲极口吹嘘，而医业毫无起色，至语溪而始大行。但亦非晚村代其鼓吹之结果，而归美高氏之实学也。

要之，鼓峰在崇德医业既行，而时与晚村晤面，则其同时商量切磋医学，固属有之，晚村之立说，虽亦与鼓峰相仿，然不能说吕氏之医，全出鼓峰也，至其行医，多含有政治上之关系，盖借此自晦也。

乙　晚村医书之著述

研究吕氏医书，有二难：一为吕氏书多被清廷销毁。一为吕氏不愿以医名，而多假托人名以行世。诚然居今日而研究吕留良之历史，虽无违碍之嫌。而吕氏之著述，自雍正年间，因曾静之案，发生文字狱以来，概行禁毁，数百年来，几不复见其姓氏，遑论研究其遗文，盖当雍正十年吕案定谳之时，犹保留其诗文中无碍者，及刊《大义觉迷录》时，则又有将“其所著诗文集日记，及他书已经刊刻刷印，暨抄录者，尽行燔毁”之语。洎乾隆初年修《四库全书》时，又重行检毁。当时与纪昀同任四库全书总纂官之陆锡熊，其进销毁违碍书籍扎子中，有一条涉及吕留良等之禁书云：

又若钱谦益，屈大均，吕留良等，诞悖已极，其言之散见他部首，固断不容稍有存留。……（宝奎堂集卷四）

是吕氏之书，犹黄台瓜之三摘，已无孑遗矣。章太炎先生尝愤清廷假修四库之名，而行焚书之实，因作衷焚书（见检论卷四）以贬责之。盖清代焚书之久，禁书之酷，其戾实不可与始皇比等同科也。

清代禁书，有时并不以书之内容有否抵忌为则，而是以其人之顺逆为准；所谓以人废言者是。清廷禁毁吕氏之书亭，若其诗文制艺评选等。犹可谓其“言论荒谬”，“包藏祸心”。若并其所著述之医书，亦如焦“竑”《考工记》解，亭林音学五书（此二书均见两江总督查缴应禁书目页一〇七），皆何违何碍，而亦均付销毁之例？昔者祖龙之火，尚留医筮种树之书于人间，是其暴戾，逾始皇远矣。

虽然，独夫之威，有时亦不敌匹夫嗜古之癖，秦皇“坑术儒，焚诗书”，其令不可谓不属矣，然犹有也鲋其人，为“书籍之主”以遗后世，不为暴君所动者。况被当时认为拯救民生疾若之医书，更何况家有其书之《医贯》，所以亦惟《医贯》与《诗文集》等尚有流传人间，不比惭书日记等，绝迹于天壤也。

据咫进斋丛书中所收禁书总目四种中，《医贯》凡二见，一为军机处奏准全毁书目云：“吕氏《医贯》，吕留良撰”，一为应缴违碍书目云：“吕留良批评《医贯》”，后者今尚有吕氏天盖楼原刊本可见。但以余所见，以原本抽去吕氏门生董采一序，及天盖楼之版名一页者为多，殆亦胁于淫威。至吕氏未批原本，今未见，当由评本行而原本晦也。

晚村虽喜医学，但亦厌恶惟医为名。盖中国儒家，对于医，原有二重矛盾心理，一种是不知医，不能算为孝子，一种是认医为马医贱技，不足挂士大夫之齿颊。晚村学医，其最大目的，以为自身有病时之准备，后恐为清廷所侧目，乃提囊行药以自晦，然亦多以亲友为限（东庄医案所载大多是其亲友）。惟一方又不愿被社会上目之为名医。盖其自身，以为是朱子道统之继承者，而朱子又为圣贤中人，自身当然在圣门之列。事实上，当时已有人设祠供奉吕氏长生禄位，见雍正《东华录》卷七，雍正七年九月论，当然不愿与马医贱技之流为伍。况吕氏行医时，即为其最敬爱之老友桐乡张履祥所劝阻。考夫在康熙六年时为劝其停诊一书，辞极肫挚。与吕□□。此二墨块系避讳云：

仁兄文章，可追作者之林德谊足希贤哲之位。先代传书既富，而生生之资又足无求于人，年来徒以活人心切，及及于医，百里远近，问已为憔悴疠之旗命矣。但自仁兄而论，窃恐不免隋珠弹雀之喻也。……儒者之事，自有居广居立正位，而行大道者，奚必沾沾日活数人以为功哉？若乃疲精神于参苓，消日力于道路，言笑之接，不越庸夫，应酬之烦，不逾鄙俗，较其所损，抑已多矣，况复挈长短于粗工，腾称誉于末世，尤为贤者所耻乎。弟固于知交之欲以岐黄之道行世者，往往谏止而于仁兄，弥切切也。非不知衰病余生，缓急幸有赖藉，然不肯以私利忘公理也……（张杨园集卷七）

晚村之医，虽非全受鼓峰，但自三十二岁与鼓峰交后，于医必甚感兴趣。距识鼓峰之第三年，即康熙元年，已为其业师徐五宜治滞下之疾（见东庄医案）。自弃诸生而后，更以行医自掩，惟至康熙十三年，吕氏已四十六岁，以素有肺结核病，渐觉衰病侵，对于行医之事，亦起贞悔厌倦之意，其复翁卫公书云：

某于此事，本无师承，又不勤学，虚声误入，为害不少。加以素性迂僻，不堪应酬，数年心俨，病苦百出，未免偃蹇，外间不察，以为有所迎拒，致取僇辱。以此，今春自誓，不但不提囊行药，并叩关谒医者，一概固辞。犹恐不免，不得已为山游，白下之行，皆为此也（文集卷三）。

凡此皆为晚村不愿以医事人，藉以息游寡过。惟其中当亦有几分为顺从老友考夫劝阻之美意也。

至其著述医书，不愿自失其名，可以在其自署吕医山人之名，以叙《医贯》，即可证明。惟其中一半不署真名原因，恐亦为考夫不愿晚村作此等著述之故。按吕医山人《医贯》叙曰：

……余乡有隐君子者，少颖敏。工属文，淹博条贯。经史而外，诸子百家，韬钤星卜，靡不钩元提要，默识而心通。素善病，不乐仕进，专精于医，每治一病，辄应手而效，然不欲以医着，特讳其姓字，而自号曰医无闾子。

凡此云云，与晚村身世极似，盖皆夫子自况也（余考见下文）。就余所知者，除《医贯》外，尚有《邯郸遗稿》，及《古方八阵》，《新方八阵》，与董废翁《西塘感症》中，亦有一二篇文字被收，此皆晚村之著述。今特先略加考证，以树本文研索之其础。

丙　医贯

《医贯》六卷，原题赵献可（养葵）撰。本书见于簿录者，首为黄氏千顷堂书目，次见于闻氏鄞县志，而乾隆初年《浙江通志》卷二百四十七、《经籍志》卷七亦引之。乾隆四年张廷玉等撰《明史》时，其艺文志则不著录，诸家皆署赵养葵撰。据光绪三年《鄞县志》（以下简称鄞志）云：

赵献可，字养葵，自号医巫闾子，好学淹贯，尤精于医，其医以养火为主，尝论命门乃人身之君养生者，不知撙节，致将此火以至于病。治病者复不知培养此火，反用寒凉以灭之，安望其生。着《医贯》一书，议论有前人所未发，为医家指南，后游秦晋，著述甚多。子贞观，字如葵，亦精于医，治病未尝计利，既治之，或夜半自往叩门候其脉症以用药（原注引闻志），其笃厚如此（原注引钱志）（卷四十五艺术传，明）

按《浙江通志》卷一百九十六引《宁波府志》，亦有养葵传，文字较简，惟于“著述甚多”下多“有《内经钞》，《素问注》，及《经络考》，《正脉论》，二朱一例诸书”二十字。并无“子贞观”以下诸文。当是甬志引闻志之文，而略加删改者。至《鄞志》卷五五引闻志有赵贞观之“绛雪丹书”，盖即《医贯》之第三卷也，不知何时析出单行，而署贞观之名。因晚村评《医贯》时，未有言及养葵之子之名也。闻志者，即康熙年间闻性道征君所修之《鄞县志》也。按《鄞志》卷四十一人物传十六闻性道传云，“县令汪源泽延修县志”，复检《鄞志》卷十八职官表中，源泽于康熙二十二年始为邑令（同书卷二十五名宦传，汪泽源传同），则闻志当成于二十二年至二十七年之间，因康熙二十八年汪氏已移篆也。

以上皆为关于赵氏里第，及著述之被乡邦志乘所著录者之考索，知《医贯》一书之登于簿录，实始于康熙二十二年之后。

《医贯》一书，据晚村所说，至少已印行二次，而吕氏所据者，乃改正后之本，惟今绝无流传。就余所见《医贯评》仅有二本：一即吕氏天盖楼刊本，一为同治六年丁卯文英堂重刊本。二本行款字数相同。天盖楼本虽古，但据董采（采亦石门人，县志卷入有传）序，署结年月，为康熙丁卯秋杪，即康熙二十六年九月，其时距晚村之死，已有四年，知此本尚非原刻，必有早于此者，即不然，此本纵系原刻，亦属后印，董采之序，当为后印时所加入。而文英堂重刊本有薛三省序，及吕医山人序。今石印木有薛氏序，而无吕序。薛氏序后，其衔爵署结“赐进士第奉训大夫右春坊右论德兼翰林院侍讲撰述　诰敕　东宫日讲官……”按民国二十年新撰《镇海县志》卷二十四引光绪志，称薛氏之入东宫为日讲官，系万历四十四年间事，卒于崇祯七年，并据薛氏序谓:“刻而行之者，家伯兄（三才）司马公也”（按三才卒于万历四十七年）。则《医贯》为三省兄初锓梨枣，时在万历四十四年之前也。

实则三省此序全然后人伪托。质言之，实为晚村所作，因薛序中所言，与《医贯》所言，融洽无间，薛非医人，决不能为此。若谓《医贯》在明万历年已问世，则至晚村结识鼓峰时，已不下三四十年，又况据吕氏所说，已刊行二次，何以在此期间诸家簿录，不登是书，当时医家，亦绝未有人称引其书。万历时，薛氏原刊之书，既不遭清代禁绝，又曾二次刊行，何以从未闻有人见之，而吕氏评本，虽遭多次而长时期之禁毁，反而尚有如漏网之鱼，供吾人今日之研考？此为自万历末年以迄顺治年间，绝未有《医贯》一书行世之证。

再以医无间子与吕医山人之名号证之，尤可证明为晚村所假托，所谓医无间子者，暗示当时名医无其他吕姓之人，而吕医山人，则又暗示即我吕姓之医家也。盖医巫闾本为山，即医巫闾山也，吕医山，即医巫闾山之缩写，“吕医山人”，亦即医巫闾山人之缩写，二而一也。吾人既皆知晚村化名为吕医山人作《医贯》评何以不疑医巫闾子亦即晚村之化名？晚村化名医无间子，吕医山人，固由于其姓氏之巧合，更有一种纪念亡国惨痛之意，吾人皆知医巫闾山介于今之辽宁，热河诸省，亦即古之幽州，乃清人亡明之发祥地，是晚村化名医无间子，吕医山人，皆有纪念故国山河之意。

至闻志之赵养葵传，其取材不出《医贯》。即里第言行，亦多取薛吕二序，而传中所云赵氏学说，则多隐括《医贯》中形景图说也。

人因环境与其学力，而时时变换其思想，晚村亦犹是也。晚村思想可分为二期：以托名赵养葵作《医贯》，为第一期，而以作《医贯评》，《新方八阵》等为第二期。《医贯》一书，本据东垣立斋及景岳《类经附翼》诸书，而立论则偏于温补。其后因思想之变迁，始悔前作——《医贯》，幸而《医贯》托名赵氏，乃用《医贯》评以矫正其自认为不惬意之处，此犹陈修园少作《新方八阵歌括注释》，而晚年则作《新方砭》以自赎其前愆也。惟就《医贯评》全书而论。其评语仍多溢美之词，所谓褒多于贬也。

此外《医贯》之说，往往与张景岳之说，沆瀣一气；诚如晚村《医贯评》中所示矣，而黄宗羲为景岳作传之结论亦曰："赵养葵，名献可，宁波人，与介宾同进，未常相见，而议论往往有合者"。按《医贯》果为赵氏作，则其书在明万历四十四年左右出版，而景岳之《类经》及《图翼》二书，则在万历四年出版，《景岳全书》则在清康熙三十九年出版（内惟《新古方八阵》二书在中康熙十九年初版单行）。《医贯》之说，以与《类经附翼》之说相同独多。然二人生前既未谋面，出版之书，其年月又相仿，安有议论往往相同，如此巧合之事乎？若谓与《景岳全书》之言相合，则全书问世时，度献可之骨朽烂久矣，决不能起地下之人，效郭象之窍书也，故余以为禁书总目谓："吕氏《医贯》，吕留良撰"为是，违碍书目谓："吕留良批评医贯"亦是，盖《医贯》原有原文与评本两种，且必侦知为晚村作，故清廷皆禁之也。否则，《医贯》既为明代人之医书，何必禁之乎？禁书者似不致如此卤莽也。

丁　邯郸遗稿　西塘感症中佚文

《邯郸遗稿》，原为妇科书，其名想是取《史记·扁鹊传》："过邯郸，闻贵妇人，即为带下医"之意。此书《鄞志》及《浙志》均不著录（丹波元胤《医籍考》卷七十三登其目而云"未见"）余于丁济民先生处借得抄本（其封面里页分三直格第一格题"医无间子医贯"六字。中格最大，题"邯郸遗稿"四字。末格又分二行，第一行题"四明献可赵氏养葵父著"十字。第二行题"男贞观如葵父校"七字，其正文之第一页第一行亦标"医贯"两字为书名。第二行则标"胎产遗论"四字。以后即无标题每半页八行，行二十字，全书二十二页）。审其体例，当时或原拟附《医贯》一书而行，后不知如何始终未梓耳。则此书亦为晚村作也。惟此抄本校以董废翁《西塘感症》注，尚有残缺之点。扬乘六在《己任编》卷六（即西塘感症）滋水清肝饮方后注云：

考《邯郸遗稿》中，有"清肝滋肾汤"，与东庄治吴维师内一案所用之药，不差一味。然则四明（指高鼓峰）所谓"滋水清肝饮"，即养葵所造"清肝滋肾汤"也。东庄乃以此方为鼓峰所造，而云"从来未及"。岂两家制衣不谋而合欤。抑以《邯郸遗稿》未经付梓，故虽以博极群书之东庄，亦未之见而云然耶？

今考抄本《遗稿》清肝滋肾汤云"即六味地黄加柴胡芍药"，抄本当尚少山栀，枣仁，归身三味，故云尚有残缺也。实则滋水清肝饮，未必真为鼓峰造，仍晚村所托也。而此方共十一味，方名又故意颠倒，夫医家拟一方，其方名之意既属雷同，而用如许药味，竟不差一味，安有如是之巧遇哉？余以为"滋水清肝饮"实作于《邯郸遗稿》之前，晚村欲使人知其方之神也，故先托名于鼓峰，而后入于其书。否则，鼓峰必先见此书，录其方以当自创，或因曾从养葵游而先得其方，然鼓峰与晚村交最密，不应将此书如蔡伯喈之视王充论衡，作枕中鸿宝，秘不示晚村，是决无此理也。故从此处考究之，又可为《医贯》是晚村所作之旁证也。

此外，《西塘感症》一书，原本娄氏纲目，折衷准绳，而参以四明东庄两家而成。今考其书自养阴法而下至验舌存津液法等，皆伪晚村之文。何以明之？因其中滋水清肝饮下言："先生批医贯云"。又曰，"先生医治一妇人"（即东庄医案中治吴维师内一案）。又生地黄汤下言："先生批云"凡此云云，观其语气，此等方论，必选自晚村原文，始能用其自说，为之证明；否则如用他人文字，"先生"二字之上，必加以吕氏，或东庄以别之，而决不可泛用"先生"二字了之也。此稍明句读者，皆能别之。

戊　新方八阵　古方八阵

《景岳全书》一书，疑之者众；陈修园在嘉庆七年作《新方砭》自序，即谓"而全书六十四卷，世传出其甥手"。咸丰间陆以湉亦云：

医家著书，每为假托之辞，以炫其功。如窦材《扁鹊心书》，则以为天上所畀，《张景岳全书》，则以为游东藩之野而遇异人。至陈远公《石室秘录》，乃托之丁岐天师，雷公，尤属不经。……（《冷庐医话》卷二，古书条）

定圃谓《景岳全书》，为遇异人传授，与窦陈二人等量齐观，实失分寸。要知《景岳全书》，并非自作，实其后人代攫他人之书，而再诡称遇异人传授以欺世者，与彼由一已心血而成者，大相径庭矣。《景岳全书》非生前手定，已由其外孙林日蔚在此书纪略中证明。纪略曰，“是编成于晚年力不能梓，授先君，先君复授日蔚”，则全书为日蔚编定矣。据纪略所述，此书于康熙三十九年庚辰，刊于粤东。

景岳之书，不仅全书不足靠，即天启四年出版之《类经》，据陆九芝言，指其窃自元罗谦甫之《内经类编》，并举元刘因静修集谦甫《内经类编》序为证（语见下）。是张氏之窃书，不仅在身后也。

现在余之研究目的，为《景岳全书》中之二种，即新古方八阵。此书与《类经》，陆九芝论黄氏窃书中并指出景岳之书，皆非已出，陆氏云：

……至医家之言，兢相掩袭，则其事愈隐，如张景岳之新方八阵，全录方壶道人壶天八法，而截去卷尾数首者也，其《类经》亦罗谦甫承其师命，所谓三脱稿而三毁之，三年而后成者，元刘因静修集，有谦甫《内经类编》序，即此书也。……（世补斋丛书文集卷十论黄氏窃书）

《类经》为谦甫书而张氏窃之，吾不之论，今所欲言者，为《新方八阵》一书也，曩吾见陆氏所言方壶道人，因其始末无考而阙疑，及得抄本《新方八阵》，而此问题始得解决。

去岁余于阅肆中，一书商告余，谓新从杭州收到康熙年间抄本医书一部，出示其书，共计四册，其前三册为新方八阵，第一册之第一页第一行平顶处。题“新方小略引”五字，第二行下题“语水吕留良着”六字，字作楷书而富帖括气。其第四册则为“四言脉决”、“临症验舌为准统论”，末为“汤头歌诀”，录至攻里之剂大承气汤而止，此册字体肥瘦不一，与前三册稍异。当时未之奇也，彼亦随置加相待估，归三日，忽忆及吕氏亦知医，《医贯》即其评正，并又记起懋修之语，及驱车往购，幸未售出，遂付值购归，评视纸色，虽非康熙年间之物，而嘉道年间人所抄，则绰然可信。全书有朱笔圈点，有“沈棣”白文印，及“鄂君”朱文印记。并于灯下校以康熙四十二年汪志翰衡素堂刊本。

新方小略引　语水　吕留良　著

药不执方，合宜而用此方之不必有也，方以立法，法以制宜，此方之不可无也。夫方之善者，得其宜也，得其宜者可为法也。方之不善者，失其宜也，失其宜者可为鉴也。第法有善有不善，人有知有不知，必善于知方者斯可以执方，亦可以不执方能执方，能不执方非随宜之人不能也。此方所以不可废者，正欲以启发其人耳。余因送古方之得宜者，共若干首列为八阵，已不为不多矣。第以余观之，若乎犹未书，因渐制新方八阵，此其中有心得焉，有经验焉。

（现藏范氏栖芬室）

（按此本亦可称为现存最早之刊本），则抄本无序跋，首为新方小略引，次为《新方八阵》之补、和、攻、散、寒、热、固、因等八略序文，次为“新方八阵汤头总目”，末始为八阵方剂，而汪刊则首有康熙十九年郑梁序，康熙四十二年癸未汪志翰序，及附有黄宗羲之张景岳传。次为新方八阵目录，次为“新方八略引”，及八略序文，而末为八阵方剂，颇与抄本不同。而抄本以引略，序文等冠首，后列目录，在体例上言，不可谓非此胜于彼，原本当如是也。其他各阵方剂次第，大多歧异，抄本之方少于刊本，抄本仅有方一百五十二首，而汪刊本则有一百八十八首，溢出三十六首之多，其中以因阵之方，刊本竟多出三十五首，是两本最大歧异之处，则懋修之说不为无据。至全书之异同，余别有校勘记，不赘。

陆九芝谓《新方八阵》，为方壶道人之壶方八法。方壶道人，里籍无考，其书今亦不见，各家簿录，亦未登是目，疑或为未刊之书。惟“方壶”乃“吕”字之形，而证以抄本《新方八阵》，题吕留良著，则方壶道人，或为晚村之别号也。由是吾人又可证实陆惟淞之语，必有所本。至吕氏“新方八阵”之名，或亦本于明秀水石涵玉之“新方八法”（秀水县志，海盐县志皆有传，石本秀水人，以行医盐官，故海盐志有其传也，惟石书亦不见）。至新方八略引文字，极似明汪机医读：

药不执方，何用括为，然药不执方，未始不本于方也。熟古人之方而淹贯之，则出入加减，胸有定矩。然后可以弃古人之方，而变通在我，动合机宜。……（卷六方括）

与八略引首数句，真有虎贲中朗之似。按祁门县志有汪机传，并有其著述之目，而不及是书。各家书目，亦不见其名。惟《医籍考》著其名，亦不云何人作，余藏此本系康熙刊本，版心有“草墅”并“式好堂”名。佚其序跋，题“新安汪机省之着，后学程应旄郊倩参阅”，全书七卷，七卷末稍有残缺。当为郊倩所托，而仿吕氏八略引之文也（郊倩与吕同时而年龄稍后于吕）。

晚村于顺治十七年交鼓峰，对医始感兴趣，至康熙十三年于医已感厌倦，其关于医学上著作，当开始于康熙初年，而《医贯》与《新方八阵》皆成于康熙十年以前。因黎洲作景岳传，在康熙十年辛亥，而传中已有“作新方八阵为八略以破之”之语。传中并有“惜其书晚出，尚藏于家”

之语，则其书如果为吕氏之作，当成于康熙十年内也。或谓景岳传中，首即有“二十年来，医家之书盛行于世者，张景岳《类经》，赵养葵《医贯》”云云，则《医贯》实在晚村未学医以前，已行世矣，何得谓医贯为吕氏之作？此则不知古人行文之简略也，所谓二十年来者，亦约略之言，而《类经》之风行，至黄氏作传时或确有二十年之历史，而作传时，《医贯》适亦久已风行（风行之时间，或亦有七八年至八九年之久），故行文时为便利起见，只有一语概之，非谓两书皆同时风行，实无如此之巧遇也。若谓《医贯》在晚村未学医时已风行，则徐灵胎《医贯砭》序中，指医赵氏《医贯》之盛行，由吕氏批评后所致之说，又何解乎？可知《医贯》之行世，从各方面证明，皆为康熙元年以后之事。

再吕氏之《新方八阵》，何以落入他人之手？此则吕氏当时与浙东甬上人士，互通声气，许多知友如黄氏晦木，泽望兄弟等皆在甬上，或为在友人中辗转介绍于人，亦未可知，好在吕氏并不愿以医名传世也。而东藩遇异人之说，或为林日蔚所造，冀速其书之行，景岳决无此语也。故余以上述所征之证据，《新方八阵》为晚村原著，绝无疑义，而古方八阵，吕氏既在新方小略引中，已言明成书在新方八阵之前，则其为吕氏之作，更不必辞费矣。

四、晚村之学说

晚村自与黎洲绝交后，即治朱子之学，而金元四大家，皆受朱子理学之影响而立说，故晚村之医学，亦与四大家之说最近，就中尤以东垣与丹溪之学说，最为心折。在明代则薛立斋，王肯堂均被其推崇。惟其托名医无间子之《医贯》，其立论大多掩袭张景岳《类经附翼》之说，而以东垣立斋之说，经纬其间。总其学说之影响后世者，约有三端，一温补，二滋阴，三用方与处方法。今据《医贯》、《新古方八阵》、《东庄医案》诸书说明之。

《医贯》之中心思想，一切病患，归之于命门火衰，故其疗法，亦以益火为其当然之逻辑。考《医贯》中之形景图说，可为本书立论之代表，而不知"形景图书说"一文，实以《类经附翼》之"三焦包络命门辨"为蓝本。惟形景图说以阴阳太极无极立说，以命门处两肾之间，两肾为太极，而命门即太极图中之白圈，复以其右旁之小白窍为相火，左旁小黑窍为真水，与景岳以《黄庭内景经》，而自以为寤命门为子宫门户，即人先天立命之门户不同。又谓"此命门与肾本同一气，道经谓此即上下左右之中，其位象极，名为丹田"云云，《医贯》即据"其位象极"一语，寤出两肾为太极，而命门为白圈。《附翼》谓左水右火，《医贯》据之以左为真水，右为相火，本来景岳之说，已觉形而上者之学，而晚村之说，玄之又玄，然不可不谓晚村此说，不脱胎于景岳也。

以六味地黄丸，八味地黄丸为"补肾"，"益火"之惟一对症疗法，并视此两方为通治各病之万应灵丹。而洄溯其源，补肾之说，实出宋许叔微，而立斋则重视命门，故景岳于三焦辨中有云：

……故许学士独知补肾，薛立斋每重命门，二贤高见，迥出常人，盖得于王太仆所谓"壮水之主，益火之原"也。此诚性命之大本，医不知此，尚何足云？……

是补火之说，非始于景岳，更不始于一般人所谓赵养葵，而实昉于立斋出。又以补火之原则而论，则又始于唐时之王冰也。惟吾人以补命门之火而论，实不能不推立斋。景岳之三焦辨与晚村之形景图说，吕氏只发挥立斋补火之理论而已，初非作俑者。

立斋何以唱补益命门，而用温补法？要解答此问题不能仅用医学上之各种材料，可彻底明白，必须明白当时社会政治之情形。

盖朱明中叶，自帝王以至士大夫，均倾向于淫乱之途，宪宗时，首揆万文康，因年老病痿，御史倪进贤以秘方洗之复起，遂传"洗鸟御史"之丑谥。自后淫风渐炽而及帝王，嘉靖间曾下诏遍求方士，其事一如秦皇汉武然。而目的则与之导异，盖前代帝王之求方士者，目的在于长生，神仙，明世宗之求方士，目的在于宣淫而已。而当时方士，竟因此而有获如徐市、栾大之宠遇者。若陶仲文以进"红铅"得幸世宗，官至特进光禄大夫柱国少师少传少保。礼部尚书恭诚伯，而颓风所及，士流竟以此为升官终南快捷方式，若都御史盛端明，布政使参议顾可学者，其先皆以进士起家，而后俱以"秋石方"致大位（以上俱详见明沈德符野获编卷二十一秘方见幸，进药两条）。于是丹术奇方，搜求惟恐不力，李可灼因光宗腹泄而进红丸致帝暴崩一案，而震动当时朝野，据御史王安舜奏称：丸即红铅所制。当是时也，萦心朊仕者，既视"天癸""秋石"为敲门砖，而医家亦以此而特详其制红铅秋石诸法，若龚廷贤之万病回春，其描写制红铅法，淫艳蚀骨，视杨慎伪托之杂事秘辛，尤切过之，盖当时医家，亦必不甘落寞，视叙述房中术之法，一如魏晋医家之叙述寒食散方，作为当然之事也。明之世、穆、光三君皆为房中术所误，与唐代七君之误于金丹者何相类耶？而上有如者，下必效之，丁兹衰世，宫闱秽乱，既难笔舌形容，而颓波所及，朝中宰辅，党社胜流，亦多被及者，如大学士张江陵（居正），用谭二华术，日以枯瘠，不及下寿而殁。谭之术，固受之陶仲文者（一云江陵因服海狗肾而亡，均详见野获编二十一）。又如娄江张溥（天如），本为明季复社之手魁，亦即“汉魏六朝一百三家集”之编者，亦服房中药而殒命（见喻昌寓意草，论士大夫喜服种子壮阳热药之误），他若忠纯如瞿式耜，临命前犹有五姬之置，外此如钱谦益阮大铖之流，何足论焉？

吾人既知明季庶政之昏浊，帝王士流之淫靡，则立斋“补肾”“益火”之学说，其兴固有自矣。晚村承衰世之余波，流风未沫，士民寄情声色，聊泯亡国之痛，百温补之说，益为悦耳之音。惟温补之说，在明季既已风行，晚村之《医贯》，亦不守承风接绪之作，初非新唱之异说，特晚村发挥温补之说最力，实为清初温补说之先导，又以其名声甚大，复假献可名而自批之，其说遂蔚为风气。

后晚村亦自悔前失，深知偏于温补之弊，故旋又作评语以救其偏，不止自赎，亦所以救明季医家之偏，读其形景图说后之评语，即唤醒时人对温补说之不可执著，其他如篇中之评语，亦犹是也。

晚村又据《素问·至真要大论》中王冰注语“壮水之主，以镇阳光”之说，故以六味汤主之。论者遂以为后世滋阴疗法之滥觞，余以为吕氏用六味汤原意，所壮之水，肾水也，直偿清也，而非壮他脏之水，特地黄一药，为后世温热家肘后常悬之物，亦属事实。晚村存津滋阴之法，非仅六味地黄汤，亦有用急下以存阴者（《医贯》卷二伤寒），此存阴为存胃中之津液，盖村以津液源于胃肾二脏。此实为后世叶派好用阴药之圭臬。惟《医贯》一书，宗旨在一“火”字，故百病以补火为主。尚不能窥晚村滋阴疗法之面目。若以古方八阵寒阵之序言，及新古八阵方中所选诸方，以及董废翁之西塘感症中养阴疗法之语，与夫《东庄医案》中治吴维师内诸案，始能窥其全貌。兹当于下文分段述之。

晚村之医学，若温补，若滋阴，虽非创说，然二说至晚村，可谓发挥尽致，顾除此而外，晚村在医方之使用上，亦予医家以极大之影响。盖中国方剂之学，自《素问·至真要大论》中提出君、臣、奇、偶之说后，至北齐徐之才，始又提出宣、通、补、泄、轻、重、滑、涩、燥、湿等“十剂”之说，中国方剂之学，至是可谓粲然备矣。然此不过示学人以组织方剂之法，而非示学人以使用方剂之法，其示学人以使用方剂之法者，实晚村创制之新方八阵，古方八阵始。

以上于所举各端，为晚村在医学上之荦荦大者，今分段言之。

五、温补

子　温补疗法之产生

一部《医贯》，一言以蔽之曰，“补火”两字而已。此处所指之火，既非指心火，亦非指肝火，更非刘河间所云之实火，乃命门之真火，亦即相火，景岳《传忠录》卷三命门余义中有云，“命门有火候，即元阳之谓也”。“火候”“元阳”，皆“医贯”中所言之“相火”，乃先天无形之火，与后天无形之火相对立，故此火在人体内生理上之价值，度越心火之上。此与前人以心为全身之主宰者大异，心之重要，在晚村视之，远不及命门，而命门始为全身之主宰；假谓我国旧日医家，亦以为有生理学，则此等生理上功用与位置，至晚村为之一大变。

《素问》向有“心者，君主之官”之语，后人恪守其训，无敢或异，独《医贯》异是，其言有曰，“……名曰命门，产为真君主，乃一身之太极。无形可见，两肾之中，是其安宅也”。以命门为真君主，在反而言之，则心为伪君主矣。

相火之穴，虽在命门之右侧，然其作用，则“周流于五脏六腑之间而不息”。然《医贯》之作者，强迫“心”之崇高地位，禅让于无形之“命门”，乃根据褚齐贤之说。

褚齐贤云：“人之初生，受胎始于任之兆，惟命门先具，有命门然后生心，心生血，有心然后生肺，肺生皮毛，有脾然后生肾，肾生骨髓，有肾则与命门合，二数备，是以肾有两歧也”……《医贯》卷一形景图说。

《医贯》作者因此，即阐发命门在生理上之作用，有曰：

可见命门为十二经之主，肾无此，则无以作强，而伎巧不出矣。膀胱无此，则三焦之气不化，而水道不行矣。脾胃无此，则不能蒸腐水谷，而五味不出矣。肝无此，则将军无决断，而谋虑不出矣。大小肠无此，则变化不行，而二便闭矣。心无此则神明昏，而万事不能应矣。此所谓主不明则十

二官危也。……（同上）

命门既为人体脏腑中惟一重要器官，命门间之火，既为各脏腑活动之原动力，故养生治病，均着意于此：

……余所以谆谆必欲明此论者，欲世人之养身者治病者，得以命门为君主，而加意于“火”之一字。夫既曰，立命之门，火乃人身之至实，何世之养身者，不知保养节欲，而日夜戕贼，此火既病矣，治病者，不知温养此火，而日用寒凉，以直灭此火，焉望其有生气耶？……（同上）

文中所谓，“不知保养节欲，而日夜戕贼”，是亦有感当时卿士大夫沉湎声色而发。此真火既具有如此功能，假此火有余，其间之真水之比量亏耗，亦只能用壮水之法，而万不可去火，反之亦如此：

……君主之火，乃水中之火，相离而永不相离也，火之有余，缘真水之不足也。毫不敢去火，只补水以配火，壮水之主以镇阳光。火之不足，因见水之有余也，亦不必泻水，就于水中补火，益火之原以消阴翳。……（同上）

其所以不敢去水去火之理，以天平之比重为譬，只补足轻之一边而不凿去马子（见本书卷六饮食）。因“火”有如此之重要，握全身健康之枢纽，凡是各器官有病，总由于“火”之不足，因“火”能正常行使其权力，自能矫正一切脏器之溺职，故于疗法上，其走上“温补”之途，乃自然之逻辑。

丑　六味地黄丸与八味地黄丸

昔者，崔知拂因一增损理中丸方，奏天行病发汗之效，欣然奔告其友好韩康伯，殷仲堪诸人，一时枳实为之贵

（见《外台秘要》卷三天行病发汗）。则吾以为自晚村等提倡温补疗法后，地黄、人参、附子之价，视前必要踊贵数倍矣。

晚村固以命门与相火为人身之主宰官能，但《灵》、《素》无命门之名，亦无代君摄政专权独断之相火，至《难经》始有命门之称，然专补命门相火之药，前世似亦无可考诘，于是乃不得不别关途径，以为命门相火，皆居两肾之间。许叔微既有补脾不如补肾之说，薛立斋便以六味、八味两方通治各病，而晚村遂视此两方为补肾益火壮水之专剂，于是稍有虚象，即以此两方处理之，以为无往而不利矣。

晚村以百病之起，起于相火之衰，固为其用温补疗法之主旨。然在理论上，又有隔二隔三之治法，以圆其说（见《医贯》卷一五行条）。所谓隔二治法者，是子病不必直治子，可治子母，即土病（亦即脾病或胃病），可以补火之法治之，因火是土之母也。其云隔三治法者，即土病不治土之母火，而治母之外家——木，即用补木之法，以治土病，然如此一来，原有五行生克系统，不免紊乱，因原有“木能克土”之说也。惟此处所谓土之母之外家，或指先天之水火。因此处有“独土金随母寄生”。又曰，“土金惟寄生，故其死为真死，惟水火从真生，故其死不死，绝处逢生矣”等语也，惟《医贯》作者，有心大胆破坏五行生克固有之系统，而颠之倒之，以遂行其侧重先天水火之主张，如曰，“水养火”，“水生金”，“水中补土”，“升木培土”（见《医贯》五行），诚如《医贯》作者自评：“若此之论，颠倒拂常，诸则信之”者。

《医贯》作者，又谓惟金，土，木之死不救，故五行中独重水火，因谓“其生克之妙，又从先天之原，与世论不同”。

因此，用“六味丸”、“八味丸”二方，为益火，补水之不二法门。此二方能使“水”“火”壮健，则随母寄生，与死而不可救之土，木，金等，亦得藉隔二、隔三之治法，而得到解救，使其“返魂”，“续命”。故凡百疴疗，两方尽可使用，而能保其无往而不利。若土，木，金等三脏腑之病，而直接治其本脏或本腑，如不幸而死，即不能挽救，如其服用六味丸、八味丸，则既有补益先天之水火，此随母寄生之三脏府，得其母或外母之奥援，即能返魂续命矣。推《医贯》作者之意，此三种脏腑，原无独立之根蒂可资生存，而皆寄生于“水”、“火”之门，顺之则昌，逆之则亡，世人以其言之美而信之，于是六味丸、八味丸二方，遂不胫而走，为群方之领袖，霸占治疗界坛坫才，垂数百年。

《医贯》一书，本为“惟火论”者，故八味丸应用之多，远胜六味丸，惟六味丸在当时或无八味丸之地位，但用此方为“壮水之主，以制阳光”之法，医贯“饮食”中明言“六味丸所以壮水之主也，八味丸所以益火之原也”。是六味丸一方固为肾虚不能制火者用之之主方，凡阴虚火热者亦用之，所谓某温能除大热也，而亦用之外感热病之滋阴疗法者，并为开示后世叶派好用阴药之法门。故论其影响后世之时间与空间之久远，八味丸实非其匹，虽然，六味、八味二方，在《医贯》作者自已以水火盛衰，为万病之源之立场而言，固有时皆视为滋阴降火之剂，故《医贯》卷四，特立“滋阴降火论”，《西塘感症》有“养阴疗法”以明之，其义可见矣。

寅　与补中益气及四物等汤争衡

吕氏《医贯》，既为“唯火论”者，其治疗之法，又以“壮水之主，以制阳光”，“益火之原，以消阴翳”为原则，而用六味，八味二方。原脾土之消化水谷，又皆赖命门之火，始能腐熟之，蒸化之，而于东垣所立之补中益气汤一方，于虚症方面，遂所不容，其言有曰，“脾胃无此（命门），则不能蒸腐水谷，而五味不出矣”，又曰：“命门之火，蒸腐水谷，水谷之气，上熏于肺，肺通百脉……”是凡消化不良者，非脾胃之病，而实命门之火衰也。中气下陷不升者，非脾胃之病，而亦命门火衰之过也。其不信从补中益气汤，可以补中益气汤一文中之结论，即可证明之。其言曰：

……若论肾与脾胃，水土原是一气，人但知土之为地，而不知土亦水也，自天一生水，而水之凝成处始为土，土之坚者为石，此后天卦位，坎之后继之艮，艮为山为土，艮土者，先天之土，水中之土也。土无定位，随母寄生，随母而补，故欲补太阴脾土，先补肾中少阳相火。若水谷在釜中，非釜底有火，则不热，补肾者，补肾中火也，须八味丸。医不达此，而日从事于人参、白术，岂是探本之术。盖土之本初，原是水也，世谓补肾不如补脾。余谓补脾不如补肾（《医贯》卷六补中益气汤）。

此盖以脾胃是后天之脏腑，而肾火既为脾胃之母，更属先天者，虚则补其母，故与其用补中益气汤直补脾胃，则不如用隔二或隔三之治法，用八味丸补其母之为得，于是补中益气汤在补脾胃上之价值，遂以为远不逮其所爱用之八味丸矣。

吕氏以八味褫夺补中益气汤之席，而又以六味、八味二方拟夺四物汤之席，如《医贯》卷一“阴阳”一文中有云，“治血必先理气，血脱理气，故有补血不用四物汤之论”，而其言血之生理，亦源于水。如曰，“至于血，亦水也。以其随相火而行，故其色独红……”（《医贯》一五行略）。而于《医贯》卷三，特立绛雪丹书全卷专论血症，至为详细，而多折衷于八味丸，六味丸二方，四物温情脉脉一方，则不与焉，读者亦必心知其意矣。此外又多反对以芩、连、知柏等药入方，以治血症。然则，六味、八味二方，不仅为益火壮水之剂，且为治血症之要方也。而光绪初年，以因证论成名之唐宗海，其备证论中，论用药宜忌，亦谓“当补脾者十之三四，当补肾者十之五六，当补阳者十之二三，当补阴者十之八九……”则二方为血症之要方，受血症之要方，受《医贯》之说，遵而用之者，盖已数百年矣。

中国医学，凡百病源，皆起于血气之失调，自局方立四物汤，与东垣立补中益气汤后，于是后之学者，于治血气之病，遂有典要可循，乃晚村既欲人奉“火”为正朔，而贬落“君火”之权，更何论“血气”之地位，其以六味、八味二方，褫四物、补中之席，固其宜矣，此于我国医学之历史上，洵可秉笔特书者也。

此外，以此二方代治原有疗法者，则全书中俯拾皆是，不能偻指也。

六、滋　阴

滋阴疗法，余友赵锡庠先生谓始于明薛己、张介宾二人，而赵献可之《医贯》，亦受其影响，更变本加厉云（见赵君急性热病之滋阴疗法，载上海国医学院辛未级毕业纪念刊）。全文并分三期，以薛已、张介宾、赵献可之说为第一期，以喻昌、叶桂、薛雪、尤怡、章楠之说为第二期，以吴瑭、王孟雄、雷丰父子之说为第三期，其说甚锐，惟赵君于诸人历史之前后，及其书之真伪，次序倒置，珷玉未分，而其疗法之分期，遂有可商。然赵君于急性热病滋阴疗法之历史，实首发其凡，是则瑕不掩瑜也。

甲　吕氏之滋阴疗法

关于滋阴疗法，在吕氏本人著作上而言，亦可分两个时期，在其初期作品之《医贯》中，则从“壮水之主，以镇阳光”为出发点，故其滋阴疗法，多倾向于虚性之发热。但其后期作品之滋阴疗法，则多倾向于传染病方面，吕氏后期作品，包涵《新方八阵》、《古方八阵》、《东庄医案》及《西塘感症》中之养阴法等。其有影响后世医家者，为后期作品中之滋阴疗法，自叶桂以至雷丰诸人，均未能抉吕氏滋阴疗法之樊篱，而有卓然自立。

乙　吕氏初期之滋阴疗法

《医贯》一书，既为“唯火论”者，其主要疗法之归于“温补”，确为自然之逻辑。但一方面又注意于“水”，此水非后天之水，而是先天之水，称之为“真水”，吕氏为何又注意于“水”，则因有火而少水，水火即失去其平衡，而病即由所起；必须水火有同等均衡之量，始能如《易辞》上所称之“水火既济”，一切健康，始能保持，故此水亦为《医贯》作者所重视，但其重视之程度，固远不及“火”之一字耳。

《医贯》中所重视之水，只是肾间之真水，惟走肾经之药，始能有益于真水，所以六味地黄丸一方，认为壮水之惟一疗法。若谓晚村玉女煎方为急性热病滋阴疗法，则六味地黄丸应视为虚性滋阴疗法，但有亦以八味丸中含有壮水之法者，如《医贯》八味丸说是。

以六味丸为存阴滋之法者，全书随处可见，而补肾足以滋阴，故《医贯》卷四六味丸说云。

肾虚不能制火者，此方主之……肾不虚，则水足以制火，虚则火无所制，而热症生矣，名之曰阴虚火动，河间氏所谓肾亏则热是也。今人足心热，阴股热，腰脊痛，率是此症，乃咳血之渐也。……此方所补之水，无形之水，物之润者，亦无形。……壮水之主以镇阳光，即此药也。

今按，文中所谓“今人足心热，阴股热……此乃咳血之渐也”，所述之证状，肺结核患者恒见之。颇疑明清荒乱饥馑年间，六味丸之盛行，或由肺结核患者广泛之结果（按荒乱午间，肺结核病最多，如隋末天下大乱，唐武德初，关中多骨蒸病，即其例也）。因古时医家，尤其是受四大家说盛行以来之医家，于潮热盗汗咳血诸症皆以为阴虚肾亏之症，故六味颇为病家所信服，然鼓吹是说最力者，厥为吕氏，故吾人谓六味丸之方，因《医贯》行世后，始获大行，亦无不可。

以上所言，为六味丸治虚性发热之例。至《医贯》卷四特立滋阴降火论一篇，以抑王节斋用补阴丸之非，伸六味、八味之功，谓其有滋先天化原之效也。其他云云更不待论矣。然六味丸吕氏亦用于传染病中之伤寒、温病等者，如《医贯》卷二伤寒中，用六味地黄以止渴，并驳用芩、连、知母等滋阴之不当云：

……其次者，但云欲饮水者，不可不与，不可多与，并无治法，从有治法者，徒知以参、连、知、柏、麦冬、五味、天花粉，甚则石膏、知母以止渴，此皆有形之水，以沃无形之火，安能滋肾中之真阴乎？若以六味地黄大剂服之，其渴立止。……

而温病论中，又以六味地黄为滋水之法。

……火为寒郁于中亦久，将肾水熬煎枯竭，盖甲木阳木也，藉癸水而生，肾水既枯，至此时木强旺，无以为发生滋润之木，故发热而渴，非有所感冒也。……予以六味地黄滋其水，以柴胡辛凉之药舒其木郁，随手而应，此方活人者多矣。(《医贯》二温病论)

此皆用六味地黄，作急性热病滋阴之例也。惟其中心之思想，用此方以滋阴者，皆以虚性为主，如其热入胃府，致伤津液者，亦知遵仲景法度，以急下存津液法，固全非仅知六味而不知变者之俦也。然以六味丸为滋阴法，后世温热家，用之才极少，或者由于时见偾事，故不复用，或者除非病已成坏症，作十一挽救之望而偶一用之。

要之，《医贯》中用六味丸为滋阴法，其为后世所法者，或仅为虚痨一类之症候也。

丙　吕氏后期滋阴疗法

晚村在《医贯》中，其处置水不足之法，只是补水而不去火，所谓“壮水之主，以制阳光”是也。但其辑述新古方八阵等书时，已为一般之热病而设，故其《古方八阵》“寒阵”序曰：

“阳亢伤阴，阴竭则死；或去其火，或壮其水，故方有寒阵。”

与“毫不敢去火，只补水以配火”之说有间矣。而所选辑古方“寒阵”中，亦不屏弃知柏芩连之方也。惟其方固为一般热性病而设，而序中有“或去其火”，“或壮其水”二语，尚可析出前者为急性热病之滋阴法，后者为急性热病已入虚症发热，与一般虚症发热之滋阴法。前者以古方寒阵中所选之黄连解毒汤、白虎汤、竹叶石膏汤、甘露饮、鸡子清饮、黄连阿胶汤、犀角地黄汤等方为代表、后者以鳖甲地黄汤、大补阴丸、加味虎潜丸、三才封髓丹等方为代表。

至晚村《新方八阵》，其序寒略谓“寒方之制，为清火也，为除热也”。而其清火除热之法，不以清某经火，除某经之热为准，而以阴火阳火，上热下热为准。其言有曰：

夫火有阴阳，热分上下，据古方书，咸谓黄连清心，黄芩清肺，石斛、芍药清脾，龙胆清肝，黄柏清肾。今之用者多守此法，是亦胶柱法也。大凡寒凉之物，皆能泻火，岂有凉此而不凉彼者？但当分其轻清重浊，性力微甚，用得其宜，则善矣。

是则根据《素问·阴阳应象大论》，轻清重浊升降浮沉之说，以代某药入某经之说也。惟其所制寒阵之方，并不全依此规律，如大清饮之泄胃火，约阴丸之治肾火等是也。然其制寒阵之方，大略多根据轻清重浊之说，其滋阴用药之法，略如下表。

轻清：——黄芩、石斛、连翘、天花粉之属（清上）。

重浊：——栀子、黄柏、龙胆、滑石之属（清下）。

性力厚：——石膏、黄连、芦荟、苦参、山豆根之属（清大火）。

性力缓：——地骨皮、元参、贝母、石斛、童便之属（清微热）。

攻：——大黄、芒硝之属（去实郁之热）。

利：——木通、茵陈、猪苓、泽泻之属（去癃闭之热）。

补：——生地、二冬、芍药、梨浆、细甘草之属（去阴虚枯燥之热）。

《新方八阵》所制寒阵之方，多倾向于急性热病滋阴疗法。其中之玉女煎一方，尤为温热家所常用。如叶天士治某姓案之后方是也（《临证指南医案》卷五温热。）

至收入《已任编》中之董废翁《西塘感症》，其中亦特重滋阴存津之法，故有养阴法，验舌存津液法二文于滋阴疗法，甚有阐发。而钩稽其文字，当出晚村之手。其养阴之法，有急下存阴法，如曰，“按承气三方，俱仲景成法，所谓急下之以存真阴，不使胃中血液，为实热之邪，燔灼枯槁而死，此先圣至精至妙之旨也”。其因邪实而质弱者，则用滋阴补水之剂，可选用甘露饮四物汤，六味饮等方，“令胃中津液充足，邪实自解；阴气外溢则得汗，阴血下润则便通”。六味饮即六味地黄丸，疏肝益肾汤，生金滋水饮，及鼓峰制之滋水清肝饮诸方，皆取原于六味丸方之意也。而甘露饮一方，对滋阴疗法中，亦所恒用。总晚村前后两期著述之书，关于滋阴疗法，可称大备。而后期著述之书，其影响于后世者，尤至巨且大，愿人多不知，何哉？

丁 滋阴是清代医学之天下

昔顾宁人曰，“古之时，庸医杀人，今之时，庸医不杀人亦不活人，使其人在不死不活之间，其病日深而卒至于死。夫药有君臣，人有强弱，有君臣则用有多少，有强弱则剂有倍半，多则专，专则效，位则厚，厚则力深。今之用药者，大抵杂泛而均停，既见之不明，而又治之不勇，病所以不能愈也。而世但以不杀人为贤……”（《日知录》卷五医师）是炎武所见之医家，其所习者，为不死不活之术，而终为“死术”，而非活人之术，亦有感而作也，所用“杂泛而均停”之疗法，以资塞责者；自明清之交，或仅见诸市井伧医，若其人已成一家之言，必有所偏，金元四大家，或火或攻，固其偏也，若明代薛立斋、王肯堂诸人，亦有所偏，均不得以庸医目之，若《医贯》作者，亦公然自承其说之偏，而讥人驳杂，自亦不能目为庸医也（谓非庸医是历史估价）。

有清三百年来之医学，有两大主流，即温补与滋阴是也。康雍以前，均为温补之说所占，顾自《医贯》禁毁以来，与夫徐灵始之作《医贯砭》，述作之家，固不敢引其言以自重，而市井之医，犹奉《医贯》与景岳温补之说而不替。清代医家溺于温补之说，固不论也，而今日之国医，固犹以温补之说起家者，是此等医生敢用桂附，非彼操不死不活之术之庸医也，无疑。

夫温补之法，多用于虚证，而滋阴之法，多用外感与传染之病，虚证向无传染病之多。故滋阴疗法之说，中人最深。夫外感与传染病，既不能无热症，热即津液被伤，而滋阴法所由生也。

有清医学，既被此两大主流所支配，而晚村实为清初倡导此两法之开山大师。虚性疾患，中国医学，向少撰述，而于清代尤甚，故温补之说仅流行于市井之医，不甚着于简籍也。固于滋阴疗法，著述甚或盛，此固由于事实所需要，而亦由于承祧者之有其人也。而承祧此法者，必其人八面玲珑，处方平稳，而获享大名，始足副之。而其人谁乎？则吴阊叶天士也。

天士之佚事甚多，然类为《齐东野语》，仅小说家取之，吾人无所择也，而独取其门人论述天士之性情，颇可为知人论世之助也。蒋式玉云。

余友吴子异文，昔在叶氏门墙，曾言先生洞达人情，谙练时务，使之应世，一人杰也，以故小道居此盛名，又闻其应酬之暇，好读两汉，出辞自必高古，惜乎著作长案，不能一见，令人叹惜不忘耳（《临证指南医案》卷六泄泻门蒋式玉评语）。

叶氏为人，此略略数语，足以尽之，世之毁誉不一，毁之者，谓其浮薄，誉之者谓其接步南阳，是皆不虞之誉与无稽之毁，均可过而不论。惟医家以除病为目的，在应酬上，固不妨以处世之道临之，惟在临证处方之际，亦仰承病家颜色，随其好恶而为之，则误矣。今临证指南一书，虽非叶氏手定，亦足为叶氏学说之代表，但读其案语处方，实非绝顶聪明人不能辨。指南一书，非医学之书，乃医家卖医求食之书，既可博病家信服，亦可为医家自处（如案语中时有防变之语，即预留卸责之处），以示从风而靡，自雍乾以来数百年之“医学”，皆叶氏之天下也。其间虽有一二好古之士，以经方治病，亦不过如曙后之孤星，且时摇曳，摇曳欲陨耳（昔之尤在泾，近之恽铁樵，皆其选也）。

按叶氏之说，其最受经方家诟病者，在于温热暑痉诸门，而最取悦后世医家者，亦在温热暑痉诸门。然今考其方，大多不出晚村滋阴之法，及其所选制之古，新方寒阵中之药，晚村有津液原于胃肾二经之说，而叶氏之滋阴法，亦不外保存二经之津液。如《温热论》曰，“若斑出汗出不解者，胃津亡也”。又曰“舌绛而光亮，胃阴亡也”，此皆叶氏为存胃津而设。至其为保持肾液所设之词，则曰，“其有（舌）虽绛而不鲜，干枯而痿者，此肾阴涸也”。又曰，“（齿）若好枯骨色者，肾液枯也”（均详见《医门棒喝》二集卷六，叶天士温病论）。

叶氏保存胃液之法，据其医案所述，甚少胃实之例，故仲景急下存津之法，如三承气汤不恒用，此亦其洞达人情之处也。其存胃津之药，大多取义白虎汤、甘露饮、生脉散、犀角地黄汤、玉女煎诸方，而用甘寒之药，如生地、二冬、石膏、石斛、犀角、玄参、知母、丹皮、竹叶等。至叶氏时以水果为生津法者，亦新方寒阵用雪梨浆方之意。而滋肾阴之药，则多取义仲景黄连阿胶汤，六味汤，鳖甲地黄汤等方，用阿胶、地黄、鳖甲等药。惟叶氏于各种滋阴生津药中，时用荷叶、西瓜翠衣、通草、芦根、稆豆衣等轻清之药。虽叶氏自谓从之才十剂中轻方（即轻可去实）而来，而实亦受晚村新方寒阵叙略中“轻清之法”之暗示，盖以轻清为生津滋阴法之一，亦晚村之创意也。所谓生津也，滋阴也，实从壮水制火之意，惟晚村尚有苦寒，酸寒诸滋阴药，而叶氏独取大队甘寒之药以处方，是又叶氏聪明过人之处也。夫古人所恃为去病者，以其药笼中备有汗吐下之物也，而汗药如麻黄，吐药如瓜蒂，下药如硝黄等属，今皆不见或不甚见于《临证指南》一书，是必叶氏洞明世故，练达人情，故舍去俗人所畏之物，而处此八面玲珑，不增病不去病之方，然不免为顾炎武所诟病矣。

平心论之，张仲景为经方大师，叶天士为时方大师，在笃旧之经方家见之，必斥吾言拟于不伦，在时医见之，必摇首曰，“吾之内心，愿舍仲景而依天士”。盖天士之说，易于旧世求食也。西谚有曰“黄金乃医生之兴奋剂”，而中国古时亦有“医之好利”之语。见《史记·扁鹊传》。又曰，“医方诸食技术之人，焦神极能，为重糈也”（见《史记·货殖列传》）。夫医家“疲精神于参苓，消日力于道路”，目的岂真为憔悴疾疠托命之人哉？亦曰，“为利而来”，“为利而往”而已矣。且余所言之“时医”指“江湖医”之流也。（经方医亦多好利者，惟谋利之术，不若时医之圆通，故业不大行）。

叶氏既受晚村学说之影响，凭其天才，变成所谓“叶派”之学说，开后来成名牟利之终南快捷方式，于是效颦者多践迹而往，然均不能逸出晚村成法，与叶氏同时，声誉稍弱叶氏者，有薛雪（生白），亦吴人，叶氏于滋阴之法，注重胃肾二脏津液，而生白独重胃液，然其所用之清荣之药，固犹犀角、生地、西瓜汁、甘蔗汁、丹皮、芍药、茜草、银花之药（见《温热经纬》薛生白温热病篇），仅有一二味药之出入耳。他如中途变节之尤怡（尤氏本习经方家言，著有《金匮心典》，颇为世所称。然后又撰《金匮翼》，《静香楼医案》，多用叶派方）。其医案中之存阴泄热、清荣药等，盖兼祧叶、薛二家之说，而不离于晚村滋阴法之义，外此兼祧叶薛二家之说者，又有会稽之章楠（虚谷），章氏着有《医门棒喝》，亦不过发挥二家之说而已。其较虚谷早，而又直祧叶氏而上接晚村之说者，则有淮阴吴瑭（鞠通），吴氏较叶胆量为大，师急下存阴法而稍缓其药力，作增液汤，护胃承气汤，新加黄龙汤，增液承气诸法，以通大便，称其疗法“为增水行舟”之计，而实欲保存胃液之法也。及后海宁王孟英（士雄），作《温热经纬》，本叶、薛、尤、吴、章诸氏之说，学步邯郸，而力不能抉破诸家藩篱，故无甚创见。及后三衢雷丰（少逸），师生白之清荣，而作清热解毒法，取鞠通“增水行舟”法，以调胃承气合增液汤二方，而名为润下救津法（见时病论卷四），而实则仍无新意足传。

总之，自叶桂而下，温热家之造述虽多，而无以逾晚村之滋阴说，与夫新、古言寒阵中所制辑之方。

惟自叶氏以降，吴瑭、雷丰二家之法，不甚为今日时医所重，是吴、雷二人无叶氏练达人情之证也。而薛、尤、章诸氏之说，及处方用药，均甚仿佛，故时医多用之，然非所以尊薛尤诸家，而实尊叶氏也。叶氏不用峻药，如麻黄、柴胡更为叶氏不用之药，其害似有过乎麻黄、大黄之类。而今日时医，并石膏、犀角等药，亦不甚用之，惧其过寒也。故日以清水豆卷、稆豆皮、西瓜翠衣、鲜芦竹根、通草、鲜生地等一派轻清之药，悬之肘后，使炎武而在，必有“每况愈下”之叹矣。盖急性热病之滋阴疗法，昔人皆以大队甘寒之药病之，今则甘或有之，寒则未必也，盖则未必也，盖甘寒之地位，全为轻清之法所代矣，夫轻清之滋阴疗法，固亦晚村所倡导者，然其轻清之程度，实无今日轻如通草，清如豆卷之甚，近日经方家更讥叶派名医，谓“名愈盛而药愈淡”之语，亦慨乎其言。而甘寒之滋阴疗法，遂如告朔之饩羊矣！

七、制方与选方

方剂之起源，本起于单方，故百草书，实单方之结集也（按此本草书系作者新定之名词，并非本草经，本草书之界说，为一药仅治一病之记录，始合吾人理想本草书，实则亦可名为单方书。单方书与本草书，名异而实同之书，至后来《神农本草经》，乃汉时方士之书，不能完全称为单方结集之书）。其后八卦阴阳五行说兴，始以其数种药，合治某一种病，称为大、小、缓、急、奇、偶、复等七方。此七方除缓急二方，以药性为方外，皆以君臣佐使之说，示以组织方剂之法。

七方之说，本出《素问·至真要大论》中。余恒谓中国制方之历史，有三期，一即七方，此为中国方剂学上之创始时期。二为北齐徐之才之十剂，即宣、通、补、泄、轻、重、滑、涩、燥、湿十剂也。此十剂之制方，皆本之神农本草，分析其药性功能，然后类聚区分之，此为中国方剂学上之完成时期。至元王好古为补“寒”、“热”二剂成十二剂，明李汤卿《心印绀珠经》又标十八剂之目，而意多复选，自隋唐以历宋初，治病本恃相传之验方，故于方剂之组织体制上，未受七方十剂之影响，惟自张洁古出，首提“古方新病，不相能也”为口号，而张子和复发挥七方十剂之说（见《儒门事亲》卷一）。于是根据七方十剂之说，人皆逞臆立方，金元四大之偏寒偏热，其制方之道，莫不根据于是也。处金元以迄清初，又数百年，人为肘后之方，于是方剂之繁，不胜其用。至晚村吕氏出，又倡古方八阵，新方八阵之说，以济其穷，八阵者，即补、和、攻、散、寒、热、固、因等八类，是为第三期也，徐氏十剂，以本草药性功能为类别，清沈金鳌之《要药分剂》十卷即准之才十剂之分类也。吕氏《古方八阵》之说，是以历来方剂，分析其治病功用，类聚而区分之，盖之才以“药”为物件，而晚村以“方”为物件，此其大较也。然浩瀚之方剂，得《古方八阵》一书，其涯略稍可见矣，至古方八阵所选项之方，以金元以来之时方为多，正以金元以来，其立方以十剂为绳尺而能变化之，八阵之含义除“因阵”外，余七阵之名，不出十剂之范围，若隋唐六朝之方，多取经验，不中十剂之绳墨，故晚村不能选入也。

然晚村犹病之才十剂范围太狭，故别立“因阵”以济其穷，“因阵”者，是“因证用方”之法也，所辑之方，以外科疮疡者为多，所选之方，又多于他阵，此为之才“十剂”法所不及包容者。

古方八阵与新方八阵，虽同“八阵”之名，而性质迥然有异。古方八阵多选古方，而新方八阵，为晚村改变古方自制之新方，晚村制方之多，不仅空前，抑且绝后。盖晚村之前，其自制之方，且具此条贯者，绝无吕氏之多，而晚村以后，其立言谨饬之士如徐灵胎辈，均欲阐扬仲景之学，而返之古；故不敢离经叛道，以示立异。若时方家，固奉金阊为上京，叶桂为大帝者，而范围不出吕氏之书；若叶氏《临证指南》诸书，固因症用药之治法，未尝以方为史也。

《新方八阵》中以补阵、寒阵之方，最受后世医家所赏用。自《新方八阵》出，奉经方者，以伤寒金匮为极则；奉时方者，以指南为圭臬。邹与鲁哄，未有宁时，终清之世，不见于方剂之组织上，使用上有何变动者，然则，《古方八阵》、《新方八阵》，为中国方剂学上之结束时，而晚村不仅为清代温补，滋阴两法之开山大师，且为中国方剂学上之押阵大将矣。

八、晚村学说之反响

晚村学说，平心论之，不仅过偏，亦失于诞。试读《东庄医案》，每治一病，其吉凶变化，决于未药之先，即令虑扁复起，何以加焉。至其学说，在清代之反响，有正反两方面。正面反响，即一般时医信从效法者，而反面反响，即批评其学说者。正面反响，已如本文所述，兹仅在批评方面，述其要略。除此而外，亦有折衷其说者。

批评晚村学说者，可分两类，一为笼统批评，主为专评一书。本来一种学说之行，必有一种偏执性，晚村之心思想，本偏于温补，又一则为滋阴，盖以肾脏之“水”“火”而立论者，故温补不悖其滋阴，而滋阴亦不悖其温补也。然后人评议者，固以温补方面为多，而于滋阴方面，易于动人，但亦有严酷之评骘者，然即此，吕氏并非偏于温补之证。惟亦不能说吕氏初意，滋阴重于温补也。

批评吕氏学说之第一人，似为吕氏曾在其处问业之黄黎洲，黎洲作景岳传曰，“二十年来医家盛行之书者，为张景岳《类经》，赵养葵《医贯》，然医贯一知半解耳”。盖谓赵不如张也，岂知黎洲之抑赵之医贯，而扬景岳之新方八阵者，皆为吕氏之作耳。余意黎洲之抑赵，以明知医贯评为晚村作，时黄吕绝交虽久，其怨毒之心未平，故高下在心，所谓感情用事也。否则赵重温补，张亦重温补，而结论又谓两家之言，待有相同，岂得独议《医贯》为一知半解者所作乎。至黎洲评《新方八阵》为杰构者，而嘉庆间章实斋作文史通义时，则斥景岳以八阵作书名为迂怪也。

甲 温补疗法之评议

自吕氏作《医贯评》后，于是温补之说风靡一时，而立言之士，议之者亦不遗余力，虽云矫枉救偏，要亦由其好异求胜之心所使然。其以学理扬榷之者，有康熙末年之秦皇士，其以意气鞭挞之者，有昌化之黄元御，而其以意气评骘吕氏之说者，尤多于学理之争。若章虚谷之流，皆其选也。皇士之言曰，“赵养葵用附桂辛热药温补相火，不知古人以肝肾之火喻雷龙者，以二经一主乎木，一主乎水，皆有相火存乎其中，故乙癸同源，二经真水不足，则阳旺阴亏，相火因之而发，治宜培养肾真阴以制之，若用辛热摄伏，岂不误哉？夫引火归源而用附桂，实治真阳不足，无根之火，为邪所逼，失守上炎；如戴阳之症，非龙雷之火也”。而《医碥》作者南海何西池（梦瑶），复早秦氏之言曰，“附桂引火归源，为下寒上热者言之，若水涸火炎之症，上下皆热，不知引此火归于何处”？按《医碥》一书，几全为贬责专用桂附温补者而作，何氏自序其书云，“或曰方今景岳全书盛行，桂附之烈，等于昆冈，子作焦头烂额数矣。人咸谓子非医病，实医医，是书出，其时医之药石欤！碥当作砭，余笑而不敢言”。秦何两氏，皆为反对温补说之代表。

乙　滋阳疗法之评议

评议吕氏滋阴疗法者，以黄元御为代表，黄氏《素灵微蕴》中之言有曰：

……严用和冒昧而造归脾之方以补心血，薛立斋又有丹皮栀子加味之法，张景岳、赵养葵、高鼓峰、吕用晦更增地黄、芍药之辈，复有无名下士，作天王补心丹，肆用一派阴凉，群儿醉梦不醒，此千秋杀运，可恨极矣。夜热之症，固阴旺湿土，肺胃不降，君相失根，二火升泄，钱仲阳乃作六味汤丸，以滋阴亏。薛氏推广其义以治男女劳伤各种杂病。张氏、赵氏、高氏、吕氏，祖述而发扬之，遂成海内恶风，致令生灵夭札，死于地黄者最多，其何忍乎？下至二地二冬，龟板、黄柏诸法，不可缕悉，究其源流，泄火之论发于河间，补阴之说，倡于丹溪，二悍作俑，群凶助虐，莫此为甚。……（《素灵微蕴》卷二医方解）

黄氏谓赵、高、吕诸氏，发扬泄火之论，并非吕氏初期思想，初期著作之《医贯》中，固屡次反对用知柏等品者，《医贯》只用壮水制阳之法，而不用泄火之法，惟后期思想，已有改变，亦有以知柏为滋阴之法者。至后人皆喜用地黄，则因地黄是六味、八味二方中所恒用，是犹不脱壮水之意。但后世温热家，非但不用熟地，即生地亦不恒用，而代以鲜生地，是又一变也。至黄氏谓滋阴法倡于河间之泄火，丹溪之补阴，则吕氏固亦服膺四大家者，然不能谓滋阴疗法出诸刘朱二家，二家之法，一则去火，一在补阴，而吕氏滋阴，则以壮水制火为出发点，此其不同也。

丙　徐灵胎医贯砭

至综一书而批评之者，有徐灵胎之《医贯砭》，姚球托名叶桂之《景岳发挥》，陈修园之《景岳新方砭》等书。

徐灵胎之《医贯砭》，乾隆六年，在清廷禁毁吕氏书后而作。既有投井下石之嫌，而措乱又极丑诋，纪昀等修四库全书作摘要时，亦斥徐氏医贯砭一书，有伤厚道而入存目中，足可为帝王帮闲者之鉴戒矣。《医贯》重门命之火而专温补，不能无偏，而徐氏用经方家之绳尺度之，自亦无一可合，然徐氏固执经方家之说，而治万病，亦不能无偏也。且徐氏之砭议，亦有可砭者，如本书口疮论中，砭医贯作者，用“不应”二字之非，谓不应二字出之薛氏医案，盖治病处方不验时，不能不更弦易辙，而徐氏以此病之，无怪后世医家设造医案，只言其效而泯其失效，户扁鹊而家虚医也，医案之价值又何在乎？虽然大椿在雍乾之世，颇饮盛名，医贯之受其讥评，于立言者不能谓无影响，然市井时医，中温补之说已深，未易动其先入之见也。

丁　陈修园新方砭

陈修园之新方砭，可称为赎罪忏悔之作。当陈氏年少时，为其友林霪（雨苍）景岳新方歌括作注释，盖当乾隆年间，景岳之说盛行，欲钓誉而徇时好，当时固不惜极口称扬其书，及其晚年，景岳之说多为时人不满，始悔少作，因作此书以赎前愆，读新方砭自序，其悔愧之言，固溢于字里行间。惟其书除满纸“砭词”外，并架词某人用某新方而死，又诋玉女煎之名为不祥，用之必死，皆类讼棍行径，先捏造绰号，令听讼者一望而知非善类也。实则陈氏乃一投机分子，如《医学三字经》曾托叶桂之名，后见其书之行，乃收归已有，如当时有评其书，必委过叶氏，不肯认领矣，盖新方砭一书，实赵孟之褒贬，非真对医学有何心得。若真能以医之立场评议之，则前日之注释歌括，今作此书，犹不失为君子之过也。虽然，亦足见新方八阵一书惑人之深矣！

戊　姚球《景岳发挥》（新方八阵古方八阵部分）

景岳全书，固非完全为景岳之作，前人已言之屡矣。惟其中今已确定为晚村作者，仅新，古方八阵二部分。古方八阵因皆选诸古方，故景岳发挥作者，仅多“发挥”其温补之方，而新方八阵一书，则“发挥”尽致，盖以其方皆吕氏杜撰也。原来《景岳发挥》一书，名为步丹溪“局方发挥”之意，而实则学步灵胎“医贯砭”也。《景岳发挥》作者，谓“新方悖谬已极，皆宜去之”，则仅此二语，亦已足矣，又何必作学究评文之笔法，每方每段为之细批？至其评新方八略引后，谓：“古人因病以立方，非立方以俟病也”，其说虽辩，惟八略引原文，固有药不执方，方以法立，及欲人圆通诸语。是新方八阵之立方，意或在示后人以规矩，而姚氏逐方批驳，岂知叶桂之术，亦不出其书寒阵中方也？

己 医贯别裁

然亦有折衷修改其说，而仍欲其书之行者，则有嘉庆间之程云鹏《医贯别裁》，如程氏序《慈幼筏》，论及《医贯别裁》云“余为汰去支辞，补入诸家杂证方类，顿改旧观”云云，亦足可代表当时一部分医家之意见也。

九、缀语

晚村之医学，在清代影响虽大，而不幸从无一人措意。盖因研究此问题之材料，极难搜集，而研究吕晚村知名者，以余所知，为近人包赉先生，包氏著有吕留良年谱，于民国二十五年在商务印书馆出版，惟其所取材料，极为贫乏，仅二十二种书作为参考，而于极重要之参考材料如《鲒埼亭正续集》，《续甬上耆旧诗》，《己任篇》等书，俱未之见。因而黄宗羲与吕晚村交恶原因，始终不能解决，遂成悬案，更不知吕氏医学如何：惟包氏之作，草创伊始，不能过事求全责备，且余亦有得益包氏年谱之处者，如余为此文时，搜求吕晚村文集，竭半年之力，仅得到钱氏木刊之文集，而续集一书（国粹丛书收有晚村正续文集），迄未到手。今本志医史专号因拙文而一再延期，故不暇再待，只能转引年谱草草完篇。又本文引用吕氏文字狱档案，亦转引年谱者，此皆不能不感谢吕氏年谱作者之美意。又余所知之材料而不能得者，如杨园未刻稿，会稽县志等，此等书对本文之研究上，或有若干帮助，惜余一时皆无法搜求，只有待他日之补苴也。

总之，本文虽专研究吕晚村个人学术中之医学问题，医学亦非吕氏主要之学问，而谁知清代三百年来医学之发展，皆受吕氏之影响，则此文不得不认为清代医史之缩写也。惟问题之大，材料之绌，即作者亦多未惬于心，读者更无论矣，是诚有待杰构于来哲也！

中华民国二十八年九月四日

（选自《中化医学杂志》1939年）

文献目录

25. 栖芬室善本医书叙录

予家世寒素，自先大父逮予父兄，胥事陇亩，田主又善畯削，稼墙所入，不足赡一家之养。坐是，予少即失学，十四五时，始稍稍知有读书一事，顾伏处草莽，书物不恒观，乃时或乘隙偷闲，里粮诣十里外城中图书馆瓻借。时馆中藏书，固逊于今日寒斋所蓄，然予已不翅如赤手贫儿，蓦入铜山金穴，神摇意夺，裴回不忍去之，必日薄崦嵫，台惘然言旋，父兄呵斥，不邺也。予之耆书，实以是时始，乃饥来驱我，始橐笔旅食四方，虽湖海栖迟，而结习未忘。洎予流寓海上，日踯躅于五都之市，客途憔悴，无力购求善本，聊当屠门大嚼而已，唯遇有善本，苟力所能及，则必购之而后快。虽然予之聚书，非漫无所归者，以□治中国医学历史，所购者，亦以此为鹄的，顾予初又不购医书，所收多为乙丙二部者，以医书为医学所备，用时或可通段也。庸知大缺予望，盖彼以医为业者，业未行时，则求业之行，书固不能利其业者，及业行矣，利遂矣。方竭精疲神于声色狗马之场，宁复耐此老蠹生涯？医家无书，不已较然乎？遂亦稍稍涉及医籍之访求，属丁丑中日变起，图书之厄，旷古所无，念典章之覆没，感文献之无征，乃奋其豸虫之力抢救万一，其中所得医书不乏善本．予之购书善本固所愿求，但应用与希覯孤本，尤亟于善本也。以此，予之求书，不守一隅，若阅肆冷摊，固日有予之踪迹，而远方域外，亦时有朋好代为网罗，十载以还，卷逾二万，惟医部多劫中所得，故所占未及十一，且中又以应用本为多。予既为海上寄客，僦舍而居，室小书多，椅案而外，俱为图籍所据，人则屯伏其中，人乎蟫乎，未暇辨也。回意予家世无尺号片纸之藏，获此亦足稍酬畴昔之愿望矣！顾予室中之书，有已遗易晨炊者，有屡因播迁而遗落者，是予好之而不能保之，视清常道人白昼鬼哭之事，弥惭德矣！惟达者必能谅其衷而矜其遇耳。况予耆书，并无藏书奢望，钤书印记，亦未敢用“藏书”二字，虘以“某某备用书卷”，或“某某图籍”等文，以留鸿爪而已。盖书物为天下公器，苟吾不用，宜速散去，安能守至穷神尽气，更欲贻厥子孙，反为妇人孺子所败，遗人僇笑也?白昼鬼哭，毋不达乎！至此中之书，方之大家，固寒乞可笑，惟即此所得，已觉心力交困，深虞覆悚绝脰之辱。盖予乃寒士，非豪商显宦也。又一书之得，其甘苦非彼坐享其成者所知，有求之十年不得而一旦遇之者，有辗转推求而始得者，有既失而复得者，亦有失之交臂，如像罔之珠，不可再得者；至罄釜庚之储以得之者，尤常事耳。昔钱曾尝谓“墨汁因缘，艰于荣名利禄”，可不信哉！所得之书，有随手击跋者，有笔之别简者，以困于衣食，所记未能如复翁千里之精深，仅随手记录，聊备遗忘而已。今因王吉民先生有中华医史学会成立五周纪念特刊之辑，属予撰稿，予方为《明季西洋输入之医学》一书，仅成十余万言，尚未写定，爰最录室中善本医书叙录，以为塞责。其中错舛，因书有在有不在者，不能复检；纠谬匡正，敢望方家！兹并述予十载求书之经过，以为同志起而护持文献之鼓吹焉。辛巳闰六月汤溪范行准述。

《仲景全书》二十六卷。明万历赵开美原刊。

明赵开美辑　半页十行，行十九字。前有万历己亥清常道人赵开美自序。计四种：《伤寒论》十卷。《注解伤寒论》十卷。《伤寒类证》三卷。《金匮要略方论》三卷。内《伤寒论》一书，系赵氏据宋本覆刊者，最为精绝；日本森立之经籍访古志中俱称之，谓此本流传绝少，仅见（枫山）秘府所贮。又堀川济氏于安政丙辰摹刊伤寒跋曰，“人间绝无仅有之秘帙”，今其书归彼邦内阁文库矣。堀川氏摹刊此本极精，因仅翻刻伤寒论，此原刊版心有仲景全书，每卷第下，有仲景全书第几，彼本俱刊落，又原本有后序一页，彼本偶佚，则彼秘府所藏，尚无此本完善也。至此本每末有“世讓堂翻宋板”六字长方木记，与有刊手“长洲赵应期独刻”一行七字，摹刊本皆略之，信乎书必求原刊也。至其余三种，文字亦同，惟已非一人所刊，如注解伤寒论有数页刻手为姚甫，其余多应期刊也。全书在日本有宽文等刊本，多所变更，已非常之旧，吾国光绪间，又从日刊本重翻，盖易他书，去清常原刊更远矣。是书予从山阴沈氏鸣野山房后人购归。

《金匮玉函经》八卷。清康熙起秀堂刊。

内题汉仲景张机著，晋王叔和撰次，宋林亿等校正，扉页有起秀堂藏本字样。半页八行，行十八字，前有康熙丙申上海陈世杰重刊序，称：是书在康熙壬辰义门何焯手抄宋本见授，因以付梓。后有康熙丁酉何焯跋。是书与今本流传

《金匮要略》不同，而与唐王焘《外台秘要方》所引，则多合，知书出于宋前也。此刊，距今才三百许年，而流传甚鲜，予求之多年不获，戊寅冬月，偶过听涛山房，见有此本，因遂收之。旧藏吴与刘氏嘉业堂。前有“刘承干字贞一号翰怡”白文方印、“吴与刘氏嘉业堂藏书”朱文方印。又云间沈氏织诵庐亦藏是本，去岁沈氏之书陆续散出，是书适亦至沪，予代余丈云岫收之，今藏百之斋。

《伤寒点点金书》不分卷　明嘉靖抄本

题：朝奉郎医局陈师文校正，将仕郎院判石卜尼同校。明嘉靖间乌丝栏格白皮约抄本。内分运气，汗差棺墓例。清碧杜学士论诊脉，清碧学士杜先生撰视舌法，“伤寒用药说”，《伤寒点点金用药目集》，伤寒点点金等目，此书见诸簿录者，惟殷仲春《医藏目录》作“伤寒点点金”，而不着撰人姓氏。先是薛己嘉靖己丑序《伤寒金镜录》论云，“敖君立法辨舌，自为专门体认之精，当时尝著《点点金》及《金镜录》二书，皆秘之而不传。余于正德戊辰岁，见一人能辨舌色，用药辄效。因扣之，彼终不言，偶于南雍得《金镜录》，归检之，乃知斯人辨舌用药之妙，皆本是书，惟《点点金》一书，则与伤寒家多不切，其与仲景钤法奥旨同者，特《金镜录》耳”云云，则是书固敖君撰耳。本书题：陈师文、石卜尼二人校，与薛说不合，师文为宋大观时人，有上和剂局方表可考，石卜尼为元至时人，据至元五年掾史蒙智等二十三人序危亦林得效方，石居第二十二名，衔结资善大夫太医院使，可证也。故不当与师文有同校之事。且其第一运气司天在泉条，全与吴恕《伤寒图歌活人指掌》卷一司天在天歌同。而棺墓说似始于金元人。则陈石非同时人可知矣。薛已既有敖君撰此书之说，而马崇儒于嘉靖已示重刊薛氏本中，有作《元敖氏伤寒金镜录》，《元敖氏捷径伤寒金镜录》。又按明卢复《金镜录》云，“敖氏不知何许人，有舌法十二首，以验伤寒表里，杜清碧又增定焉，薛立斋再加润色流行于世”（据汪琦《医林指月》本引），则此书为敖氏原著无疑。但言此书为敖氏撰，始于立斋，而立斋虽云在南雍时得此书，只知为敖君，而不知其名。予颇疑敖君即石卜尼也。以姓氏言，石卜尼盖蒙古人，而敖为其变姓，或以自作之书托名敖君，而自居校订人地位与？盖薛氏所见，不列陈石二人之名，故仅知为敖氏耳。此本有后各缺半叶，已重装订，似有错简，其前至正元年一序，当在验证舌后。因前序言六经脉法，而验证舌法后，继以六经诊脉表也。由此言之，点点金尚缺一序。盖此书似一总集，包涵运气、舌法、脉法、用药法等，每法前各冠以至正元年之序，按考清碧学士，即杜本也。元史卷百九十九隐逸传本传：杜本字伯原（郑元佑遂昌杂录作原父），学者称为清碧先生。只言其通天文地理律历度数，而不言其精医，则书传本敖氏，人以杜有清名，故托之与？按医家以舌诊病而有专书，当以是书始，之者为立斋，曾先后二刻其书，而明孙开仁万应方第二卷末，作《伤寒冰鉴》，均与此本不同，惟薛刊本差近真，明申拱辰据之增为一百三十五舌，名“伤寒观舌心法”，清张登又删其繁芜，存百二十图为“伤寒舌鉴”。伤寒以舌诊病，仿于仲景，因为诊法之附庸，不能与脉诊并也。至此，附庸遂成大国，而敖氏之书，与王叔和《脉经》骖靳并驾矣。是书立斋在正德前，已不多见，其后所见，未必与此本同。殷方叔撰医目时，亦得之耳食，则此本真为敖氏原书，可断人间已无第二本矣。其中验舌证法，谓其“本绘以五彩，恐其久而色渝，因致谬误，乃分注其色于上，使人得以会意焉”云云，可知原刊为着色舌图。近人郑振铎自序《中国版画史》，谓着色版画，始于万历，可商也。至此书与薛刊互异甚多，如首十二舌，苔色单纯，基本因有彩色表之，无劳解说，而薛本亦如后二十四舌，每舌说明之其舌图医方次序，前后亦异。又薛本在三十六舌图后之文，止于“百无一失”句。此本失字下尚有“自合其宜也”五字一句，又引《玉函经》云，以下百八十九字一条，薛本夺之。此其大较也。至其他翻刻薛本，更自郐以下，不足齿数也。

《校刻伤寒图歌活人指掌》三卷。旧抄本。

宋吴恕撰。旧抄本。按此书见于钱谦益《绛云楼书目》，陈景云注云“十卷，元钱唐吴恕编”。盖指明熊宗立所编十卷本，惟是书原止三卷，注文误也。谦益从孙遵王述古堂书目，读书敏求记均作三卷，遵王之书，多为牧斋绛云楼烬余之物，故可证陈氏之误也。是本流传绝少，康熙间汪琥撰“伤寒论辨注”时，已不见，仅据熊编十卷本而已，日本丹波元胤《医籍考》亦云“未见”，《经籍访古志》直言失传，则其书晻晦且三百年矣。此本卷数与遵王所藏同，惟仅有歌赋而无图，亦无序跋。仍非吴氏之旧，然其卷第分析甚当，原书面目，犹可考见，疑从遵王藏本撮录者。至熊均医学源流，汪琥俱云蒙斋为元人，汪且言宗立为蒙斋门人，殆未必然（蒙斋当是仁斋之误）旧为扬州吴氏测海楼所藏。有“真州吴氏有福读书堂藏书”白文长方印。

《类编伤寒活人书括指掌图论》十卷　明嘉靖刊。

题双钟处士李知先《元象歌括》，钱塘吴恕《蒙斋图说》，鳌峰熊宗立《道轩类编》。金陵书坊唐氏少桥重刊。半页十二行，行二十三字。是书卷首为“活人指掌提纲”，具名吴恕撰。第一卷伤寒赋以下具名李知先编次，无图。第二卷具李，吴，熊三人名。卷三具李、吴名。卷四不具人名。卷五，吴名。卷六伤寒遗事不具人名。卷七题：《类编活人书括》，药评。卷八药方加减。卷九题新刊类编活人书括指轩续编。按李知先宋乾道时陇西人，有《活人书括》三卷，尚存。蒙斋事见上。此书中凡不具姓氏之卷及卷十，盖出熊氏之手。余则三人文多互混，幸赖前书，尚可析之也。是本不见诸家着录。《经籍访古志》所收之本，云“系嘉万间重刊”，而嫌样陋劣，文字多讹，知非此本。此本文字遵美，且鲜讹字，颇异寻常坊本。就其“版其版式考之，尚存正统之旧，殆覆刊熊氏原刊者；森氏未见此本耳。首捺‘养和斋’朱方印，‘周氏珍藏金石图书’白方印”。

医读七卷。清康熙活字排印本。

题汪机著　程应旄参阅。清康熙活字排印，极精。半页八行，行二十字。版心有“草墅”“式好堂”字样（草墅，式好堂本郊倩斋名，予尚有《伤寒论后条辨直指》十五卷，版心有式好堂三字，皆程氏家刊书也），朱墨批校。序佚，此书不见各家书目，惟医籍考见之，卷数同，不着撰人，亦不载叙录（今内阁文库亦藏此书，惟系抄本）。近见裘某编《珍本医书续编》（未出版，见预约书目提要），亦收是书，仅四卷，且系抄本，裘以为完帙，珍为秘籍也。检省之材述，不载是书，疑为郊倩所托。卷一药性十一条，卷二脉候七条。卷三至卷五病机九十五条（目作，内卷五妇人病机七条，小儿十五条）。卷六至七方括九十四条。全书除每门叙九十四条叙外，每条均为四言歌诀。盖便初学记忆而作。

《千金宝要》六卷。明石刻拓本。

宋郭思纂，明隆庆六年秦王守中刻石。此尚系明拓本。后拓者，字多泐损。

《重刻海上方》。明石刻拓本。

题：唐孙思邈撰。此书附《千金宝要》后。

《松崖医经》四卷。清雍正抄本。

内题：明进士徽州槐塘松崖程玠编，曾孙云谷万城校。卷下末页有“雍正六年新字汪绍铭抄”一行。按明徐春甫《医统正脉大全》亦载此书，作《松崖医径》，云未有梓行，惟天启乙丑程开社会刊其书，而次序颠倒，遂成缪种，程郊倩据之作“医径句测”（予架上亦有此书，与医读同为活字排印本，版心亦有“草墅”二字）。微此本，程氏之书名存而实亡也。裘某即据程本刊入珍本医书中。是书第一卷为凡例，第二卷为五脏引经报使，用药脉候、症象、用方等，俱用朱线作图表，极便检阅，程氏本悉改括弧（）。其方计一百六十三首。第三卷治病合药方，载第二卷之方也。第四卷集伤寒治法准绳，皆主传经报使之说。

《岭南卫生方》三卷 日本天保刊

宋李璆，张致远原轩，元释继洪纂修。日本天保辛丑学古馆刊。为彼土南洋梯氏据明万历四年，邹善本校订者。半页九行，行二十一字。前有天保庚子南洋梯序。万历四年邹善序，正德八年罗荣序。盖此书连景泰间粤刻，刊行三次矣，而流传绝少。绛云楼有粤西新版续卫生方不著卷数及撰人，疑即邹刻。是本在彼邦亦鲜。考《宋史艺文志》有李璆、张致远瘴论二卷，则此书原称瘴论，《岭南卫生方》之名，当为继洪所易。李张二人，宋史卷百三十五有传。是书上卷有李待制“瘴疟论”，张给事“瘴疟论”，王棐“指迷方瘴疟论”，宝祐乙卯继洪卫生补遗回头瘴说，及景定口口继洪“指要方续论”，汪南容治冷热瘴脉证方论七条，及继洪景定甲子在五羊作治瘴用药七说等。卷中吴与章杰岭表十说，及继洪咸淳丁卯作“治瘴续说”等。其郑下则娄安道附录，载八证标类及药性赋，讫晋府良医增附药性。末附南洋梯募原偶记，前有天保庚子山田简序。按是书《医藏目录》作四卷，李璆撰。丹波元胤正之云：“是书原三卷，第四卷娄安道附录，卷首载李待制璆瘴疟论，故《医藏目录》误为璆所著”。由方叔、元胤二人所见之本，又与此刊不同矣。是书虽非出一人之手，而所述皆为岭南瘴疟之病。今《唐书艺文志》所载岭南急要方、诸方既不传，欲考见古时岭南瘴疟之涯略，不得不取资于此书也。而瘴论既亡，亦赖此书窥其一二，殊可宝重。

《圣散子方》一卷。据宋本传抄。

宋苏轼撰　民国六年据宋刊本抄。半页九行，行十七字。全书计二十七页。为虞山赵氏旧山楼故物。前有赵钧千、朱墨两跋云，“原本即钱遵王所藏，读书敏求记中所载者是也。此外更无二本，虽四库亦无之耳”。又云，“戊午夏六，属族祖云孙先生从家藏北宋椠本传抄一册为副本，行式字数，一从其旧。旧山楼遗民钧千氏记”。则此本为民国六年所抄者。前有自序，惟苏氏文集，尚有后序，此本失之。按“圣散子”仅一方，不盈二纸，其后悉苏氏辑录之古方，即附方十首，续录二十六首，故勉可成帙，圣散子一方，今《苏沈良方》载其方，人尽得见（文有同异），惟附录诸方，世无知者，则书之可贵在彼而不在此也。然终以卷帙单薄，所传不广；非如叶梦得辈，因尝见歧异，而议其失，视“圣散子”如乌喙鸩毒，遂致不行也。此本文甚完整，字尤苍劲。惜叶数小小错涉，为玙璠之一玷耳。有“旧山楼”、“信宋”、“铁如意人家”、“赵印玉骞”、“钧千”、“赵氏秘笈”、“总宜主人”等朱白文印十八方，钤朱垒垒，丹采四发。

又按赵氏自前明以来，世为虞山甲族，旧山楼主，即明脉望馆主赵开美之裔也。楼自清末以来，干戈换却，藏书颇有亡佚，及此次中日之变，南北文物，半作劫灰。存者亦多流亡海外。赵因惜书，故不肯避地，遂与其十三四岁子同殉国难，惟楼今犹巍然独存。此书即钧千殉国后散出者。缅怀前人爱书，不惜肝脑涂地，吾人于哀此国殇外，宜如何珍护是书也！

《外台秘要方》四十卷目一卷 明刻据宋本校。

唐王焘撰，明崇祯庚辰程氏经余居刊，清武昌柯逢时据日本小岛尚真校宋本过校。其校宋本以赭笔，考据则用墨笔。全书所是正者，不下万余条。朱墨交错，汗漫满纸。盖原校本小岛氏用日本各家年藏宋本《外台》，《巢源》，《千金》等书，竭数年之力，始克毕。卷尾各击跋语，经记校雠时日，及在某地与所用之某一宋本《外台》；用力精勤，世罕其信。柯氏过录，字亦遒媚有致，每卷有武昌柯逢时收藏图书朱方印。

《增广太平惠民和剂局方》十卷附《用药总论》三卷 清嘉庆刊

宋陈师文等撰。半页九行，行二十一字，嘉庆乙丑张氏照旷阁刊，即学津讨原原刻本也。此本虽间有删节，然楮墨精佳，究不失其名刊。单行流传极希，颇难觏遇。其后高承勋刻入续不足斋丛书，亦据此本，而间有错文。

《增广太平惠民方》十卷附《图经本草》二卷《用药指南总论》三卷 日本宽政元年现版。

宋陈师文等撰 半页十二行，行二十二字。日本享保十五年典药头橘亲显等，据元庐陵古林书堂本，而校以元余志安本，及明袁允熙本，朝鲜本等十余种校订而成。原书刊于享保十七年，此为宽政元年再版本。校以瞿氏铁琴铜剑楼所藏元本，亦不及此刊之完善。多有此本有而元本无者。若照旷阁本，固难企及，续知不足斋本，更自郐以下矣。前有“云烟家藏书记”长方蓝印，“大江藏书”朱印。

《真本千金方》存第一卷。日本天保景刊卷子本。

唐孙思邈撰 半页八行，行十六字，此本仅存一卷，彼邦天保壬辰松本幸彦据太医和气氏藏卷子本摹刻。前有丹波元坚序，后有和气嗣成以下弈世题跋及松本跋，此本予曾竭数日之力，与日本影宋刻本校，其前后次序不同，文亦歧异，以知宋臣纂改是书之多，今人皆宝宋刻。然以此本较之，宋刻未必皆是，但较元明以来刻本为善耳。旧藏民杭罗嘉杰十瓣同心兰室。

太医张子和先生《儒门事亲》三卷 日本景抄元本。

金张从正撰，半页十二行，行二十五字。美浓纸景抄元本。此本为张氏原书之名，今通行十五卷本为明嘉靖间邵集张氏他著合刊时所加者。今本《儒门事亲》之第一至第五卷，实即原书之三卷耳，第三卷首有中统中高鸣序。后有无名氏跋，伊泽信恬手跋。伊泽为彼土藏书家，《经籍访古志》时有录入其书。盖原书为酌源堂物，嗣归吾国上杭罗嘉杰，予又得之罗氏后人。有“伊泽氏酌源堂图书记”朱方印，及“十瓣同心兰室藏书”朱长方印，“少畊审定”白方印。

《儒门事亲》十五卷。明嘉靖刊。

内题戴人张子和著　明嘉靖十九年邵伯崖辑刊，前有嘉靖十九年间忠后序。邵氏原序则亡矣。本书世惟传明吴勉学刊本，而三豕五门之误，触眼皆是。是本文字遒劲，《经籍访古志》佳椠。近代藏书家，罕有其书，惟宜都杨守敬观海堂仅藏残本五卷，盖原刊至今，适已四百年，宜传本之少也。

《新编金匮要略》三卷。日本刊朱墨校本。

《金匮要略》，明刊有三种本可读，首为明仿宋本，次为俞子木本，次为万历己亥赵开美本，而吴勉学据徐镕本刊最陋。明仿宋本，予未得，余者予均有之（俞刊藏涵芬楼景印本）。此本乃日本文化年间依俞本重梓，而多错字，本不足存。其足存者，为此书旧亦藏酌源堂。且经伊泽氏用古本及赵刊本，吴刊本，以朱蓝笔手校，丹黄烂然，淋漓满纸，谓其直有俞刊原本上，可也。末有伊泽氏手跋，并手录丹波元简跋文，杭州府志俞桥传二则。有“伊泽氏酌源堂图记”朱印。予亦得之上杭罗氏。

《慈惠方》一卷　日本景抄明正统原刊本。

明释空谷撰　半页九行，行二十一字。空谷字景隆，俗姓，吴人。有慈济方行世，今犹有传本。此书原刊甚希，惟日本内阁文库藏有时刊本。此为日本人从正统原刊景写。旧藏十瓣同心兰室。

《医萃》一卷。明蓝格抄本。

明萧昂撰前有弘辛酉自序。昂字申立，号正斋道人，钱塘人。是书专言色脉而不及方药之事，盖诊家之言也。《医藏目录》载其书，《医籍考》据以入录，外此未见他家著录，亦未见刊本也。

《医抄》一卷。明蓝格抄本。

不著撰人。检其所辑医方，至元代而止，知为元明间人所辑。今熟药铺所售史国公药酒，风行中外，岁获巨利。予屡欲考见其方而不可见。今检是书，中有言史国公患风疾十年不愈，乞归。至元十七年三月中，获异人授是方服之而愈，因上表请颁行天下云云。

《新方八阵》不分卷。清嘉庆抄。

清吕留良著题，下有“语水吕留良著”六字。验其纸质字体，当是嘉庆间旧抄。与今通行本文字多异。《新方八阵》一书，世皆知为明季张景岳撰，惟疑之者亦多，而未能定为何人。得此本则后人代景岳作伪之迹，昭然若而揭矣。此为清代医史上之一大事。予因得此书，遂撰“吕晚村在清代医学之影响”（总二万五千余言，载民国二十八年中华医史学会医史专刊）。或疑此本为伪者，予以为不达事情之常，盖清高宗自开四库馆以来，文纲高张，吕书因有曾静之案，尤绝不容藏匿，若谓本非吕书，而不避孝阙之锋，故署其名，有志作伪者，理岂然哉！前有“沈棣”白文，“鄂君”朱文二方印。

《新方八阵》不分卷。清康熙汪氏刊本。

题：会稽张介宾景岳著　康熙四十二年汪志翰衡素堂

刊，前有康熙十九年郑梁，癸未汪志翰诸人序。并附黄太冲、张景岳传。此本与《古方八阵》合刊。为此书现存刊本中之最古者，较之抄本，则此本颇多羡文。其因阵方，竟溢出三十余方，益证本书非出张氏之手。

《易范医疏》四卷。清道光刊。

清茅松龄集　道光丙戌原刊。前有道光丙戌马世不序。中国医家，以河洛之图书卦象，以疏医家经络脉证本草之说，结为专集者，当以此书为嚆矢。原刊虽近，顾不易进。

《伤寒论大方图解》二卷　清道光刊本。

清何贵孚撰　道光癸巳甲戌坊乙藜斋刊，前有道光十三年贵孚自序。略云“谨遵《医宗金鉴》、《尚论篇》两书注解为主，并采喻嘉言、张景岳、程郊倩、汪仞庵四先生之论，详释诸方，参以鄙见……并绘脏腑经络之图，填其方中之药味病情，如贴说然，染色以别之，寒从黑，火从红，瘀血从紫，风从蓝，水从绿，痰从黄，风寒并至者，从蓝和淡墨，再详解病势于其旁，庶雅俗共赏矣”。伤寒书中绘象而以药物分注脏腑中，（如命门空寒，则象中画一命门而注附子），确为前所未见，惟此本皆以墨印，并无五色，其云五色，则示读者按说染色之。所刻舌图精审无比。又据序目，知尚附《金匮要略大方图解》，此本失之。

《神农本草》三卷。清光绪西刊。

光绪乙酉王闿运刊于成都尊经书院。神农本草经，予向蓄有明虑复医种子本。清黄奭汉学堂丛书本、孙冯翼问经堂丛书本、顾尚之武陵山人遗书本、日本森立之校本及此本，意欲全收其书别作校记也。而十载以还，播迁无定，偶有失去，间亦为友好假去未归（如虑本被周君携赴日本不返），箧中存者，尚三数种，然予最爱此本。以与上列诸本最不同也。是本为王氏据明刊而加校订者。今传者无多。

本草集注序录残卷。景六朝卷子本。

梁陶隐居撰　此本为上虞罗振玉吉石庵丛书第二集之一，罗氏题开元写本本草集注序录残卷，盖据卷末有“开元六年慰迟虑麟于都写本草一卷辰时写了记”二行文作证。惟日本小川琢治，以书法墨色辨之，证明此二行跋文为后人加入，而断定为六朝人抄本，今从其说，末丙辰罗氏跋。此本证以大观经史证类本草序跋例，而知辑证类本草者之妄。盖证类本草首有序例二卷，原本陶氏，而裂为二撅，中又混入寇宗奭之序，使无此本，人必以下卷之陶序为宗奭矣。其他歧异甚多，不能殚述；予别有“本草集注序残卷校注”一文，以牵于人事，仅完成强半（已刊中西医药第三卷中），即废置未绍也。陶书药性寒热之分，原以朱墨点之，此本景印，概成墨点。朱墨不分，然犹可想见原书目也。

《新修本草》存十卷补辑一卷。景刻唐卷子本。

唐李绩苏敬等奉敕修（是书修于显庆四年正月），唐志载是书为二十卷。今存十卷（内第四、五、十五三卷天平抄本，余据天平抄平录存），补辑一卷。清光绪十五年传云龙游日本有东京摹刻，为籑喜庐丛书之一。是书原为彼邦使唐僧于天平时携归，内卷十五末有“天平三年岁次辛未七月丨七日书生田边史”行，考天平三年，当唐开元十九年，上溯修是书时，财七十一载，宝存原书面目。其卷十五后并列二十二人名，以苏敬领衔，不列李绩、长孙无忌二人名。不列绩名，则以每卷撰新唐书时，仍列长孙氏名，知未见原书也。原本存仁和寺，昭和八年曾用珂罗版景印，取以校此刻，其字竟不差毫发，如鉴取景，摹刻之精，自医心方而后，当推是本矣。后版归上虞罗氏，今所见宣纸本，皆为版归罗氏后所刷，此为美浓纸初印本，书品阔大。清晰无比。

《绍兴校定经史类备急本草》（存图卷）。日本昭和景印本。

宋王继先等撰。此本存五册，昭和八年和田利彦以大森文库藏写本景印。前有绍兴二十九年二月高绍功、柴源、张孝直、王继先等四人上表。扉叶有大正十四年白井光太郎跋一则。后有附中尾万三博士题一册（和文）。此书图多而文字仅数页。中土久佚，而彼邦尚存十四部，惟皆写本，且无一全者。此本图绘尚佳，惟彼土尚有胜于此本者，不知何以取此本印行，是书原本为白井氏藏书，今在大森纪念文库。

《黄帝内经素问》十二卷。明嘉靖刊。

明吴悌据元刊本，半页十一行，行二十一字。其第一卷第二行有“巡按直隶监察御史金鸡吴悌校”一行，即《经籍访古志》所载吴悌本也。全书白文无注，盖据元刊本而删去注文者，甚便诵读。此本除载《经籍访古志》外，莫友芝郡亭知见传本书目亦载之，而云十卷，误。旧为南海唐氏万木草堂物。每册扉页有“御赐天存堂”龙文朱长方印，内有“南海康有为更生珍藏”、“钱湖日隐却中收藏区籍印记”朱方印。“仟李蟠根”、“未丧斯文也”白方印。

《铜人腧穴针灸图经》三卷“穴腧都数”一卷。明万历刊。

不著撰人 明万历太医院原版，半页十行，行二十字。前有大明正统八年三月二十一日御制序，按是书原创于宋天圣中刻石范铜，至正统中，石刻曼灭不完，铜像昏暗，乃命砻石范铜重制之。今尚有正统石刻拓本，此本版刻甚精。盖据石刻重梓，与《经籍访古志》所记寄所寄楼藏万历无名氏重刊本同，森氏亦云“此本全据石刻，特善”。此本版片至清初尚存，归金陵三多斋，与嘉靖刻徐凤针灸大全合刷，改称铜人徐氏针灸合刊，而将此本“大明正统八年三月二十一日”一行劖去，改植“金陵三多斋梓”六字。版亦漫本，向予以未见明刻赵氏《医贯》为言，有人举三多斋本相为证，予以未见其本为疑，嗣张天方博士告予某书坊中有此本，购归与友人审其字体版式，极似雍正刊本，及见此本，始知其为清初书肆也，相与舞掌。

新镌太医参订《徐氏针灸大全》六卷。明嘉靖刊。

明徐凤编次，嘉靖间原刻，半页十一行，行二十五字，清初三多斋印。此书原为写刻本，虽印刷稍晚，犹具典型。因其未有重梓，流传极少，自觉可珍，扉页有“医林拔萃图”一帧，示师以针书教授生徒时之情形也。

新锲秘传常山敬斋杨先生《针灸全书》二卷。明万历刊。

内题：建阳九十翁西溪陈言著。御医直隶长州怀仁张应试校正。江右安福县怀洲欧阳惟佐录。半页十行，行二十四字。后有“万历辛卯仲冬月书林余碧泉刊行”莲花碑形牌子。无序跋。今岁旧历正月初九予过富晋书庄，见案上初收进此书，急撰归，不遑询直，盖此为难遇之针灸书也。全书四册，实仅二册，因每页内视诸子品节，故强析四册耳。次日前往商价，则索价奇昂，乾嘉间所收宋本书，无此昂也。以其罕见，姑忍痛购之。陈言始末无考，盖明人，而非宋时撰三因方之花溪陈言也。是书不见各家簿录。《医藏目录》妙复函目中，载王镜潭《针灸全书》一卷，书名同而撰人卷数俱不符。盖方叔或据耳食之言，或别有其书，皆不能定也。《医籍考》据医藏入录，亦未见原书耳。上卷第六页有正统四年无名氏金针赋序，云，“大明洪武庚辰仲春”云云，考洪武无庚辰年，惟惠帝建文二年有此岁历，然已后洪武二年矣。又序后云，“此金针赋乃师秘传之要法”云云，岂此无名氏即陈言师邪？上卷多作歌赋体，注文则低一字。下卷全为经穴图像，镂刻极精。似出名家之手，其图像一病一图，凡内科（包括伤寒）儿科、妇科（胎前产后），皆涉及之，颇与其他针灸书不同。最后一图，即治痈疽骑竹马法，此图明人针灸择日编集（上杭罗氏有景刻本）亦载之，而罗氏景本图无此生动。前有“袁廷涛”白方印，“寿阶”朱方印，后有“贞节堂图书印”朱方印，皆明人印也。

《注解胎产大通论》不分卷。明蓝格抄本。

不著撰人，明蓝格抄本。按明焦竑《国史经籍志》有《产科大通论》一卷，张声道撰。此外名家簿录，未有著录者。前有金（原作今）承安戊午李名之序，宋天圣乙仕张声道序。又机要后序。声道序云，“是书本梁杨子建胎前一十八证，产后三十六证而注解之”。故其序后署结“注解胎产五十四证大通论”，焦竑盖据此而指声道撰耳。然全书又无注文，惟多诗括耳。医家书之有歌括体者，似起于五代，而赵宋称盛。唐时方书，未见有歌括者，遑论梁代乎？似出后人依托，况书中有引局方四物汤，《妇人良方》，《袖珍方》等书，知此书非但为宋人依托，且有明代之方书沾入矣。惟据声道序称，“杨子建名苑，梁元帝时定兴人”，及“为安州医学录”，皆为佗书所不见者，是其言必有所本，亦足补史文之阙也。子建本带下医，其说宋临川陈良父《妇人大全良方》中，时有引见，予以坊间所行陈氏良方，均为薛己删订之本，不蓄；故一时未能参校其得失。似此书虽伪，亦有卓然可称者，如书中多用乌金丸、揭棺散等峻剂，足可药时工踯躅于滋补之途，则书之真伪，又当别论矣。惟后半卷保元四物汤以下三十六方，皆以四物为主，知为后人阑入，与前剌谬也。又其体例甚佳。无《妇人良方》之糅杂，《达生篇》之简略，而胎前产后诸病，罗列略尽，此亦他书所不及。又按熊均《医学源流》云，"郭稽中宋大观时人，作产后二十一论，与唐翰林时贤胎前十八证合，谓胎产真经。板行。又按《医藏目录》有胎前产后"注云郭稽中杨子建，或即胎产真经乎？郭有产育宝庆方，丁酉收入当时草堂医学丛书，惟两本互校，其上卷二十一论，固与此本不同也。此杨子建，宋人，似即撰十产论之杨康候，亦未知即为声道所假借之梁时杨苑也？

钱氏《小儿药证直诀》三卷。清康熙陈氏翻宋刊。

宋钱乙撰，康熙陈世杰起秀堂翻宋刊本，半页八行，行十六字，森氏《经籍访古志》中谓"其书法端雅，字殆钱大，开卷悦目，其取原于宋本无疑"云云。足见其称赏此椠。惟森氏所见本缺阎序，此本首尾完好无缺，尤佳。又后印者，多劖改补刊，虽行格不变，而字多错误，且复纸弊墨渝。此本原刊初印，楮墨精佳，予又有黄氏五桂楼本，及聚珍本，皆从是本出，不足以言插架也。后附《阎孝忠方》，《董氏小儿斑疹备急方论》各一卷。

《幼幼新书》四十卷目一卷。日本景明抄宋刊真本。

宋刘昉撰。日本景写明抄宋刊墨书真本，丹波元坚朱笔手校。半页十行，行十七字。前有绍兴二十年九月几望序，后有绍兴上章敦祥岁石才孺序，庚午十一月楼"王寿"跋。

按是书中国惟传明万历陈端履刊本，而删却居半。今陈刊亦不甚见，前惟见杨州吴氏测海楼藏有其书，自测海楼之藏归定晋书后，不知流落何年（后见北平图书馆亦藏此书，疑即购自富晋者）。惟此真本，在国中绝未一见。曩杨守敬访书日本，所得医书独多，孤本良暂，几尽为杨氏囊括而归，而独遗此书。至原本（即明墨书刘氏真本）昔藏彼邦风山秘府，今归宫内省图书寮。是书苞举宋以前医籍，不下七十余种，而引湖南人小儿科医书独多，盖昉本湖南人，故得于当地之医书为多也。余见予“幼幼新书研究”一文，不赘。予得此书，颇费周折；先是韩地桂山医学研究所所长金泰斗先生函示某处有此书，以价极昂，逡巡未购，比予知之，亟请代为购下，而书已为金命建先生购去，予愕然失措，宛如失去一座名城。幸承金先生竭力向其说项，费时阅四月，始慨然割爱，归予插架；吾与命建先生二人遂通缟纻，不幸命建今春以脑疾溘逝。存日难偿识荆之顾，没时未尽临隧之哀，睹物怀旧，可为心哉！因记此篇，稍抒悲思云尔。每卷捺“罔氏弃藏”“桂医研”朱印，及“九折堂山田氏图之记”楷书朱印。

《幼幼新书集要》三卷。清初抄本。

不著撰人，前有杨望序，此清初人依宋刊刘氏原书摘录一卷至三则成者（每卷一门，仅录数条）。各家书目，且为丹波氏所未校出，此本是而彼本非者，亦往往而有。如此本第三卷得病之原第六引《惠眼观证》吐血衄血条故道下，有“或热极妄行而然”七字，日本抄本脱之，其他提行，亦存宋本之旧，而日抄本间有掩没行格，盖明抄本据宋本传抄者，而非景写，故不免有误，及裁行并格之处也。此本仅有三卷，未知是否残本，抑撰者，信物摘录，仅止于此。以未见各家著录，无可考核。然即使残卷，亦胜彼陈端履纂改刘昉原文多多矣。钱遵王谓宋本残书，比古董家之宝窑残碎片，如天球拱璧，予于此书亦云。

《类证陈氏小儿痘疹方论》二卷。日本永录抄。

宋陈文中著述，明熊宗立类证。日本永录六年（即明嘉靖四十二年），日人据熊氏成化己丑熊氏种德堂原刊过抄。前有陈文中自序。原书我国无善本流传，仅有明薛己注痘疹大全本，改纂极多，而通行附小儿直诀后者，亦依薛氏缪种。彼土尚有元录据正德戊辰陈氏存德堂本重刊，而错字仍多。此则据原刊过录，犹存本来面目。首有“森氏开万册府之记”长方楷书朱印。又“温知室图书”朱方印，盖此本为森立之故物，经籍访古志所记，即此本也。熊氏原刊，世既鲜传，而日人在时嘉靖时抄本，尤罕遇也。

《小儿痘疹经验良方》一卷。明草稿格抄本。

元魏君用编述。按本书不见各家书目，明文渊阁书目有亡名氏小儿痘疹方一部一册，注云“阙”，医籍考引之，亦云“未见”。惟据本书末，有“小儿痘疹方”之名，知文渊阁庋藏者，即此书，而文渊阁之书，久已荡为烟云，此本亦成人间孤本矣，可不珍惜乎。是书前题鄱阳魏君用编述，并有序。后有皇庆元年自跋二则，云：“君用于大德元年往大都，回至扬州路，旧识邵谦斋家传得宿州陈医士小儿豆疮得效一宗方诀（此书名前后互有歧异）原本备录”云云，则本书原祖方诀而作也。

《秘传离娄经》一卷。明蓝格抄本。

不著撰人。此乃眼科书，以离娄古人之明目人也，故用之作此书名。亦未见簿录，盖元明人书也。全书每条首有论，论后有歌，末用四言诗十句，每字系一方，故极便寻检。

《内外伤辨》三卷。明正德刊。

金李杲撰　半页十行，行十七字，卷中后有“正德戊辰仲冬之吉口种德书堂新刊”十六字长方木匡子。内题“新刊东垣十书内外伤辨”盖正德刊东垣十书中之一种也。前后各缺半页。

《百段锦》二卷。清乾隆乌丝栏格抄。

明陶本学撰。此书楮墨甚旧，当是乾隆时抄本。半页十行，行二十五字，前有万历庚戌自序。其自序称会稽人，作于鉴湖之长春阁。是书绝无传本。上卷杂论运气、经络、内外景、五治、用药法、诊法等，盖杂采《内经》、《巢源》之书而成。其下卷专言五脏主病，六气为病，药性病机等，亦采《内经》，《东垣药性赋》等书，而为之解说；惜上下两卷，其后半卷均有残阙。上卷缺七十九条，适存半卷，下卷缺病机赋；黄帝药性赋，药性相反，用药玄机，炮炙制度，药性相畏等六条，亦缺半卷，故实存一卷。惟卷帙甚厚，计存一百二十四页，其阙卷以无传本。无从补录。

《暴证知要》二卷。日本旧抄本。

元沈野撰。日本旧抄本，沈字从先，长洲人，前有顾自植与沈从先书，是书所藏，俱为暴证。如中风、霍乱、破伤风、跌扑金创、中毒、疽痈、难产等，杂引小说等书，并述杂验之方，颇类今之验方新编，而翔实守之，为方书中之杰作，而公私书目，不载其名，可惜也（顷见日内阁文库有此书明刊本）。其所引小说如《琴囊杂记》，《林泉录》等书，亦不见各家书录。前有“冈崎氏藏书印”隶书朱印。旧亦为十瓣同心兰室所藏。

《活幼便览》二卷。日本据明正德本抄。

明刘锡撰，是书为日本据明正德原刊本抄，而间有脱简，颇以无从补录为恨，嗣予为中华医史学会购得正德原刊本，遂获补抄。旧为罗氏十瓣同心兰室物，今归予插架。

《世医得效方》二十卷目录一卷。元刊本

元危亦林编集　建宁路官医提领陈志刊，半页十一行，行二十二字，存目一卷至十二卷。缺十三至二十卷，前有至元三年危氏自序，至正一年陈志序，至元五年太医院序，后并列掾史蒙智、太医院都事郭毅、阿老丁、太医院经历田守信、卜毅贴木儿、太医院判官郎师颜、齐显、太医院事胡（未具名）、弓叔正、贾文炳、马文瑾、许文美、赵良、太医院使赵惟寅、赵权、冯适、院使张元圭、张元泽、张翼、伴哥、五十四、石卜尼、哈剌歹等二十三人，至元三年江西等处医官提举司申太医院札子，而佚至元四年王充耘序。此本《经籍访古志》亦著录之，亦有残缺补抄，而至正三年陈志序作至正四年，当因此处适为抄补误写之古。是书元刊，瞿氏铁琴铜剑楼亦藏一部，他家未知有此本否，此本楮墨精良，较元本《宣明论方》尤胜。盖原刊而据何本，因予架上未置石印本也。又此书朝鲜有三种本，而皆据元本重刊，一小字整本，一大字整本，一活字本（见《经籍访古志》），予皆不备。是书在元代为最风行官本医书，多采宋元来医书，惜多不举出书名。如本书卷九劳瘵，载六代劳病虫，并绘虫形，前曾在余丈云岫所，上清追劳方有此虫图形，与此书所载，二书未知孰先，他日当向余丈段归考之。

至本书所列太医院医员，竟有七人属蒙古姓，足见当时蒙古医在太医院中势力之大。至诸蒙古医之行迹，别详予“外族医家考”一书，不赘。

《校正素问精要宣明论方》七卷。元刊本。

金刘守真撰　元刊，半页十四行，行二十五字。前有大定十二年十月望日守真自序，大定乙亥正月十五日古唐序。并有无名氏跋三则如别，而云金刊，误也。首有“分门科类一十八门”一页。“诸药炮爁炙煿例”一页。按是书元刊久无传本，惟嘉庆间海昌吴兔床拜经楼藏有此本。距今又已百数十年，楼既早圮，书亦久散，而百数十年来公私藏目，未有齿及者，不知其书尚存天坏否也。本书自明清以来，惟传十五卷本，虽四库本亦然。庚辰冬日，予过富晋，书友语予有元本医书，予急询其名，则谓书尚在北方未来。乃坚请留之。越旬书至，即此本也，古香蔆䔆，扑人眉宇。念五六百年来，仅知有此二本，不问价昂，遂收之。今通行宣明论，悉从吴勉学刊，无守真及马序，医籍考亦未见二序，所录者，乃摘《素问·玄机病原式》守真自序中言，非原书之序，知此本未传东国也（后见籍访古载某氏亦藏此本则彼邦亦有之也）歧异殊多，此本不仅存刘马二人之序，而分门科类，诸药炮爁炙煿例，十五卷本皆无之。其分卷之异，则此本第一卷，十五卷本析为第一、第二卷；此本第二卷；十五卷本析为第三、第四卷；此本第三卷，十五卷本析为第五、第六卷，而增小陷胸汤一方于半夏汤方之下（元本多三卷止于半夏汤）；此本第四卷，十五卷本析为第七、第八卷；此本第五卷，十五卷本析为第九、第十卷；此本第六卷，十五卷本析为第十一、第十二、第十三卷；此本第七卷，十五卷本析为第十四、第十五卷；此本每卷药证方下必注“计若干道”字，又目录卷七后有：“通计药证方叁百伍拾柒道”一行，十五卷本皆见刊落。又此本凡“新添”二字（白文）在方名之上，而十五卷本则作“新增”二小字夹注于方名之下。此其大较也，其他歧异迭出，不胜殚举。明刊本今已不多见，况此卷帙完整之元本，予安得不顶礼奉之！每册有“金源郡印”朱方印。跋三则：

《宣明论方》金大定刻本世所传者十五卷，此七卷为刘氏原书未经篡改且尚是当时最初本，珍逾宋刊宝之宝之直二十两。

河间处士刘完素《宣明论方》金大定刻本世所者（?）十五卷，此七卷本乃刘氏原书未经改纂者，金刻字画遒劲峻励此则南宋重刻本也。《证类本草》金刻极精，亦有（有字原文圈去）南宋□金刻者善小字密行巾箱本也。

序马重素黑丁乃刘氏之门人也。见阮文达经进目提要，其序述是书亦仅据世俗所传之十五卷。本未尝言及七卷本也，则是书之不易得可见已。按自序刘君所著尚有《内经运气要方备论》一书，凡七万余言九篇分为三卷，又有《素问》云机源（原文下同）病式皆未见，源病式已录于经进目，亦马序也，金源刊本视宋本为难得，此尤难得中之难得者也，慎无以方书忽之。

上二书，予初为友人宋人仁先生收之，遂为海煦楼物。嗣予以爱好二书，坚请其割爱，宋君执不可，几至面红耳赤。然终以予耆之笃，而宋君亦以彼此有十年之雅，且深知予依书为命者，不忍过拂予意，乃慨然举此二书归我；予当珍守勿失，庶不负良友之厚意也！

《新编黄帝素问药证宣明论方》十五卷。明正统刊本。

金刘守真撰，明熊宗立补校。半页十二行，行二十一字，双黑口。前有“题重刊宣明方后”，存三页，缺末一页，故不知何人所题，更不知尚有宗立诸人之序否？谛其楮墨版刻，盖正统年所刻，至迟不出成化。按此为人间孤本也。予既得元刻宣明论方，曾以校吴勉学刻医统正脉全书本宣明论方，怪其何以将分门科类总十八门，诸药炮爁炙煿例二页刊落，并删去每卷诸方总数，与析为十五卷，疑其不祖元刊，及得此本，始知勉学据以镂版者，乃宗立之本；是本体例之失，读者如觅易得之吴刊本，即可知之。惟此本每卷诸证门上有竹叶纹鱼尾。目录杂证、统论及每证之“病”字，“新增”与全书诸方名主治等，皆黑底白字，版式雅近元刊（惟元刊主治皆黑字），而字体尤富元刊胎息，直下元刊一等。脱无元刊及宗立之名，人将以此本为元刊而受欺矣。盖熊刊此书时，上距元末，为时才六七十年，犹不失元代典型也。据题后称：“惜乎旧版朽腐，久而无传，致有沧海还珠之欢；及予奉命至闽，以董学为职，公余遗诸生遍访闽之医肆中，仅得数本而读之，率皆字画模糊，卷数□漏。……遂命书林君子熊宗立校正修补，复成全书，于是助俸重刊，以博其传，庶无负古人之用心也”云云。足知元刊在明初已罕，而此本与元刊歧异之原因矣，其详予有“三本宣明论方校勘记”。惟元刊前人已有著录，独此本各家簿目，从未记载；可不谓为人间绝无仅有之秘笈乎！初，予偶过中国书店，郭石麒先生语予，新收二种明刊医书，一为万历刊痘疹传心录，一即此书，谓为明初刊者，予初怪之，以簿录中从未见此书有明初刊本，急索其书，则云已被北平修文堂申壮孙宝君购去，乃立踪迹君寓所，传心录尚在，而此书已被抱经堂攫去，予强孙君收回，则某甲又从抱经堂攉走，议价已成矣，予惋惜久之，然仍不绝望，又迫孙君设法索回，几经交涉，始得退还孙君，中又搁置来薰阁申庄，惧为平原之续，促其漏夜取回，次日凌晨，予即在其寓所换书而返，如获兼城之璧。费时亘数星期，诚所谓一波三折也。一书之难得如此，岂彼坐拥古欢者所知耶？前有“古香楼”椭形朱印“休宁汪季青家藏书籍”秒方印，又每卷后多捺“柯庭流览所及”朱方印。皆明人藏书印也。至《痘疹传心录》，写刻亦精，有“遂宁堂印”白方印。索价财及此书之半，予以《宣明论方》一书，已损半年之粮（若在战前当云损五年之粮），张罗殆尽，已无力及此，故未收。

《琐碎录》医药类三卷。日本抄本。

宋温革撰。日本安政二年写本，以朱笔引医方类书是斋百一方等书校点。按革之《琐碎录》，为宋时一大类书，宋元以来著述，时有引见其书，清褚人护坚瓠余集卷四舞柘伎事，亦引见革书，如非转引，则清初犹存也，但《宋史·艺文志》不载其名，宋史亦无革传。惟同时《张杲医说》卷七，称：革字叔皮，为郎中。明凌迪知万姓统谱卷二十二，亦载革事，谓革石城人，宝元中，上书顾纳家赀，尽市国子监书云云，则革乃北宋人，亦读书种子也。革之事略可考见者，仅此。此书每条悉立一题，不注出处，似革原书，惟校宋元医书所引，有为此本所无者，有与此本文字相异者，似又为后人辑集者，然就体例言，仍恐为原书，其不见此本者，或引书时为误耳，所记多属验方，而兼服食禁禳事。亦有病名已为今人不知者，如卷上治阚甲方，“阚甲”

似指指甲粗厚之病，乃疾病史上有关之史料。又书中时有“质私考”三字，此质疑即小岛质也。

《医说》十方《续医说》十卷。明万历刊。

宋张　杲撰，续明俞弁撰。明吴中珩刊。

《医学源流》不分卷。　日本宽永刊。

明熊宗立撰，日本宽永九年孟春刊，即吾国明崇祯五年也。半页十二行，行二十字。前有天顺二年吴高序，正统十一年自序。后有景定元年自跋。是书简述历代名医，自三皇以迄朱彦修。每人有引历代名医图赞，或名医图，而书实无名医图像。据熊跋，谓唐甘伯宗撰历代名医，已绘列成图之说。而宋许慎斋又作“历代名医探源报本之图”，书皆不传，未知其为图表之图，抑图像之图也。此又据慎斋原书校订增补者，其书杂采史子百家之言，而人之时代前后倒置，如唐慎微、韩保升置之三国时之吴人，而与董奉诸人并列，殊可骇怪，但其他名医著述，时亦获此书而存其梗概，瑕瑜互见，可节取焉。后之徐春甫《医统正脉大全》，亦取材此书而重编之，清初陈梦雷《图书集成·医部全录》历代名医传，又多取材于春甫书，则此书其可缺乎？是书版刊，尚存正统本之旧，且系三百年前日本刊本，良足贵也。

人身说概二卷。清嘉庆抄本。

明耶西会士邓玉函译述东莱后学毕拱辰润定。

人身图说二卷。清嘉庆抄本。

明远西耶苏会士罗雅谷，同会龙华民邓玉函译述。按上二书为明末欧西天主教士来华第一次介绍生理解剖学之书。邓玉函 Tereny，（Jonnes）字函璞，原名斯莱克（Schectk），一五七六年生于瑞士，一云日耳曼人（明史意大利亚传作热而玛尼国人)，于明泰昌二年（1621）来华，卒于崇祯三年（1630)。罗雅谷 Rh-。(Giacomo）字味韶，意大利人，天启四年（1624）来华，卒于清顺治十年（1653)。龙花民 Nicoeous Iongbordi，字精华，意大利人，万历二十五年（1597）来华，卒于顺治十年（1653)。三人卒地，皆在今之北平地。毕拱辰，字星伯，掖县人，此自署东莱，举其郡望也。万历丙辰进士，殉于崇祯十七年（1644）二月太原国难。二书各家书目，甚鲜记载。惟清道光间倪模江上《云林阁书目》、韩鸣唐《读有用书斋书目》收之。王韬泰西著述考仅学说概之名。清人著作引用图说者，惟刘献廷、俞正燮辈，而引用说概，似仅郑复光（道光时人）镜镜吟凝一书而已。惟诸人引用此书，乖谬可笑，亦见原书之可贵矣。自明季李自成、张献忠辈，流窜关中，称兵犯阙，继而多尔衮挺祸关内，公私府库，悉付焚燎，二书适丁其会，其为昆池劫灰，又不知其几何也。中更教案，国人视西人述作，如蛇蝎处身，挥弃惟恐不尽，是犹祖龙之为，继经咸阳之却，二书存亡，渺不可期；而昔贤传播学术之心，将不复为世所知，幸有此本，尚存天壤。用知哲人徂谢，而道心不亡，抚兹遗篇，暖乎如在，古人谓书有神物护持，岂指此乎？至二书在中国医史上价值，非彼自矜孤本秘笈者，可与等量齐观，顾书为天下公器，他日有力，愿影印行世，姑先志此，以为息壤。了作“明季西洋输入之医学”，即此二书所引起，亦以此二书为主要参考书。今草创强半，尚未完篇也。

后知二书北平燕京大学抄有张荫麟藏抄本，徐家汇天主堂藏书楼又从燕大传抄。与此本行格相同。间有错字，图亦较逊。盖书三传而多亥豕，自无旧本之佳也。

《青囊杂纂》残卷。明天顺刊。

明邵以正辑。天顺三年刊，半页十二行，行二十字，原书八卷，今存者为秘传经验方一种，尚不盈一卷。是书殷仲春撰《医藏目录》时，只见胡文焕刊本，而不知已有此本。书虽残缺，著之亦可为言版本者之一助云尔。

《东垣十书》十种三十二卷。明万历刊。

明赵简王辑。半页九行，行十一字，万历间王肯堂据嘉靖八年光泽王本所刊。前有王肯堂序，《东垣十书》在明凡五刊，一为成化年间梅南书屋初刊本，一为正德种德书堂本，一为嘉靖八年光泽王本，一即此本，最后为与王同时吴勉学本，吴本即据此本重刊者，而溢出《痈疹萃英》一种，此本尚属初印。有“务本堂”、“士方”朱印，“姜印问岐”、“虚无自然”白方印。“万壑松”朱圆龙文印。“神农遗业”、“东海仙蠹室藏”、“秋农”朱印。

《古今医统正脉全书》四十四种二百四卷。明万历刊。

明王肯堂辑。扉页有“金陵蕴古堂百城楼藏家”。前有吴勉学万历辛丑序，彭好古序，按此书实集金元以来医书之大成，内除《素问》，《甲乙》，《中藏》，《脉经》，《难经》，《伤寒明理论》，《金匮》等书外，合刘河间《医学六书》，《东垣十书》，《丹溪心法》，（包涵《脉诀指掌》，及门人戴元礼《金匮钩玄》，《医学发明》，《活法机要》，《证治要诀及类方》等），《儒门事亲》，《陶华伤寒六书》而成。金元以来名家著述，已略尽于是矣。是书为吴氏陆续刊成，但字体除《素问》据顾定芳本覆刊外，余皆一致。因卷帙浩繁，且又刊于三四年前，如斯完整不甚多遇，今所见为光绪间重刊本，自无原刊精审。予友丁济民于吴氏此书所刊，犹致歉然，尝欲依目择元明原刊精本重刊之，予甚韪其言，若能实现，亦书林盛事。

新刊三丰张真人《神速万应》四卷。日本传抄本。

明孙天仁集。日本据书林作德堂叶静斋刊抄。第一卷为神仙补养之方，前有无名氏张三丰（原作千）真人仙方，中有承宗文皇帝赖太监朱祥等访张三丰敕文，及永乐十九年胡荧（滢）与朱祥等覆文。第二卷为医科世系节要，载十三代名医，全仲斋十三科（方脉科，伤寒科，难症科，内科，外科，妇人科，小儿科，针灸科，胀科，咽喉口齿科，筋镞科，祝由科，收禁科又名产科）。《伤寒冰鉴》、《刹车捶法》、《伤寒冰鉴》辨舌论（前有至正辛卯杜本序，可参《伤寒点点金》条，又此云至正辛卯代年错误，医籍考已辨之），卷三内外科诸方、妇人科、儿科、眼科、咽喉口齿科、证科、祝由科等，盖杂采各家之书而成者，三丰始末载明史方技传，为明初人，而孙天仁始末未考，盖弘治以后之人，因内第三卷外科有梅杨疮方，可证，其自号容山探玄子，亦方士之流也。此书传世甚稀。此为日本奚暇齐物，有"奚暇斋读本记"隶印书朱印。上杭罗氏得自日本，遂为十瓣同心兰室。今归予插架。

《素问六气玄珠密语》十卷。旧抄本。

题：唐启玄子王冰述，朱丝格抄，版心刻有仁寿山房四字。此书予见有三本，一为正统道藏十七卷本，一为号称从宋刻抄本，吴骞拜经楼藏之。予亦获此抄本，此本十卷，最为足本。按此书十卷宋时已然，如晁公武读书志所载（此据郡亭书目，今匆匆检阅涵芬楼景宋椠君斋书目无此目）与通志艺，及林亿等校素问序等，皆十卷也。明初吕复所见尚然，其后始有十七卷目，盖始于正统时，是本十卷三十篇，适与邵亭在丁禹生许所见本合，其为宋时原帙无疑，是本与十七卷本录目分卷不同，今按此本之一卷，十七卷本之第一二卷，此本之二卷，十七卷本之第三第四卷。此本之三卷计三十六页，十七卷本全阙。此本之第四卷，即十七卷本之第五第六卷。此本之第五卷，即十七卷本之第七，此本之第六卷，即十七卷本之第八第九卷。此本之第七卷，十七卷本之第十卷第十一卷第十二卷。此本之第八卷，即十七卷本之第十三卷第十四卷。此本之第九卷，即十七卷本之第十五卷第十六卷，而文多歧异，并有缺文甚多。此本第十卷，即十七卷本之第十七卷。此本为首约多五页，且丑未之纪后太宫下至太羽终注文完全无缺，此其大较也。故此本卷少于十七卷本，而文多于十七卷本；且文字为夺，小题裁并，十七卷本尤兼而有之。亦足见此本之善矣。此本亦从云间沈氏织诵庐散出，书签有“仙蠹室”朱长方印。

《素问六气玄珠语》十七卷。清道光抄本。

题唐启玄子王冰述，道光十年树德堂主人抄前有王冰自序，目录后有沪城成孚氏识，全与拜经楼藏书题跋同。似从拜经楼本所出，惟此本有可疑之处，即全书皆素纸所抄，中惟五页，系蓝格抄，版心有振贤堂三字，字亦与全书不同，则成孚氏之跋，当为后人补入，非原本也。且此本王冰自序，文与拜经楼藏本，十卷本皆不同，书中文字大抵与道藏同，仅稍有文字间之歧异，可知既非从拜经楼本抄出，亦非全出道藏本，而必别有所据也。今将此本王冰序录后：

“余少精吾道，苦志文儒，三冬不倦于寒总，九夏岂辞于炎暑。后因嗣圣临朝，用是退居山野。怆怀古今，感没世之无称，珍惜光阴，虑流年之难再。继日优游，寄情神术，专心问道，执志求贤，幸遇玄珠，遒师事之尔。耳提面命，亦既有年，启昧折迷，渐穷阃奥。乃授余以灵素真诠，岐伯鬼俞区秘旨，十圣有言：六气之道，本天之机，其来可见，其往可追，可以注之玉版，藏之金匮，传之非人，殃隋九祖。余既不获身遇志求之士，不敢隐没历代之传，爰述直言四裘，共一十七卷，头尾篇类义同，其目名曰《玄珠密语》，藏之名山，以俟将来。道不终隐，解人不远，轩帝之蕴，必有时而昭；灵兰之义，必有时而著；有能神而明之，则观天之道，执天之行，尽其天年，身登上寿，保合一世，共乐太和。余盖跂予望之矣。自号启玄子，因遇玄珠子，与吾启明也，所以志幸，且示不谖云。”

《臞仙活人心》二卷。日本宽政抄。

明玄洲道人涵虚子编 日本宽政十二年（清嘉庆五年）十二月日人蓝川顺据嘉靖刊本抄。并用蓝笔据别一本校。半页九行，行十七字。前有自序，署“前南极冲虚妙道真君臞仙书”。按臞仙为明太祖子，封宁献王，名权，臞仙其号也。此书中多道家养生导引之言，上卷载保和汤、和气丸、养生之法、治心、导引法、六字诀、保养精神、补养饮食等方。下卷戴玉笈二十六方，加减灵秘十八方。末有“嘉靖庚戌庆州府新刊”十字二行。底页有“宽政十二仲冬，蓝川顺书”十字一行。及“文化元甲子九月十三日，同僚加藤本书见示华本书，一本者即华本也”。二十七字跋一则，盖校时在文化改元之年也。此书诸家颇鲜著录，惟朝鲜有刊本作“活人心方”，杨守敬观海堂所藏，即朝鲜刊本也，前有“蓝川家图书记”、“伊泽氏酌源堂图书记”、“森氏开万册府之记”等朱记。

《循经考穴》二卷。清初抄本。

不著撰人姓氏，下卷背部图八髎穴图辨后有严振漫翁识语，未知撰者即其人否。此本各家书目不载，惟考明高武

《针灸聚英发挥》，清钱曾《读书敏求记》皆载元忽公泰金兰循以取穴图解。据高钱二人之言，知此书本循经取穴图解而增修者。今公泰书已不见，得此犹得见其仿佛也。是书上卷首有十二经阴阳传注，内景赋。取穴编上载十二经。下卷载脏腑经脉与附奇经八脉，后附脏腑骨度背腹图十二幅，与严振背部图八髎穴图辨，膺腹部穴图辨文二篇，其说皆祖《内经》；奇经八脉则引李时珍语，惟图中一幅为欧希范五脏图，其图异于明清人所作之内景图，或非依托也。予久欲考索吾国古代内景，希范五脏图尤所冥想，惟诸家簿录，皆云已佚，幸赖此书以存，是知天之未丧斯文也。可不珍异！

《寓意草》不分卷，《尚论篇》四卷首一卷，《医门法律》六卷。明崇祯刊，清顺治刊本。

清喻昌撰。上即世称喻氏三种也。《寓意草》首有娄东周鼎序，次有崇祯癸未自序，版心刻有篇目。序中凡遇国家，上，朝廷，圣天子皆提行高一字，知为崇祯原刊本。其余二种皆有蒙叟钱谦益序。《尚论编》谦益序作于重光单阏，自序作于顺治戊子，《医门法律》谦益序作于甲午，自序作于顺治十五年，二书版心皆不刻篇目，惟扉页有葵锦堂主人识语三行，盖成书锓版，悉在嬗代以后也。考清初无名氏牧斋遗事，俞嘉言与蒙叟交甚厚，并言俞本言姓朱，本明之宗室，鼎革后讳姓加朱以捺为余，后又易未以则为俞，但未言其最后加口为喻也。惟寓意草已姓喻，未详其故。嘉言书传刻最多，故原刊极难得，此尚系原刻初印，珍逾寻常明本也。

（见《中华医学杂志》27 卷 11 期 1941 年）

26. 十年来本会图书馆的概况

一、值得追忆的一夜

本会成立于民国二十五年，至今已足足有十年的历史了。

既然是医史学会当然少不了图书、博物这二项重要的设备。说起对于医史文献最感兴趣的人，我得先要提出两位先生；那就是俞凤宾先生和王吉民先生了。可惜俞先生于十年前已去世，无缘奉手，但由他生前在中华医学会中购置的中国医书，或从他的朋友处捐来的医书，约共也不下九十三种。这数目虽不算怎样多，但今天本会图书馆的书，是以这九十余种作为基础的，可是如其没有王先生起来推动，恐怕除俞先生所留下的几种医书外，不会怎样多起来吧？

王先生是我在民国二十四年的某一春天于朋友家中初次见面的。而相知却在这以前，那是我与友人编辑《国医评论》时代了。大家因为都喜欢医史这一门学问，所以一见面使很自然地谈到书本上去。那时他还居在杭州，所以饭后谈了几句话，他就匆匆回杭州去了。二十五年春，我自浙东原籍返沪，道出杭州，乘便冒昧到平海路他的府上去拜访，因为那是一个晚上，至今我推想起来，或是我日间在旅馆里先打电话与他约定的，大概那时他在白天是很忙，所以约我晚上去看他。

从洁白的矮矮墙垣中间的一个圆门跑进去，不到半箭路之遥，便有一座精致的洋房，侍者引我到一间相当大的房间里，四壁都是图书，书是中西并蓄的，而且中文的书也都给它洋装烫金，所以在强烈的电光下，躺在玻璃橱里的书，便放出万道金光，它们炫耀、骄傲诱惑，我便被它们的魔力所吸引了。所以一踏进去，并不坐在客位上，便在那里来回踱着，贪看橱内的书册。我那时的情状，真合着钱谦益所讥笑的"吴儿饿眼"了。其实我那时寒斋也有半壁图书了。一会儿王先生进来，向我招呼，我才下意识地感到面上有些儿热，便向旁边的沙发坐下。

我是癖好书物的人，对着眼前四壁琳琅的图书，自然很容易地把话儿引向这儿去。也不同他寒暄，便对王先生说，你这许多书，我想收集起来必很费一番心血，王先生笑着说，是的，外国书收集起来较为费事，中国医书有的乘便出外买归的，也有书店的人送来兜生意而选购的。我收藏的中医书，都是普通的本子，说着他晓得我的嗜好，便取出钥匙把橱门打开，任我翻阅，我看了几种，他说都是普通的本子，并不是客气的话，但要收集那时所认为普通本子而现在却已不甚易多得的书本，确是一件不容易的事，而且深山大泽，实生龙蛇，他那许多的书，也有几部很珍贵的本子。如王宏翰的《古今医史》等，都是一般藏书家所不有的，这书也是我那时初次看到。可惜我那时不劝他收藏好本子的医书，因为那时他的能力是够得上这条件的，接着他又取出有关医史古玩给我看。

后来大家便谈起医史问题。王先生很兴奋地说，我很想组织一所研究医史的机构，使同志的人得到便利，并约略说明他的计划，我自然极口赞成。但像我这样一无力量的人，空口赞成，有什么用，想起来至今还感到十分惭愧。临走我还向王先生索取他的大著中国历代医学之发明，他便向橱内取出抽印本，书面上还给我签名，并写上二十五年二月五日赠时的日子。这是我与王先生正式奉手投分的一天，而他这一册大著，也算是缟纻了，而我呢？却一无所有。我怀着这一册书，很愉快地踏着星月之光回到旅馆。

后来我还到过杭州一次，我是从来不做日记的，所以不记得哪一天了，他那时已移住岳王路，房屋较前更美奂，园有假山花木，真是饶有图书花木之胜，见面后大家又自然提起医史图书文物之事。他并告诉我，杭州有一位中医愿把他所藏书捐出来组成图书馆的消息，我那时也很希望实现。哪知某中医玩的是一套吊名的把戏，但王先生组织医史机构的决心，在民国二十五年二月五日那一夜已决定了。绝不动摇他的决心，因为我们今天知道那时王先生已决心将他心爱的医书文物，捐给本会，以为图书博物两馆的基础，所以十年前二月五日那一天的晚上，是值得追忆的。

以上可说是本会图书馆酝酿时期的概况。

（一）在烽火中生长

不久，王先生的计划便按步实行了。他在民国二十四年中华医学会在广州开会时，原已提出设立医史学组，很快地在大会中通过了，二十六年他又趁上海医学院开幕那一天，从杭州搬了许多医史文物在那里附设了一个医史展览会，以资提倡。同年又接受医学会之要求，总揆会务，他就离开数十年来住惯的山明水秀的城市——杭州，举家迁沪，记得那是八一三事变前不多几时的事，而他自己来沪之后，不久便又匆匆到莫干山避暑去了。——这是他的惯例。后来沪战发生了，他不能回来，只好困守名山，战事西移，他才绕道返沪，自此他一直住在上海，我们便常常有聚首的机会了。

那时上海还有租界，在疯狂的战火中，租界自居一小天地，并未受到战神的蹂躏，那时租界上的现象有二多，一为难民多，一为旧货多。其中的书籍尤多得满街都是，真有“东南文物，扫地尽矣”之慨！那时我们也似丧家之狗，茫茫不知所之，不是愁柴，便是愁米，并且也有避地的念头，哪有余力收集这许多落难的文物，而且难保自己的青毡故物，有一天遭同到样的命运呢！或是，三个月的暴风雨过去了，租界上除了上述二多之外，一切复归平静，只是物价不断地上涨，逃难的念头也不敢转了。因为战区天天扩大，那时只有香港是人们心目中之桃花源，可是像我们这样地寻常百姓，哪有钱去做香港寓公的奢望。所以仍是僵在这里，过一天是一天。

不过，我们收集书籍的工作，确在上海战事西移之后开始的，那时马路上的书籍，已经是很普通或残缺的，而且像医书一类的书，向来是很少见。王先生来沪之后，景况已不似在杭州时那样好，何况又在战事不停的时候，物价高涨到令人起跳，所以生计日蹙的感觉，是我们这班书呆子所最感痛苦的，然而王先生却不气馁，他到中华医学会任事之后，同时便着手组织医史图书馆和博物馆，先将故会长俞凤宾博士所经手的中文书籍，提出作为医史图书馆的基本图书，那九十三种的书目，是载在一九三六年编的中华医学会图书馆目录中，现在还可考见。都是普通的医书，内惟一部《医林宝鉴》是清同治时扬州王九峰先生的手稿，庞然四十厚册蝇头行楷的大著，这是某先生感到俞先生热心搜集中国医书文献所感动而捐赠的，可称那九十三种书中之白眉。

随后王先生又得到几位朋友捐助若干钱便陆续购得不少的书，内中伍连德先生捐来的一万二千元要算最大的数目了，自从上海战事西移以至日人投降前后的八年中，连各人捐赠的书及旧有的九十三种书在内，现经整理好的有一千二百种（杂志除外），内中版刊重复的约一百四十种。

自从日人降伏以来，书价高翔，名目稍为冷僻点，本子稍为旧一点的书，一种书便要数万元、数十万的代价，以毫没有经费的本馆哪有这巨额的钱去购藏，事实上本馆胜利后购藏医书，这一项工作已经停顿了，所以本馆的出生和长成，是在烽火之中的，我们不愿它就此停顿下去，愿它不断地生长到中国最完备的一所医史图书馆。

（三）生长的经过

本馆的图书，我是每一部都摩挲过的，因为这八九年以来我与王先生是始终其事的人，在战时书友送到王先生处要买的书，要叫我去商量，我也时常从书店里拿来的医书送给王先生看，大家关于书的内容版子价钱等，都作详细的考量，有时一部书要商量大半天，才决定买与不买，这其中经过的甘苦，不是过来人是不知是的，真是如鱼饮水，冷暖自知，在这样情形之下，买得书不下数百种之多，此外还有值得特别一提的几件购藏图书的往事。

第一，云间沈氏织诵庐的藏书失败。

当上海战事西移后的一年十一二月间，云间沈氏后人持其先人织诵庐所藏书目录两大册，约有医书一千数百种，内颇多精本，愿出让本会，沈氏后人某君，也是学西医而与王先生相识的，终于书价参差，没有成功，实在那时本会绝没有购这一批书的能力，这是个很可惜的一桩事，后来这一批书就分散了，友人某君得其精华，而我得其畸零，其中一部原刊徐春甫《古今医统大全》是由我向某君情商代本会购进的，此外还有几种书，是由我转让会中的。

第二，寒斋善本书出让于本会。

在沪战后第二年的下半年吧，我在来青阁访书，该店由苏州购得罗嘉杰所藏的十数种医书，都是罗氏在光宣间出任日本横滨领事馆参事时购的，罗氏的藏书室叫做十瓣同心兰室，他在日本刊过针灸书二种，我会得到这二种书原刊阔大的初印本，后亦让给本会，他从日本购归的善本医书不少，但后来陆续散出多被银行家谢某藏去。我购得是罗氏藏书中最后一批，内有影抄元本《儒门事亲》、《真本千金方》朱笔校本、《金匮要略》与日本庆祐《外科捷径》原稿，及日抄本《慈幼方》、《活幼便览》等书，都是这批书中的尤物。因为我购这一批书的钱，是借于相识未久的朋友某君的，后来因岁暮没有钱还他，而王先生见面时总说你这批书为何不让给会中？我只好原价出让本会，以清宿逋，这可说是本馆中第一次购进的善本医书。

第三，僧清华所藏医书的购得。

稍稍留心书目的人，都知道在战前有过一种珍藏医书类目那一部书目。这就是杭州智果寺主持僧清华的藏书，据说这位僧人除了唪经外，还做女科医生，似乎和竹林寺那一派的僧人一样行径。但他却爱收藏医书，又似乎较竹林寺那一派的僧人稍高一筹。他生前与王先生原是认识的，这大概他们都嗜好医书吧？后来他涅槃了，遗命将这批书捐给性质相类的图书馆，可是他的裔僧哪里肯，想把它出卖，有的却持异议，这风声渐渐传开去，杭州上海那一班书侩，都想要转它的念头。这消息却被王先生知道了，恐为云间之续，他决定想把它收归本馆，所以四出托人前去说项，经过多次周折，最后才得议定，由本会出若干钱作为代价，这批书便归本馆保存，以免清华一生心血付诸流水。这是要感谢后来智果寺主持的，因为他能深识大体。但是那时杭州早已沦陷了，清华的书于杭垣沦陷前，已寄存附近草与檐齐的矮旧平房里，以为掩避；而智果寺旁有张静江先生别墅，为敌人军警所守，无法搬运，王先生为此冒险要到杭州亲自设法，当时我劝他真不要为这批书去冒险，因为那时火车遇炸是恒有的事，可是他却毅然不顾一切地去了。

他到了杭州，便托留在杭垣未去的之江大学外国人马教授去设法搬运，因为当时失去人性的敌人，非常凶狠，对沦陷区人民，稍不如意，即任意枪杀，对于外国人却还留着三分顾忌，幸赖马教授帮助他，每天自秦望山入城用汽车从敌人明幌幌的枪刺缝里，偷偷地搬运一车。这样战战兢兢搬了一个月才搬完，这是怎样一个险恶的镜头！搬到之江大学后，由该校打包交转运公司寄到本会，前后约费三个月的时间，才将清华遗留的医书，由本会保全。这不但王先生对得起死友，而且为了充实本馆的图书而冒这样险，其为学术而奋斗的精神，我想今后每个来此借读本馆图书的，都要感念不忘。

我曾约略将珍藏医书类目统计一下，所著录的医书，共四百五十四种，但据当时由本会点收时依目查封已缺了六十四种，内中最可惜的几部明刊书如《人镜经》，《难经广说》和日本刊的徐春甫《古今医统大全》（这书在战时中国书店从杭州收到一部，未知即此书否）。道藏书中医部书目载明十六种，现在只剩下《急救仙方》和《肘后方》二种了。但当时没有查出而经我这次编卡时查出，也有十几种之多，而溢出书外的书也。如王宏翰的《医学原始》便是其中之一，大概他所存的尚有四百余种，这几乎占了本馆图书一半之量。

再，我此处也要特别提起一句话的，那便是收购清华这批藏书的书价是伍连德先生所捐的，所以那时王先生为此刊一颗“伍连德藏书记”的印章，钤在清华所藏的每一种书上，以为纪念。

第四，捐赠。

本馆图书来源，除了上述收购外，还有捐赠的，其中捐赠得最多的要算王吉民先生了，今天藏在本馆的王先生所捐书本，便是我初次在杭州他的府上摩挲过的书本，好快的光阴！一转眼间便是十年前事了。王先生所捐赠的连杂志在内约有五千册，充实本馆不少。本馆向不收藏杂志和现代人的医书，而这一类书，却是王先生收得特别多。所以今天本馆所有的这类书多是王先生所捐赠的。内中如中华医学杂志、中西医学报、三三医学丛书等都是完全无缺的，现在已很不容易购到了。

第二要算伍连德先生长公子长耀的遗书了。因为伍连德先生曾说过，在北平的医书要捐给本会的。所以王先生听到伍公子的赴音，无人保管，便写信给在平会员李友松、林宗扬两先生经手，开具书单，载明中文共计七十种，而他家寄来的经当时在馆职员点验，却只有五十五种，我在这次编卡时，许多书多盖有“伍连德印”。大概是伍先生居平时购置的，想后来就让他留平的公子保存了。

第五，图书的避难和复员。

这虽然人们预料得到，但不能料到是哪一天的一件事，而终于突然地来了。那便是民国三十一年十二月八日敌人突然向英美宣战。接着他们的铁蹄昂然地踏进这行将百年的租界，在那一刹那间百年的租界便消灭了。第二步自然是接管掠夺的工作，王先生为防患未然，将馆中和由杭州买来不久的清华藏书化整为零，仓惶地将明版及珍贵的手稿等，分头寄存王逸慧、侯祥川、马弼德及王先生家里，实行文物的避难，直到日人投降，才从原处提回来，而当时处置失当，位置已凌乱不堪。我这次重为分类安置，才算勉强复原了。

第六，编卡。

似乎在民国三十年罢，那时清华的书还没有收归本馆，而本馆已有三数百种书，王先生感到有编制卡片的必要，叫我权为充数，我就费了二个月的半天时间，把它编成，那时又借到余氏百之斋藏书目录，王先生又叫馆员叶君制卡，后来可惜我所制的卡片，与叶君的相混，而编成一种书目，以致往往弄到有目无书，以后本馆买来或他人捐赠的书，有的是叶君编，有的是后来几位馆员编，而这许多卡片，又多混在一起，以致究竟哪一卡是本馆的书，哪一卡是余氏的书，已弄不明白了。而他们对于医书的版本与分类全是外行，以致弄得全不能用，而且有的从书店买来了，没有编卡，便放入架上。加以王先生从各会员家里提回来的书，多是随手放置，以致部次凌杂，无复旧时的部署了。

我于去岁十月三日来此，想写一部医学史，但觉得本馆书这样凌乱不堪，往往要想取一部书作参考，虽大索天下，也还找不到，于是我只好放下写作的工作，而匆匆地为本馆重新编卡，与分别部署，几个月来，总算稍有头绪了。但经我这一番整理，余下废卡很多，我对之竟没有办法来处置它。

我想为本馆编一部可以检查的书目，但生活的凌逼，能否如愿，尚在未知之数，就是编出来的一时也恐难付印。我真羡慕过去像乾嘉时代的学者的升平生活，我们只要能度过那时人升平生活的一半，也就感到满足了。但据过去和现在情形看来，这显然是痴人妄想，我写到此地，不禁黯然！

第七，庋藏。

我今次代本馆编的卡片，是照老法取千字文的字分庋的，本馆现在庋藏的书，已从天字至余字，其中冬藏二字，预备留置珍本，闰余二字则放置版本相同的书本。这次仍采用数百年前用千字文分类法，是因为我既没有学过杜威十进法，和王云五中外图书统一法那一类的图书馆学，而且我想来此参考的，恐怕也多是上了年纪的人，不见得学过上述那一类图书分类法，而且本馆现在也只有千多种书，分类好了，查起来并不困难，将来本会如有经费的话，可以雇用专门人才来管理，而把我今天所用的土法抛去重编，已非难事了。

再，我还要特别一提的，本馆庋藏书籍的书橱六只，是故牛惠生博士的遗物，承牛太太徐衡女士的善意，捐赠本馆，今天本馆图书得有安置的场所，是出于牛太太之赐。但是牛先生生前所用的书橱是中外图书并用的，放洋装书的橱浅，中装书的橱深。但本馆大部分是线装书，所以不得不削足就履，把书根阔大的书，只好横放，将书脑向外了，这真是牵强的办法。

第八，书册的种数。

现在我把本馆图书总数版本分别列之如下：

总数一千一百八十种（将来全部整理就绪当超过此数）

版本　明刊　六十三种

抄本　二百五十种

稿本　五种

上表是约略的数目，确数须待全部装卡编目后才可决定。

民国三十六年三月二十一日于本馆

（见《医史杂志》1卷1期1947年）

医　论

27. 释　医

一、医字造端于驱疠

治病之术，固为生物有生以来所同具。在吾人类则因时因地而异，初不互相为谋。以言成为共同研究之学，则必先有共同感觉与生命有威胁时始也。其对生命最感威胁之事，无过于“兵”、“疫”。诚以二者威胁人类生存至巨，且互为因果。古以疾疫为鬼神所虐，故唐开会间日本释空海篆隶万象名义。卷第三之—疫字云：

胡璧反，黄金四目、玄衣、朱裳、扬盾驱疫也。惊欺疫疠鬼也。大正十五年崇文院影印高山寺藏原写本。

此盖本唐释慧琳一切经音义：“疫，疠鬼也”。见卷七十五之义，竟以驱傩事作疫字之注脚；其文则本《说文解字》“颟”字注文而倒用之，《说文》又本《周礼》。殊有深意。夫疾为百病之总称，疫为凶疢之代表。疾从矢，疫从殳，矢、殳皆为兵器。郑玄注《周礼》疫字两言疫疠之鬼，明疫疠之行，为人被鬼排击而病，故慧琳以为有鬼行役，而空海以驱傩之事释之也。

驱傩必用弓矢之属，则以古初之民，罹染疫疠，亦以为鬼祟之兵器伤人所致；故巫师亦以其类逐之；其事则巫，其职则医，此医由坐而出之说也。故人类医学，因“战争”与“疫疠”而发展。今观医字之构制，当知此说之非诬。

既有巫医之名，则与医必已分职；盖无治病为专职之巫，则医字无由构制。巫医二者何时分职独立，今已不详，且二者学说行动，说未有判然界限。在有文字记载而言，二者在战国前似已分治，惟《史记·扁鹊传》中虽有憎厌巫祝之言，顾所述扁鹊言行，仍不出阴阳家（巫）之说，医巫之难分如此。若《左传》所言医和治病之神，更属巫术家事矣。

惟有可注意者，治病之巫术，以敕勒之义居多，换言之神权时代之医家，虽亦知使用有效药物及其他疗法，如艾砭及手术等，惟如遇有患者出于巫医所有知识以外，及疫疠之时，即用驱鬼为最后之策。故古之医家是巫术成分多，而宗教成分少，医亦求与鬼神相通；传说中之名医如扁鹊者，即饮长桑君麻醉性之毒药，使神经瞀乱而生异觉，所云“饮其药当知物矣”，与“视见垣一方人”者是也。其事绝类印第安巫人所饮之神圣麻醉药“脱鲁而西”（Toluachi），盖欲以此通于鬼神，今详神农本草上品麻黄云：“多食令见鬼，狂走”。下品萤火云：“通神精”。案精即鬼也。犹山精亦称山鬼矣。《史记》留侯世家太史公曰：“学者多言无鬼神，然言有物”。索隐云：“物谓精怪及药物也”。李时珍《本草纲目》亦谓服莨菪等，能令人狂惑见鬼。详《纲目》卷十七莨菪，又参嘉靖四卷年武如香事。则知古时固有以药物使人生幻觉而见怪物者。故有此索隐行怪之事也。按古之巫师，使人见鬼物者，大多不外催眠术，与毒药两端而已。又慧琳一切经音义卷九十云：“觋，人见神也”。盖古本有此术。即以方书中所用之药物而论，亦以含有厌胜成分多。如《山海经》所用药物几全为厌胜者。即神农本草仍多此义。其含有宗教意义则极少；盖中国民族素乏宗教观念，东汉以后，因受西来象教刺激，及人民之兵、疫，始有道教出现，但亦不过为原有巫术与西竺象教之混合品而已。故天师教既有符剑，复有赤章，魏武帝与吴大帝均信天师道，故魏武为爱子仓舒请命，吴主则为宠臣吕蒙请命。斯其证也。独道教中之丹鼎派，以役使自然为能事，故早有媚者。葛洪《抱朴子》"道意篇"有云：

"要于防身却害，当修守形之防禁，佩天文之符剑耳，祭祷之事，无益也，当恃我之不可侵也，无恃鬼神之不侵我也。"

此与仙经"我命在我，不在于天"之意同。唐许仁则亦反对以祈祷治疟，其说为纯出于巫术思想，为近于科学而不近于宗教，故葛氏终为烧炼之术士，而不为面壁之达摩；此思想为中国所固有者，至周公与子路之祷，则本于人类在绝望时之哀鸣，虽近于宗教家，而终未如释家之视为教律也。

今详醫字，盖纯为巫术时代所构制；其原义为苞举巫觋以法术驱病而作，案《尔雅》"醫无闾"，唐陆德明经典《释文》云："醫，李本作毉"。惟醫、毉实本一字，李本作毉，盖古文也。古无醫字，其醫从巫，明为巫属。魏张揖《广雅》云：靈子，醫、毉，觋，巫也。上海大通书局石印《王谟汉魏丛书》本。

是其证矣。

夫治病古属巫职之一，故古但有巫字而无醫字，其后分职，而醫犹从巫。巫又蜕变而为酉，故毉亦改为醫。刘师培申叔古政原论总论君长之名称曰：

上古社会，有巫无酉，洪荒以降，易巫为酉，酉训绎酒，盖发明制酒之人，则人民报本反始，尊之为君，此即君长之权与也。案刘氏又有古政原始论于酉字更有发挥，又刘氏小学发微补亦有论及酉字之义，惟此较为简要。又案：章炳麟文学说例已论及尊酉之义，与刘说合。其文载于民国二十四年六月《华西学报》第三期，其题下注云：壬寅。盖即光绪二十八年，疑即国故论衡中文学总略之初藁。其光绪二十九年癸卯，与刘申叔书谓小学发微之说，正合其意，故有“此亦服郑传舍之遇也”之语。并于尊酉二字要有补充，详刘氏小学发微补载于光绪三十一年《国粹学报》第十期，其发表在章氏后，疑原藁曾先章氏所寓目者。

则醫字易巫为酉，作醫，当在酋长时代。惟蛮荒之世，酋长仍多以巫术治病者，《说苑·辨物篇》以刍狗为人治病之苗父，即为部落人民以巫术治病之蛮族酋长。父本有尊敬之义，古以帝王，称民之父母，或君父连称。案南史始兴王传云：“始兴王，人之爹”，即此义。荆土方言，谓父为爹，见《广雅释亲》。又《三国志·魏志》乌桓传之大人即酋长，为其部落之民治病，即其例也。

刘氏以巫为君之义在《国学发微》中言之更详。其说有曰：

《说文》靈字下云：“巫也，以玉祀神，从玉靈声”，靈字下云：“靈或从巫”。案：《楚辞·九歌篇》云：“靈偃蹇兮皎服”。王逸注云：“靈，巫也。楚人名巫曰靈”。又云：“怨靈修之浩荡兮，终不察乎民心”。靈修，即指楚王言。靈与令通。靈修，犹言令长，足证上古之时，巫即酋长，楚沿夷俗，厥称未改。又楚之长官称令尹，令与靈通，尹与君同者，即神君之义也。故居其职者，司人事兼司神事。(《国粹学报》乙巳年第五期)。

案靈字从玉，以玉事神说，刘氏并引《尚书》、《左传》执玉敬君敬神之礼同，而证酉出于巫。今详罗振玉《殷虚书契·后编》巫字正作“”。罗氏释之曰：“此从冂，象巫，在神幄中，而两手奉玉以事神”。其字可与灵字相发明。惟罗氏驳并许慎说文巫字从象两褎舞形之误，而不知古之造字，多据事定形，造者亦不一其人，故字体纷歧。荀子《解蔽篇》云：好书者众矣，而苍颉独传者丰也。见巫之执玉事神者作“”，见巫之以舞事神者作“”，因动作而异其制；然其为巫字，一也，故罗氏之说，执其一端而已。今详《铁云藏龟》“巫”字作“”，与《说文》小篆甚近。陈邦怀释之曰：“从玉省作工者，是说文古文字，及小篆巫字，从工之所由出也”。盖犹调停罗氏之说耳。巫字果为从玉省作工，则许君何解作两褎舞形乎？盖舞踊之曼妙，多以衫袖作势，后世伶官犹执其业，故无害其字之从工也。此靈巫之同巫异事，可与毉为巫之一，及毉醫蜕变之迹相诊发。

二、巫工医之递衍

医字之制，据社会进化史而言，固在有酒发明后之酋长时代。但未能的知始于何时，尚书犹未有此字，甲骨金文，均无著录，《论语·子路篇》曰：“人而无恒，不可以作巫醫”。则此字已见于春秋时代。故《论语》一书真伪，尚未可决。惟其字在春秋时已见流行，似在事理之中。据近人研究，商代犹未全脱部落时代，则此字或在殷时已出见，亦未可知。至诸书所载在帝尧已前有此字，《说文解字》醫字曰：“巫彭初作醫”，此说盖许君据世本也。案：《山海经》海内西经郭注引世本此文无“初”字，盖传写之脱略，或所据之本不同。世本又云：“巫咸以鸿术为帝尧之醫”。《太平御览》七百十二引。今以《尚书》及《国语》、《楚语》绝地天通说格之，则巫彭、巫咸当为颛顼以前之神医。盖巫彭、巫咸在《山海经》曾预十巫之列。《大荒西经》据《山海经》之言，此十巫曾与天神交往者，如果为颛顼以后之人，已为南正重辈“绝地民与天神相通之道”。韦昭国语解，何能复与天神交往乎？顾后人言巫者，多以巫者，多以巫咸称之，盖帝尧以后，巫师之通称，故不能以“绝地天通”之说格之也。世本盖为战国时人书，是时之医，犹未远于巫，而醫字之制，折衷众说，当在殷周之交也。考西周以前，醫巫已有连类之词，如曰：“武王既胜殷，乡立巫醫”。周书大聚解《管子·权修篇》：“好用巫医”。合《论语》巫醫之说而观，其字似非春秋以后所造也。

由此观之，醫字在春秋时代，或已用于治病之巫，以别于舞雩祈福之巫。故《说文》云：

醫，治病工也。光绪三十四年秋月上海文盛书局影印本。

此工字先儒以为巫字之缺文，若然，当云：

醫，治病巫也。

更以唐光化时日本僧昌住新撰字镜证之字镜云：

醫，于其反。治病王也，养病也。卷四酉部日本口口影印法隆寺藏原写本。

此王字据说文当为工字之误，然顾野王《玉篇》云：

淮南玄王百工。许叔重曰．二玉为工。古逸丛书本工部第一七四则王工二字，有可互通之处，昌住撰字镜时，或别有所据，不必谓其误也。工与巫字又可互通。《说文》云：

巫，祝也。……与工同义。

更寻工字。说文云：

工巧饰也。……与巫同义。

《玉篇》引《说文》同。故昌住字镜以醫训巫，与《广雅》相同。则醫，巫，工，靈，龗，皆可互通。而方书中之上工、下工、粗工之工字，固可作巫字解，亦可作醫字解也。《楚辞》卜居王逸注又以卜人称工。

从巫彭初作醫，与巫咸为帝尧之醫而方，醫之从巫而出，亦犹酉之从巫而出，皆为确然无可置疑之事。则醫巫之分职，亦可藉此字而得确据。

三、殹何以训恶姿

然古人何以造此醫字，别于劾鬼与祈福之巫？此则不能不仍求诸许君之书《说文》云：

醫，治病工也。从殹，从酉。殹，恶姿也。医之性然，得酒而使，故从酉。王育说：一曰殹，病声，酒所以治病也。第十四编下。

此属于合体象形字，亦为依声托事之假借字，故许君一字而作两解，浅视之殊觉支离难了，未可谓其已得制字者之本意也，实则各有历史之涵义存焉。

殹字似首见于石鼓文，据诸家考释，以为即“也”字、“兮”字之助词。石鼓文诸家亦断为秦靈公时（纪元前四二四至前四一五）物。然则，殹字何以有“恶姿”与“病声”之两训乎？且所谓恶姿者，又何解乎？王筠《说文句读》以为医人性恶，故作此训。醫有割股之心，何尝性恶？非皆性恶矜技，如扁鹊、华佗之流，即以为定论也。然在王氏前后注《说文》者，无虑数十家，于“恶姿”二字，多所阙疑。如段玉裁注之曰：

此说从殹之故。殳部曰：殹，击中声也。初不训恶姿，疒部瘢剧声也。剧声谓疲极之声，此从殹者瘢之省也。

若膺舍貌取声，亦未为得。盖为说文注解者，皆拘于声音之末，而惮究象形。如醫字未合象形与声音而观，宜其不得确解也。

许君训殹为恶姿，与引王育说之训病声，皆非漫尔而言，必有所据。寻医之从殹从酉，而殹训“恶姿”，及“病声”二义：一以合体象形得名，一以形声得名。案许君以殹为“恶姿”，自二徐以下，均不得解。予谓“恶姿”即丑恶之状也。曷为作丑恶之状也？详古初之民，既以病为鬼神所祟，故必须治病之巫师家逐之，尤其疠疫盛行之年，其畏怖鬼神尤甚，而其殹逐疠鬼，多用假面。《周礼》夏官司马下云：

方相氏掌蒙熊皮，黄金四目，玄衣朱裳，执戈扬盾，帅胆隶而事难。以索室驱疫。

注云：

昌熊皮者，以惊驱疫疠之鬼，如今魌头也。

魌头，犹假头，字亦作𩑶，倛。《说文》注云：“丑也，逐疫有𩑶头”。荀子《非相篇》云：“仲尼面似蒙倛”。注曰：蒙倛，方相也。难为傩之本字，段玉裁《周礼·汉读考》言之甚悉。详魌头之制，相传出于嫫母，《琱玉集》卷十四“丑人篇”引《帝王世家》云：“嫫母、黄帝时极丑女也。锤领颟颏，形粗色黑，今之魌头，是其遗像”。是魌头，有取于“恶姿”之义矣！而殹复有蒙义案：《扬雄方言》云：殹幕也。卷十三魏丛书本　郭注曰：“谓蒙幕也”。

此盖据殹与翳通，故作是解。而翳古本作医也。医本疾字之误说见后，盖为御矢之楯属说见后，许君解医为臧矢弩之器者。盖取引申之义，非朔义也。然方言郭注以殹为蒙幕，正可与方相氏蒙熊皮，及仲尼面似蒙倛之事相发明。然则《说文》殹训为恶姿者，非指逐疫巫师身披兽服，面蒙倛头，手执长殳，形状丑怪之状乎？今喇嘛舞踊，尚有类似之装。

案魌、倛、“頬”，皆本一字。魌字契文作见《殷虚书契·前编》七，其字当出于尚鬼之殷人。然蒙倛驱鬼，犹属后起之事，其制盖起于文身。此制自昔盛行于南方，《山海经》《海内西经》有雕题之国，雕题郭注曰：“点涅其面，画体为鳞采，即鲛人也，即文身也。其国当在吴越，《汉书·地理志》曰：“越人文身断发，以避蛟龙之害”。故文身，如《山海经》雕题之说，苞综躯面，盖古在面部，亦多刺各式图案，《楚词》招魂王注所谓“南极之人，雕画其额”。即文面绣面是也。《资治通鉴》纲目，谓文面始于有苗。后世两粤之地犹盛行之。见段成式《酉阳杂俎》卷八，范成大《桂海虞衡志》，张庆长《黎岐纪闻》，阮元《广东通志》二十八。实图腾之遗迹也。中国曾有图腾社会之历史，已为学者所公认，其历史又在巫术之前。故蒙魌逐鬼，犹属晚起事也。

恶姿之恶，义与丑同。《左传》昭二十八年“贾大夫恶”。杜注曰“貌丑也”。此恶亦可作大风恶疾，即疠，癞之属解，然癞有狮子风之证，面貌可憎，仍具丑义，今详恶古本为亚，说文“亚，丑也。象人局背之形”。方相氏逐鬼时正作此状，荀子所谓“伛巫跛击”者。见王制篇。击与觋通。杨倞注：“古者以废疾人主卜筮祝之事，故曰伛巫跛击”。案杨注非是，此谓巫偻背舞踊之状。非残疾人主巫事也。栖霞郝氏，高邮王氏，德清俞氏，长沙王氏，以下诸人，号称有功荀书者，俱未发其覆。余详拙著《中华医学史》。丑字盖由古代酋长逐鬼而得名。《说文》鬼部丑字云：“可恶也，从鬼酉声”。案酉，即酋也。见《说文》奠字注谓酋长蒙魌作丑恶之状，以逐鬼也。《东京梦华录·十除夕》云：“教坊南河炭丑恶魁肥，装判官之装”。此除夕宫中傩礼也，亦可为证。丑字朔义当不外此。

夫鬼本无其物，故王充《论衡·订鬼篇》曰：

“凡天地间有鬼，非人死精神为之也，皆人思想存念之所致也。……鬼者，老物之精也。物之老者，其精为人，亦有未老性能变化象人形。”

仲任之言如此。今寻《说文》由部：

“由鬼头也。凡由之属，皆从由。”

又案：鬼与畏同声，而畏亦作怪兽解。《说文》由部云：

畏，恶也。从由虎省，鬼头而虎爪，可畏也。

然则，鬼本大头如熊、虎一类之兽物通称，以其可畏，故以为鬼也。而畏与丑之义相同。说文由部字，原为兽类，多作鬼怪解。故由部禺字云：“母猴属，母非父母之母，母猴即沐猴，猕猴之同音异字。今通称马猴，见钱大昕声类章炳麟新方言。头似鬼”。案：鬼畏同音，而与禺相类者，则有夒。说文云：“夒，贪兽也，一曰母猴似人”。今详与夒字形相近，与鬼字音相近，亦为怪兽者，则有夔字。《说文》曰：“夔，即魖也，如龙一足，从文反，象一角兽，人面之形”。世云，夔为山猱，猱亦作臊作魈，即山鬼也。《荆楚岁进记》注引《神异经》、《玄黄经》及本草引李畋该闻集，《宋史艺文志》小说类作该闻录。并有爆竹之事。详宋《大观本草》卷十三竹笋条。今爆竹起此于。山鬼即山精也。《御览》八百八十六引晋郭义恭《玄中记》亦“山精如人，一足，长三四尺”。又引《白泽图》云：“山之精名夔，状如鼓，一足而行”，俱可为证。与夔同音而亦训为母猴者，则有为字。《说文》云：“为，母猴也”。段氏曰：“凡有所变化曰为”。此与《论衡·订鬼篇》性能变化，象人之说，可互为发明。今以言或以物卒然惊人之词，曰“为”！俗作喂，乃六朝以后字。即此。又与夔一声之转者，有鬽字。《说文》云：“老物精也”。《抱朴子》曰：“万物之老者，其精悉能假托，形以惑人”此皆可与“订鬼篇”之说互观。鬽今作魅，《左传》文公十八年“投精四裔以御魑魅”。《服虔注》云：“魅鬼怪物，人面兽身而四足，好惑人，山林异气所生”。周礼春官疏引。盖亦山鬼，及梵策所言夜叉、罗刹之类，与俗以人死有幽灵之物为鬼，异矣，而世乃以此传之。

总之，凡头大类兽者皆受丑名。今寻契文舞字，正类此。故用其类以惊鬼，而驱傩必蒙熊虎一类之魌头者，以熊虎为兽类之头大者，头大则丑，百兽畏之，故作其形以表之也。《尔雅》释兽有曰：

熊虎丑，其子狗。商务印书馆排印郝氏《尔雅义疏》本。

此云丑，正如上文所训之可恶也。可恶，即可畏。盖由不美物所引起之情绪也。案鳖穷曰丑，亦以形恶得名。况熊虎又为百兽所畏，故蒙其皮以驱疫也。后又以丑为耻，盖引伸义。

由禺、夔、畏、为等字，多训人形而性扰动之母猴。古即以是类之物为鬼，非《说文》所训“人所归为鬼”也。又鬼物无不醜者，醜亦作丑。今戏剧中有丑角，古本作丑。

明徐渭南词叙录曰："丑以粉墨涂面，其形甚醜，今省文作丑"。可证。然丑字之义为手指相错，与内音义相近。《尔雅》释兽云："阙泄多狃"。狃即内，狃亦禺属，为母猴，性最骚动。章炳麟文始说。

寻丑字《说文》亦有动义，今戏剧中角色，亦以丑角最跳踉，是丑醜音义既同，而与禺亦相类。特丑之原意为酋长蒙魌逐鬼而得名，后世巫师犹承其术，驱傩时背偻而手足舞踏，是与母猴之属如狃者相似；则殹训恶姿，亦其义也。

殹既训恶姿，凡从殹者多得此义，释名释长幼曰："人始生或曰嫛。嫛婗，婴儿也"。案英儒培根有言："始生之物，其形必丑"。详子在腹中曰裹子。蛹在茧中曰螝，字并从鬼，表其丑也。初生之子，未脱丑形，故得嫛婗之称，释名虽未有释，实含丑义。又案《说文》嫛婗，一曰妇人恶貌，段氏谓此即指婗字，然上文既云嫛婗合二字为名，不容分裂，此似亦不能专指婗字解。则亦可通于始生之婴儿言矣。

凡物被掩蔽不明者，皆失本性，故亦得丑名，方言既训殹为幕，有掩蔽之义矣。引申之，目之有眚者曰瞖，车之华盖者曰翳，他如物之丑黑者，皆从殹；面有黑痣者曰黳，面之黑者曰黳。墨子之徒有禽滑黳，见《吕氏春秋》卷二，仲春纪当染篇，今日本刊宋邦七等校本，及华沅校经梁仲子说，作禽滑厘，黳一作黎，见卷四尊儒篇案黎亦黑也。孙诒让墨子间诂作厘，未谛。马之黑色者騺，鸟之苍黑者曰鷖，木之黑者曰槷，琥珀之黑者曰瑿，石之黑者曰礊，土之尘埃者曰堅，戟衣之青黑或赤黑色者曰緊，衣之袷叠者曰褩，此皆从殹训幕，引申而得名。盖物有掩蔽，则黑暗，因暗黑则受恶姿之训矣。

殹，通作翳，而殹之本字作医，掩蔽也。然如醫字之醫从疾不从医，当无掩蔽之义，故殹字实后出之讹体。许君即据此讹体而解之者，惟其字犹准当时巫师行状而解，故尚可通。翳本车上华盖，以毛羽为之。案巫之事神，舞蹈亦其一也。刘师培舞法起源考谓："巫雩从舞而得"。今案舞古文作羽，必头戴毛羽与手执毛羽之物，始婆娑起舞，则觉体态轻盈，掩映生姿矣！而翳又为巫舞时用具，《说文》曰："翿，翳也，所以舞也"。而翌字云："乐午以羽翿，自翳其首，以祀星辰也。"又翇字云："乐午，执全羽以祀社稷也。"则翌为头戴道具，而翿翇则为手执道具也，盖体之轻盈者，无过于鸟族，故巫师取其羽毛以助舞势，后之霓裳羽衣舞，盖取法乎此。若上溯其起源，则又图腾社会之制也。

惟治病之巫——毉——其术有异于娱神之巫，盖治病之巫，以敕勒之义居多，所谓魔法医学是也。《说苑·辨物篇》记苗父治病之事，其刻画巫医之动作最真；故驱疫逐傩之巫，无作媚神之饰者，盖古初之民，以病为鬼神所崇，非饰作鬼物所畏之物不足以惊逐之，故蒙魌逐鬼，而姿貌丑恶也。若娱神媚鬼之巫，则贵妖丽，故多用姹女为之。然则，殹虽可训幕，与翳之义相同，顾于治病之巫，取迳不同也。

四、殹何以训击中声

殹训恶姿，训幕，其义盖起于医字，有如前述矣。其训击中声，则又取义于殳字也，夫逐疫之巫，既有缘饰，即不能无行动，《说文·殳部》，殹字训为击中声，即巫之动作也。案《说文·殳部》云：

“殳，以杖殊人也。殳以积竹八棱，长丈二，建于兵车，旅贲以先驱。从又几声。”

《释名·释兵》曰：

“殳，矛殊也。矛字诸家皆云衍文。长丈二尺，而无双，有所撞桎于车上，使殊离也。”汉魏丛书本。

案左传昭公二十一年。“张匄抽殳而下，射之”。杜注曰：“殳，长丈二，在车边”。则殳为卫护战车之兵器，使敌人不敢迫近，用为防御者。然张匄既从车边之殳抽射之，则亦可持以为用者。故《诗·卫风》曰：“伯也执殳，为民前驱”。以殳亦如戈戟之类，可以荷之而战者也。然《方言》卷九又以殳为戟柄之名，其说曰：“三刃枝，南楚宛郢谓之匽戟，其柄自关而西谓之柲，或谓之殳”。据郭注三刃枝，即“今戟中有小刺者，所谓雄戟也”。今详殳字《说文》既云：“从又，几声”。又字小篆作，而几字《说文》训“鸟之短羽”，详鸟之短羽作短刀形，故小篆作，二字合之，殳小之篆作殳。今契文从殳字者之殳，正作，则称戟以三刃枝者，以器名，称殳者以柄名，实则三刃枝无殳不能用，故亦为叉戟之属，为五兵之一。周礼夏官注五兵者戈、殳、戟、酋矛、夷矛。唐苏鹗苏氏演义下，据世本《吕氏春秋》谓此五兵皆蚩尤所作。惟荀子儒效篇五兵，杨注与此异，内无殳器。殳之首既云三刃枝，则其器当作，与叉戟之形正同。今吾乡汤溪巫师为病人逐鬼，犹必用钢叉也。又其门窗亦多安置铁制形如或之小戟于楣上，云可辟邪。犹存以殳逐鬼之风。

殳又用作驱疫辟邪之印文者，则有靈殳之名。见《后汉书》与服志下。《韩诗外传》卷十有“桃殳”，桃为鬼所畏，以之为殳，必更为鬼魅所惮，故用此物辟鬼，巫醫所用，当为此类，按墨子明鬼下曰："祩子杖揖出"。孙诒让以祩子即楚词靈子，揖当作楫，楫殳通，如桃殳为巫所带之具，殳字又与祋字通。《说文》祋字云："或说城郭市里高县羊皮，有不当入而欲入者，暂下以惊牛马，曰祋"。段注云："祋与咄义同"。然则，执殳者犹今闹市警员手荷警棒指挥行人，口作吆喝也。故诗曹风曰："彼候人兮，荷戈与殳"。注曰："候人，道路送迎宾客者也。荷，揭也。祋，殳也"。斯其证矣。然其字从示，盖初为逐鬼之具，后用于迎送官员以逐路旁之人，如皂隶手中之鞭棒，其义犹祩子之用投也。按殳原用积竹为之。积竹，诸家无解，盖合数竹片之谓，后亦用数条树枝而为之，故段注《说文》又有杸字。云军中所持殳也。又引司马法曰"执羽从杸"。此犹柲殳同物异称，柲亦从木也。余详墨子间诂，又作祋，《后汉书·马融传》：祋殳狂击。注云祋亦殳也，盖本诗曹风毛氏传。官员出行皂隶例必执鞭前驱，口必吆喝，其动作手口相应，故祋义与咄同，而殹为击中声，像巫师执叉戟以击物，口念"着"字也。咄殹本一声之转。按石鼓文释殹为"兮"本醫音又释为"也"字，则本咄音。此以巫动作而得名者。而"靈、殳"取义，或以此乎？案靈巫二字互通。要之，殳曾为巫师用为逐鬼之具，如墨子中祩子所执之揖（杸，即殳）盖无可疑者。由此孳乳而出者，则语之发端或叹声曰緊，诺声曰醫，病声曰瘛，笑声曰瞖也。

五、医与侯疾之纠葛

醫既从殳医声，而医字《说文》训为"臧弓弩矢器也"。弓矢固亦巫师逐鬼所用，然既有殳而复有矢。一字而备陈诸器，殊觉过赘，初颇疑医字之义，为人受矢伤而疾，匿其人于室内，迎巫治之，巫守其旁，执殳逐之，以为医乃疾字之误，病者受创，故发呻吟之声，因有瘢字之声。然此臆说，尚无佐证可验也。偶检罗振玉《殷虚书契·后编》下疾字作。

罗氏释之曰：

象矢著人肊下。毛公鼎"愍天疾畏之"，字作。与此正同，知此字亦疾字也。……按疾古训急，训速，最速者莫如矢，故从人旁矢，矢着人斯为疾患，故引申而训患，训苦。其去大着"疒"，殆为后起之字，于初形已失矣。

王国维曰：

……毛公鼎""字，即《说文》医字，从匚。然石鼓文汧殹之殹，从"医"，其直上出乃"矦"之变形，篆文之"医"，则又由"医"而变，犹匽之由而变矣。……

又曰：

，古文医字。说见上。疑疾之本字，象人亦下著矢形，古多战事，人著矢，则疾矣。

案：据王氏之说。以医字为疾之本字，殆可从也，其云"'医'乃'矦'变形"，亦最可玩索。"矦"，即侯字也。罗氏《殷契前编》卷二、卷四、卷五共收四侯字，而案之曰："《说文解字》从人从厂，象张布矢在其下。古文作，与此同。古金文亦均从厂"。今详《说文》小篆侯字作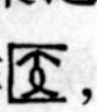，较契文，古文多一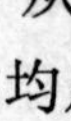字，此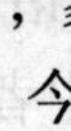即人字，据契文厂为人字之例，则小篆作刀，殊赘。

案段注《说文》于侯字下，所注引《周礼》诸书陈义殊繁，而终未得其解。予谓射侯之礼，盖起于巫术；为绝无可疑之事也。寻侯之古谊，本为射布，即箭靶也。其制有用布者，皮者，而天子会诸侯时所射者，用熊、虎、豹、麋诸皮为之，所谓皮侯也。侯之广狭各有尺度，中设一鹄为的；天子射熊侯、虎侯、豹侯、诸侯、射熊侯，豹侯；卿大夫则共射麋侯，故所射之侯，依阶级而定。

然何以受矢之鹄而称侯乎？此诸家所未言者。予详上古之世，以力为酋，积威所至，群酋又推有力者为王，酋即封建时代之诸侯，而王即天子也。其后诸侯之资，多为天子内属，或三公封于几内者。见独断，及周礼司裘注。古者，诸侯之封天子也，咸行朝觐之礼，案春曰朝，秋曰觐，汉律有朝请之礼，谓春朝秋请（才姓反）。《广韵》觐字云古朝请，亦用靓，盖不知请靓本为觐字之误，晋后有奉朝，请为受录而不隶事之闲职，犹今之坐领干俸者，与原意迥殊。敷奏以言，犹今之外员述职也，天子五岁巡狩诸侯，而诸侯亦每岁依四方分四季入朝。如天子巡狩之明年，东方诸侯以春入朝是也，余准此详见尚书尧典郑注，亦有五年一朝者，见《礼祀王制》。至殷而天子之权益重，诸侯黜陟，皆操于其手，所谓山川神祇不举者，削以地；宗朝不顺者，绌以爵；变礼易乐者，流其君；革制度衣服者，讨其国以上见王制。故射侯之礼，即所以诊诸侯之逆顺，及夸王室武功之威盛也。寻《仪礼·大射仪》注有曰："侯，所谓射布也。尊者射之以威不宁，卑者射之以求为侯"。又曰："射侯者，射为诸侯也。射中则得为诸侯，射不中则不得为诸侯。……射中者，"得与于祭，不中者不得与于祭，不得与于祭者，有让，削以地；得与于祭者，有庆，益以地；进爵绌地，是也"。《礼记》二十射仪第四十六。

表面固为考验诸侯武功，实际则为考验是否归心王室，所以在春秋饔祭行射侯之礼，诸侯必须按时而朝；否则即为逆命，故白虎通德解之曰："侯者，候也，侯逆顺也"卷一爵。

又《春秋元命苞》曰："侯之言候，候逆顺，兼伺候王命矣"。明《孙谷古书微》卷六引是则古时诸侯虽受天子以方陕之寄，于义犹天子仆圉也。

因诸侯为奉侍天子者，故必准时朝觐，如其后至，必受黜落，甚至诛戮。鲁语曰："昔禹致群神于会稽之山，防风氏后至，禹杀而戮之"。夫防风氏，犹禹之诸侯也。后至而已，非不朝也，而禹杀之，以儆不廷之臣，然其已届朝会而不至，又何如乎？则必画其象而射之，冀不朝者之死也。故射侯发矢之前，必为咒曰：毋若不宁侯，不朝于王所，故伉而射汝也。《周礼》梓人0此据《说文》第五篇下侯字引，文与原书有异。

然则，射侯之礼，固起于古时天子图，其不赴朝会之臣作为矢的者。此事《史记封禅书》言之更详。其说曰：是时苌弘以方事周靈王，诸侯莫朝周，周力少，苌弘乃明鬼神事，设射狸首，狸首者，诸侯之不来者，依物怪，欲以致诸侯，诸侯不从，而晋人执杀苌弘。周人之言方怪者，自苌弘。涵芬楼影印百衲本二十四史本。

按"不来"，徐广注曰："狸，一名不来"。《汉书·效祀志》上，据《封禅书》径作"狸首"为"不来"。或言《封禅书》乃后人据《效祀志》者崔适《史记》探原有此说。

然则，射侯本作射狸首，射侯之名，或属后起者，此事早已著之逸诗及诸家礼书，如仪礼、七大射仪有奏狸首之说。郑注曰："狸首逸诗……狸首之言不来也。其言有射诸侯首不来者之言，因以名篇"。然《礼记·射义》云："诸侯以狸首为节"，而郑君仍谓狸首逸诗，并云节者，歌之以为节也。清孙希旦《礼记集注》讥郑注之谬，而谓狸首之诗，必不专为射侯而作。又议《史记》苌弘设射狸首之谬云："是说也，盖出于衰周之末，厌胜小术，而安可以证圣人之经乎"？希旦之言，可谓迂阔哉！儒本出于阴阳家，以圣门高弟如曾皙原宪之流，尚忿世为巫，放志鬼道，况靈王之世，巫道未衰，苌弘居大夫之职，丁周室衰微之会，作此鬼道以惊当时富有鬼神观念之诸侯，亦事理之恒，其初设射狸首，不幸无验，翻遭其祸；苌弘碧血，史家犹致悼言，其事播为篇什，以存饩羊之礼也。然狸首之说，尚为瘦词，射侯则明言无忌矣。惟予又疑射侯之侯，其初为猴，猴与狸同为狡兽，故用作射布之名。

据封禅书之说，知射侯本为射狸而来，事在衰周，固有因时制宜者。惟予详周初已用其术，按六韬曰：

武王伐殷，丁侯不朝，太公乃画丁侯于策，三箭射之，丁侯病困；卜者占云："祟在周"。恐惧，乃请举国为臣，太公使甲乙日拨丁侯着头箭，丙丁日拨着口箭，戊巳日拨着腰箭，丁侯病稍愈，四夷闻，各以来贡。《太平御览》七百三十七引。又《艺文类聚》卷五十九，《御览》七百三十九引太公、金匮亦记此事，文有不同。

案：太公，吕尚也。小说《封神演义》有子牙射杀赵公明事，当即本此。尚盖古之大巫师，故《封禅书》亦有记其妖妄事；六韬固不能视为尚书，然其事当非虚构者。在草味时代，实已有之；吾国中世以来如射象埋俑诸巫蛊之术，史不绝书，最著之事，如汉武帝时巫蛊之祸，实为显证。

如上文所述之射狸、射侯，皆属于巫蛊之术，《周礼》春官有狸沈之祭，意同而异其形式。其事相当于西方之黑巫术，英儒民俗学权威佛累则（Frazer）氏，在其伟著金枝中言之极详，谓射杀敌人形象之巫术，远在数千年前，已散布各地，并引印第安人加害某人故事为证，即用某人形象为一小木偶，用针刺其心，或头，或以箭射之，则敌人即在同一部位受创，若径欲处死，即将木偶焚之，或埋葬之，同时作咒，云云。详李安宅译交感巫术。此于太公射丁侯江充埋武帝象于太子宫中，及晋顾恺之针邻女象以求婚，事详《晋书本传》。宋徐秋夫针茅以治鬼病等，皆为同型之巫术。

由上观之，诸侯之侯，以侯朝得名，其后绘不朝者之像为射布，此纯为巫蛊之术矣。所谓诸侯，犹侍中侍郎之类，虽非天子近臣，但为天子之重臣，而仍以奴隶蓄之也。此犹宰相之宰，取义于宰夫矣。宰相之义，详章炳麟太炎文录初编一，五朝法律索隐专制时代宰相用奴说。

王国维以契文医字为疾字之误，而与侯字相混，予则以为疾字与侯字相通；盖一则矢射于人身，一则矢射于人象，惟其受创之义则一；古多信赖巫术，以为人病亦必为被敌人行使法术所致，如上文所述射侯、射狸之事，可以致人于病死也。故殴字亦可从侯，然真为战争而被弓矢所伤者，则亦称疾，故侯疾二字实可通用。盖二字当时或可互写，如碑版隶书醫亦作醫，而士字亦可写作土字也。方书称病状曰病候，亦曰病疾，隋巢元方叙病源证象之书曰病源候总论。又《论衡·书虚篇》曰："三江时风，扬疾之波，亦溺杀人"。扬疾，即扬侯也，是侯疾固有相通者。侯、为今候则古字

罗振玉以疾字大着"疒"为后起之字，予意侯疾二字可以相通之说如上。必欲陈其致误之由，则以疾候医三字，不论契文，篆体，正文，形多相近，以言契文，则侯为疾之初体，其后加"疒"，以别于射布之侯，而疾字将𠂉形加于

矢脚，遂成医字，而不知匸字亦如契文匽字之作𠂆（大）人大契文相通，矢加人，即契文疾字矣。惟医契文作医，状人持盾御矢，故为盾属，是以医有掩蔽之义，加殳，恰又与方相氏“执戈扬盾”驱傩时情状相符。故小学家释为“恶姿”，此无异为“驱傩”之瘦词也。虽曰于殴字为后起之义，顾犹不远于事情耳。至疾字之见于契文者，才三数字，安知他日不发见与小篆相近之字，因人受矢被伤，倚匿室中，如篆体所示之疾字乎？古文因事定形，闻见不同，故字制各异，义亦两歧，未可执一端论矣。

（选自《医史杂志》1948）

中西医药　第二卷第九期

28. 言论谩骂与侮辱中医论

自本年一月廿二日国府公布了中医条例之后，随着那班无聊的中医团体好似得到了一面虎皮似的把全身裹起来到处吓人，你看他们在那中医条例通过之后，各处不都是疯狂似地大开其庆祝会，大出其庆祝专刊吗？随后又有了一班所谓政府要人代他们向政府建议设置国医院，此案也居然通过了，这是我们贵国政府今年第一件优异的政绩。还有在今年国家大选的政府命令中，有“中西医师”的称号，于是一向被西医所视为禁脔的“医师”二字，中医也得平分春色了。将来有人修纂中国政治史时，这二件政绩，定当列入“进步时代”中的，我想。

自称被西医压迫了多年的旧医，一旦接连得了这样许多好事，于是在这受宠若惊之下，开庆祝会、出专号以出这一口被多年压迫的乌气不应该吗？是的，中医今年是胜利了，除了不在旧医团体任什么主席、委员、理事、主编外，哪有在旧医事中任事之人（即什么主席，委员，理事，主编那流人），他们说话放屁，都是胜利的，简直有从头毛尖端至脚底皮的那样彻底胜利。

在这到处有中医胜利的旗帜插着的今日，就是素持反对中医的人，城上也竖起白旗投降了，假如反抗，那即诛罚随之，但究竟怕诛的许多，因为生命是人人爱惜的，所以其间并没有平除反侧之盛举。

可是真理究竟是人类所需要的，我们不能徒惜一己蝼蚁之命，摔倒不顾，中西医药研究社本探求真理，抱大雄无畏之精神，严厉指斥那班腐化旧医，并不为他们已通过了中医条例，设置国医院，称医师而渝其初衷，我们刺刀上殷红的血，并没有清醒安分的中医（就是他们明知中医的错误，但为生计，故只知以之求生，而亦不反对本身的改革），因为我们并没有向他们冲击，换言之，我们刺刀上殷红的血是时逸人等辈的腐化旧医的。

在上月廿四日本社收到中医改进研究会这样的一张通令式的启事，现把它全文贴在这里，以付手民而省抄录，并希望读者明哲保身，有则改之，无则加勉，以避斧钺之诛：

敬启者顷因各地出版物多有谩骂中医文字者曾上中央国医馆一文，日查近来各界侮辱中医之文字每多肆口谩骂，不作学术探讨，非但命意肤浅，且于中医学术全无丝毫之认识，徒作犬之吠以售其眩惑世人之伎俩，其情可鄙，其心叵测，不事防范纠正则郑声乱雅滔滔之势，于中医前途将有不堪设想者，与念及此胜危惧谨拟办法数条敬祈。

采择施行事关中医荣辱，尤望群捍卫以御小丑同仁幸甚，中医幸甚，临楮不胜翘企待命之至。此致。

中医改进研究会启　八月廿四日

制止侮辱中医文字之办法：理由学术为世界所公有，愈讨论则愈进步，但应以学者之态度作善意的研究，或批判若超越此种限度而以卑鄙之手段，专肆攻击诋毁者则以侮辱中医论，应依下列办法制止之。

办法　（一）凡各地发见侮辱中医文字时立即抄送中央国医馆，以便妥善应付之办法。

（二）中央国医馆接到前项文字后先以馆方名义警告刊登文字之机关及作者，着其具函道歉并登报申明立予更正。

（三）倘第二项无圆满结果时，中馆立即通知全国中医团体，共同声讨并在各地报纸杂志发表文字以揭破其阴谋。

（四）倘问题严重时可由中馆以合法手续提起诉讼，请政府查封侮辱中医之机关并惩治其作者。”

读者试把我的上文读了之后，再读这篇中医改进会的启事，无论如何他这次的启事，实是单独对本社下了一次哀的美敦书。因在中国只有在本社对腐化旧医冲击的最厉害，其实我们所评中医学院，都在科学立场上，并没有侮辱中医之事，这可以过去本刊的言论为证。

至于谩骂，本刊更没有过，但我们因人论事，却是有过的，我们不承认有谩骂中医，侮辱中医之事；因为谩骂、侮辱都以离开事实而言。做“妓女”的我们说他“妓女”，做“汉奸”的我们说他“汉奸”，这都不能算是谩骂、侮辱，因为他本身是妓女，汉奸；我叫“妓女”为节妇而立贞节坊，叫“汉奸”为烈士而立忠义祠，这才是谩骂、侮辱。

听说中医改进研究会在山西太原已有十几年历史，挂名会长有阎锡山先生，主持其事者是时逸人，他在太原也有多年的历史，一切都是他包办的，这篇启示，当然也是出于他的手笔，别的不说，我们只看他这个中医改进研究会的名称已觉不通，若这个会名是时某所题，那他自己是不通的人，叫他如何改进中医，研究中医，若不是他题的，那他在此会即有多年的历史，为何不把自己会名改进、研究呢？无论如何，时某是个不通的妄人，我们说他是通人，才是谩骂时某，侮辱时某。

我一向不愿意正名的，但对时某这启事中说谩骂中医文字的作者：“非但命意肤浅，”“无认识”，是的，我们没有像时某徒赵公尚办的卫生报那边做校对出身，所以才落的时某这样教训，诚是活该。

时某启事的宗旨，既然为他人谩骂中医，侮辱中医而发的，为何在启事中有徒作“狂犬之吠”、“以御小丑”等语，无论如何谩骂中医，也决不至谩骂得像疯狗那样汪汪地叫。因为作谩骂和侮辱的文字者，他终是一个人，除非他是学过孟尝君门下的鸡鸣狗盗之流的口技。至于侮辱中医的，也不一定就是小丑，“狂犬之吠”、“小丑”那些话，在我辈看来，它是十足的“谩骂”，“侮辱”名词，但从正人君子时某那流人口中吐出的，却不是谩骂、侮辱，而是“金玉之言”。无疑，该死的作谩骂中医，侮辱中医的文字者，不向山西王每日献媚，爬进中医改进研究会做什么主任显职，要是这样，在启事中说几句“狂犬之吠”、“小丑”等话，人家决不敢说你是，“谩骂”、“侮辱”等金玉之言买丝绣之，以为座右铭了。我于是才恍然庄子所说的“窃钩者诛，窃国者侯，诸侯之门，仁义存焉”的话。

时某既得了中医改进研究会的主任，又荣任了山西省国医支馆馆长，看来与中央国医馆馆长焦易堂先生虽只有一肩之差，但已得入要人之“林”了，又接连遇到了政府因看重中医而做出几桩前无古人的优异政绩，时某真是风云际会，而又绝顶聪明，晓得利用机会，出一道这样通令式的启事，给反对者看一点颜色，虽古之楚王叱咤风云，亦不过如此。我们素来对时某这流人，是派入腐化旧医那边的，时某当然也很深知；现他一朝得势，当然不肯轻轻放过。

现在时某通令式的记号中，既颁布全国中医团体了，读了它那启事中有办法第三条，知道时某还有围剿我们的计划，好的，我们并不突围而逃，我们静待办法中第四条的来临，而我个人，当然是你们更欲得而甘心的，说不定在时某计划中，是想要我从银铛入狱之后，以至伏罪东市，傅首太原。

呸！醒醒罢，老实说，你们这一流腐化旧医，再不要蒙着虎皮，四出作祟，我们的刺刀，早已插上了，准备戳破你们的面具，褫夺你们的伪皮，看看本身是一副什么样的骨头，配发这种通令式的启事？

（选自《中西医药》1936 年）

论文选编索引

一、中医基础理论研究

1　医学上的训蒙书——五脏的研究　51、3；医史杂志　三卷一期

2　五运六气的来源（同上）

二、中医与外来医学

3、4、5、6、7、8、9、10、11　古代中西医之关系（1936、1937 年；中西医药　一卷 1、2 期；2 卷 1、3、4、5、10、11、12 期）

13　明季西来的医学（43、11；中华医学杂志）

14　汉唐以来外药输入之史料（1934、4；新医药刊）

15　汉唐以来外药输入的历史与外药之国药化（37；国药新声　4—7 期）

16　汉魏南北朝外来的医术与药术的考证商榷（1936、7；中西医药）

17　中国与亚拉伯医学的交流史实（52、6；医史杂志）

18　朝鲜古典医学（1956；上海中医药杂志　10 期）

19　论中国医学在世界上的影响（1954 年；科学画报）

20　外疗输入史的观察（35、1；医药导报）

三、医学史

21、22、23　中华医学史（1947 年 3、6 月，48 年 3 月；医史杂志；1 卷 1、2、3 期）

24　与余云岫先生论医史学书（36、9；中西医药；2 卷 8 期）

25、26、27、28、29、30　中国预防医学思想史（1951、1952 年；医史杂志；3 卷 2、3 期；4 卷 1、2、3、4 期）

31　中国古代军事医学史的初步研究（1957年；人民军医）

32　两宋官药局（1943年；医文）

33　中国医学变迁史（1933年；国医评论）

34　解剖与解部（35、12；中西医药）

35　脑的史迹（77、7；中国医药学史参考）

36　中国古代的迷信药物（33、11；新医药刊）

37　论中国的医学（33、11；医务生活）

38　中国经络学之剖视（35、9；中西医药）

39　诊法的起始及其演变（1956年；上海中医药杂志；4期）

40　世界药学史（35、12；新药导报）

四、疾病史

41　中国霍乱病史

42　中医对结核病的认识（55、12；上海中医药杂志）

43　有关日本住血吸虫病的中医文献的初步探讨（54、11；中华医学杂志）

五、医家

44　名医传的探索及其流变（48、8；医史杂志；2卷1期）

45　吕晚村在清代医学的影响（39、11；中华医学杂志；25卷11期）

46　李珣及其海药本草的研究（58；广东中医；7—8期）

47　张仲景传略（83、3；医史杂志）

48　华佗（54、3；科学画报）

49　葛洪（1985年；建所论文集）

50　朱震亨评传　油印论文

51　中国十六世纪伟大的药物学家李时珍

52　中国古代外族医家考（35、5；社会医学）

53　唐李摩诃所献之青娥丸方（43、8；医文）

六、文献目录

54　栖芬室善本医书叙录（41、11；中华医学杂志；27卷11期）

55　十年来本会图书馆概论（47、3；医史杂志；1卷1期）

七、医论

56　释医（48、10；医史杂志；2卷3期）

57　谩骂与侮辱中医论（36、9；中西医药；2卷8期）

58　胡方考（36、12；中华医学杂志）

59　《黄帝众难经注》、《玉匮针经》作者吕广的年代问题（1957年；上海中医药杂志；10期）

出版后记

2007年在做《中医临床家代表作》系列丛书中的《中医火神派三书》、《灵素商兑与群经见智录》、《圆运动的古中医学》时，通过对中医图书现状的一些了解，我感觉近现代一些中医名家的作品在上世纪初及二三十年代确有承上启下的作用，就是时至今日也不乏传承经典启迪思路的作用，这部分选题包括一些近现代中医大师撰写的对中医古典理论在临床运用的再认识，诸如恽铁樵的《伤寒论研究与临证演讲录》、曹颖甫的《经方实验录》《伤寒发微》《金匮发微》、陆渊雷的《伤寒论今释》《金匮要略今释》等，甚或是《胡希恕伤寒论讲座》、《胡希恕金匮要略讲座》、《赵绍琴温病讲座》、《任应秋医学讲稿文集》等，书中融入这些临床家个人对典籍的理解和运用典籍的临证经验。它的价值在于理论指导实践，实践印证理论，对我们的读者有很大启迪作用，也是中医传承上的一项重点工作。之后，我们陆续编辑出版了一系列民国时期及当代的名医名家之作。

常言说“踏破铁鞋无觅处，得来全不费功夫”，一次在玉田开全国王清任学术研讨会的时候我遇到了中医科学院文献学专家伊广谦先生，当时谈起正在陆续编辑出版的民国时期的医家著述，谈到对那个时期医家医著对后人的影响具有承上启下巨大作用时，竟有一种英雄所见略同、知音相见恨晚的共鸣。巧得很，当时伊先生带着神秘和狡黠的神情说：我有一个选题可以推荐给你，在我迫不及待地追问下，伊先生便详细地介绍他们单位曾经做过的一个科研课题，该课题完成的是文献名录，但在整理过程中搜集到了近千万字的上世纪众多医家撰写的在报刊上发表的文章等资料。事后引荐我们拜访了有关课题的负责人王咪咪副研究员，当即确定以1900～1949年的中医及相关期刊上的医学论文为依据［个别医家因其论文的连载及学术的延续性，可到建国初期（1955年）以前］，由王咪咪副研究员担任主编，编纂一套《二十世纪初中医名家医学文集丛编》，随后商讨了选题计划、编写方式及体例。

从2008～2011年，经过3年多的时间，我们陆续完成《二十世纪初中医名家医学文集丛编》第一集300余万字的编辑工作。二十世纪初，虽然经过新文化运动倡导白话文的洗礼，但民国间期刊论文90%以上以竖排本、繁体字、无标点（有的有句读）形式出现，同时文白夹杂，引经用典无时不在，自造词语、错白字现象比比皆是，给编校工作带来了巨大的困难。这其中仅编辑体例的确定，就经过无数次商讨、修改，征求同行及有关专家的意见，最后定稿如文集前编辑体例。历经三年、几经编辑校勘，终于完成编校并付梓出版。

《医学文集丛编》把二十世纪百位中医名家在此期间发表的优秀论文汇集成册，且在书前编撰完整、真实、客观的生平介绍，重现这些历史名家的风采，充分展现这些医家全面的医学成就，从另一个侧面客观地反映了这百年间的中医发展史。

这些资料历经七、八十年甚至近百年时间，保存至今都已相当宝贵。《医学文集丛编》的出版，可以说填补了一项空白，一段历史文献的空白，正像中国中医科学院李经纬研究员所说，《二十世纪初中医名家医学文集丛编》的出版“是系统研究中国医学史、中医文献发展及医家个人学术经验不可缺少的宝贵资料。”

对于一个以弘扬中华文化为中心；以学术的传承和普及教育为基本方向；以中国传统医药学、地学、生物学为主的科技图书为重点，走内涵式增强实力的稳步发展道路，建设有一定出版特色、有读者认可的品牌产品的小而强的专业性出版社的学苑人来说，能为中医药事业的传承做些许贡献是我们的荣幸，因此在这里我们要特别感谢文集的编纂者王咪咪老师，没有她的呕心沥血的努力工作，就没有文集的诞生；感谢伊广谦老师，没有他文集就不会在学苑出版，同时还要感谢伊老师无私地为本文集提供部分图片资料；感谢编审高振英老师，以编辑出版专业角度为本文集做了大量的审校工作、并提出了宝贵的意见和建议；特别还要感谢的是为本文集撰稿的各位专家学者，是他们给予的诸多支持，使本文集锦上添花，是他们那专业而有文采的文章，在近百年前诸多的医家与今天的读者之间架起了一座跨越时空的桥梁。

本论文集所收论文有的已距今百年，大部分也七八十年了，故字词句用法、语言断句有的与今日之文章有很大差异。编校疏漏在所难免，敬请广大读者批评指正，以便我们在重印时及相继陆续出版的文集中不断地修订与完善。

学苑出版社医药编辑室

陈　辉

2011年5月18日于黄村

编著者简介

王咪咪，副研究员。曾任中国中医科学院中国医史文献研究所文献室主任。兼任中华中医药学会文献学会委员、中国药学会药史分会委员、北京中医药学会基础理论分会秘书。硕士生导师。研究方向：中医文献研究。

参与国家新闻出版署课题《中华大典·药学分典》的编纂工作，任副主编；参与国家科技部在研课题《海外回归中医善本古籍的电子版保存》；主持国家中医药管理局2004年中标课题：1949年前中医期刊及相关文献的收集研究与数据库的建立等项目。

主编、副主编或编委编著的学术著作有：《全国中医图书联合目录》、《敦煌古医籍考释》、《本草纲目索引》、《唐容川医学全书》等三十余部。发表的论文四十余篇。